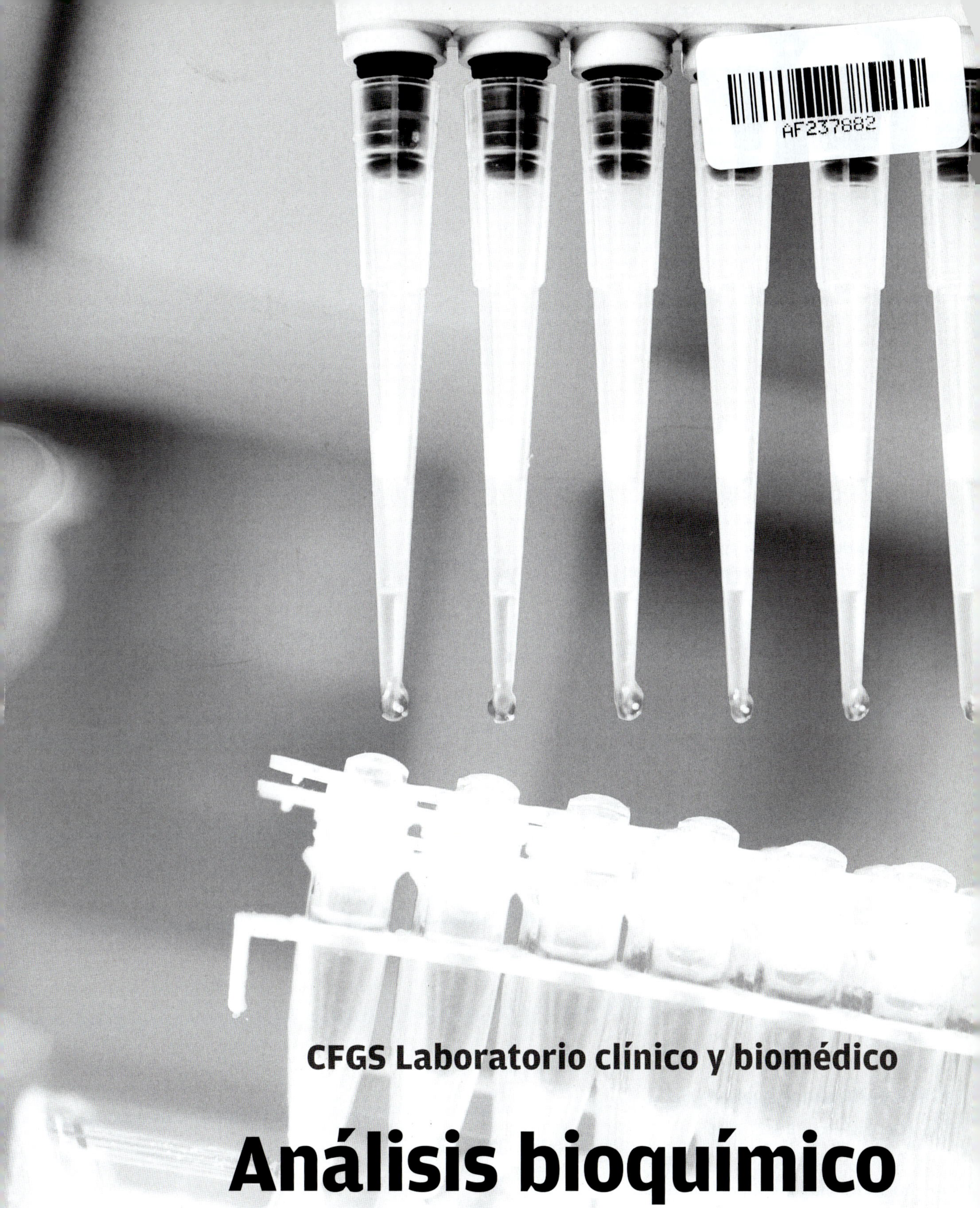

CFGS Laboratorio clínico y biomédico

Análisis bioquímico

Fernando Simón Luis
María Isabel Lorenzo Luque
Fernando Gómez-Aguado
Benito Hernández Giménez

Altamar

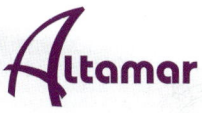

Agradecimientos:

Centro de Formación Profesional de Puerta de Hierro

> **Las actividades/ejercicios
> que se plantean en este libro
> se deben realizar en un cuaderno
> de trabajo y no en el libro.**

Análisis bioquímico

© 2016, Fernando Simón Luis, María Isabel Lorenzo Luque, Fernando Gómez Aguado, Benito Hernández Giménez

© 2016, ALTAMAR, S.A.
C/ Medes 8-10.
08023 (Barcelona)

ISBN: **978-84-16415-23-6**

Depósito Legal: **B 3172-2016**

Diseño de cubiertas: **Oriol Miró Genovart**

Diseño de interiores: **Oriol Miró Genovart**

Fotografía de la cubierta: © **trans961**

Ilustraciones: **Joaquín Romero Regueiro, Francesca Muñoz Serrano y Eximpre SL**

Fotografías: **BigStock, iStockphoto y Fondo Altamar**

Maquetación: **Eximpre SL**

Impreso en: **IMAGO**

Impreso en China – *Printed in China*

Presentación

El de **Análisis bioquímico** es un módulo profesional de la familia de sanidad, que se cursa en el ciclo de grado superior LABORATORIO CLÍNICO Y BIOMÉDICO.

El presente libro está elaborado partiendo de los mínimos establecidos en el Real Decre-to 771/2014, de 12 de septiembre. Está organizado en nueve unidades didácticas, que abordan todos los contenidos que prevé el currículum.

Las dos primeras unidades desarrollan los conceptos relativos a las técnicas utilizadas en el laboratorio de bioquímica clínica. En la tercera, cuarta, quinta y sexta unidades se describen las magnitudes bioquímicas relacionadas con el metabolismo de los principios inmediatos, los productos finales del metabolismo, los equilibrios hidroelectrolíticos y ácido-base y la determinación de enzimas. A partir de la séptima se explican las determinaciones en orina, heces y otros líquidos corporales, mientras que la última está dedicada a las determinaciones en estudios especiales.

Hemos intentado elaborar un manual completo y de fácil lectura que sea a la vez sencillo de comprender y manejar, de modo que el alumnado tenga recopilada la información necesaria y pueda estudiarla y trabajar con ella de forma organizada. También pretendemos que el profesorado disponga de un texto bien estructurado que le sirva de pauta y apoyo en su labor.

Para ayudar a consolidar los conocimientos adquiridos, cada unidad incluye una serie de ejercicios y actividades prácticas, útiles tanto para aplicar procedimientos y adquirir habilidades como para realizar investigaciones en pequeños grupos.

Somos conscientes de la imposibilidad de tratar a fondo todos los aspectos de la bioquímica clínica; por eso hemos intentado en este libro referenciar la mayoría de los conceptos bioquímicos que deben servir de base, abriendo la posibilidad de profundizar en aquellos temas que el profesorado considere oportunos.

Esperamos que este libro ayude a los futuros técnicos superiores a adquirir los conocimientos que necesitarán en su próxima vida laboral, teniendo siempre presente que es un sector en constante cambio, en el que los profesionales deben tener unos conocimientos básicos sólidos que les permitan comprender e incorporar a su actividad cotidiana las nuevas técnicas y procedimientos.

Los autores

Índice

UD 1. Técnicas del laboratorio de bioquímica clínica (I)

Contenidos

▶ Las técnicas utilizadas en el laboratorio de bioquímica clínica.
▶ Espectrometría de absorción molecular.
▶ Espectrometría de absorción y emisión atómicas.
▶ Espectrometría de luminiscencia.
▶ Espectrometría de dispersión de la radiación.
▶ Refractometría de líquidos.
▶ Fotometría de reflectancia. Química seca.

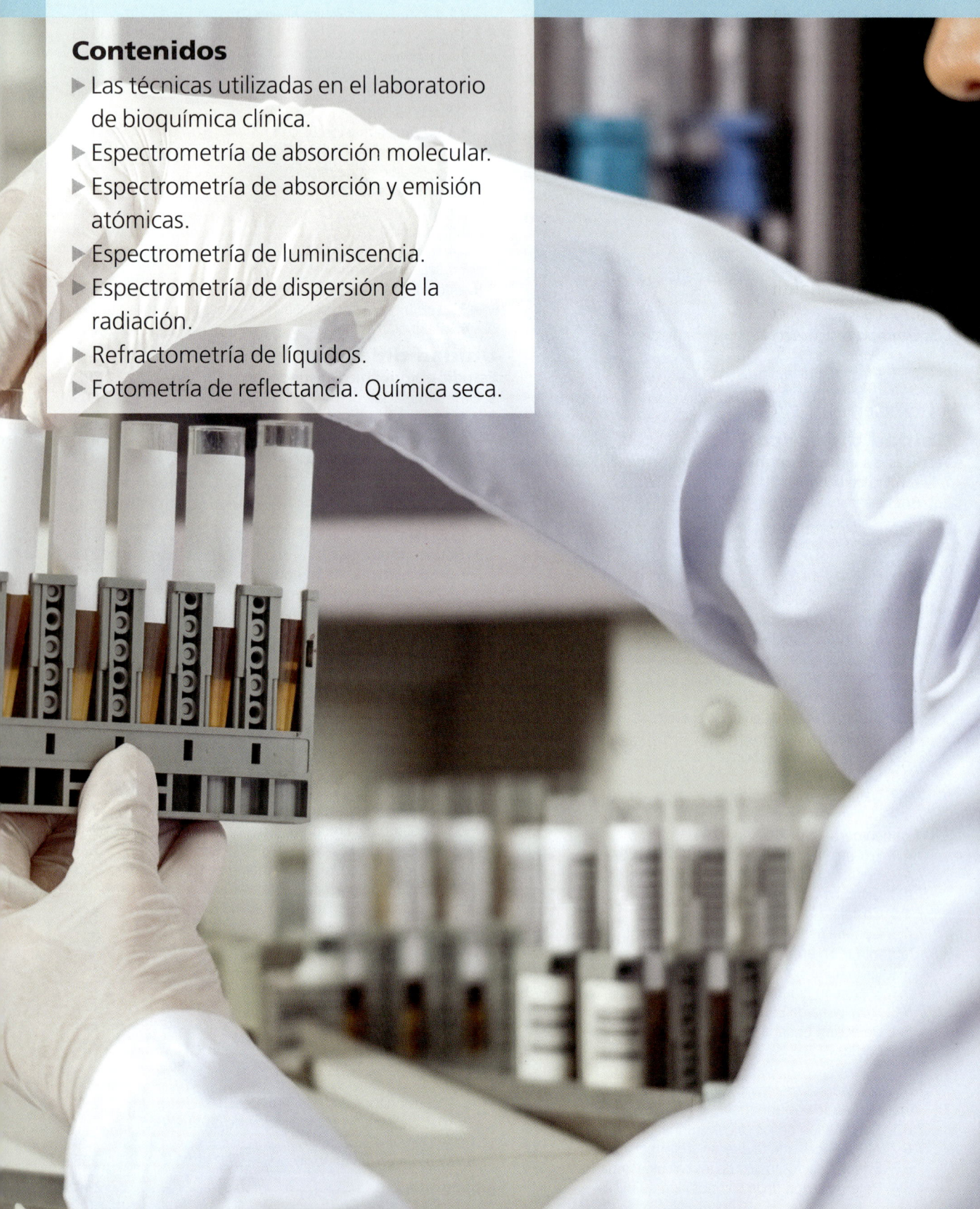

1.1. Introducción a las técnicas de bioquímica clínica

La **bioquímica clínica** es la especialidad de las ciencias de la salud que estudia los procesos metabólicos y moleculares que tienen lugar en nuestro organismo, tanto en los estados de salud como en los de enfermedad.

A partir de las muestras biológicas y aplicando los métodos químicos y bioquímicos de laboratorio, la bioquímica clínica determina las *magnitudes bioquímicas* que constituyen signos clínicos de enfermedad o la manifestación objetiva de un estado fisiológico normal.

Las **magnitudes bioquímicas** son signos clínicos, valores cuantitativos de la química de los procesos metabólicos que se utilizan para conocer el estado clínico de un paciente.

El conocimiento de estas magnitudes permite detectar alteraciones respecto de los valores considerados normales y asociarlas con cambios fisiológicos, con procesos patológicos o con variaciones inducidas por actuaciones terapéuticas.

Esto hace que las pruebas de bioquímica clínica sean muy habituales entre los análisis clínicos al proporcionar información básica en la prevención, diagnóstico y evolución o pronóstico de una enfermedad, así como en el seguimiento de la respuesta a un tratamiento.

Como veremos a lo largo de este módulo, las magnitudes bioquímicas son muy diversas y se obtienen de diferentes muestras biológicas. Algunos ejemplos son la determinación de colesterol o de creatinina en sangre, la glucosa o la bilirrubina en orina, etc.

Pero antes de entrar en el estudio bioquímico aplicado a determinaciones concretas, es conveniente conocer los principios básicos de las principales técnicas instrumentales que se usan en el laboratorio de bioquímica clínica.

Así, en esta primera unidad trabajaremos las *técnicas espectrométricas* que utilizan las radiaciones electromagnéticas para la determinación de los parámetros bioquímicos y en la siguiente las que no utilizan ningún tipo de radiación como son la *espectrometría de masas*, la *cromatografía* y la *osmometría*.

1.2. Las técnicas espectrométricas

Las radiaciones electromagnéticas son formas de energía y cuando se hacen incidir sobre una muestra que contiene un compuesto o molécula que se pretende analizar, ocurren diferentes fenómenos que se pueden medir y que aportan información tanto cualitativa como cuantitativa del analito que se estudia.

Las técnicas que se basan en la medición de las radiaciones electromagnéticas por sus propiedades de interacción con la muestra, reciben el nombre de **técnicas espectrométricas**.

En el laboratorio de bioquímica clínica, las principales radiaciones electromagnéticas que se utilizan en las técnicas de espectrometría son la luz visible, la ultravioleta y la infrarroja. Por esta razón, también nos referiremos a ellas como técnicas espectrofotométricas (espectrofotometría significa medida del espectro de la luz).

Pero antes de abordar las diversas técnicas de espectrometría conviene tener en cuenta algunas nociones sobre la naturaleza de las radiaciones electromagnéticas y sobre la forma en que se produce su interacción con las sustancias que se analizan.

1.2.1. Las radiaciones electromagnéticas. Conceptos básicos

La energía se manifiesta de múltiples formas, entre las que se cuentan las *radiaciones electromagnéticas*.

Las **radiaciones electromagnéticas** se pueden describir como ondas y como partículas.

▶ **Como ondas**. Las radiaciones electromagnéticas son oscilaciones producidas por campos eléctricos y magnéticos que vibran perpendicularmente entre sí y de forma asociada se propagan a través del espacio.

▶ **Como partículas**. Una radiación electromagnética además de como onda se puede comportar como una partícula de energía o **fotón**.

Esta concepción permitió explicar el fenómeno fotoeléctrico de la luz, que la teoría ondulatoria no podía explicar.

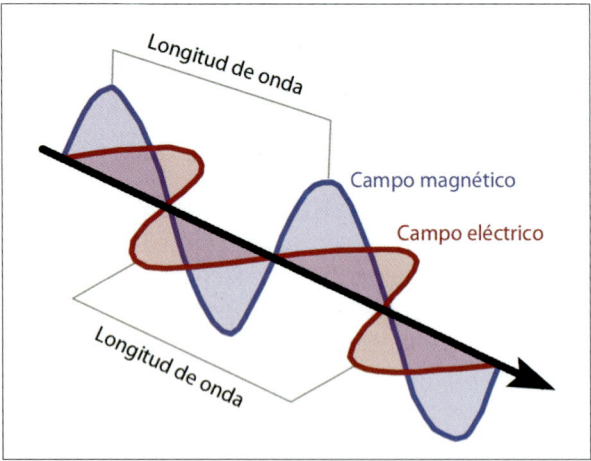

Fig.1.1. Representación del comportamiento ondulatorio de la radiación electromagnética.

Magnitudes de las ondas electromagnéticas

Como cualquier onda, una radiación electromagnética es una sucesión de crestas y valles, y algunas de las magnitudes que la caracterizan son:

▶ La **amplitud** (A). Es la desviación máxima de la onda con relación a su valor medio o posición de equilibrio. Se expresa en unidades de longitud.

▶ La **longitud de onda** (λ). Es la distancia que separa dos crestas sucesivas de la onda. Se expresa en unidades de longitud, habitualmente en nanómetros.

▶ La **frecuencia** (υ). Es el número de oscilaciones o frentes de onda que pasan por segundo. Se expresa en s^{-1} o en hercios (Hz).

La longitud de onda es inversamente proporcional a la frecuencia: a mayor longitud de onda, menor frecuencia; y a menor longitud de onda, mayor frecuencia.

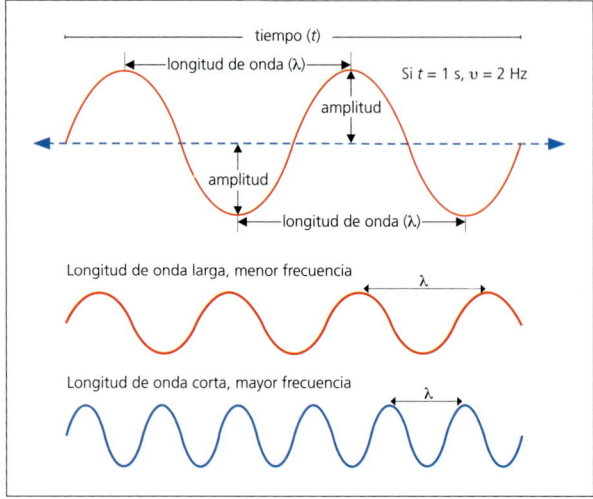

Fig. 1.2. Magnitudes características de las ondas.

Magnitudes de las radiaciones como partículas

La energía electromagnética de un fotón se relaciona con la frecuencia de la onda electromagnética asociada y con la longitud de onda, mediante las expresiones siguientes:

$$E = h \cdot \upsilon \qquad E = h \cdot \frac{c}{\lambda}$$

Donde, h es la constante de Planck, υ la frecuencia, c la velocidad de la luz y λ la longitud de onda.

De las expresiones anteriores se deduce que:

▶ Cuanto mayor es la frecuencia de una onda, mayor es su energía.

▶ Cuanto mayor es la longitud de onda, menor es su energía. Es decir, que las ondas con mayor energía son las que tienen menores longitudes de onda.

El espectro electromagnético

El conjunto de radiaciones electromagnéticas que existen en la naturaleza es muy amplio y se conoce con el nombre de **espectro electromagnético**. La longitud de onda de las radiaciones electromagnéticas permite ordenar el espectro en regiones (microondas, ondas de radio, radiación ultravioleta, visible, infrarroja, rayos X, rayos gamma, etc.) y conocer sus propiedades.

La región del espectro que abarca las longitudes de onda de entre 380 y 750 nm corresponde a la luz visible (VIS), es decir, el conjunto de radiaciones que el ojo humano puede percibir. Justo por encima y por debajo de ella se encuentran las radiaciones ultravioletas (UV) e infrarrojas (IR). Son estos los tres tipos de radiaciones que se utilizan en las distintas técnicas espectrofotométricas.

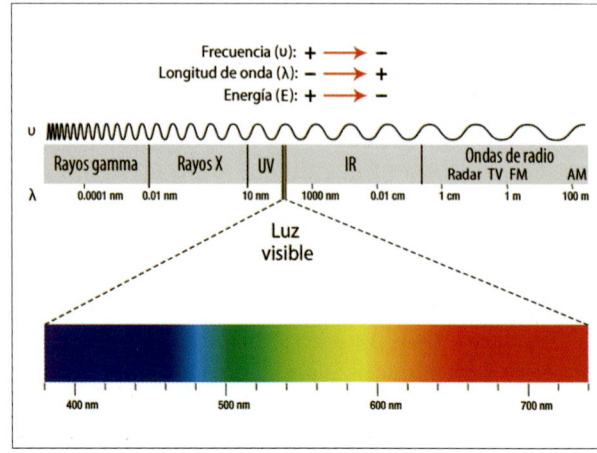

Fig. 1.3. Espectro electromagnético.

1.2.2. Interacción radiación-muestra y principales técnicas espectrométricas

Como ya hemos señalado, cuando un haz de radiación incide sobre un compuesto se pueden producir diferentes fenómenos. Los que tienen mayor interés por su aplicación en las técnicas de espectrometría son:

▶ **Transmisión**. Se produce cuando la radiación incide sobre una sustancia sin producirse pérdida de energía ni cambios de dirección.

▶ **Absorción**. Se produce cuando existe una pérdida de intensidad de la radiación al atravesar la sustancia. Las moléculas o partículas que absorben radiación ganan energía (estado excitado).

▶ **Emisión**. Se produce cuando moléculas o átomos en estado excitado liberan su energía y vuelven a su estado de reposo.

▶ **Dispersión**. Se produce cuando el haz de radiación choca contra una partícula en suspensión y cambia de dirección sin variar su energía.

▶ **Refracción**. El haz de radiación al atravesar una solución se desvía o cambia de dirección por la diferente naturaleza del medio de propagación.

▶ **Reflexión**. El haz de luz incide sobre una superficie y se produce un efecto de rebote y cambio de dirección.

▶ **Difracción.** El haz de luz se desvía al pasar por el extremo de una superficie o al atravesar una rendija.

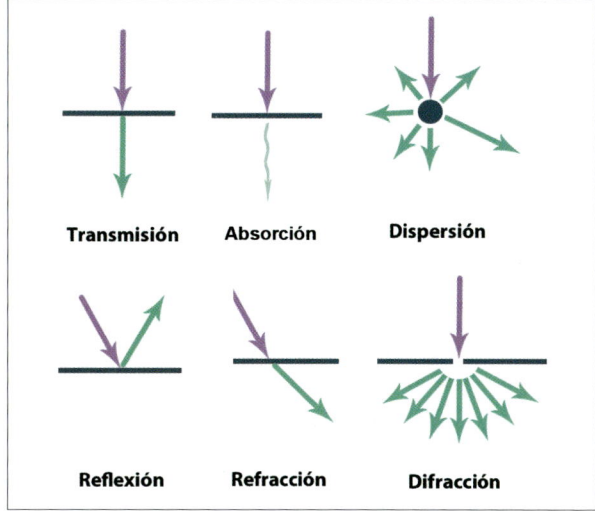

Fig. 1.4. Fenómenos de interacción radiación-materia.

Que se produzca un fenómeno u otro depende de distintos factores, como el estado de agregación del medio material de la muestra, su densidad, el tipo y forma de las partículas que la forman, su concentración, etc. La medición de la intensidad de radiación que es absorbida, transmitida, dispersada, reflejada, etc., mediante las técnicas de espectrometría permite identificar las sustancias.

Las diferentes técnicas de espectrometría se pueden clasificar según el tipo de interacción radiación-muestra de la siguiente manera:

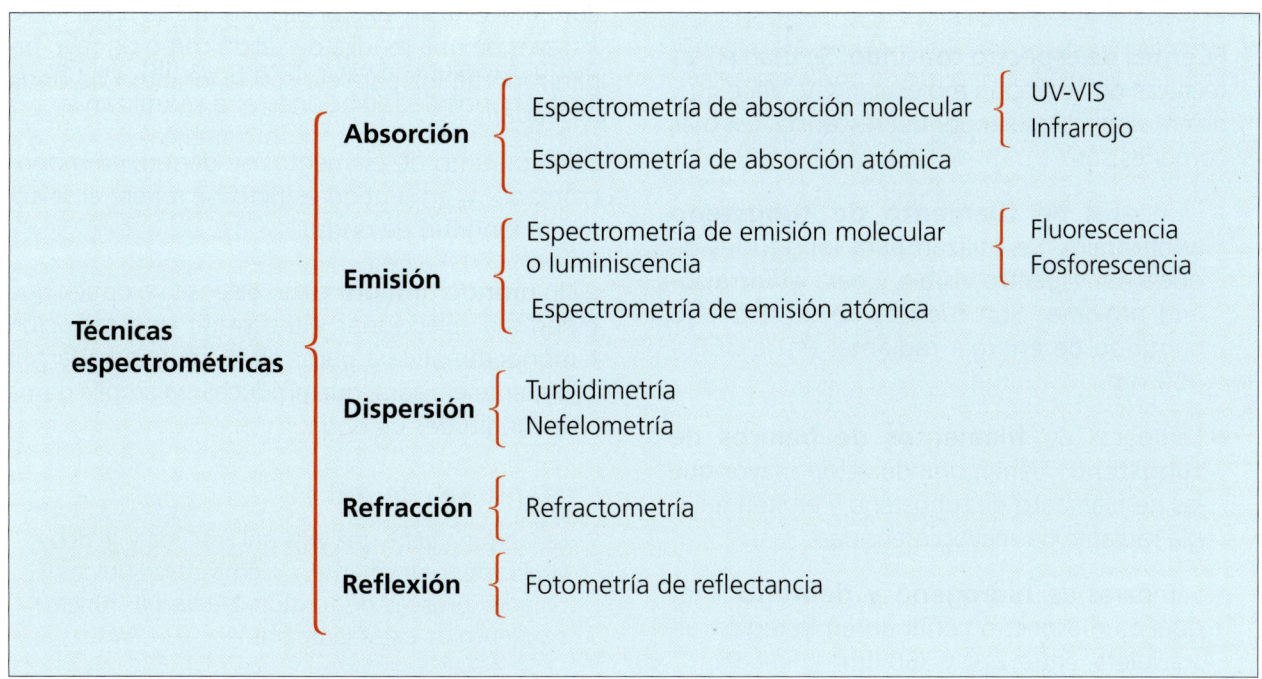

1.2.3. La instrumentación: el espectrofotómetro

De forma genérica, el espectrofotómetro es el equipo que se utiliza en las técnicas de espectrofotometría. A pesar de que su diseño puede variar mucho según la técnica específica, todos presentan unos elementos comunes: la *fuente de radiación*, el *monocromador*, la *cubeta*, el *detector de radiación* y el *sistema de registro y lectura*.

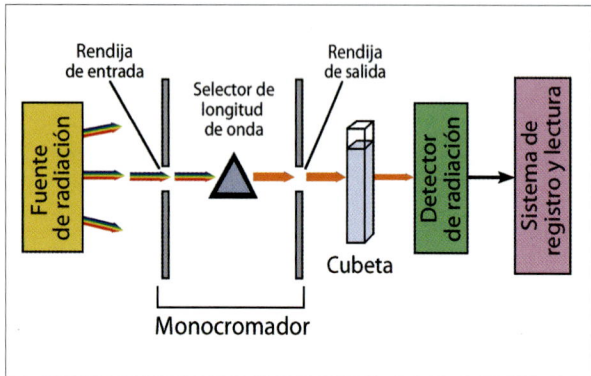

Fig. 1.5. Componentes básicos de un espectrofotómetro convencional.

Fuente de radiación

La fuente de radiación, fuente de luz o lámpara es el componente que proporciona la energía radiante de forma continua y estable.

Según el tipo de espectro y las longitudes de onda que emitan, se distingue entre fuentes de *espectro continuo*, de *espectro de líneas* o *luz láser*.

▶ **Fuentes de espectro continuo.** Se usan en las técnicas de absorción molecular (UV, VIS e IR) y de emisión molecular por fluorescencia. Las más comunes son:

  ▷ Lámparas de **filamento de tungsteno** (wolframio). Se utilizan para longitudes de onda del espectro visible y para el ultravioleta próximo. Son fuentes de un espectro continuo de energía radiante, entre 360 y 950 nm.

  ▷ Lámparas de **filamentos de haluros de tungsteno**. Tienen una duración mayor que las de filamento de tungsteno y emiten energía radiante de mayor intensidad.

  ▷ Lámparas de **hidrógeno y deuterio**. Producen un espectro continuo en la región ultravioleta, entre 220 y 360 nm.

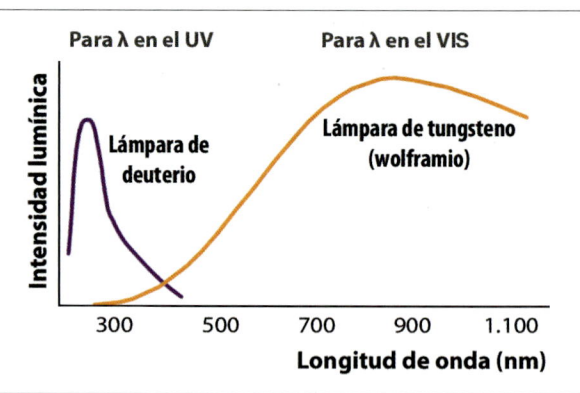

Fig. 1.6. Comparación de la energía radiante de las lámparas de tungsnteno y deuterio.

  ▷ Lámparas de **arco de xenón o mercurio a elevada presión**. Se obtienen altas intensidades entre 200 y 1.000 nm.

▶ **Fuentes de espectros de líneas**. Emiten radiación en forma de líneas discretas. Se utilizan en las técnicas de absorción atómica y de emisión molecular por fluorescencia. Las más comunes son:

  ▷ Lámparas de **vapores de mercurio**, que son las más utilizadas.

  ▷ Lámparas de **vapor de sodio**.

  ▷ Lámparas de **cátodo hueco**.

▶ **Fuentes de luz láser**. Los espectrofotómetros más modernos usan láseres que permiten aplicar luz completamente monocromática, sin ancho de banda.

Monocromador

La luz que emite la fuente atraviesa una rendija de entrada, llega al selector de longitud de onda y sale a través de una rendija de salida como un rayo organizado de luz paralela con la longitud de onda deseada.

Este conjunto de elementos se denomina *monocromador* y, en sentido estricto, se refiere al selector de longitud de onda.

> Un **monocromador** es un dispositivo óptico que permite seleccionar y transmitir una radiación monocromática a partir de la luz generada por la fuente emisora, que produce una amplia gama de longitudes de onda.

¡Tenlo en cuenta!

La lámpara tiene una vida útil limitada y se debe vigilar periódicamente. Además, las subidas y bajadas bruscas de tensión afectan al funcionamiento de estas lámparas.

Rendija de entrada

La rendija de entrada evita la entrada de luz difusa. Estas rendijas pueden ser lentes colimadoras que colectan los rayos de luz y los enfocan de forma que la luz pasa siendo un rayo organizado de luz paralela.

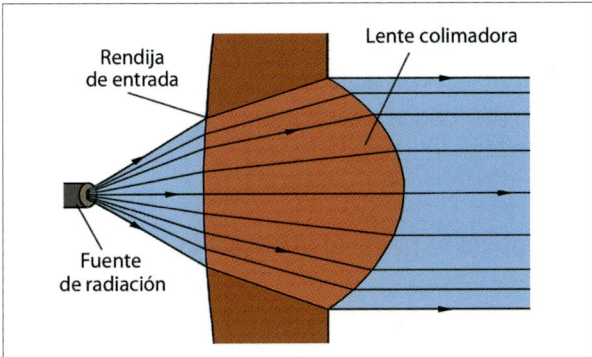

Fig. 1.7. Detalle de la rendija de entrada.

Selector de longitud de onda

El rayo organizado de luz paralela pasa al selector de longitud de onda, que modifica la longitud de onda de la radiación a la que se haya programado.

Los selectores se caracterizan por el ancho de banda que pueden seleccionar. Cuanto más estrecho sea este ancho de banda, más pura será la radiación que incida sobre la muestra y más exactos serán los valores de absorbancia obtenidos.

▌ El **ancho de banda** se define como el intervalo de longitudes de onda medido en la mitad de un pico del flujo radiante detectado.

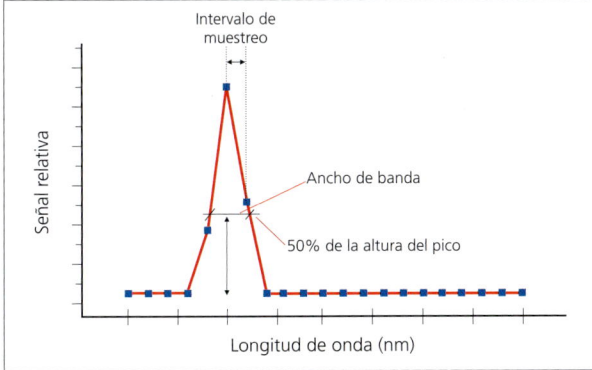

Fig. 1.8. Representación del ancho de banda.

Hay dos tipos de selectores: *redes de difracción* y *prismas*.

▶ **Redes de difracción**. Están formadas por un vidrio o una superficie metálica con un gran número de hendiduras paralelas, situadas a distancias iguales entre sí. Cada una de estas hendiduras se comporta como un pequeño prisma.

Las redes de difracción consiguen anchos de banda menores de 0,5 nm y son los mejores monocromadores o selectores de onda.

▶ **Prismas**. Tienen anchos de banda de entre 0,5 y 1,5 nm que se consiguen modificando la anchura de la rejilla de salida.

Si se trabaja en la zona del visible y en la del UV próximo se pueden utilizar prismas de vidrio, pero si se trabaja en el UV lejano deben ser de cuarzo porque el vidrio absorbe la luz ultravioleta.

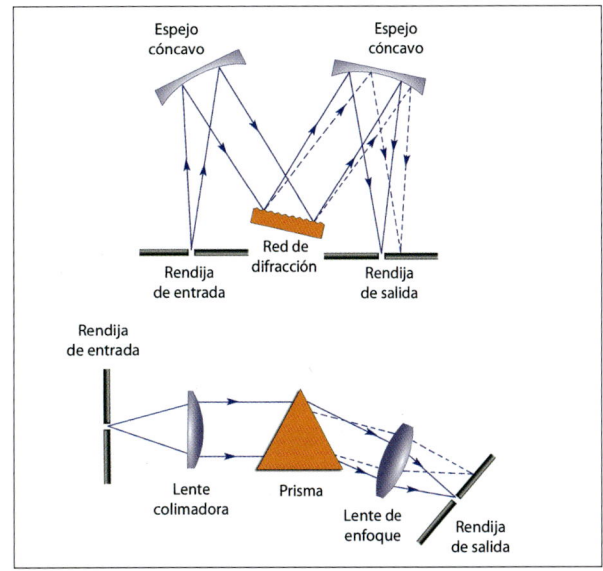

Fig. 1.9. Selectores de longitud de onda.

Rendija de salida

Esta rendija deja pasar la parte del abanico desplegado por la red o el prisma que corresponde a las longitudes de onda seleccionadas y dirige este haz sobre la cubeta.

¡Tenlo en cuenta!

Los **colorímetros** tienen el mismo funcionamiento básico que los espectrofotómetros, con dos diferencias esenciales:

▶ Un colorímetro o fotómetro trabaja únicamente en el espectro de luz visible, mientras que un espectrofotómetro es capaz de trabajar con la luz visible, la ultravioleta y la infrarroja.

▶ El colorímetro utiliza filtros como selector de longitud de onda. Los filtros pueden ser:

– Filtros de absorción. Son vidrios de colores que absorben todas las longitudes de onda excepto la de su color. Proporcionan anchos de banda de 50 nm.

– Filtros de interferencia. Solo dejan pasar las ondas que están en fase con un cristal dieléctrico que forma el filtro. Proporcionan anchos de banda de 10 nm.

Cubeta

Las cubetas son los recipientes en que se coloca la muestra para la medición. Pueden ser individuales o agrupadas y de distintos tipos y tamaños (cuadradas, rectangulares, redondas). Suelen tener un ancho de 1 cm y volúmenes variables.

Se fabrican en materiales que no absorban a la longitud de onda deseada:

▶ Para trabajar con luz visible se usan cubetas de **plástico**.

▶ Para trabajar con luz UV se usan cubetas de **cuarzo**.

La cubeta típica para espectrofotómetros simples es un prisma rectangular con dos caras transparentes y las otras dos mates para su manejo.

Detector

Está basado en el efecto fotoeléctrico: los fotones que inciden sobre un material originan la liberación de electrones, que producen una corriente eléctrica proporcional a los fotones recibidos. Esta señal eléctrica mínima se amplifica posteriormente.

Existen varios tipos de detectores: *fototubos*, *fototubos multiplicadores*, *fotodiodos* y *detectores de carga acoplada*.

▶ **Fototubos y fototubos multiplicadores.** La luz incide sobre un cátodo fotosensible que desprende electrones, estos electrones pasan a un ánodo o a varios dínodos para amplificar la corriente.

▶ **Fotodiodos.** El haz de luz incide sobre un diodo. Cuando el haz tiene suficiente energía, excita un electrón dándole movimiento y crea una corriente.

▶ **Detectores de carga acoplada** (*Charge-Coupled Device*, CCD). Semejantes a los usados en fotografía digital.

Sistema de registro y lectura

La señal eléctrica procedente del detector se amplifica y trasforma a continuación en una señal digital. El sistema informático interpreta el resultado, y gracias a su *software*, puede realizar los cálculos necesarios, usando curvas de calibración para obtener datos de concentración.

Tipos de espectrofotómetros

Existen muchos tipos diferentes de espectrofotómetros. De forma general y según la disposición de sus componentes, se pueden distinguir tres:

▶ **Espectrofotómetros de haz simple**. Tienen los componentes básicos que hemos estudiado en el apartado anterior.

▶ **Espectrofotómetros de doble haz en el tiempo**. Permiten estudiar a la vez dos muestras, la muestra problema y el blanco. Para hacerlo, tienen un dispositivo con capacidad reflectante (*chopper*), que obliga a la radiación procedente de un monocromador a seguir alternativamente dos direcciones. Una de ellas atraviesa la cubeta en que se deposita el blanco y la otra atraviesa la cubeta en que está la muestra. A continuación, las radiaciones separadas son reorientadas mediante espejos para que lleguen al mismo detector, que mide alternativamente las intensidades de ambas.

▶ **Espectrofotómetros de doble haz en el espacio**. Todos los componentes están duplicados menos la lámpara; dos haces de luz pasan al mismo tiempo a través de los componentes separados en el espacio.

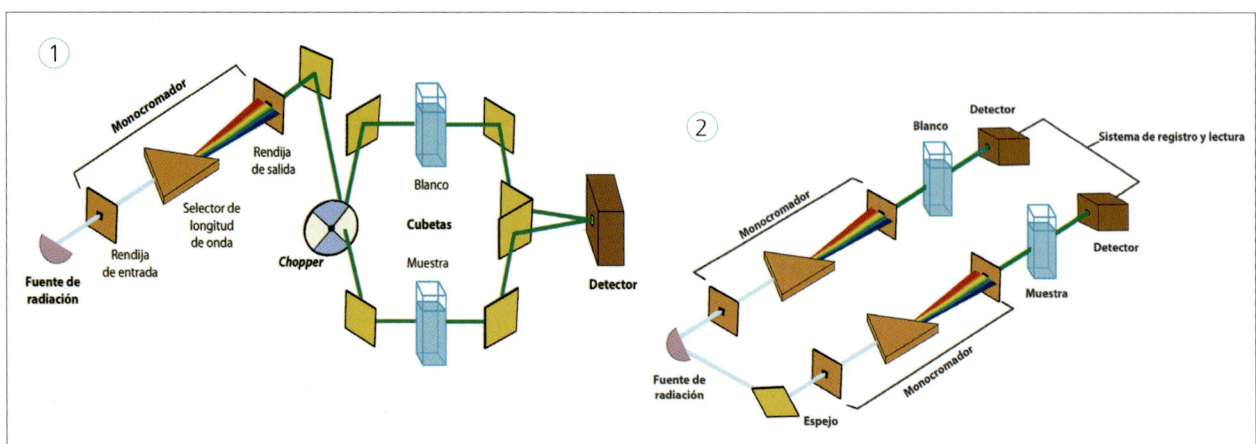

Fig. 1.10. Espectrofotómetros de doble haz en el tiempo (1) y de doble haz en el espacio (2).

1.3. Espectrometría de absorción molecular

La espectrometría de absorción molecular se basa en la capacidad de las moléculas de absorber una parte de la radiación que reciben. Las longitudes de onda que cada sustancia absorbe (que no pueden atravesarla) son características de la molécula y, en consecuencia, se pueden usar para identificarla.

El análisis por espectrometría de absorción molecular puede ser cuantitativo o cualitativo:

▶ El **análisis cuantitativo**. Se realiza con radiaciones del UV-VIS y se fundamenta en la *ley de Lambert-Beer*. Es el análisis más usado en los laboratorios de bioquímica y permite obtener información de las magnitudes bioquímicas, al comparar la radiación absorbida por una solución que contiene una concentración desconocida de una molécula con una que contiene una concentración conocida de la misma molécula.

▶ **Análisis cualitativo**. Se realiza con radiaciones del IR y en el laboratorio clínico se usa principalmente para análisis de la composición de cálculos urinarios.

1.3.1. La absorción molecular

Una molécula se compone de átomos unidos entre sí por diferentes orbitales de enlace que comparten electrones. Cuando una molécula absorbe radiación electromagnética pasa de un estado inicial de *reposo* a un estado de mayor energía o *excitado*.

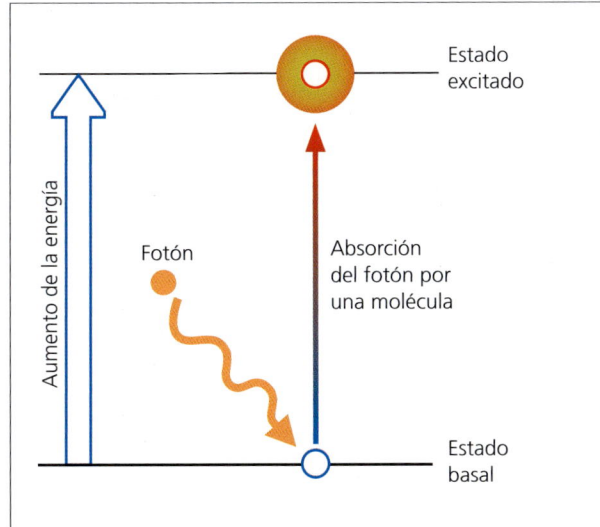

Fig. 1.11. Representación de la absorción molecular.

En este estado, el aumento de energía produce cambios en los enlaces y en el movimiento de los electrones en los átomos, de manera que cambia su estructura electrónica global. Estos cambios se conocen como *transiciones*.

Las transiciones que pueden producirse en una molécula dependen del tipo de enlaces que existan entre sus átomos y de si la energía absorbida es suficiente para producir tales transiciones. Por esto, una molécula tiene la capacidad de absorber radiación electromagnética a unas determinadas longitudes de onda: a aquellas que tienen la energía igual a la necesaria para pasar del estado fundamental al excitado.

Las radiaciones de mayor energía UV-VIS son capaces de producir transiciones electrónicas entre átomos. Las IR de menor energía solo son capaces de producir transiciones de vibración o rotación en las moléculas, son muy específicas de enlace y se usan para el análisis cualitativo.

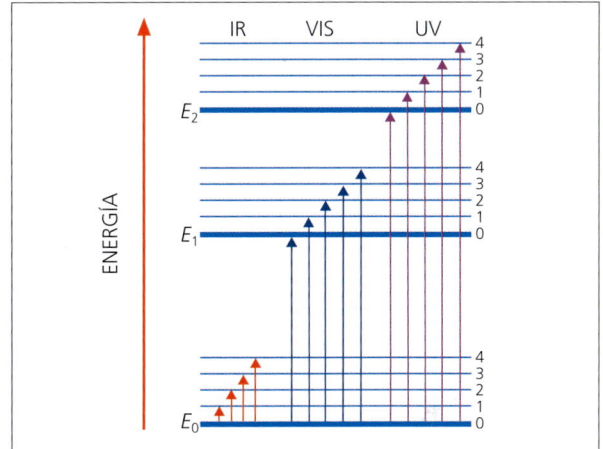

Fig. 1.12. Niveles de energía en IR, VIS y UV.

Transmitancia, absorbancia y espectro de absorción

Para medir la absorción de energía radiante que caracteriza a una molécula se utilizan dos términos: *transmitancia* y *absorbancia*.

El espectrofotómetro puede calcular la intensidad de luz absorbida midiendo el resultado de dividir la intensidad de luz transmitida (I_t) entre la intensidad de luz incidente (I_0). Este cociente recibe el nombre de **transmitancia** (T).

$$T = \frac{I_t}{I_0} \qquad T\,(\%) = \frac{I_t}{I_0} \cdot 100$$

El valor de esta magnitud no tiene unidades, está comprendido entre 0 y 1 (0% y 100%):

▶ 0 (o 0%): no se transmite luz; por tanto, la absorción es total.

▶ 1 (o 100%): se transmite toda la luz; por tanto, no existe absorción.

La transmitancia disminuye exponencialmente a medida que aumenta la concentración o el ancho de cubeta. Convirtiendo la transmitancia en absorbancia se consigue una relación lineal y positiva.

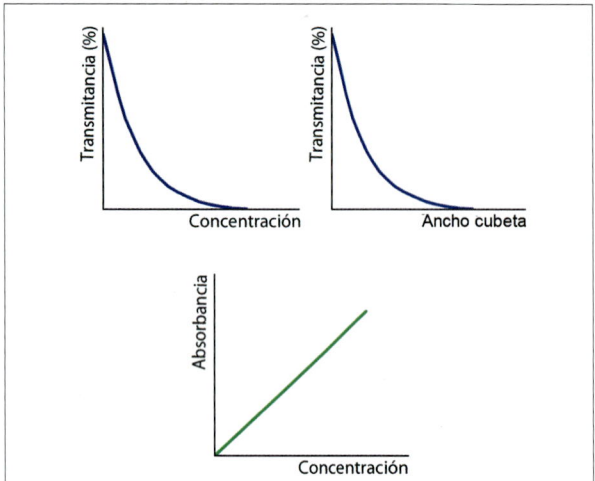

Fig. 1.13. Representación transmitancia-concentración, absorbancia concentración.

La absorbancia es el logaritmo inverso o negativo de la transmitancia:

$$A = \log \frac{1}{T} = -\log T$$

Cuando la transmitancia se expresa mediante porcentaje, los valores de la absorbancia se pueden calcular de la siguiente manera:

$$A = -\left(\log \frac{(\%T)}{100}\right) = -\log \%T - (-\log 100) =$$
$$= 2 - \log \%T$$

Los espectrofotómetros miden físicamente la transmitancia y efectúan un cálculo matemático para obtener los valores de absorbancia.

Cuando se estudian las absorbancias para un rango de longitudes de onda, se obtiene el *espectro de absorción*.

El **espectro de absorción** es el conjunto de bandas (transiciones electrónicas) que indican la cantidad de luz absorbida por una sustancia a diferentes valores de longitud de onda, y es único o característico de cada sustancia.

El espectro de absorción se puede representar gráficamente –absorbancia frente a longitud de onda–, y se registran diferentes picos de mayor absorbancia a determinadas longitudes de onda.

Estas transiciones pueden ser de tres tipos: electrónica, vibracional o rotacional y en las moléculas ocurren los tres, dando lugar a espectros de absorción casi continuos en comparación con los espectros de absorción atómicos.

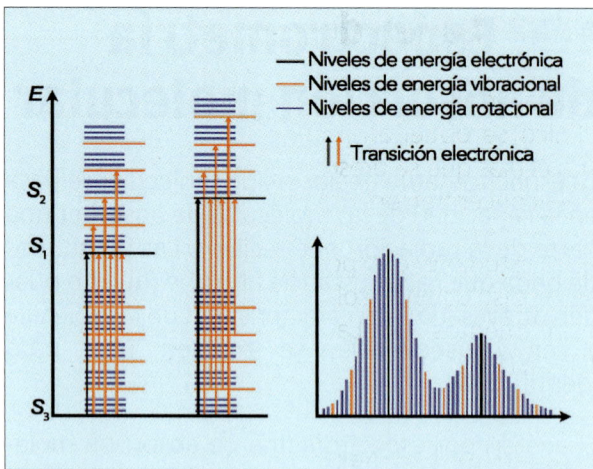

Fig. 1.14. Transiciones electrónicas y espectros UV-VIS en moléculas.

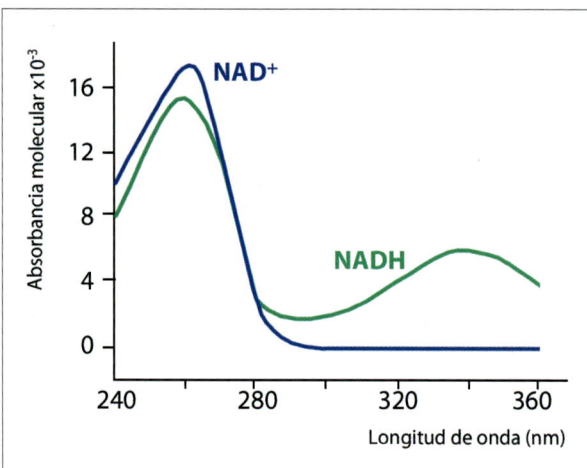

Fig. 1.15. Espectro de absorción de la nicotinamida adenina dinucleótido oxidado NAD$^+$ y de su forma reducida NADH.

¡Tenlo en cuenta!

Estas propiedades también permiten explicar cómo vemos la luz visible. Dependiendo de la longitud de onda a que un material presente mayor absorbancia, lo veremos de uno u otro color. La tabla siguiente muestra la relación entre los colores absorbidos y sus complementarios, los transmitidos (los que se observan).

λ_{max}	Color absorbido	Color observado
380-420	Violeta	Amarillo-verde
420-440	Azul-violeta	Amarillo
440-470	Azul	Anaranjado
470-500	Verde-azul	Rojo
500-520	Verde	Púrpura
520-550	Amarillo-verde	Violeta
550-580	Amarillo	Azul-violeta
580-620	Anaranjado	Azul
620-680	Rojo	Verde-azul
680-780	Púrpura	Verde

1.3.2. La ley de Lambert-Beer

La mayoría de las determinaciones del laboratorio clínico se obtienen midiendo la absorbancia de moléculas que se presentan en disoluciones a muy baja concentración.

Beer estudió el comportamiento de la luz al atravesar disoluciones coloreadas y basándose en los experimentos de Lambert enunció la ley de Lambert-Beer que permite calcular la concentración de un analito midiendo su absorbancia.

La **ley de Lambert-Beer** enuncia que la absorbancia de un analito es directamente proporcional al coeficiente de absorción de la molécula, a la distancia recorrida por el haz de luz en la disolución y a la concentración de dicho analito.

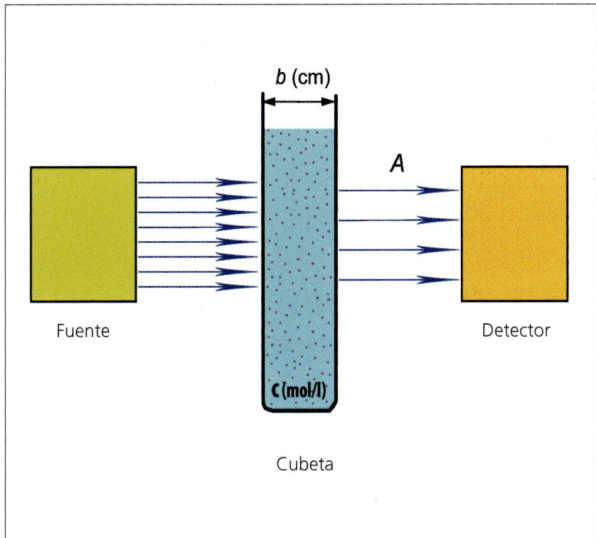

Fig. 1.16. Representación de la ley de Lambert-Beer.

Matemáticamente se expresa como:

$$A = \varepsilon \cdot b \cdot c$$

Siendo:

▶ *A*, la absorbancia (también llamada extinción o densidad óptica). No tiene unidades.

▶ ε, el coeficiente de extinción molar o coeficiente de absorción. Es constante para un compuesto dado, siempre que se fijen condiciones de longitud de onda, de pH, de temperatura, de solventes, etc. Sus unidades son l/(mol · cm).

▶ *b*, la longitud recorrida por la luz en la cubeta que contiene la disolución. Se mide en cm.

▶ *c*, la concentración de la molécula absorbente en la disolución. Se mide en mol/l.

Documento 1.1.
El coeficiente de extinción molar

El coeficiente de extinción molar o coeficiente de absorción depende de la composición química de la molécula, ya que según el tipo y el número de enlaces presentes, esta absorberá diferentes longitudes de onda.

Se definen dos grupos de enlaces, que determinan el coeficiente que tendrá la sustancia:

▶ **Grupos cromóforos**. Son enlaces químicos que absorben radiación VIS-UV. Los principales grupos cromóforos contienen un doble enlace y son los radicales:

- Etileno (>C=C<)   - Azoico (–N=N–)
- Carbonilo (>C=O)   - Nitroso (–N=O)
- Tiazólico (>C=S)   - Nitro (–NO)
- Imino (>C=N–)   - Quinona.

La formación de enlaces conjugados favorece la absorción.

▶ **Grupos auxocromos**. Son enlaces químicos que no absorben luz pero que provocan un desplazamiento de la longitud de onda a la que absorbe un grupo cromóforo como los radicales hidroxilo (–OH) y amino (–NH₂).

Linealidad y desviaciones de la ley de Lambert-Beer

La **linealidad** es el intervalo de concentraciones entre las cuales existe una relación lineal entre la concentración y la absorbancia (es decir, se cumple la ley de Beer).

La lectura de una absorbancia fuera de los límites de linealidad proporciona concentraciones falsas; ante esta situación, hay que diluir la muestra para que su concentración quede dentro de los límites de linealidad. Por tanto, es necesario controlar la concentración y cuando supera los 0,01 M, diluir la solución.

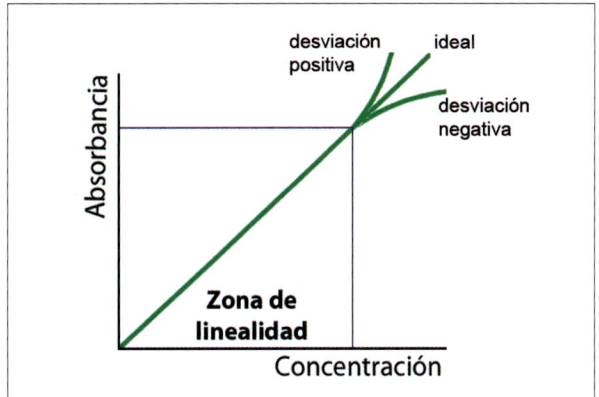

Fig. 1.17. Representación de la linealidad.

⬡ **¡Tenlo en cuenta!**

Los espectrofotómetros trabajan con disoluciones que presentan una transmitancia entre el 80 y el 20%. En la siguiente tabla se representan los valores de transmitancia y absorbancia.

%T	T	$A = -\log T$	$A = 2 - \log \% T$
100	1,00	0	2 – 2
80	0,80	0,0969	2 – 1,9030
75	0,75	0,1249	2 – 1,8750
50	0,50	0,3010	2 – 1,6989
25	0,25	0,6020	2 – 1,3979
20	0,20	0,6989	2 – 1,3010
12,5	0,125	0,9030	2 – 1,0969
0	0		

⬡ **¡Tenlo en cuenta!**

Puesto que el coeficiente de extinción molar es constante para un compuesto dadas unas características establecidas, la ley de Beer (en el intervalo de linealidad) permite:

▸ Conociendo el compuesto y, por tanto, su coeficiente de extinción molar, obtener la concentración a partir de la medición de la absorbancia.

▸ Conociendo la concentración y midiendo la absorbancia, calcular el coeficiente de extinción molar y, por tanto, identificar la sustancia.

Las desviaciones de la ley de Beer pueden causarlas diversos factores, *instrumentales* o *químicos*.

Desviaciones instrumentales

Pueden deberse a:

▸ **Alteraciones en la luz incidente**. Por ejemplo, que la radiación incidente no sea monocromática; puesto que las moléculas tienen diferentes coeficientes de absorción en función de la longitud de onda, al recibir varias longitudes a la vez, la relación absorbancia/concentración se altera.

▸ **Errores en la rendija de salida**. Se produce cuando la anchura y la posición de la rendija de salida de la luz cambian la longitud de onda que llega a la cubeta.

▸ **La cubeta**. El material de fabricación y su grosor, estado de mantenimiento (si está limpia, si tiene rayaduras o golpes, etc.), construcción (si sus paredes son perfectamente paralelas o tienen alguna inclinación), etc. pueden producir errores.

▸ **El detector**. Se producen cuando al detector llega luz procedente de otros lugares distintos a la fuente de luz.

Desviaciones químicas

Es necesario controlar el pH de la solución, ya que a diferentes pH se absorben diferentes longitudes de onda.

Otros factores que se deben tener en cuenta son:

▸ Si la absorbancia del solvente es significativa comparada con la del soluto.

▸ Si hay interferentes, es decir, si en la solución hay otros compuestos que absorben a la longitud de onda que se aplica.

▸ Si existe fenómeno de fluorescencia.

▸ Si se pueden producir reacciones químicas entre compuestos que den lugar a otros cromógenos.

Para evitar medir moléculas distintas a la deseada, los espectrofotómetros clínicos miden al menos dos longitudes de onda para la misma molécula, una con alta y otra con baja absorción.

1.3.3. **Instrumentación: espectrofotómetro UV-VIS**

La instrumentación utilizada en espectrometría de absorción molecular es el espectrofotómetro UV-VIS. Las características técnicas de un espectrofotómetro sencillo podrían ser: dos lámparas, una para UV y otra para VIS para un rango de 200-1.000 nm, ancho de banda espectral 4 nm, haz simple, red de difracción de 1.200 líneas/mm, detector de fotodiodos y con posibilidad de 4 cubetas de 10 mm.

⬡ **Manejo del espectrofotómetro UV-VIS**

A continuación se describe un procedimiento general para el manejo de un espectrofotómetro UV-VIS de sobremesa. Este procedimiento puede variar ligeramente entre casas comerciales y el fabricante debe adjuntar las instrucciones precisas de cada instrumento.

1. Puesta en marcha: se enciende el aparato y se esperan unos 20 minutos de calentamiento.

2. Selección de la longitud de onda.

3. Selección del modo de medida: absorbancia o transmitancia.

4. Selección de la lámpara: deuterio (UV) o tungsteno (VIS).

5. Ajuste del 0% de transmitancia, las llamadas corrientes oscuras.

6. Selección de la curva de calibración adecuada a la muestra que se va a medir: en esta curva se incluye el blanco de reactivos, 100% de transmitancia.

7. Medición de la muestra problema.

1.3.4. Curvas de calibrado

Las desviaciones de la ley de Beer impiden en la práctica su aplicación directa, es decir, averiguar la presencia y la concentración de una molécula en una muestra al medir directamente su absorbancia.

En las muestras biológicas se encuentran muchas moléculas en disolución además de la que nos interesa medir, las cuales pueden actuar como interferentes puesto que absorben en la misma longitud de onda. Además, se debe tener en cuenta la absorbancia del disolvente.

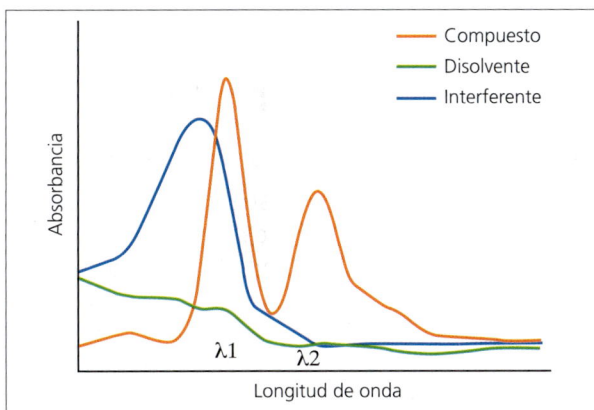

Fig. 1.18. Para λ_1 la absorbancia del analito interfiere con otras sustancias, no así con λ_2.

Por eso, antes de realizar una medición espectrofotométrica se deben hacer mediciones de la absorbancia que no es debida a la sustancia que queremos estudiar. Estas son:

▶ La absorbancia debida a las corrientes oscuras o radiaciones, que no procede de la fuente de luz y corresponde a 0% de *T*.

▶ La absorbancia debida a la composición de la cubeta, los disolventes y otros reactivos usados y corresponde al 100% de la trasmitancia.

La determinación de estas absorbancias se conoce con el nombre de *blancos*, y se corresponde con un **blanco de cubeta** y un **blanco de reactivos**.

Estos blancos establecen una línea basal de absorbancias sobre la que aplicar la ley de Lambert-Beer y desde la medición espectrofotométrica de la muestra obtener la concentración de la molécula problema al extrapolar este valor sobre una recta de calibración.

La ley de Lambert-Beer real quedaría:

$$A = \varepsilon \cdot b \cdot c + n$$

Siendo *n* la absorbancia de los blancos.

Por tanto, para establecer la relación entre la absorbancia de la muestra y la concentración del analito se requiere aplicar antes un *procedimiento de calibrado* de la técnica de medida que permita obtener una relación matemática entre ambas.

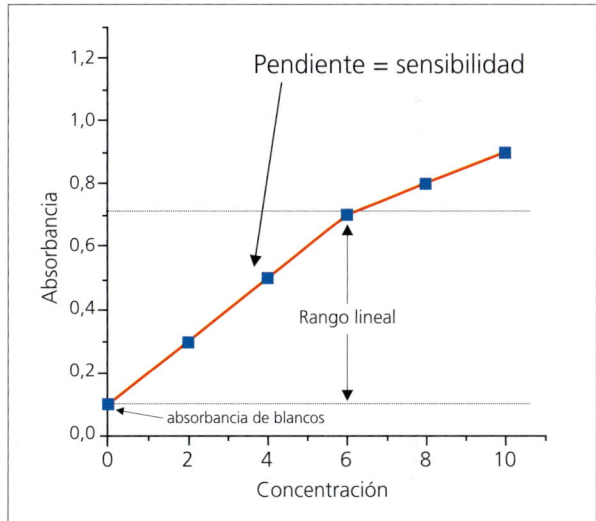

Fig. 1.19. Absorbancias de los blancos.

Procedimientos de calibración

El procedimiento de calibrado se puede realizar mediante dos métodos:

▶ Mediante un factor de calibración.

▶ Construyendo una curva de calibración.

Mediante un factor de calibración

Cuando para una determinada molécula (con coeficiente de extinción molar ε) se dispone de una disolución patrón (de concentración conocida, c_p), se puede calcular la concentración de otra disolución de la misma sustancia usando un **factor de calibración**.

$$A_p = \varepsilon \cdot b \cdot c_p$$

$$A_m = \varepsilon \cdot b \cdot c_m$$

Puesto que b y ε tienen el mismo valor en ambos casos:

$$\frac{A_p}{c_p} = \frac{A_m}{c_m}$$

$$c_m = A_m \cdot \frac{c_p}{A_p}$$

La información de la disolución patrón (c_p y A_p) es conocida, y el cociente de la concentración y la absorbancia se conoce como **factor de calibración** (K).

$$c_m = K \cdot A_m$$

Para obtener la concentración problema debemos tener en cuenta, como hemos explicado, el valor de la absorbancia que se debe restar, por lo tanto de la expresión anterior se obtiene:

$$c_m = K\,A_m - A_b$$

Siendo

▶ c_m, la concentración de la muestra.

▶ $K = c_p/A_p$, el factor de calibración (c_p, la concentración del patrón y A_p, la absorbancia del patrón).

▶ A_m, la absorbancia de la muestra.

▶ A_b, la absorbancia del blanco.

La representación gráfica del valor de las concentraciones en abscisas y de las absorbancias en ordenadas permite obtener una recta cuya pendiente es justamente el factor de calibración y la ordenada en el origen, la absorbancia del blanco de reactivos.

Una vez obtenida, se extrapola en la recta el valor de la concentración de la muestra a partir de la absorbancia medida con el espectrofotómetro.

Construyendo una curva de calibración (recta a varios puntos)

La curva de calibración es la representación gráfica de la absorbancia (ordenadas) frente a la concentración (abscisas).

El procedimiento de construcción es similar a la recta de dos puntos pero en este caso el patrón inicial se diluye sucesivamente y se determinan los valores de absorbancia correspondientes. Se obtienen así varios puntos o coordenadas (se emplean un mínimo de 3) que permitirán trazar la curva de calibración.

La curva de calibración es la recta que se aproxima lo más posible a las coordenadas obtenidas y que se obtiene por métodos matemáticos de regresión lineal.

Una vez ensayadas las **soluciones problema**, su concentración se averigua por interpolación de las absorbancias de las soluciones problema en la recta de calibración.

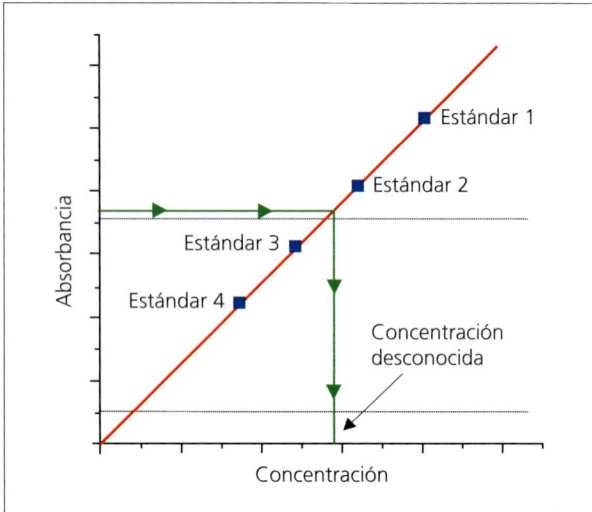

Fig. 1.20. Curva de calibración.

¡Tenlo en cuenta!

Si conocemos el coeficiente de extinción molar (ε) de la sustancia problema y medimos su absorbancia, podremos conocer su concentración en la muestra (c_m). aplicando la expresión matemática de la ley de Beer:

$$A_m = \varepsilon_m \cdot b \cdot c_m$$

$$c_m = \frac{A_m}{(\varepsilon_m \cdot b)}$$

Pero este coeficiente depende de las características del instrumento utilizado y por esto se usan calibraciones para obtener la concentración.

1.3.5. Mediciones a punto final, cinéticas y enzimáticas

La espectrofotometría de absorción molecular en UV-VIS también es aplicable a moléculas poco absorbentes o no absorbentes a las longitudes de onda UV-VIS utilizando métodos indirectos. Estos métodos consisten en hacer reaccionar las moléculas con otros compuestos para formar derivados absorbentes.

La mayoría de las magnitudes bioquímicas, analitos, no absorben luz y es necesario usar reactivos comerciales que en presencia del analito desencadenan una serie de reacciones que dan lugar a una sustancia mensurable por el equipo instrumental.

$$A + B + C \longrightarrow D + E$$

Siendo:

▶ A, el analito.

▶ B y C, reactivos comerciales.

▶ D y/o E, sustancias mensurables.

Cuando las reacciones analíticas se diseñan para transformar el analito en una sustancia que absorba dentro de la región visible del espectro electromagnético (la disolución adquiere color) se habla de métodos colorimétricos.

En ciertas reacciones la sustancia mensurable espectrofotométricamente se consigue con la intervención de enzimas. La *enzima* realiza su función ante la presencia de un *sustrato* adecuado.

El sustrato se une al sitio activo de la enzima, y se forma un complejo enzima-sustrato. El sustrato por acción de la enzima es transformado en producto y es liberado del sitio activo, quedando libre para recibir otro sustrato. La ecuación general es la siguiente:

$$E + S \leftrightarrows ES \leftrightarrows EP \leftrightarrows E + P$$

Los métodos analíticos que utilizan enzimas entre sus reactivos se conocen como *métodos enzimáticos*.

Teniendo en cuenta este tipo de reacciones, el cálculo de las magnitudes bioquímicas se divide en tres grandes grupos:

▶ El cálculo de la concentración en **técnicas de punto final**.

▶ El cálculo de la concentración en **técnicas cinéticas**.

▶ El cálculo de la **actividad enzimática**.

Cálculo de la concentración a punto final

A punto final significa que la reacción entre la muestra y los reactivos se ha producido completamente, es decir, que en la reacción:

$$A + B + C \longrightarrow D + E$$

se habrá agotado A, B y/o C y se habrá formado D y/o E.

¡Tenlo en cuenta!

En bioquímica, un **sustrato** es una molécula sobre la que actúa una enzima. Las **enzimas** catalizan reacciones químicas en las que el sustrato o los sustratos toman parte.

Así, en las determinaciones con reactivos comerciales suele haber exceso de reactivos para asegurar que el analito reacciona en su totalidad en las condiciones de temperatura, pH y tiempo indicadas en los protocolos de trabajo.

En esta situación, la concentración del analito es directamente proporcional a la concentración de alguno de los productos formados en la reacción.

En las condiciones establecidas por el protocolo de la casa comercial, se cumple la ley de Lambert-Beer y se emplea un factor de calibración para el cálculo de la concentración o se aplican factores de conversión:

$$c_{problema} = c_{patrón} \cdot \frac{A_{problema}}{A_{patrón}}$$

Medición a punto final en reacciones colorimétricas

La técnica colorimétrica consiste en la determinación por colorimetría de la concentración de una sustancia o bien del producto de su reacción con un reactivo específico.

La absorbancia del producto obtenido es proporcional a la concentración del analito en la muestra.

$$\text{Analito} + \text{reactivo} \longrightarrow \text{Producto coloreado}$$

Un ejemplo de este tipo de técnica es la medida del calcio por el *método de la ortocresolftaleína complexona*: en un medio alcalino, el calcio forma un complejo violeta al añadirse ortocresolftaleína complexona a la muestra.

Medición a punto final en reacciones enzimáticas

De la misma manera, en los métodos enzimáticos, la concentración del sustrato podrá determinarse a punto final. El método consiste en acoplar una reacción enzimática, de forma que la sustancia problema es sustrato de una enzima específica. Esta enzima transforma la sustancia problema en un producto coloreado que absorbe en el UV-visible, de forma que pueda leerse en el espectrofotómetro.

La concentración del producto coloreado obtenido es proporcional a la concentración de la sustancia problema.

$$\text{Analito} + \text{enzima} \longrightarrow \text{producto coloreado}$$

Un ejemplo de este tipo de medición lo encontramos en el *método de la hexoquinasa*. Se trata de un método enzimático para medir la concentración de glucosa a punto final.

$$\text{Glucosa} + \text{ATP} \xrightarrow{\text{hexoquinasa}} \text{Glucosa-6-fosfato}$$

$$\text{Glucosa-6-fosfato} + \text{NADP}^+ \xrightarrow{\substack{\text{Glucosa-6-fosfato-}\\\text{deshidrogenasa}}} \text{gluconato-6-fosfato} + \text{NADPH} + \text{H}^+$$

La cantidad de NADPH (coloreado) formado es proporcional a la cantidad de glucosa. Esta segunda reacción es la llamada *reacción auxiliar*.

Observa que la única diferencia respecto a una técnica colorimétrica es que en lugar de establecerse una reacción química con la sustancia problema, se establece una reacción enzimática.

Cálculo de la concentración en técnicas cinéticas

En las determinaciones cinéticas se mide la velocidad de la reacción antes de que esta concluya. Es muy importante mantener las condiciones de la reacción descritas en los protocolos comerciales sobre temperatura, tiempo de medida, etc. para garantizar la fiabilidad de los resultados.

En las determinaciones cinéticas, la variación de la absorbancia por unidad de tiempo es proporcional a la concentración y/o actividad del analito.

Esto se debe a que la presencia del analito en la muestra va a dar lugar a la aparición o desaparición de sustancias capaces de absorber la radiación a la longitud de onda de medida.

La ley de Lambert-Beer que se aplica en estos casos queda modificada o adaptada como:

$$\Delta A = \varepsilon \cdot b \cdot c$$

Siendo ΔA, la variación de la absorbancia.

Generalmente se toma el minuto como unidad de tiempo de medida de la variación de la absorbancia por lo que se expresa:

$$\Delta A/\text{min} = \varepsilon \cdot b \cdot c$$

Al ser ε y b, dos valores constantes, se expresa su producto como un factor numérico, F, que a menudo proporcionan las casas comerciales, de tal manera que la concentración del parámetro viene expresada como:

$$c = \frac{\Delta A}{\text{min}} \cdot F$$

La reacción que da lugar a una variación de la absorbancia se desencadena al añadir los otros reactivos a la muestra biológica y con las condiciones de reacción controladas.

A mayor concentración del parámetro biológico, mayor será la variación de absorbancia en la unidad de tiempo.

Cuando se dispone de una disolución con concentración conocida se puede calcular la concentración desconocida a partir de las variaciones de absorbancia usando factores de conversión:

$$c_{\text{problema}} = c_{\text{patrón}} \cdot \frac{\Delta A_{\text{problema}}}{\Delta A_{\text{patrón}}}$$

Mediciones cinéticas en reacciones enzimáticas

En el método enzimático, la enzima añadida como parte de los reactivos al unirse al parámetro desencadena una reacción que en este caso permite su determinación por variación de la absorbancia por unidad de tiempo.

Un ejemplo de este tipo de medición es el método de la glucosa oxidasa. Para la determinación de la glucosa es muy conocida la *técnica de Trinder*, la enzima que actúa sobre la glucosa es la glucosa oxidasa (GOD), transformándola en agua oxigenada y ácido glucónico:

$$\text{Glucosa} + \text{O}_2 + \text{H}_2\text{O} \xrightarrow{\text{GOD}} \text{H}_2\text{O}_2 + \text{ácido glucónico}$$

(No coloreada)　　(No coloreada)　　(No coloreado)

El agua oxigenada formada se hace reaccionar con fenol y 4-aminofenazona (4-AF) para formar un complejo que en presencia de una segunda enzima, la peroxidasa (POD), transforma este complejo en quinona, un producto rojo que ahora sí puede ser leído al espectrofotómetro.

$$2\,\text{H}_2\text{O}_2 + \text{Fenol} + \text{4-AF} \xrightarrow{\text{POD}} \text{Quinona} + 4\,\text{H}_2\text{O}$$

(No coloreada)　　　　　　　　(Roja)

Es una técnica cinética y el incremento de absorbancia es directamente proporcional a la cantidad de glucosa en la muestra.

Cálculo de la actividad enzimática

La concentración de enzimas en suero es muy baja, sin embargo, dada su elevada capacidad catalítica, es posible determinar su actividad y presuponer que dicha capacidad es proporcional a su concentración. El cálculo de la actividad enzimática se realiza midiendo la velocidad de reacción, es decir, midiendo la cantidad de sustrato que desaparece o la cantidad de producto que se forma en un intervalo de tiempo.

Las reacciones enzimáticas son muy sensibles a las condiciones de reacción, por lo que se debe controlar muy bien la temperatura, así como el pH y las concentraciones de reactivos.

La medición de la absorbancia puede ser a un tiempo fijo o una medición continua. De la misma manera que en el cálculo de concentración de sustratos, se pueden necesitar reacciones auxiliares.

Métodos a punto final

Se ponen en contacto reactivo y muestra (enzima) y se determina la absorbancia a la longitud de onda indicada. Tras un tiempo establecido, se detiene la reacción (desnaturalización de la enzima) y se mide la absorbancia final.

El método a punto final puede ser:

▶ A **un punto**: cuando la enzima no tiene periodo de incubación.

▶ A **dos puntos**: cuando existe un periodo de incubación. Se realizan dos medidas: una tras el periodo de incubación y otra al final de la reacción.

Métodos cinéticos

Estos métodos son mejores porque si se detectan desvíos de la linealidad se puede despreciar alguna de las medidas y porque permiten asegurar que la condición de velocidad constante se mantiene durante todo el tiempo del ensayo. Esto suele ocurrir con grandes concentraciones de enzima, que agotan enseguida el sustrato, con lo que se produce una bajada en la velocidad de reacción.

▶ Se ponen en contacto los reactivos y la muestra (enzima).

▶ Se determina la absorbancia a la longitud de onda indicada.

▶ Se realizan lecturas cada minuto durante 3-5 minutos para estar seguros de que se está trabajando en la fase lineal de la curva.

La actividad enzimática se expresa en *unidades de actividad enzimática* (U) que es la cantidad de enzima que cataliza la transformación de un micromol de sustrato por minuto. La concentración catalítica se expresa como U/l.

En el Sistema Internacional de Unidades (SI) se utiliza el katal. Un katal es la unidad de medida de la actividad catalítica de una enzima que especifica la cantidad de moles de enzima que son necesarios para transformar un mol de sustrato en un segundo.

Un katal equivale a $60 \cdot 10^6$ UI. Como se trata de una unidad muy grande se utilizan los submúltiplos micro y nano katal.

1.3.6. Espectrometría de absorción molecular en el infrarrojo

Esta técnica se usa para averiguar la composición química de los cálculos urinarios. Se construye una gráfica que representa el porcentaje de transmitancia frente a la longitud de onda (expresada en cm^{-1}). Dependiendo de la composición del cálculo urinario se obtendrá un tipo de gráfica que se compara con los gráficos patrones.

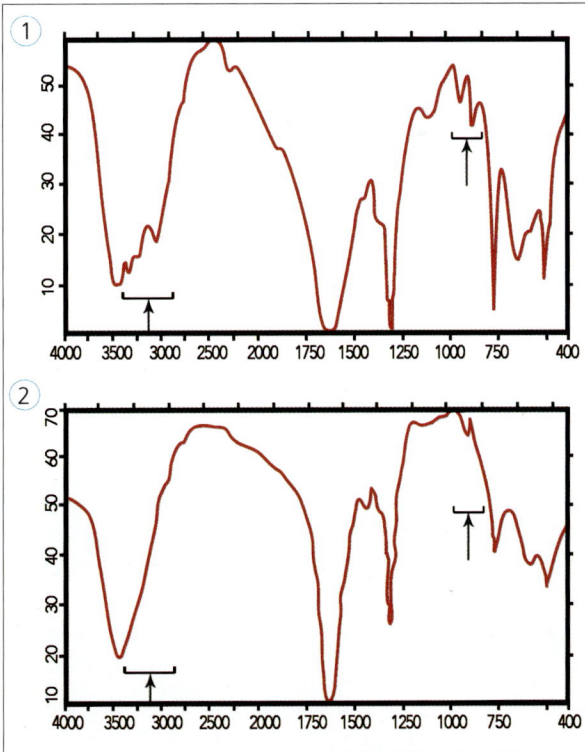

Fig. 1.21. Espectrofotometría de absorción molecular en el IR.
1) Espectro de un cálculo urinario de oxalato cálcico monohidrato.
2) Espectro de un cáculo de oxalatocálcico dihidrato.

1.4. Espectrometría de absorción atómica

> La **espectrometría de absorción atómica** se basa en la capacidad de los electrones de un elemento químico de pasar de su capa de valencia (estado basal) a orbitales de mayor energía (estado excitado) gracias a la energía absorbida en forma de radiación electromagnética UV-VIS.

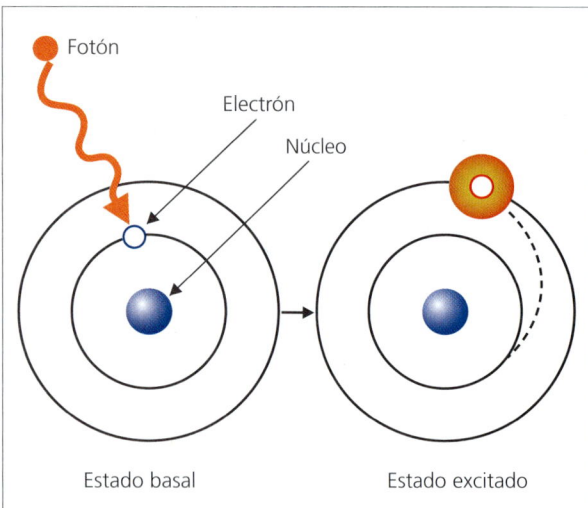

Fig. 1.22. Representación de la absorción atómica.

Estas transiciones de electrones entre orbitales atómicos son características de cada elemento químico.

> Las longitudes de onda que absorbe un elemento químico tienen un ancho de banda muy estrecho y se denominan **líneas espectrales**.

Cada elemento químico tiene una línea de espectro única y, por tanto, la espectrometría de absorción nos va a permitir la determinación de elementos químicos presentes en una muestra.

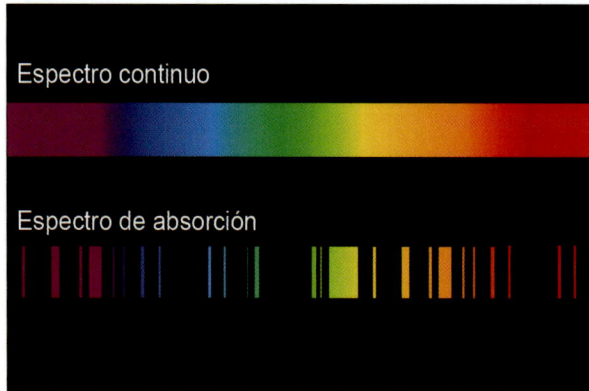

Fig. 1.23. El espectro de absorción son líneas negras sobre el fondo del espectro continuo, esas longitudes de onda se absorben y no aparecen en el espectro continuo.

En el laboratorio de bioquímica se emplea para medir la concentración en los líquidos biológicos de metales como aluminio, arsénico, bario, cadmio, calcio, cobre, cromo, hierro, litio, magnesio, manganeso, mercurio, níquel, plata, platino, plomo, selenio y cinc, cuya presencia en determinadas concentraciones puede resultar tóxica para el organismo.

Para conseguir la absorción atómica es necesaria la transformación de la muestra a vapor atómico mediante el proceso de atomización.

Existen dos sistemas de atomización, por llama o por electrotermia en horno de grafito que dan lugar a los dos métodos de espectrofotometría de absorción atómica con que se trabaja:

▶ Espectrometría de absorción atómica con llama.

▶ Espectrometría de absorción atómica con atomización electrotérmica.

1.4.1. Espectrometría de absorción atómica con llama

La atomización por llama es un método más preciso y se usa cuando las concentraciones que se van a medir son bajas, de partes por millón (ppm).

Instrumentación

El espectrofotómetro de absorción atómica es similar al descrito para la espectrofotometría de absorción molecular, puesto que dispone de monocromador, detector y sistema de registro, además de rejilla de entrada y de salida. Pero tienen características propias en cuanto a la fuente de radiación y al tratamiento de la muestra.

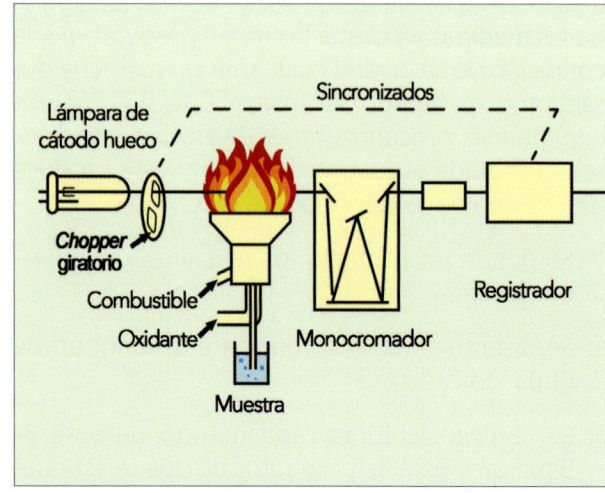

Fig. 1.24. Componentes del espectrofotómetro de absorción atómica con llama.

Fuente de radiación

Para conseguir la longitud de onda monocromática que se necesita se utilizan las lámparas de cátodo hueco.

La lámpara de cátodo hueco es una lámpara de vidrio que contiene en su interior un gas inerte, como argón o neón, y el electrodo de trabajo.

El cátodo es del material del mismo elemento que se pretende analizar en la muestra (analito). Los átomos del cátodo se excitan al chocar con los átomos del gas emitiendo la radiación característica del elemento que se analiza. Existen lámparas con varios cátodos que permiten la medida de varios elementos atómicos a la vez.

Sistema de atomización por llama

Es el sistema encargado de producir la llama con la que se atomiza la muestra. Está constituido por un nebulizador, la cámara de premezcla y el quemador.

La muestra es aspirada por un capilar hasta el nebulizador. En el nebulizador se produce la transformación de la muestra líquida en un aerosol por disminución del tamaño de las partículas. La muestra nebulizada se mezcla con los gases en la cámara de premezcla y en el quemador se somete a la llama. Se produce, entonces, la transformación en átomos elementales, que es la especie absorbente.

Las características de cada llama (forma, temperatura, velocidad de combustión) dependen de la mezcla de gases que la componen. Por ejemplo, la mezcla de oxígeno con acetileno origina temperaturas de 3.000 °C.

Interferencias

En absorción atómica se pueden producir tres tipos de interferencias:

▶ Químicas cuando existen moléculas que impiden la atomización de los metales.

▶ De ionización cuando los iones emiten a la longitud de onda que se mide.

▶ De matriz cuando se producen aumentos de absorción debido al disolvente o a la formación de compuestos que absorben a la longitud de onda que se mide.

Medición y calibrado

Para la medición de los metales se utilizan calibraciones para un intervalo concreto de concentraciones, donde se comprueba la linealidad de la curva con patrones externos. También se puede usar el método de adiciones estándar, que consiste en preparar los patrones con el disolvente usado para preparar la muestra.

1.4.2. Espectrometría de absorción atómica con atomización electrotérmica

La **espectrofotometría de absorción atómica con atomización electrotérmica** u horno de grafito es más sensible que la atomización con llama y se utiliza cuando los metales que se van a medir se encuentran en muy baja concentración.

Por ejemplo, el límite de detección para el selenio con la técnica de absorción atómica en llama es de 100 ppb (partes por billón), mientras que para la técnica con atomización electrotérmica es de 0,05 ppb.

Instrumentación

El sistema de atomización se consigue por medio del horno de grafito. Este horno está formado por:

▶ Un tubo de grafito sujeto por dos electrodos. El tubo tiene un orificio central por donde se introduce la muestra.

▶ Un sistema de refrigeración por agua y gas.

Los electrodos dan lugar a una corriente que atomiza rápidamente la muestra.

Interferencias, medición y calibrado

Sirven los mismos comentarios e indicaciones que se han dado en la espectrofotometría de absorción en llama.

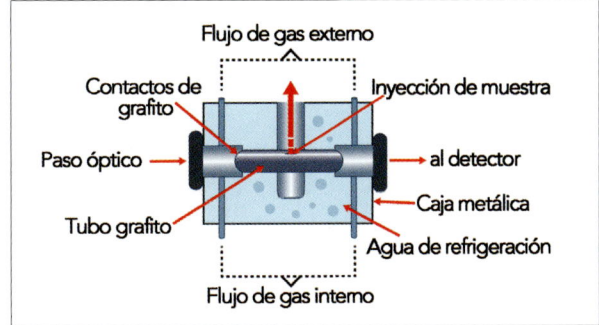

Fig. 1.25. Componentes del espectrofotómetro de absorción atómica en horno de grafito.

1.5. Espectrometría de emisión atómica

Algunos elementos químicos, tras ser excitados aplicándoles calor, vuelven a su estado fundamental. El sobrante de energía de pasar del estado excitado al no excitado se emite en forma de radiación luminosa, cuya longitud de onda es característica de cada elemento.

La intensidad luminosa producida por los átomos resulta directamente proporcional al número de átomos excitados y, en consecuencia, a la concentración del compuesto en la muestra. Por tanto, en la espectrometría de emisión atómica se utiliza la intensidad luminosa para determinar la cantidad de un elemento químico presente en una muestra biológica.

Según el sistema de atomización y la temperatura a la que se produce, existen dos métodos de espectrofotometría de emisión atómica:

▶ Espectrometría de emisión atómica con llama o fotometría de llama.

▶ Espectrometría de emisión atómica por plasma.

1.5.1. Fotometría de llama

La **fotometría de llama** utiliza el calor aplicado mediante llama para producir la atomización y la excitación atómica, y la posterior emisión de luz cuando vuelven al estado fundamental.

La fotometría de llama se utilizó en el laboratorio clínico para determinar cuantitativamente elementos químicos en muestras biológicas como el Li, Na y K pero actualmente ha sido sustituida por las *técnicas de electrodo selectivo*.

Instrumentación

El fotómetro de llama tiene un sistema de atomización igual al del espectrofotómetro de absorción atómica por llama pero carece de la fuente de luz:

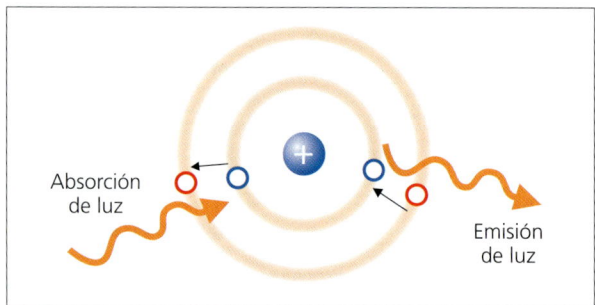

Fig. 1.26. Comparación de los fenómenos de absorción y de emisión atómica.

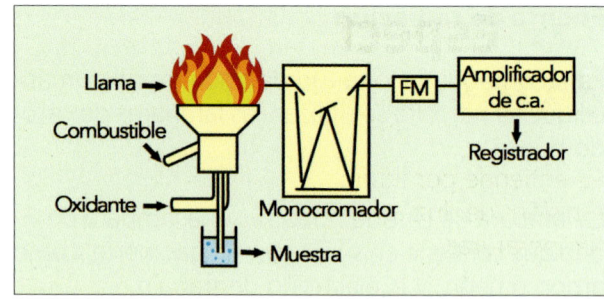

Fig. 1.27. Componentes del fotómetro de llama.

Interferencias, medición y calibrado

En fotometría de llama se utiliza el llamado *estándar interno* para controlar la variabilidad de la llama. El patrón interno es una sustancia que está ausente en la muestra y emite a longitud de onda alejada de los elementos que se van a medir, de modo que no interfiera en la detección de estos, y se añade tanto a la muestra como a los calibradores.

El estándar interno funciona produciendo una señal de referencia frente a la cual se puede medir la emisión de otros elementos, de modo que el fotómetro hace una comparación de emisión de los elementos deseados y del elemento de referencia.

De esta manera, las variaciones que pueden darse en la velocidad de aspiración, atomización, viscosidad de la solución, temperatura y estabilidad de la llama, afectan por igual al estándar interno y al elemento que se va a medir.

Aunque la intensidad de la emisión del elemento medido y la del patrón interno pueden variar, no sucede lo mismo con la relación entre ambos. De esta forma, el uso de estándar interno permite determinaciones más precisas y exactas.

1.5.2. Espectrometría de emisión atómica por plasma

Las técnicas espectroscópicas de emisión atómica emplean como sistema de atomización el plasma.

El plasma es una mezcla gaseosa conductora de la electricidad constituida por cationes y electrones.

El plasma más utilizado en los espectrómetros es el argón que alcanza temperaturas de 10.000 K. Estas altísimas temperaturas permiten una elevada eficiencia en la atomización, haciendo posible medir la emisión de varios átomos a la vez y determinar gran cantidad de elementos químicos.

En bioquímica clínica esta técnica no se utiliza de forma habitual.

1.6. Espectrometría de luminiscencia

Se entiende por luminiscencia todo fenómeno de emisión de luz que no está asociado a altas temperaturas.

Es la llamada luz fría, en contraposición a la luz procedente de incandescencia. Según el origen de la excitación, los fenómenos luminiscentes se clasifican en:

▶ **Fotoluminiscencia**. La excitación tiene lugar por absorción de fotones. Puede ser:

  ▸ Fluorescencia.

  ▸ Fosforescencia.

▶ **Quimioluminiscencia**. La energía de excitación proviene de una reacción química.

▶ **Bioluminiscencia**. Cuando la quimioluminiscencia tiene lugar en un ser vivo. Uno de los más conocidos es el de la luz emitida por las luciérnagas, que se produce por el sistema enzimático luciferina/luciferasa: la oxidación de la luciferina por parte de la luciferasa da lugar a la emisión de luz.

▶ **Electroquimioluminiscencia**. Se aplica una corriente eléctrica que provoca la excitación de un material (rutenio) que al volver a su estado normal emite luz fría.

La espectrometría de luminiscencia se basa en la medición de intensidad de la luz emitida para determinar la concentración de la sustancia luminiscente en la muestra.

Abordaremos la fotoluminiscencia y la quimioluminiscencia por ser los fenómenos que tienen mayor repercusión en las técnicas de espectrometría.

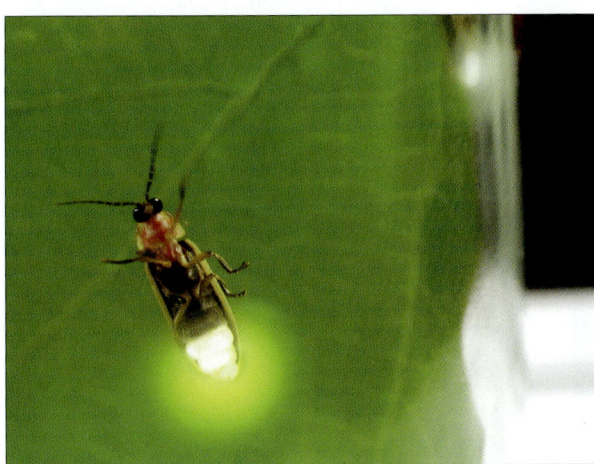

Fig. 1.28. Bioluminiscencia.

1.6.1. Fotoluminiscencia

Para que una sustancia origine emisión fotoluminiscente es necesario que previamente tenga lugar la absorción de radiación electromagnética y un electrón pase a un nivel energético superior. Este electrón al volver a su estado fundamental emite una radiación de mayor longitud de onda que la recibida (menor energía).

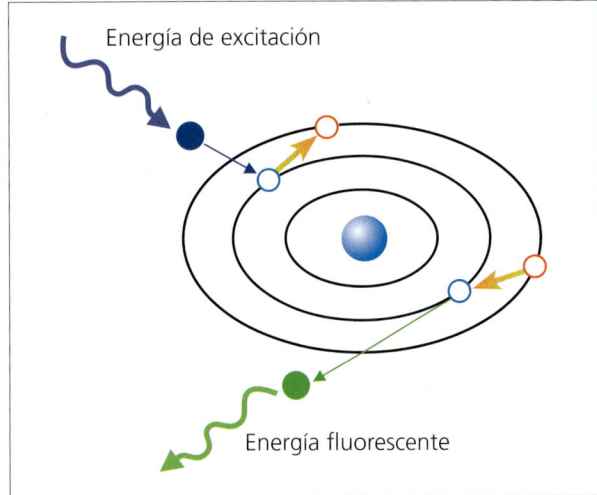

Fig. 1.29. Representación de la emisión fotoluminiscente.

Dependiendo del tiempo que dura la emisión hablamos de:

▶ **Fluorescencia**, se emite durante un corto periodo, ronda los 10^{-8} segundos.

▶ **Fosforescencia** cuando se emite durante un largo periodo, incluso horas.

La fluorescencia es una técnica muy utilizada en los inmunoanálisis mientras que la fosforescencia se usa menos en los laboratorios clínicos.

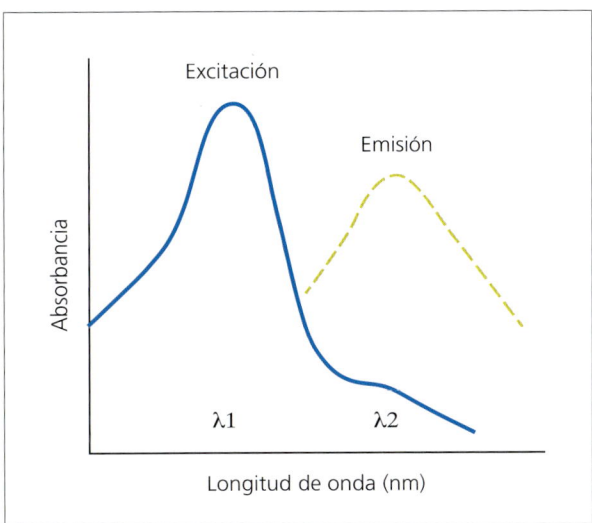

Fig. 1.30. Representación de la absorción de energía y posterior emisión de fluorescencia.

Espectrometría de fluorescencia

La **espectrometría de fluorescencia** o **fluorimetría** mide la luz fluorescente emitida por moléculas que poseen anillos aromáticos o dobles enlaces conjugados.

La intensidad de luz emitida por estas moléculas es proporcional a su concentración en la muestra y a la intensidad de la fuente de luz emisora, pero también depende de otros factores relacionados con el instrumento de medición.

La mayor ventaja de la fluorimetría es su enorme sensibilidad debida al retardo existente entre la excitación y la emisión de la luz fluorescente. Esto hace que sea una técnica muy utilizada para determinar analitos presentes en muy bajas concentraciones.

Instrumentación

El fluorímetro es un equipo semejante al espectrofotómetro con las siguientes particularidades:

▶ Usa lámparas de arco de xenón o lámparas de mercurio que proporcionan luz intensa entre 250 y 800 nm.

▶ Tiene dos monocromadores que seleccionan las longitudes de onda de entrada y de salida, uno de excitación para la luz incidente y otro de emisión para la luz fluorescente.

▶ Las cubetas son de cuarzo porque las de plástico pueden causar fluorescencia adicional. Tienen todas las caras transparentes.

▶ Están diseñados en ángulo recto para que la luz procedente de la lámpara (de excitación) no llegue ni al monocromador de emisión ni al detector.

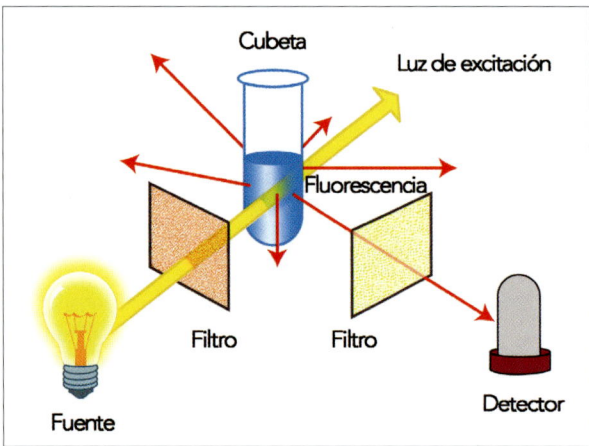

Fig. 1.31. Componentes del espectrofotómetro de fluorescencia.

Medición y calibrado

Las determinaciones deben realizarse en muestras diluidas para que se den las condiciones de linealidad. Además, al depender de factores relacionados con el equipo, no se puede hacer una calibración absoluta y las mediciones se efectúan en unidades relativas.

1.6.2. Quimioluminiscencia

La quimioluminiscencia se produce cuando una reacción química genera una molécula excitada electrónicamente, la cual emite luz al volver a un estado de menor energía.

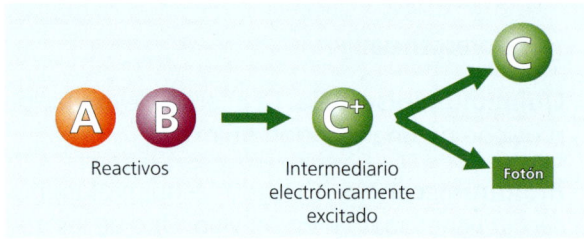

La reacción química que se produce es la oxidación de un compuesto orgánico (luminol, isoluminol, éster de acridinio) por un oxidante (peróxido de hidrógeno, hipoclorito, oxígeno) y la luz es emitida por el producto formado en la reacción de oxidación. Estas reacciones ocurren en presencia de enzimas (fosfatasa alcalina, peroxidasa de rábano).

La espectrometría de quimioluminiscencia también se aplica en las técnicas de inmunoanálisis (inmunoquimioluminiscencia) para cuantificar sustancias a muy baja concentración, en la detección de trazas de sangre en el escenario de un crimen, en heces, etc.

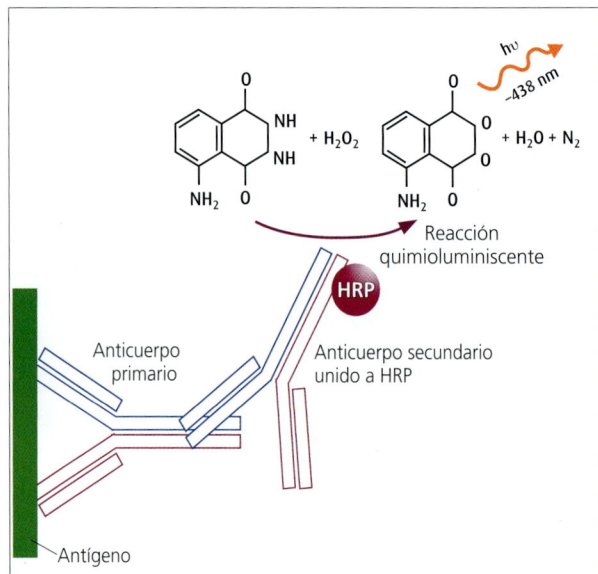

Fig. 1.32. Detección de trazas de sangre por quimioluminiscencia.

1.7. Espectrometría de dispersión de la radiación

La espectrometría de dispersión trabaja con suspensiones. Habitualmente estas suspensiones están formadas por agregados procedentes de reacciones antígeno-anticuerpo.

Cuando un haz de luz choca con una partícula en suspensión, una parte de esa luz es dispersada, otra absorbida, otra reflejada y otra transmitida.

La dispersión de la luz y su intensidad dependen de varios factores como la longitud de onda de la radiación incidente, el tamaño y peso molecular de la partícula, la distancia entre la cubeta de la muestra y el detector y la concentración de partículas en la muestra.

Todos estos factores se relacionan entre sí mediante fórmulas matemáticas complejas que constituyen la ley de Rayleigh. Esta teoría expone que la dispersión de la luz es:

▷ Directamente proporcional a la concentración de las partículas de la muestra.

▷ Directamente proporcional al peso molecular de las partículas de la muestra.

▷ Inversamente proporcional al cuadrado de la distancia entre el detector y la cubeta.

▷ Inversamente proporcional a la cuarta potencia de la longitud de onda.

Las técnicas de espectrometría de dispersión que permiten la determinación de la concentración de partículas en suspensión son la turbidimetría y la nefelometría. En el laboratorio clínico se usan para determinar las proteínas plasmáticas específicas como la albúmina, las apolipoproteínas, la ceruloplasmina, etc.

1.7.1. Turbidimetría

La **turbidimetría** es la técnica de análisis cuantitativo que consiste en medir la disminución de la intensidad del haz de luz (transmitancia) que atraviesa la cubeta que contiene la suspensión.

Es una técnica poco sensible y se utiliza cuando las concentraciones de la partícula en suspensión son altas.

El instrumento que se utiliza para medir la turbidez de la muestra es el espectrofotómetro de absorción molecular VIS-UV.

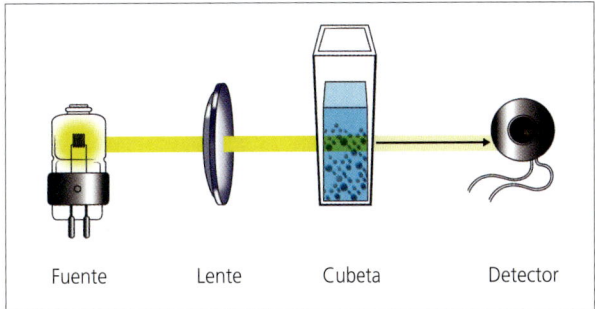

Fig. 1.33. Espectrofotómetro para turbidimetría.

La concentración de las partículas es inversamente proporcional a la luz transmitida y se cumple la ley de Beer.

Sustituyendo el coeficiente de absorción por una constante k que depende del tamaño y la forma de las partículas y de la longitud de onda de la fuente de radiación, la expresión que permite el cálculo es:

$$A = k \cdot b \cdot c$$

Es necesario establecer una curva de calibración para poder extrapolar las absorbancias problema.

1.7.2. Nefelometría

La **nefelometría** es la técnica de análisis cuantitativo de suspensiones que consiste en medir la intensidad de luz dispersada en un ángulo determinado.

Los nefelómetros son parecidos a los fluorímetros pero la longitud de onda que se emite es igual que la que se mide (la dispersada). Como en los posibles modelos de dispersión la mayor parte de la radiación se produce hacia delante, los detectores se colocan situados en ángulos entre 10° y 90° respecto a la cubeta. (Doc 1.2)

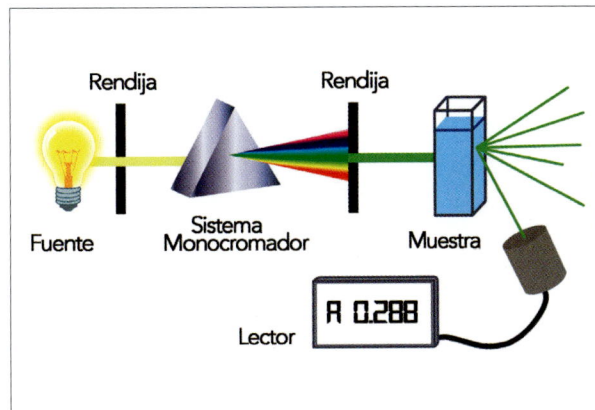

Fig. 1.34. Componentes del nefelómetro.

A bajas concentraciones, la concentración de partículas es proporcional a la relación entre la intensidad de dispersión y la intensidad incidente, y viene dada por la expresión:

$$c = K_s \cdot \frac{I_s}{I_0}$$

Donde:

▶ I_s es la radiación dispersada.

▶ K_s es una constante que se obtiene a partir de una curva de calibración.

▶ I_0 es la radiación de fuente incidente.

▶ c es la concentración.

Documento 1.2.
Modelos de dispersión

Según la relación entre la longitud de onda de la radiación incidente y el tamaño de la partícula, se dan tres tipos de modelos de dispersión:

▶ **Dispersión Rayleigh (1)**. Se produce cuando el diámetro de las partículas es mucho menor que la longitud de onda del haz incidente. Se caracteriza por ser una dispersión simétrica respecto al plano perpendicular (eje de 90°) y, además, la radiación dispersada a ángulos cercanos a este plano es muy pequeña.

▶ **Dispersión Rayleigh-Debie (2)**. Se produce cuando el tamaño de la partícula se aproxima al de la longitud de onda del haz incidente. En esta situación se dispersa más luz en el sentido de avance de la radiación incidente que en sentido contrario.

▶ **Dispersión Mie (3)**. Se produce cuando el diámetro de las partículas es muy superior a la longitud de onda del haz incidente. La luz se dispersa en el sentido del avance de la luz incidente y aumenta para ángulos cercanos a los 0°. Esta dispersión se llama **Mie**.

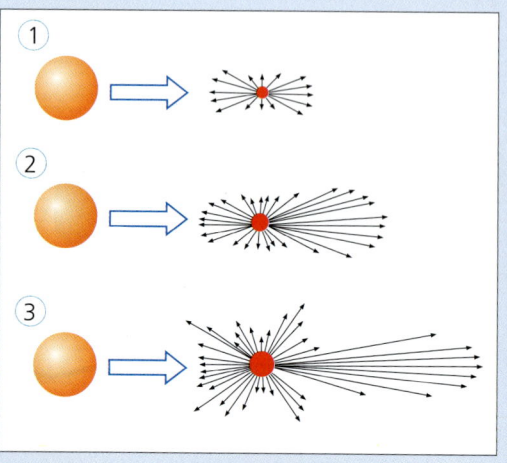

1.8. Refractometría de líquidos

La refractometría de líquidos es una técnica de análisis cuantitativo basada en el fenómeno de refracción de la luz.

La refracción es el desvío o cambio de dirección que experimenta un haz de luz al atravesar una solución sobre la que incide, ocasionado por la diferente naturaleza del medio de propagación (aire-solución).

El ángulo de desvío se denomina ángulo de refracción.

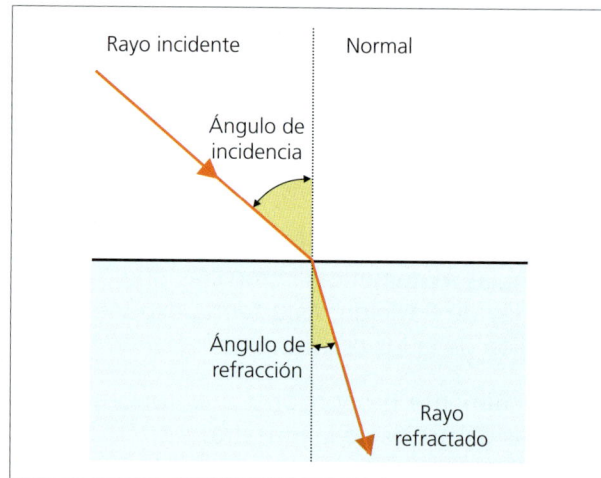

Fig. 1.35. Representación de la refracción que experimenta la luz al atravesar una solución.

La luz se propaga con una velocidad u otra según el medio de propagación y este hecho es el que explica que tenga lugar un desvío en la dirección cuando se produce un cambio de medio en su propagación.

La **ley de Snell** relaciona la variación de velocidad con el cambio de dirección mediante la expresión matemática:

$$\frac{\text{sen } i}{\text{sen } r} = \frac{v_i}{v_r}$$

Dado que la velocidad de la luz solo depende del medio de propagación, la relación v_i / v_r es constante para dos medios. Esta constante se conoce como el índice de refracción.

El índice de refracción (n) de una solución es la relación que se establece entre la velocidad de la luz en el vacío (c) y la velocidad de la luz a su paso por esta solución (v).

$$n = \frac{c}{v}$$

El valor del índice de refracción es directamente proporcional a la cantidad de sustancias disueltas en una solución y varía dependiendo de diferentes características como la concentración de sustancias disueltas, el tipo de disolvente, etc. Por tanto, se puede calcular la concentración de solutos en una solución midiendo su índice de refracción.

Los refractómetros clínicos son los instrumentos que se utilizan en la refractometría de líquidos. Se basan en el fenómeno de la refracción de la luz para medir la concentración de sustancias disueltas en una solución acuosa. Las determinaciones se realizan gracias a la refracción entre el prisma, de índice de refracción elevado, y la muestra.

En el caso de muestras de baja concentración, la diferencia entre los índices de refracción de la muestra y el prisma es elevada, y el ángulo de refracción es amplio. Cuando las muestras presentan una concentración de solutos elevada, la diferencia entre los índices es menor y, por lo tanto, el ángulo de refracción también es menor.

En el laboratorio de análisis clínicos el refractómetro se emplea para la medición de la concentración de solutos tales como la albúmina en muestras séricas y/o plasmáticas, y la medida del peso específico en orina, pero en la actualidad se utiliza poco ya que sus medidas están incluidas en otros sistemas analíticos más sencillos, rápidos (como la tira reactiva) y automatizados (autoanalizadores que incluyen tanto el peso específico como la concentración de albúmina).

> ⬡ **¡Tenlo en cuenta!**
>
> En suero y plasma, el índice de refracción depende fundamentalmente de la proteína mayoritaria, la albúmina.

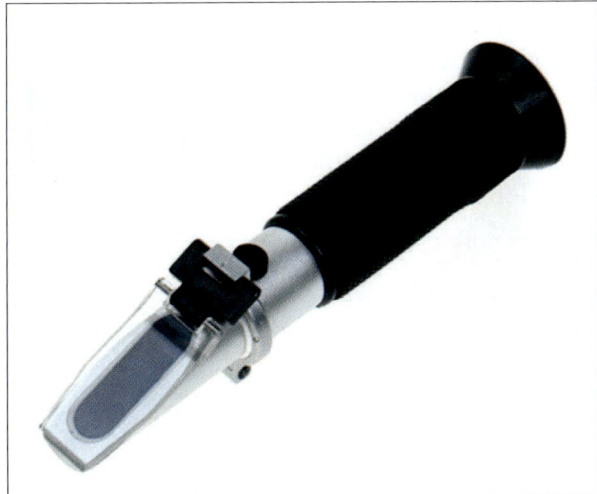

Fig. 1.36. Refrectómetro clínico.

1.9. **Fotometría de reflectancia. Química seca**

La fotometría de reflectancia es una metodología que mide la intensidad de la luz reflejada en una superficie después de producirse la reacción química que se desencadena al aplicar la muestra.

La reacción química tiene lugar en la fase sólida de la superficie de una tira o soporte. En esta fase sólida se encuentran deshidratados, estabilizados y fijados todos los componentes o reactivos necesarios para estudiar el analito de interés.

Cuando se añade la muestra (suero, plasma, sangre total, líquido cefalorraquídeo u orina), esta difunde sobre la fase sólida disolviendo los reactivos secos, y se produce la reacción. La reacción es cuantificada por medio de un espectrofotómetro de reflexión.

Estos métodos de análisis de muestras que utilizan reactivos secos fijados en tiras reactivas y *slides* se conocen como técnicas de química seca.

1.9.1. **Fundamento de la reflectancia**

Cuando un haz de luz incide sobre una superficie, se produce un efecto de rebote o cambio de dirección, es decir, el haz experimenta una *reflexión*.

Ahora bien, no toda la radiación incidente es reflejada y una parte puede ser absorbida por la superficie.

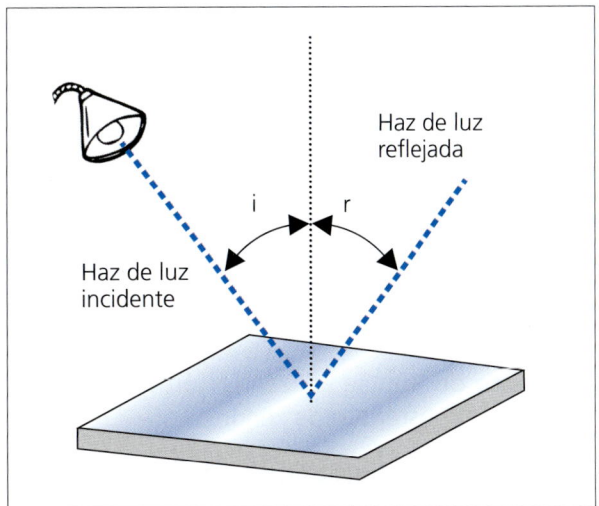

Fig. 1.37. Representación de la refracción que experimenta un haz de luz al incidir sobre una superfície.

Documento 1.3.
La reflexión de la luz

Según las características de la superficie sobre la que incide la luz reflejada, se pueden producir tres tipos de reflexión:

▶ **Reflexión especular**. Se produce cuando la luz incide sobre una superficie perfectamente pulida, como por ejemplo un espejo: refleja en una sola dirección.

▶ **Reflexión difusa**. Se produce cuando la superficie sobre la que incide la luz es rugosa: refleja en múltiples direcciones.

▶ **Reflexión mixta**. Se produce en la mayoría de los materiales: la luz refleja mayoritariamente en una dirección.

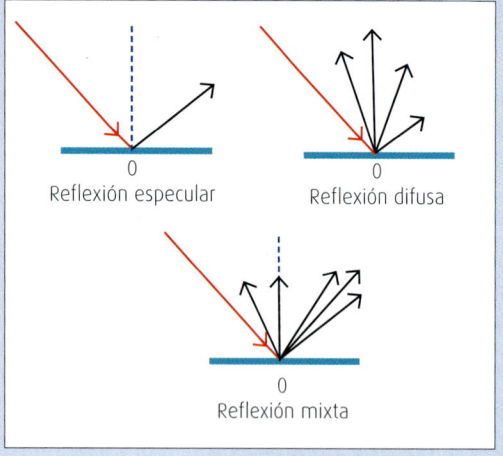

El resultado de dividir el flujo de luz reflejada entre el flujo de luz incidente recibe el nombre de reflectancia.

El haz de luz que se hace incidir sobre la superficie tiene una longitud de onda que será absorbida por los productos de la reacción que interesa reconocer. El resto de la radiación será reflejado en múltiples direcciones (reflexión difusa). De esta manera se puede relacionar la reflectancia con la concentración del analito de interés.

1.9.2. Instrumentación

El instrumento que se utiliza en la espectrometría de reflectancia es el espectrofotómetro de reflexión, cuya estructura es similar al espectrofotómetro de absorción:

▶ **Fuente de luz**. Se utilizan las lámparas de haluro de tungsteno o de xenón.

▶ **Selector de longitud de onda**.

▶ **Sistema óptico**. Formado por lentes, espejos y filtros que permiten recoger la luz reflejada.

Algunos tienen una esfera integradora que permite iluminar la muestra desde todos los ángulos por igual, mientras que la luz reflejada se recoge en un ángulo aproximadamente perpendicular a la superficie de la muestra.

▶ **Reactivos de fase sólida (química seca)**. Es la parte reactiva del soporte (tiras reactivas o reactivos multicapa) sobre los que se aplica la muestra y está constituida por todos los componentes necesarios para que se produzca la reacción.

La muestra biológica que contiene el analito se aplica sobre la superficie de la tira o *slide* y difunde disolviendo los componentes de reacción de fase sólida. La reacción que tiene lugar es cuantificada por medio del detector y del procesador de datos.

▶ **Detector, procesador de datos**. Permiten obtener un espectro de luz reflejada que se corresponde con la concentración del analito reactante.

▶ **Sistema de lectura**. La reflectancia se puede medir:

  ▶ Sobre la superficie, en el caso de las tiras reactivas.

  ▶ Sobre el reverso de la superficie, en el caso de los reactivos multicapa.

1.9.3. Los reactivos de química seca

Los reactivos de química seca son todos los componentes que se necesitan para analizar una muestra e identificar un analito determinado. Principalmente se engloban en dos tipos de sistemas reactivos: las tiras y las películas multicapa.

Tiras reactivas

Las tiras reactivas son láminas en forma de tira que se encuentran impregnadas con los reactantes químicos que permiten el análisis. Al entrar en contacto con la muestra experimentan un cambio de color que da información sobre el analito que se pretende analizar.

Básicamente están constituidas por:

▶ Un soporte de plástico.

▶ Una matriz de celulosa que contiene los reactivos.

Algunos tipos de tiras reactivas pueden tener:

▶ Capas que funcionan como filtro para evitar que pasen determinadas moléculas como lípidos, proteínas, hemoglobina, etc.

▶ Capas indicadoras que contienen el colorante que permite formar el complejo coloreado que informa de la concentración del analito. Este complejo colorido puede ser cuantificado por espectrofotometría de reflexión o bien de forma visual a partir de una carta de colores.

Las tiras reactivas se utilizan en los análisis a la cabecera del paciente para un diagnóstico rápido en la consulta médica o en pruebas de autodiagnóstico. Algunos de estos análisis son las pruebas de orina (nitritos, glucosa, pH, etc.), el autocontrol de la glucemia y las pruebas de embarazo.

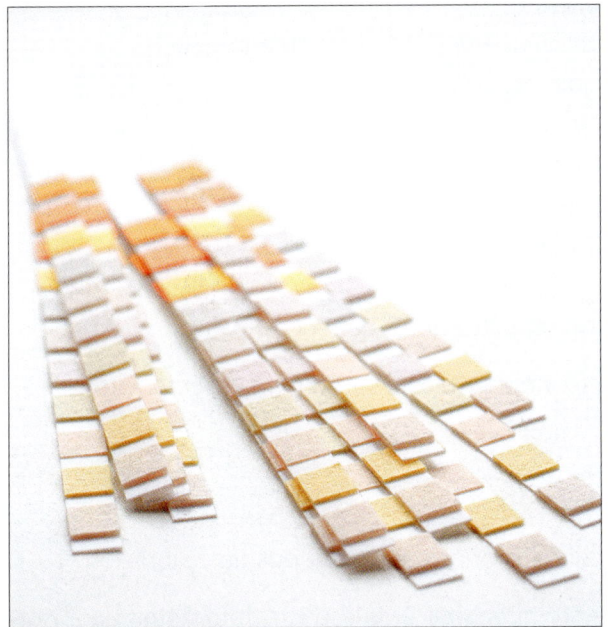

Fig. 1.38. Tiras reactivas.

¡Tenlo en cuenta!

Una de las ventajas de las tiras es que al mantener los reactivos deshidratados aportan una prolongada estabilidad al sistema, que puede ser de meses e incluso de uno o dos años.

Películas multicapa

Una película multicapa o *slide* es una lámina que contiene los reactivos que permiten la determinación del analito que se va a estudiar.

Están constituidos por diferentes capas:

▶ **Capa difusora**. Es una capa porosa que cumple varias funciones:

   ▶ Permite que la muestra se distribuya de forma uniforme por toda la lámina.

   ▶ Actúa como superficie que refleja la luz (contiene materiales reflectantes).

▶ Actúa como filtro de células, cristales, moléculas, etc.

▶ **Capa reactiva**. Contiene los reactivos en una o más capas y en condiciones muy controladas.

▶ **Capa indicadora**. Es la capa donde se forman los complejos coloridos que serán cuantificados por espectrofotometría de reflexión.

▶ **Capa soporte**. Es la base del *slide*, sobre la que se depositan las demás capas. Es una capa de un material plástico transparente, ya que debe dejar pasar la luz que permitirá medir la reacción.

La estructura y el funcionamiento del *slide* se muestra en la FIGURA 1.39.

La muestra se aplica en la superficie del *slide* y esta difunde a través de las diferentes capas, produciéndose la reacción. El espectrofotómetro irradia en la cara inferior del *slide* y la luz reflejada es recogida por el detector para su cuantificación y lectura.

La tecnología de la química seca con *slides* se utiliza en el laboratorio clínico mediante analizadores automáticos. En el mercado se encuentran diferentes tipos de *slides* que permiten determinar la mayoría de las magnitudes biológicas.

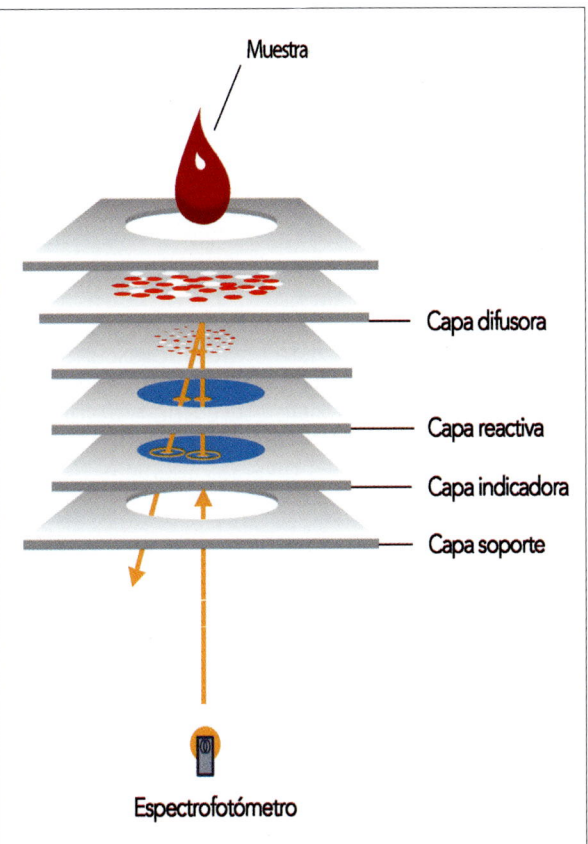

Fig. 1.39. Estructura y funcionamiento de un *slide*. La muestra se aplica en la superfície y la irradiación y lectura se produce en la cara inferior.

Ejercicios

1. Define el concepto de magnitud bioquímica.

2. ¿Qué son las técnicas espectrométricas?

3. ¿Qué radiaciones del espectro electromagnético se utilizan principalmente en las técnicas espectrométricas?

4. Relaciona los siguientes fenómenos de interacción de las radiaciones electromagnéticas con su aplicación en las técnicas de espectrometría:

Interacción radiación-muestra	Técnica espectrométrica
	Fotometría de refractancia
Absorción	Nefelometría
Emisión	Espectrometría de emisión atómica
Dispersión	Turbidimetría
Refracción	Refractometría
Reflexión	Quimioluminiscencia
Difracción	Espectrometría de absorción molecular
	Espectrometría de fluorescencia

5. Enumera los principales elementos que constituyen un espectrómetro genérico y describe su función.

6. Explica las principales diferencias que hay entre un colorímetro o fotómetro y un espectrofotómetro.

7. Enuncia la ley de Lambert-Beer.

8. Explica por qué se producen desviaciones de la ley de Lambert-Beer.

9. ¿Por qué es necesario el proceso de calibrado? Describe los principales métodos de calibración.

10. Explica en qué consisten los métodos indirectos que permiten aplicar la espectrofotometría de absorción molecular a moléculas poco absorbentes o no absorbentes a longitudes de onda UV-VIS.

11. Explica el concepto de técnica de punto final, de técnica cinética y de actividad enzimática.

12. Explica las diferencias principales que hay entre un espectrómetro de absorción molecular y uno de absorción atómica.

13. ¿Qué diferencia existe entre fluorescencia y fosforescencia?

14. ¿Qué diferencia existe entre una nefelometría y una turbidimetría?

15. En relación con las diversas técnicas de espectrometría, di si son verdaderas o falsas las siguientes afirmaciones:

a) La espectrofotometría de absorción molecular en IR es una técnica principalmente cuantitativa.

b) Las reacciones acopladas se emplean en muchas de las reacciones enzimáticas que generan productos difíciles de determinar directamente.

c) La espectrofotometría de absorción atómica permite determinar elementos químicos.

d) La técnica de fluorescencia es mucho más sensible que la espectrofotometría de absorción y se utiliza para detectar analitos que están en muy baja concentración.

e) La nefelometría y la turbidimetría se utilizan para determinar proteínas plasmáticas específicas como la albúmina.

f) La técnica de fosforescencia se usa muy a menudo en inmunoanálisis.

g) La lectura de las tiras reactivas y los *slides* se realiza en los espectrómetros de reflexión (reflectancia).

Actividad 1.1.

Manejo del refractómetro

Objetivos

Medir la concentración de proteínas en suero y la densidad en la orina.

Materiales y equipos

- Refractómetro
- Pipeta pasteur

Productos

- Orina
- Suero
- Agua destilada

Desarrollo

1. Limpiad y secad el prisma.

2. Colocad sobre el prisma unas gotas de la solución que se va a analizar, de forma que se reparta uniformemente por el prisma, y cerrad la placa.

2. Dad tiempo para que la solución problema fluya sobre la superficie del prisma.

3. Dirigid el refractómetro hacia la luz para obtener un buen contraste luz-sombra.

4. Mirad por el ocular y rotadlo hasta enfocar la escala adecuada.

5. Leed la concentración directamente de la escala.

La calibración del refractómetro se puede hacer colocando agua destilada en el prisma, situando el límite claro/oscuro en el 0% de la escala.

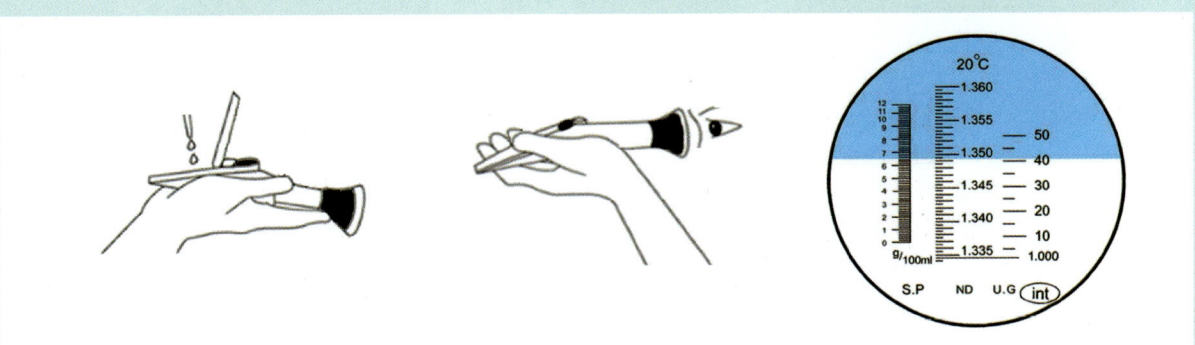

Valoración

- ¿En qué propiedad óptica se fundamenta la refractometría?
- Si medís suero, ¿qué proteína contribuye en mayor proporción a la medida refractométrica?

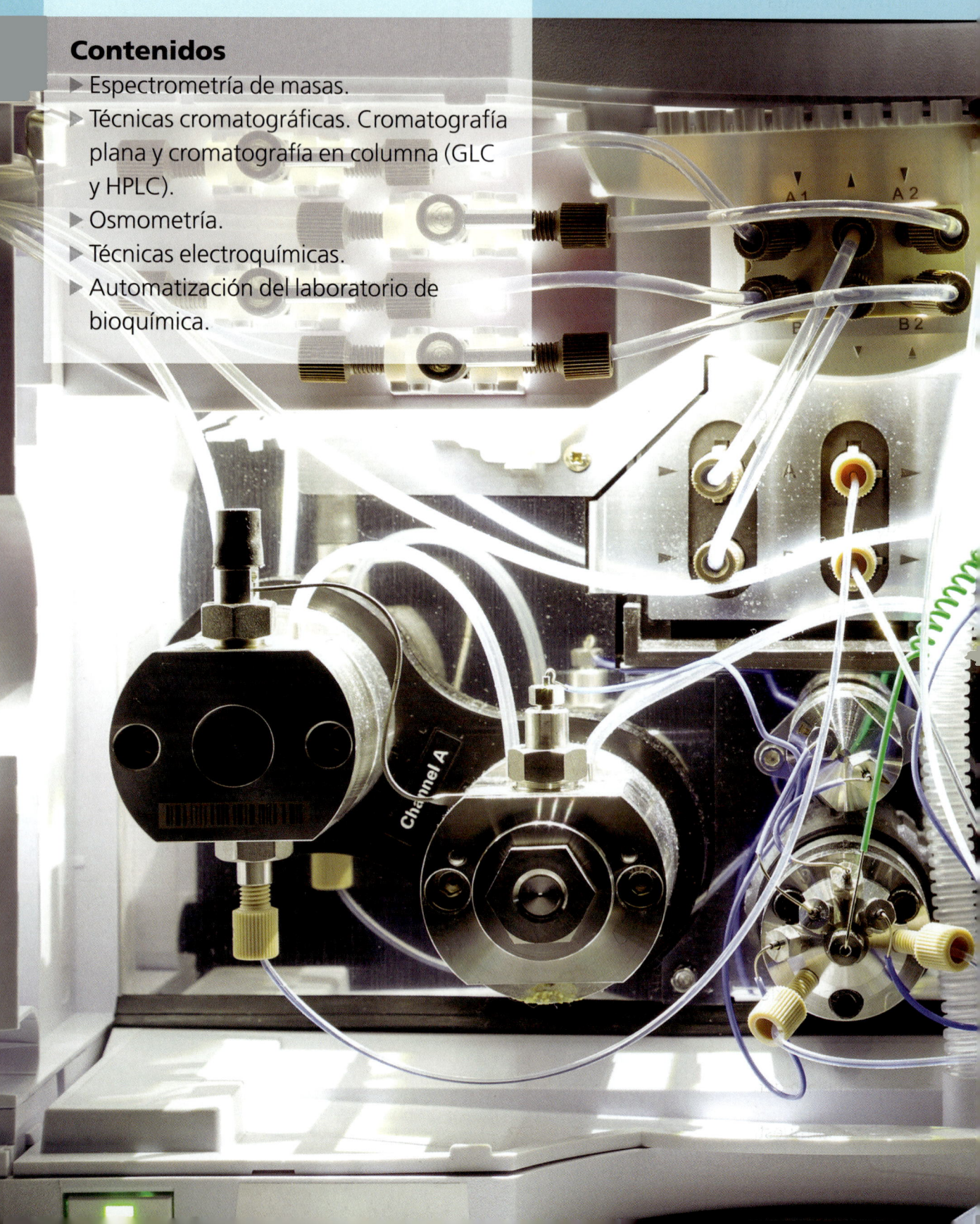

UD 2. Técnicas del laboratorio de bioquímica clínica (II)

Contenidos

▶ Espectrometría de masas.
▶ Técnicas cromatográficas. Cromatografía plana y cromatografía en columna (GLC y HPLC).
▶ Osmometría.
▶ Técnicas electroquímicas.
▶ Automatización del laboratorio de bioquímica.

2.1. Espectrometría de masas

La **espectrometría de masas** se basa en obtener iones en estado gaseoso a partir de moléculas para luego separarlos en función de su relación masa/carga (m/z).

Los procesos que se originan en los espectrómetros de masas son químicos; se obtiene un espectro con el tipo y la cantidad de iones diferentes que se forman a partir de una sustancia. Esto significa que la muestra utilizada no se va a poder recuperar porque además de quedar modificada químicamente, los iones se destruyen al ser detectados.

Esto supone una diferencia importante respecto de las técnicas de espectrometría que se estudiaron en la unidad anterior, puesto que en ellas los procesos que llevan a obtener el espectro son físicos y no producen destrucción de la molécula.

Además, esta técnica presenta características muy ventajosas:

▶ **Especificidad**. Al poder medir la masa molecular de un analito y de sus fragmentos iónicos, puede detectar y diferenciar cualquier molécula.

▶ **Sensibilidad**. Se ha demostrado que se pueden detectar moléculas en cantidades de attomoles (10^{-18} moles).

▶ **Versatilidad**. Es aplicable a todo tipo de muestras, volátiles, no volátiles, polares y apolares, sólidos, líquidos y gases. Además, en combinación con técnicas de separación (cromatografía y electroforesis) es capaz de analizar muestras reales complejas.

2.1.1. El espectrómetro de masas

La instrumentación que hace posible esta técnica es el **espectrómetro de masas**. Se trata de un equipamiento muy complejo que es capaz de diferenciar y cuantificar cualquier tipo de molécula a concentraciones muy bajas.

Su funcionamiento general consiste en:

1. Volatilizar la muestra. Se obtienen moléculas neutras en estado gaseoso.

2. Ionizar las moléculas en estado gaseoso. Los elementos químicos que forman la nube gaseosa se ionizan para formar una nube iónica.

3. Acelerar los iones. La nube de iones se somete a un campo eléctrico de tal forma que los iones con más carga se moverán más rápido.

4. Separar los iones según su relación masa/carga. La nube acelerada se somete a un potente campo magnético de tal forma que separa los iones según su masa (los iones más ligeros se desviarán más que los iones pesados).

5. Detectar los distintos iones separados y procesar la información. Un sistema detector mide exactamente el grado de desviación de cada ion y, a partir de ese dato, se calcula el *cociente masa por unidad de carga*. Con esta información es posible determinar con un alto nivel de certeza cuál es la composición química de la muestra original.

Componentes del espectrómetro de masas

Para desempeñar estas funciones, el espectrómetro de masas está constituido por diferentes partes o elementos que podemos agrupar en: el *sistema de vaporización e ionización*, el *analizador de masa* y el *sistema de detección y registro*.

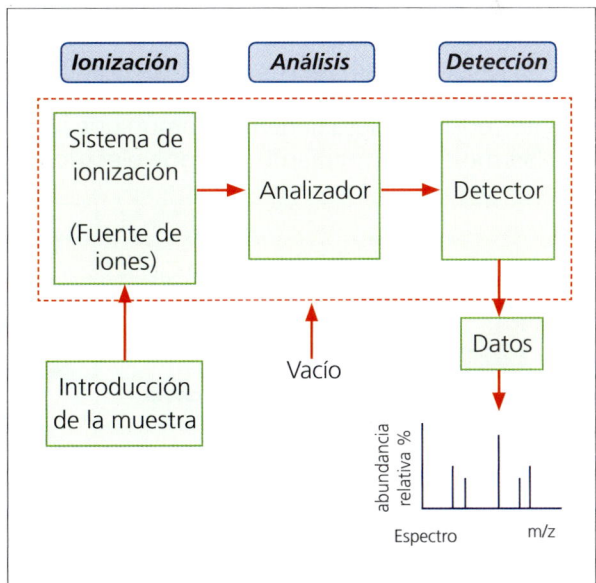

Fig. 2.1. Componentes básicos del espectrómetro de masas.

¡Tenlo en cuenta!

La espectrometría de masas no se puede considerar una técnica espectrofotométrica puesto que no utiliza ningún tipo de radiación electromagnética.

Sistema de vaporización e ionización

El sistema de vaporización e ionización es el componente que permite volatilizar e ionizar la muestra. Para ello se utilizan principalmente dos tipos de técnicas:

▶ La **ionización por pulverización eléctrica** (ESI, del inglés *Electrospray ionization)*. Se emplea para disoluciones y se obtienen bastantes moléculas ionizadas, por lo que el espectro de masas que se obtiene de esa sustancia presenta muchos picos, correspondientes a cada ion. El ESI se acopla a métodos cromatográficos en medio líquido que seleccionan la muestra que se va a ionizar.

▶ La **desorción por láser asistida por matriz** (MALDI, del inglés *Matriz Assisted Laser Desorption/Ionization)*. La muestra se solidifica y se excita con un láser que provoca la ionización y volatilización de la muestra. Con esta técnica se puede identificar cualquier microorganismo.

Otros sistemas de ionización que también se utilizan son la desorción láser, la ionización por láser inducida en superficie o el bombardeo con átomos acelerados.

Analizador de masa

El analizador de masa es el dispositivo que separa la mezcla de iones, que se ha obtenido tras la ionización, en función de su relación masa/carga.

Para realizar esta separación hay varios procedimientos posibles, pero tienen en común que separan las moléculas mediante campos eléctricos y magnéticos en cámaras de vacío para facilitar la movilidad, y dirigirlas hacia un detector.

Existen diferentes tipos de analizadores de masas que son capaces de seleccionar y detectar todos o una parte de los iones formados:

▶ **Analizadores de sector magnético**. En estos analizadores se utiliza un sistema de aceleración de los iones y un imán que hará que el haz de iones se desplace con una trayectoria circular.

▶ **Espectrómetro de masa cuadripolar** (Q). Se compone de 4 barras alargadas en formación cuadrada, conectadas eléctricamente entre sí en pares opuestos. A dichos pares (polos) se les aplica una tensión de radiofrecuencia variable que sintoniza con un determinado ion. Cuando existe sintonía entre el ion que está pasando por ellas y la frecuencia aplicada, dicho ion continúa su camino y todos los demás no sintonizados se desvían fuera del cuadripolo; de esta manera no impactan en el detector.

▶ **Analizadores de masas de tiempo de vuelo** (TOF). Son capaces de separar los iones según el tiempo que tardan en llegar al detector

▶ Otros, como los **analizadores de trampa de iones** (IT), la **resonancia iónica ciclotrónica con transformada de Fourier** (FT-ICR) o los **analizadores orbitrap**.

Los espectrómetros de masa se construyen combinando los diferentes sistemas de ionización y de análisis, y a su vez, se combinan con diferentes sistemas cromatográficos (de alta presión, de gases, etc.) para obtener muestras ya separadas y facilitar la identificación y cuantificación.

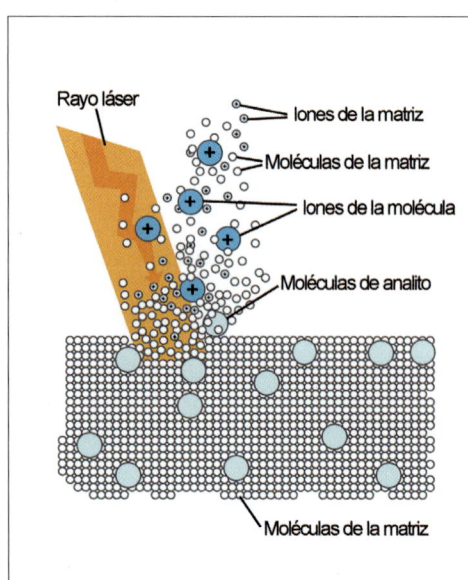

Fig. 2.2. Representación del sistema de ionización MALDI.

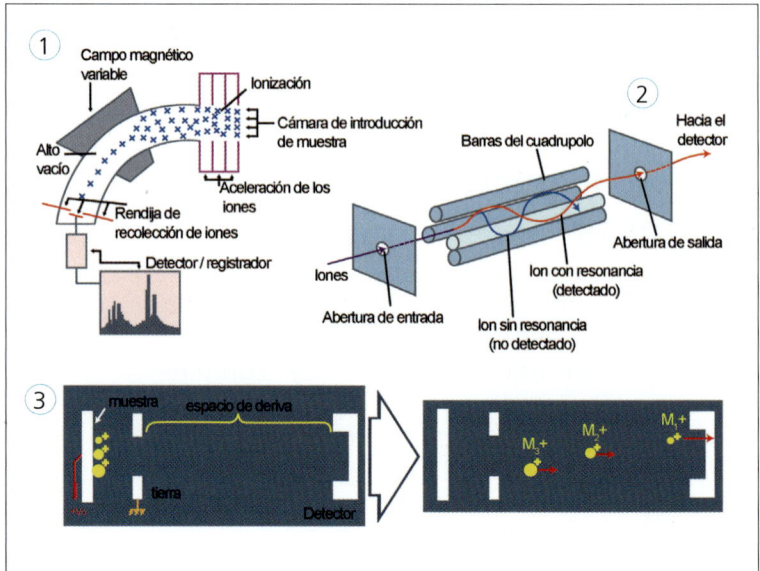

Fig. 2.3. Analizadores de masa: (1) De sector magnético. (2) Cuadrupolar. (3) De tiempo de vuelo.

Así, algunos ejemplos de espectrómetros de masa son:

▶ MALDI-TOF: *Matriz Assisted Laser Desorption/ Ionization-Time of Flight*.

▶ ESI-Q: *ElectroSpray Ionization-Quadrupole*.

▶ ESI-IT: *ElectroSpray Ionization-Ion Trap*.

Detector y registrador

Los iones procedentes del sistema acelerador llegan al detector (fotomultiplicador, copa de Faraday), que generalmente está constituido por un cátodo emisor que al recibir el impacto producido por las partículas cargadas emite electrones. De la misma manera que en los espectrofotómetros, esta señal es amplificada, registrada y digitalizada.

El espectro resultante es un gráfico que representa la abundancia relativa de los iones producidos (% de abundancia relativa de los iones producidos) respecto de su relación masa/carga (m/z). La señal correspondiente a un ion aparece en forma de varios picos que corresponden a la distribución estadística de los distintos isótopos del ion. Se obtienen tres tipos de picos:

▶ **Pico molecular o ion molecular**. Es la señal producida por el ion obtenido al perder un electrón.

▶ **Pico base**. Es la señal más intensa del espectro y por convenio se le asigna el 100% de intensidad.

▶ **Picos de fragmentación**. Se corresponden a señales de fragmentos obtenidos por descomposición del ion molecular.

2.1.2. Aplicaciones de la espectrometría de masas

La espectrometría de masas es una técnica de amplia utilización en la determinación de compuestos orgánicos. Algunas de sus aplicaciones son:

▶ En las técnicas de *screening* neonatal para la detección de enfermedades metabólicas hereditarias. Se suelen utilizar la cromatografía de gases acoplada a espectrometría de masas (CG/EM) o el espectrómetro de masas en tándem con acoplamiento a cromatografía líquida (CL/EM/EM).

▶ En toxicología es el método de referencia para la detección de cocaína, marihuana, etc.

▶ En la monitorización de fármacos.

▶ En proteómica. El proyecto proteoma humano a partir del proyecto genoma humano persigue descifrar el funcionamiento de cada proteína que viene determinada en cada uno de los genes. Las modificaciones postraduccionales de las proteínas, tales como glicosilación o fosforilación, y muchas otras, dan lugar a muchos más productos génicos que genes (más proteínas que ARN mensajeros), de esta manera un genoma genera diferentes proteomas.

Las técnicas que se aplican para caracterizar péptidos y proteínas se basan en la tecnología de espectrometría de masas en tándem, siendo el MALDI-TOF-MS el instrumento más utilizado en proteómica.

Ejemplo 2.1.

Espectrometría de masas del CO_2

Puesto que una molécula de dióxido de carbono CO_2 se compone de solo tres átomos, su espectro de masas es muy simple. El ion molecular es también el pico de base, y los fragmentos de iones solo son CO (m/z = 28) y O (m/z = 16).

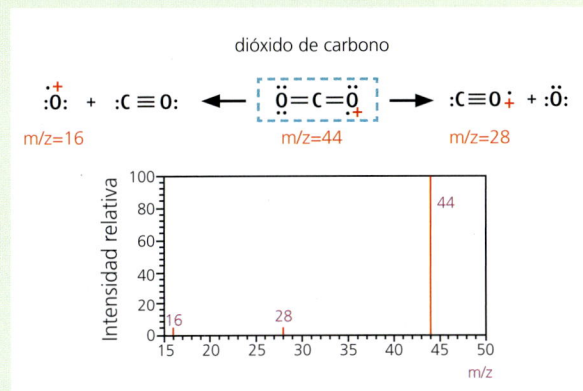

Espectroscopía de masas del propano C_3H_8

Tiene 5 iones moleculares, m/z de 15, 28, 29, 43 y 44, y el pico base está en 29. Además se obtienen picos de fragmentos en cada ion molecular: 14; 26 y 27; 39,41 y 42.

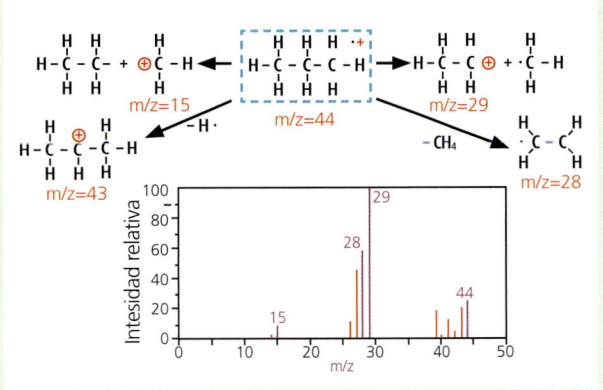

2.2. Técnicas cromatográficas

La cromatografía agrupa un conjunto de métodos físicos que permiten separar los diferentes componentes que se encuentran estrechamente relacionados en una muestra compleja.

El funcionamiento de la **cromatografía** se basa en el diferente comportamiento de los componentes de la muestra al ser desplazados o retenidos por la acción conjunta y contrapuesta de una *fase móvil* que se hace pasar a través de una *fase estacionaria*.

▷ La **fase móvil** puede ser un gas o un líquido que ejercerá el efecto del desplazamiento de los componentes de la muestra. También recibe el nombre de eluyente.

▷ La **fase estacionaria** está incluida en un soporte que puede ser una columna o una superficie sólida y retendrá los componentes de la muestra.

Para conseguir la adecuada separación de los componentes de la muestra, estos deberán distribuirse de forma distinta entre ambas fases:

▷ Los componentes que se unan fuertemente a la fase estacionaria se moverán lentamente con el flujo de la fase móvil.

▷ Los que se unan débilmente a la fase estacionaria se moverán rápidamente al ser arrastrados por la fase móvil.

De esta manera, la diferente movilidad de los componentes de la muestra hace posible su separación.

El registro de esta separación o *cromatograma* permite realizar un estudio tanto cualitativo como cuantitativo.

2.2.1. Tipos de cromatografías

Las cromatografías se pueden clasificar atendiendo a diversos criterios como pueden ser el *estado de agregación* de la fase móvil, el *tipo de soporte* de la fase estacionaria o el *tipo de interacción* que se produce entre los componentes de la mezcla y las fases.

Según la fase móvil

▷ **Cromatografía gaseosa**. La fase móvil es un gas.

▷ **Cromatografía líquida**. La fase móvil es líquida.

Según el soporte de la fase estacionaria

▷ **Cromatografía plana**. El soporte de la fase estacionaria es plano y puede ser un papel o un gel sobre el que se desplaza la fase móvil por capilaridad o gravedad.

Los cromatogramas planos consisten en bandas separadas que se revelan pulverizando la capa con fluoresceína e iluminando con luz UV o mediante una sustancia química como la ninhidrina que reacciona con los aminoácidos de las proteínas y produce manchas coloreadas. Una vez identificadas, las bandas se recortan y se cuantifican fotométricamente.

▷ **Cromatografía en columna**. La columna es un tubo relleno de fase estacionaria (líquida o sólida) sobre la que se inyecta una fase móvil (gas o líquido) de forma continua, de tal forma que al final de la columna se recogen volúmenes de los eluyentes a diferentes tiempos.

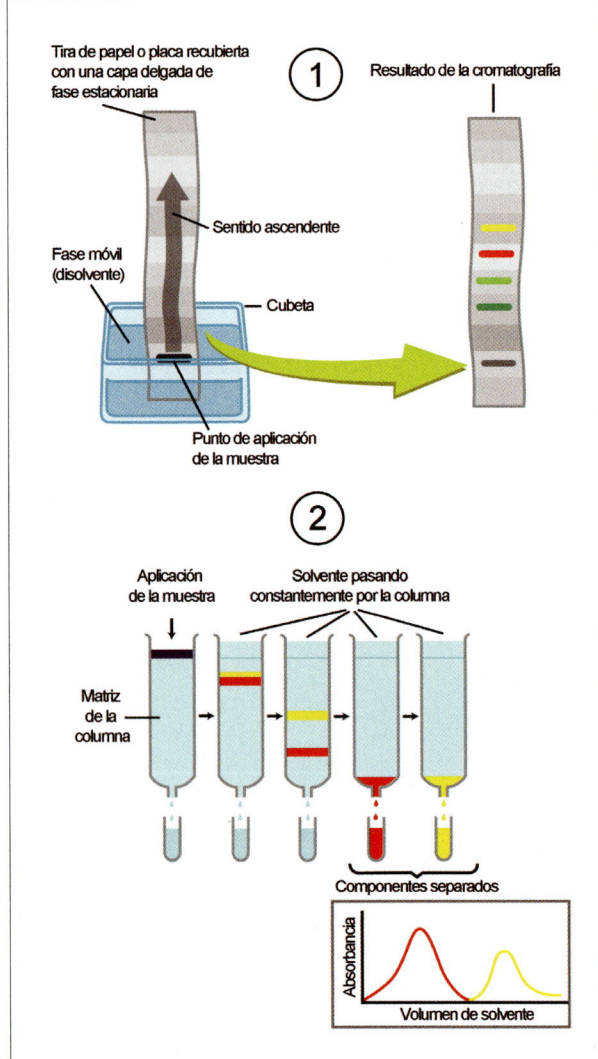

Fig. 2.4. Representación de la cromatografía plana (1) y de la cromatografía de columna (2).

Tras la cromatografía en columna se obtiene un cromatograma que consiste en una serie de picos que aparecen en función del tiempo y que se corresponden específicamente con la presencia de una molécula y su concentración en la muestra. (Doc 2.1)

Estos picos pueden ser detectados por espectrofotometría a medida que van saliendo por la columna:

- ▸ Los picos de la gráfica identifican las sustancias analizadas por comparación con los tiempos de retención.

- ▸ El área de los picos permite calcular la concentración de la sustancia.

Cuanto más estrechos y separados estén los picos, mejor será la separación de las sustancias.

Documento 2.1.
Partes del cromatograma (cromatografía de columna)

En el cromatograma que se obtiene en una cromatografía de columna se pueden identificar diferentes partes:

- ▸ **Tiempo muerto** (t_M). Tiempo que tarda en salir la fase móvil desde que se inyecta la muestra.

- ▸ **Tiempo de retención** (t_R). Tiempo que tarda en salir una determinada molécula. Lo determina el punto máximo del pico del gráfico. Proporciona por tanto la identificación de un compuesto al ser comparado con un patrón de composición conocida.

- ▸ **Tiempo de retención corregido** (t'_R). Tiempo real que la fase estacionaria ha retrasado el avance.

- ▸ **Línea base**. Señal producida cuando solo pasa la fase móvil.

- ▸ **Altura y área de pico**. Informa sobre la concentración de la sustancia. Es necesaria una calibración previa.

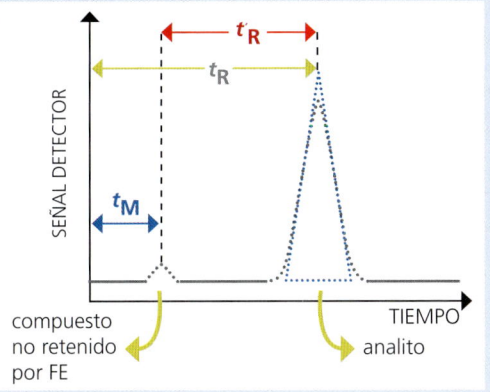

compuesto no retenido por FE

analito

Según el tipo de interacción que permite la separación

- ▸ **Cromatografía de adsorción**. La fase estacionaria es sólida y la fase móvil puede ser un líquido o un gas. La separación depende de la polaridad de las moléculas de la muestra y se suelen hacer en columna. Las muestras se colocan disueltas en la parte superior de la columna y se pasan mezclas de disolventes polares y apolares que van separando los componentes por su diferente solubilidad en el líquido disolvente. Cada componente eluye en un tiempo determinado. Este tipo de cromatografía no es habitual en el laboratorio clínico.

- ▸ **Cromatografía de reparto (o de partición)**. Separa las sustancias según su distribución en dos fases líquidas inmiscibles. Cada sustancia migra una distancia según su solubilidad y se define para cada sustancia un valor, el R_f, que se obtiene al dividir la distancia recorrida por la sustancia entre la distancia recorrida por el frente de avance de la fase móvil.

  Puede hacerse en columna, en papel o en capa fina y se definen dos tipos:

  - ▸ **Cromatografía en fase normal**. La fase móvil es apolar y la estacionaria polar (retiene los componentes polares).

  - ▸ **Cromatografía en fase reversa**. La fase móvil es polar y la estacionaria apolar (retiene los componentes apolares).

- ▸ **Cromatografía de intercambio iónico**. Las sustancias se separan según su carga. Se basa en la interacción iónica del soluto con la fase estacionaria que tiene grupos funcionales cargados. La fase móvil es un líquido, la fase estacionaria un sólido, y se lleva a cabo en columna.

  El soporte (fase estacionaria) es una resina cargada con grupos funcionales fijos a los que se unen los llamados contraiones, que pueden intercambiarse de manera reversible con otros iones de la misma carga:

  - ▸ Resina con cargas fijas negativas y contraiones positivos, intercambiador catiónico: retinen las moléculas cargadas positivamente.

  - ▸ Resina con cargas fijas positivas y contraiones negativos, intercambiador aniónico: retiene las moléculas cargadas negativamente.

Para llevar a cabo esta cromatografía, primero se introduce la muestra en la columna y los componentes de la muestra quedan más o menos retenidos según sus interacciones electrostáticas con los contraiones. Después se separan los componentes al ser arrastrados por la fase móvil, que consiste en varios líquidos amortiguadores con diferentes pH y fuerzas iónicas. Por último se pasa un líquido con contraiones para regenerar la columna.

Esta cromatografía se usa para separar compuestos de naturaleza iónica: aminoácidos, péptidos, proteínas y nucleótidos.

▶ **Cromatografía de penetrabilidad, de exclusión molecular** (exclusión por tamaño) **o de filtración por geles**. La fase estacionaria está formada por esferas de gel que están llenas de poros cuyo tamaño depende del tipo de gel utilizado. Las sustancias se separan en función de su tamaño y forma; las de mayor tamaño no caben en el poro, pasan entre las esferas y llegan las primeras. Las más pequeñas tardarán más en salir de la red porosa; quedarán retenidas más tiempo. La fase móvil es líquida (puede ser agua o solución electrolítica); la elución solo depende de la forma y el tamaño de la partícula.

Se usa para separar sustancias de gran peso molecular (péptidos, proteínas, polisacáridos, ácidos nucleicos, purificación de ciertas sustancias, etc.).

▶ **Cromatografía de afinidad**. Se usa para separar sustancias que pueden establecer uniones ligando-receptor, enzima-sustrato o antígeno-anticuerpo.

Para separar sustancias con interacciones antígeno-anticuerpo (Ag-Ac) se usa como fase estacionaria sólida un gel recubierto de Ac específicos para la sustancia que queramos separar (hormonas, enzimas...). Se inyecta la muestra, los antígenos se unirán al anticuerpo específico y el resto de la muestra eluirá. La elución de la sustancia buscada se consigue modificando el pH de la fase móvil de tal forma que se separa de su anticuerpo, ya que las uniones Ag-Ac son reversibles.

La cromatografía de afinidad está en la base del desarrollo de los test inmunocromatográficos, como los test de embarazo.

Tipos de cromatografía		
Fase móvil	Fase estacionaria	Según interacción mezcla-fase
Líquida	Sólida	Cromatografía de adsorción Cromatografía de intercambio iónico Cromatografía de afinidad Cromatografía de exclusión
	Líquida	Cromatografía de reparto
Gaseosa	Sólida	Cromatografía de adsorción
	Líquida	Cromatografía de reparto

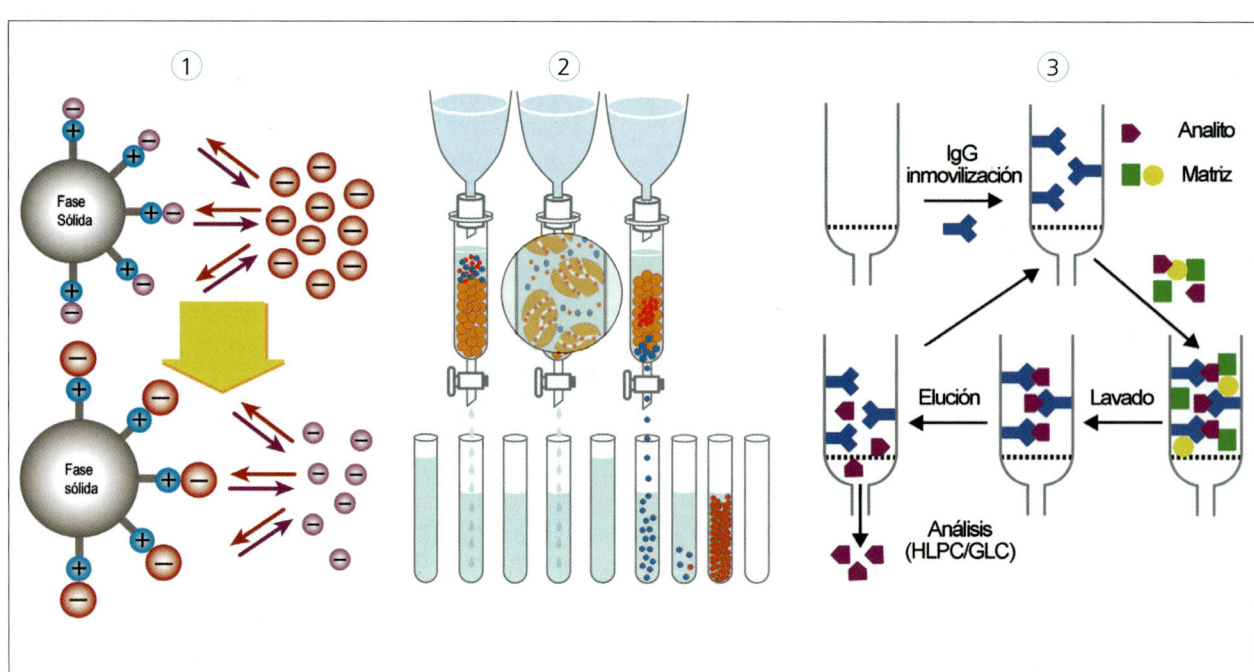

Fig. 2.5. Representación de las cromatografías: (1) De intercambio iónico. (2) De penetrabilidad o de exclusión por tamaño. (3) De afinidad.

2.2.2. Cromatografía de líquidos de alta resolución

Las cromatografías de líquidos de alta resolución o HPLC (del inglés *High performance líquid chromatography*) son los métodos más utilizados en la actualidad. Tienen más aplicaciones que la cromatografía de gases gracias a la combinación de bombas de inyección de muestras y diferentes columnas que permiten determinar gran número de compuestos en tiempos cortos.

Se utilizan para determinar hormonas, catecolaminas, glucohemoglobina, aminoácidos y fármacos tanto en suero como en orina.

Componentes de la HPLC

Los componentes básicos de una HPLC son los siguientes:

▶ **Sistema impulsor de la fase móvil**. Consiste en una bomba que impulsa de forma constante la fase móvil. Debe estar libre de vibraciones para no afectar al flujo a alta presión. La fase móvil puede ser desde completamente apolar como el ciclohexano hasta completamente polar como el agua.

▶ **Inyector de la muestra**. Es el sistema que permite inyectar la muestra al sistema evitando interferencias en la corriente de disolvente.

▶ **Columna**. La columna de separación suele estar precedida por una precolumna con características semejantes a la de separación que impide la entrada de contaminantes. La columna generalmente es de acero inoxidable con unos diámetros que oscilan entre 0,3 y 5 mm y longitudes de entre 5 y 25 cm rellenas de partículas de sílice. Constituye el soporte de la fase estacionaria.

▶ **Fase estacionaria**. Existen varios tipos según su naturaleza polar o apolar, el principio de separación (reparto, intercambio iónico, exclusión y adsorción) y el tipo de soporte que usen (poroso, película).

▶ **Detector**. Existen varios sistemas de detección: absorbancia, índice de refracción, fluorescencia, amperometría y espectrómetro de masas. Los análisis cuantitativos se realizan mediante un estándar externo o añadiendo un estándar interno a la muestra.

▶ **Registro-integrador**. Permite obtener el cromatograma.

Procedimiento

La fase móvil se hace pasar a través de la columna por el sistema impulsor que proporciona un flujo constante y uniforme. La muestra se inyecta al sistema por el inyector y la separación se produce según el tipo de columna. Los compuestos según van eluyendo son detectados por los sistemas de detección (espectrometrías de absorbancia, refractometría, fluorescencia, etc.) y el sistema de lectura proporciona el cromatograma que permite el análisis cualitativo y cuantitativo.

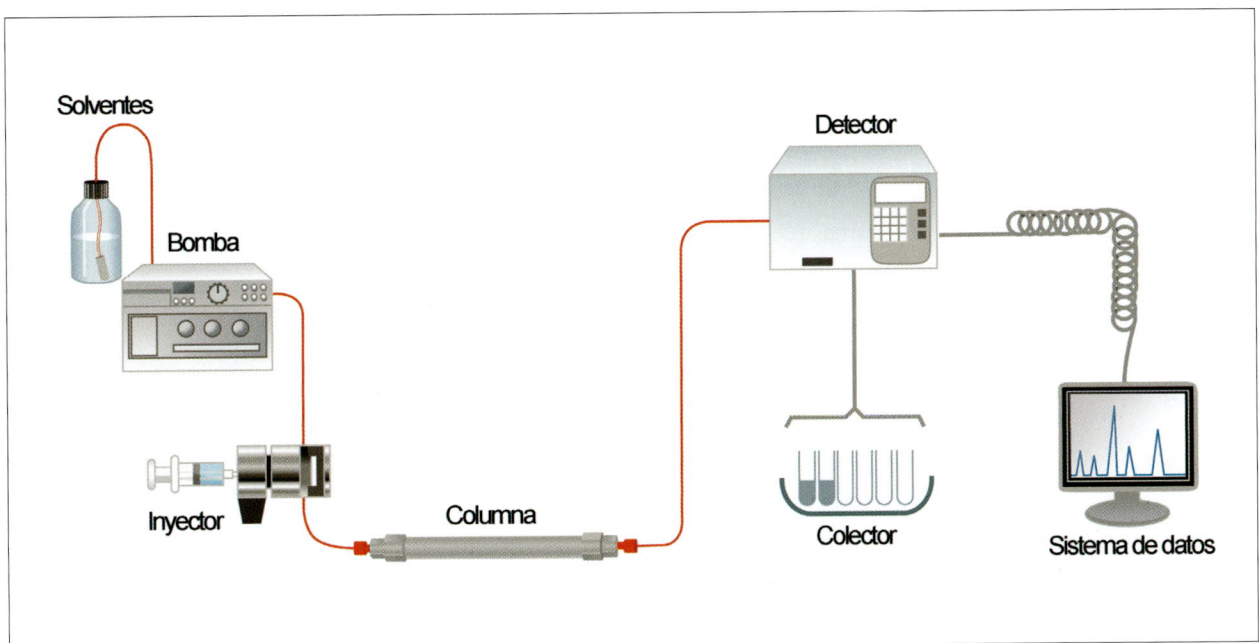

Fig. 2.6. Esquema de un equipo de cromatografía HPLC.

2.2.3. Cromatografía de gases

Es una cromatografía en columna que permite una rápida separación de sustancias gaseosas.

Dentro de las cromatografías de gases, la más utilizada es la **cromatografía de gas-líquido** (GLC) con fase móvil gaseosa y fase estacionaria líquida retenida sobre la superficie de un sólido inerte.

La cromatografía de gases se aplica principalmente en la determinación de fármacos y en estudios toxicológicos.

Componentes de la GLC

Los componentes básicos del equipo de GLC son:

▶ **Gas portador** (fase móvil). Es un gas inerte que fluye por la columna a la presión adecuada. Debe ser químicamente inerte como He, Ar, N o H y no contener agua ni impurezas.

▶ **Sistema de inyección de la muestra**. Las muestras biológicas deben ser transformadas para poder ser inyectadas en el GLC mediante un sistema que volatiliza la muestra, siendo el más utilizado la microjeringa aplicada en la cabeza de la columna.

▶ **Columnas de desarrollo**. Son capilares de gran longitud, de 2 hasta 100 m, rellenos de partículas inertes como tierra de diatomeas y microesferas de vidrio.

▶ **Fase estacionaria**. Es un líquido no volátil. Se elige según las necesidades de separación, es decir, depende de las moléculas que se pretende separar.

▶ **Horno**. La columna se encuentra dentro de un horno para poder controlar y variar la temperatura según necesidades.

▶ **Sistema de detección**. Puede ser por espectrometría de masas, ionización de llama, conductividad térmica u otros métodos.

Procedimiento

La muestra se volatiza y luego se inyecta en la columna cromatográfica. Este proceso se lleva a cabo por la acción de un gas inerte (fase móvil) cuya función es transportar la muestra a través de la columna. El gas portador no interactúa con los compuestos de la mezcla ni con los de la columna ni la fase estacionaria.

La separación se produce por la solubilidad y difusión de los compuestos volatilizados en la fase líquida. La gran longitud de las columnas de desarrollo posibilita un grado de resolución cromatográfica muy alto y un máximo rendimiento del proceso (se consigue que los distintos componentes de la mezcla se separen totalmente y en el menor tiempo posible).

Los compuestos que salen de la columna de desarrollo ya separados son analizados por el sistema de detección, que envía las señales recogidas al sistema de adquisición y procesamiento de datos para obtener el cromatograma que se utiliza para el análisis cualitativo y cuantitativo.

2.2.4. Cromatografía plana

Cromatografía en capa fina

La cromatografía en capa fina o TLC (del inglés, *Thin layer chromatography*) es una cromatografía de reparto líquido-líquido en la que también interviene un proceso de adsorción. Es una técnica que ha sido sustituida por la HPLC.

La fase estacionaria es líquida y está unida a un gel que se extiende sobre un vidrio o plástico en forma de capa fina de diferentes espesores. El gel puede ser de sílice, celulosa, poliaminas y otras sustancias.

La fase móvil fluye por capilaridad. Se suele hacer de forma ascendente y tras la elución se revela la placa y se miden las distancias recorridas por las

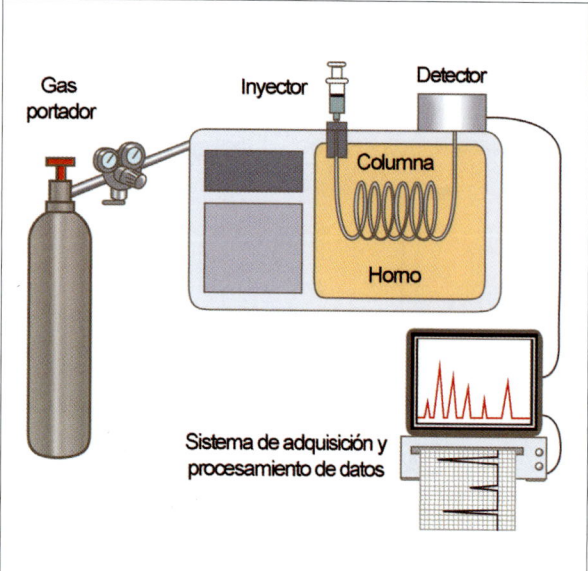

Fig. 2.7. Esquema de un equipo de cromatografía GLC.

distintas bandas referidas a la distancia recorrida por la fase móvil. La relación entre las distancias recorridas por el soluto y por el disolvente desde el origen de la placa se conoce como R_f, y tiene un valor constante para cada compuesto en unas condiciones cromatográficas determinadas (adsorbente, disolvente, tamaño de la cubeta, temperatura, etc.). En la figura siguiente se puede observar el procedimiento:

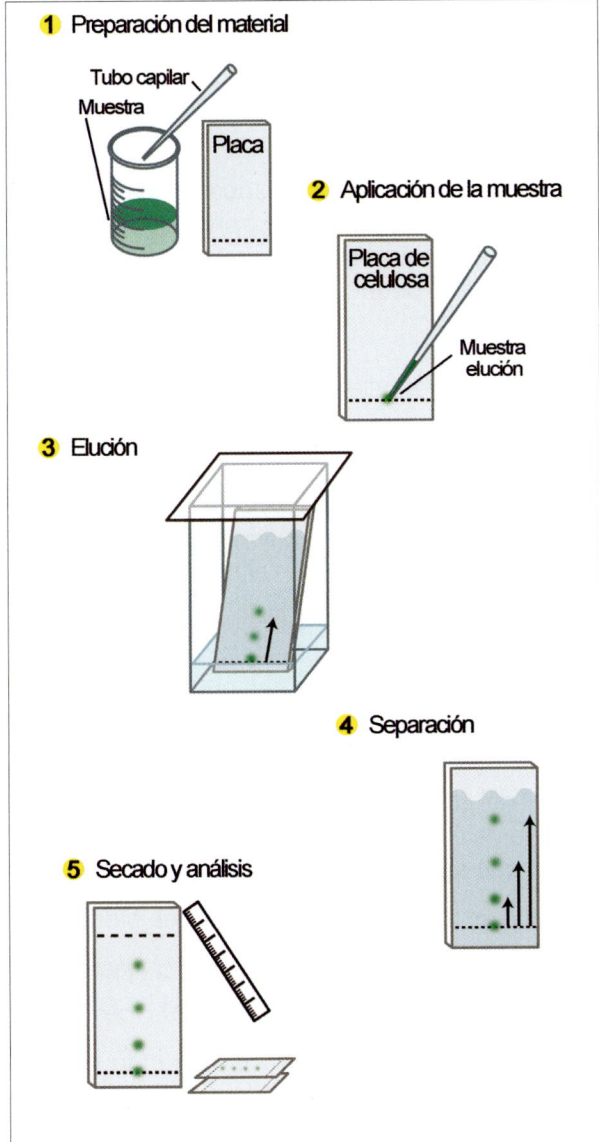

Fig. 2.8. Procedimiento de la cromatografía en capa fina.

Cromatografía en papel

En la cromatografía de reparto en papel, el agua retenida en las fibras de celulosa del papel hace de fase estacionaria. La fase móvil es una mezcla de disolventes orgánicos acuosos.

Necesita tiempos largos y ya no se usa en el laboratorio de bioquímica. Pero dado su alto valor didáctico, en la ACTIVIDAD 2.1. de final de unidad se desarrolla su procedimiento.

2.3. Osmometría

La **osmometría** se define como la medida del efecto osmótico de una solución, es decir, del número de partículas de soluto disueltas en ella, y es independiente del tamaño o la carga de los iones o moléculas presentes.

Teniendo en cuenta que un osmol es el equivalente a un mol de partículas osmóticamente activas, existen 2 formas de expresar la concentración de soluto en una solución:

▶ **Osmolalidad**. Es el número de partículas de soluto por unidad de masa de disolvente (mOsm/kg). Una solución que contiene un osmol de soluto por kilogramo de disolvente tiene una concentración de 1 osmolal.

▶ **Osmolaridad**. Es el número de partículas de soluto por unidad de volumen de la solución (mOsm/l). Una solución que contiene un osmol de soluto por un litro de disolución tiene una concentración de 1 osmolar.

La osmolalidad es una unidad de medida más adecuada porque es una relación constante masa/masa. Por el contrario la osmolaridad varía debido a la variación del volumen del líquido con la temperatura y por el propio efecto de expansión debido al soluto disuelto.

Para las soluciones acuosas de bajas concentraciones, como son los líquidos biológicos, la diferencia entre la osmolalidad y la osmolaridad es muy pequeña y se utilizan ambos términos de forma indistinta.

La osmolalidad de una solución se calcula con un aparato llamado **osmómetro**, que se fundamenta en las propiedades coligativas de las disoluciones. Puede ser de dos tipos:

▶ **Osmómetro de punto de congelación** o **crioscopía**. Cuando aumenta la osmolalidad se produce una disminución del punto de congelación.

▶ **Osmómetro de presión de vapor** o **de punto de condensación**. Cuando aumenta la osmolalidad se produce un aumento de la presión de vapor.

La utilidad de estas medidas es que proporcionan un cálculo del número efectivo de partículas en disolución, incluso sin conocer la naturaleza ni la concentración de las partículas disueltas; y se usan en el estudio del equilibrio hidroelectrolítico. (UNIDAD DIDÁCTICA 5)

2.4. Técnicas electroquímicas

Las técnicas electroquímicas se basan en la medida de una señal eléctrica que se produce en un sistema en el que tiene lugar una reacción química. El sistema básicamente está constituido por una solución electrolítica y dos electrodos.

Las principales técnicas electroquímicas usadas en el laboratorio bioquímico son:

▶ **Potenciometría**, mide la diferencia de potencial entre un electrodo indicador y otro de referencia generada por la presencia de un determinado ion. Se llama potenciometría directa cuando no se diluye la muestra e indirecta cuando sí se diluye.

▶ **Amperometría**, mide la intensidad de corriente cuando se aplica un voltaje constante que desencadena una reacción química en la solución.

Otras técnicas electroquímicas son:

▶ **Coulombimetría**, mide la cantidad de carga necesaria para convertir por electrolisis el componente de una sustancia que se analiza en otra sustancia. Se usó para medir el Cl^-.

▶ **Conductimetría**, mide la conductividad eléctrica de la solución de un electrolito cuando se aplica una diferencia de potencial. Es la técnica usada para el recuento sanguíneo (método de Coulter).

Las técnicas potenciométricas se usan para medir compuestos iónicos y la pCO_2, las amperométricas para medir la pO_2 y ambas junto con otras técnicas se utilizan en el diseño de biosensores.

2.4.1. Técnicas potenciométricas

Mediante técnicas potenciométricas se puede determinar en una muestra de suero, plasma, orina u otros líquidos biológicos la concentración de una especie electroactiva (H^+, Na^+, K^+, Cl^-, Ca^{2+}, Li^+) que se encuentre en disolución, empleando:

▶ Un **electrodo de referencia**, con un potencial conocido y constante en el tiempo.

▶ Un **electrodo indicador** o **de trabajo** sensible a la actividad iónica que se va a medir. Son los **electrodos selectivos de ion, ISE** (del inglés *ion selective electrode*).

▶ Un **potenciómetro**, encargado de medir la diferencia de potencial entre ambos electrodos.

En la celda electroquímica formada por el electrodo indicador en contacto con la solución electroactiva y el electrodo de referencia tienen lugar reacciones redox que dan origen a un movimiento de electrones que se puede medir y asociar a la concentración de las especies iónicas que intervienen en la reacción.

Existe una relación lineal entre el logaritmo de esta actividad iónica y el potencial o fuerza electromotriz que se genera. Esta relación se obtiene a partir de la ecuación de Nernst y queda como sigue:

$$E = E^0 - \frac{0,0591}{n} \cdot \log \frac{[red]}{[ox]}$$

Donde E^0 es el potencial estándar medido a 25 °C (298 K), n el número de electrones que participan en la reacción y [red]/[ox] la proporción entre la concentración de productos y de reactivos de una reacción redox.

Por lo tanto, conociendo:

▶ El potencial del electrodo de referencia que se correspondería con la concentración de la sustancia reducida u oxidada (este potencial se agrupa junto a otros potenciales constantes E^0 y se obtienen mediante calibración).

▶ El número de moles de electrones en que participan en la reacción que es igual a la carga del ion (por ejemplo, 1 para el ion sodio).

Y midiendo el potencial de la pila formada por los dos electrodos, podemos obtener el valor del potencial del electrodo indicador que se extrapola en la curva de calibración a la concentración del electrolito que se quiere medir.

Para medir la concentración de iones hidronio se utilizarían estas expresiones:

$$E_{pila}(medido) = E_K + 0,0591 \log [H_3O^+]$$

Puesto que pH = $- \log [H_3O^+]$, operando y trabajando con mV quedaría:

$$pH\ (mV) = \frac{E_k\ (mV) - E_{pila}\ (mV)}{59,1}$$

Electrodos selectivos para compuestos iónicos

Los electrodos selectivos de ion contienen una membrana que reacciona de forma selectiva con un solo ion. La parte externa de la membrana está en contacto con la solución que contiene el ion que debe medirse. La parte interna contiene una solución del mismo ion a una actividad fija.

Según el tipo de membrana, los electrodos de ion selectivo se pueden clasificar en: *electrodo de membrana de vidrio, electrodo de membrana líquida* y *electrodos de membrana sólida.*

Electrodo de membrana de vidrio

Es el electrodo que se usa para medir el pH y el Na^+ y el K^+. También existen electrodos que pueden medir la concentración de Li^+, Rb^+, Cs^+, Ag^+ y NH_4^+.

El electrodo de vidrio se basa en la capacidad que tienen las membranas construidas con distintas proporciones de Al_2O_3 para transportar la carga de iones específicos. Por ejemplo, las membranas de vidrio fabricadas con un 1% de Al_2O_3 son selectivas a los iones H_3O^+, mientras que aquellas fabricadas con un 18% de Al_2O_3 son selectivas para los iones Na^+.

El electrodo de membrana de vidrio está compuesto por un tubo de vidrio o plástico de paredes gruesas en cuyo extremo final y en forma de burbuja se dispone la membrana de vidrio selectiva para el ion. En el interior del tubo se encuentra un hilo de plata (electrodo de referencia interno) sumergido en una solución interna y conectado a un voltímetro.

Su funcionamiento es el siguiente: la membrana separa dos disoluciones del mismo ion, una en la que el ion mantiene una concentración constante y otra en la que la concentración del ion tiene cualquier valor, la disolución problema. La membrana permite de forma selectiva que ese ion (y solo ese) migre hacia su interior tanto desde la superficie externa, en contacto con la disolución problema, como desde la superficie interna, en contacto con la disolución diluida de HCl.

La velocidad de migración del ion es diferente según lo concentrado que esté a cada lado, lo que crea un desequilibrio de cargas a ambos lados. Esto se traduce en la aparición de un potencial que se denomina *potencial de superficie*. Como los potenciales debidos a los electrodos de referencia son ambos constantes, la única variable es este potencial de superficie, que solo depende de la actividad del ion en la disolución problema, ya que la actividad en la disolución interna del electrodo de membrana es siempre la misma.

La mayoría de los electrodos se fabrican combinando un electrodo de vidrio y un electrodo de referencia, todo dentro de una misma estructura que mantiene físicamente separados los electrodos pero manteniendo el puente salino que cierra el circuito a través de la muestra que se va a medir.

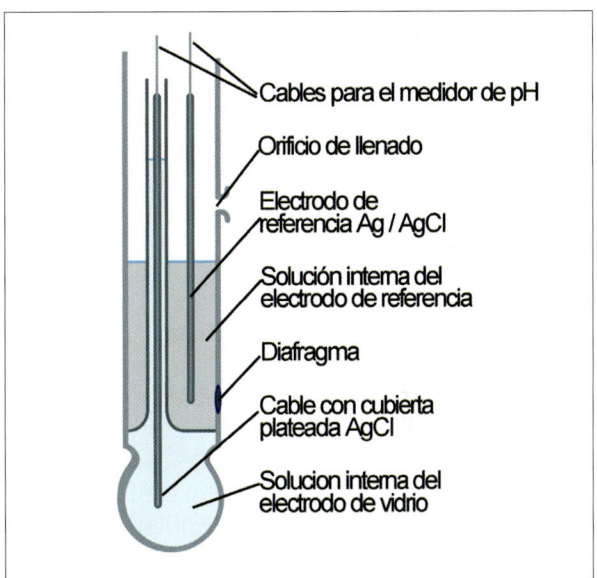

Fig. 2.10. Esquema de un electrodo de membrana combinado.

Electrodo de membrana líquida

También recibe el nombre de electrodo de cambio de ion. Se usa para medir Ca^{2+} y K^+, pero también existen para compuestos iónicos como: NO_3^-, ClO_4^- y BF_4^-.

Estas membranas se fabrican con una sustancia porosa, por ejemplo, acetato de celulosa, que está saturado con una sustancia hidrófoba que lleva incluida una molécula transportadora selectiva para el ion que se quiere medir. Esto impide que la molécula transportadora se disuelva en el agua de la muestra. Para el K^+ se usa la valinomicina y para el Ca^{2+} el didecilfosfato de calcio.

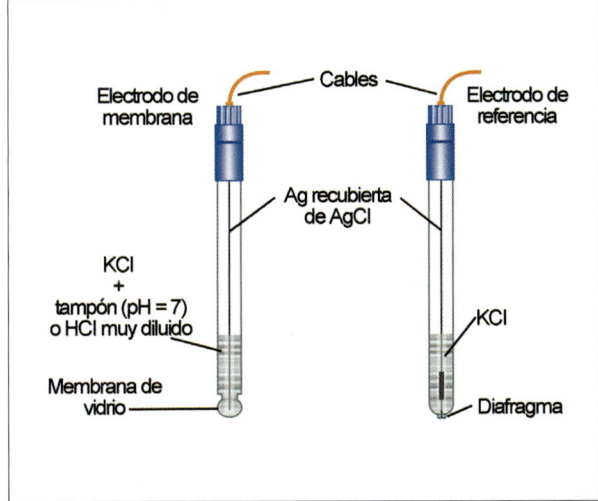

Fig. 2.9. Esquema de un electrodo de membrana de vidrio.

Estos electrodos están formados por una zona interna con un electrodo de referencia interno y una disolución saturada del ion que se quiere medir, y una zona externa con el líquido hidrófobo y la molécula intercambiadora. Este líquido externo llena la membrana y establece un equilibrio iónico entre la disolución saturada interna y la muestra que da origen a diferentes potenciales, según la concentración del ion en la muestra.

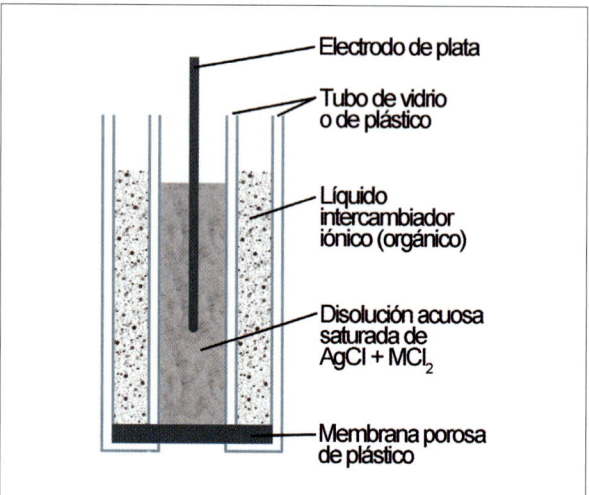

Fig.2.11. Esquema de un electrodo de membrana líquida.

Electrodos de membrana sólida

Se utilizan para medir el Cl^- y también existen para otros iones como F^-, Br^-, I^-, SCN^-, CN^-, S^{2-}.

La membrana está formada por un cristal puro sin poros de una sal del ion que se quiere medir, el cuerpo del electrodo debe ser inerte al ion que se va a medir. Para determinar Cl^- se usa un cristal de sulfuro de plata y cloruro de plata.

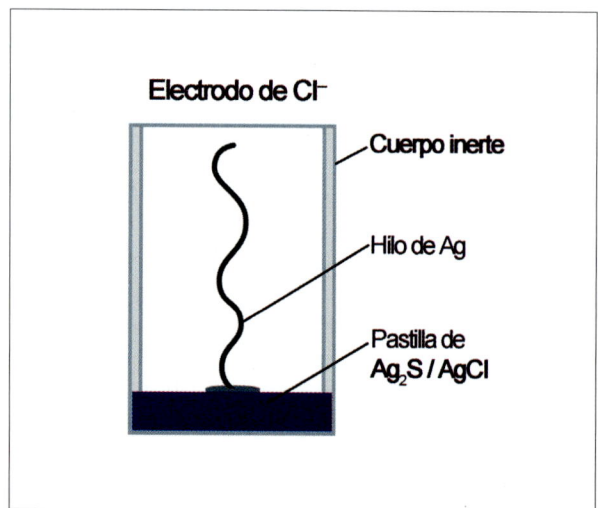

Fig. 2.12. Esquema de un electrodo de membrana sólida (Cl^-).

Electrodo de CO_2

Se conoce también como electrodo de Severinghaus. Es un tipo de electrodo selectivo de ion modificado. Está formado por un electrodo de pH al que se le ha añadido una membrana permeable al CO_2 y una solución interna de bicarbonato (HCO_3^-).

La membrana permite el intercambio de moléculas sin carga como el CO_2. El CO_2 que entra en la solución interna provoca un cambio del pH dependiendo de la presión parcial del gas (pCO_2) según la reacción:

$$CO_2 + H_2O \longrightarrow H_2CO_3 \longrightarrow H^+ + HCO_3^-$$

La diferencia de potencial registrada por el cambio de pH será proporcional a la concentración de CO_2 en la muestra.

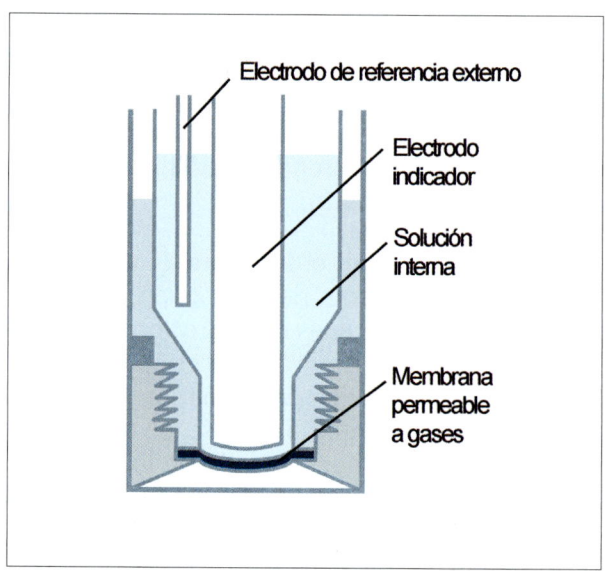

Fig. 2.13. Esquema de un electrodo de CO_2.

2.4.2. Técnicas amperométricas

Electrodo de O_2

Se conoce también como electrodo de Clark y se utiliza para medir la presión parcial del O_2 (pO_2). En este caso utiliza una técnica amperométrica que permite medir la intensidad de corriente cuando se aplica una diferencia de potencial constante entre los electrodos.

El electrodo de Clark consta de una membrana permeable al O_2 que recubre dos electrodos, un cátodo de platino y un ánodo de Ag/AgCl, inmersos en una solución tamponada de cloruro de potasio. Al aplicar una corriente eléctrica de unos 700mV se produce la reducción del oxígeno molecular dando iones hidroxilo, los electrones proceden del ánodo al oxidarse la plata:

$$Ag \longrightarrow Ag^+ + e^-$$

$$O_2 + 2 H_2O + 4 e^- \longrightarrow 4 OH^-$$

Estas reacciones generan una corriente entre los electrodos proporcional a la pO_2. Si no existe O_2 en la muestra no se produce la corriente.

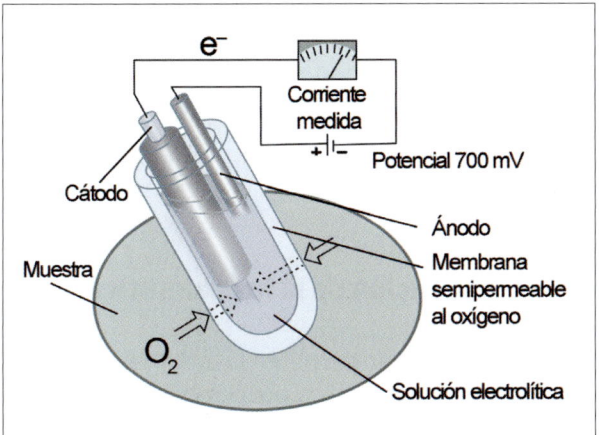

Fig. 2.14. Esquema de un electrodo de O_2.

2.4.3. **Biosensores**

Los biosensores son dispositivos que acoplan una actividad biológica proporcional al analito que se quiere medir a una corriente eléctrica según el esquema siguiente:

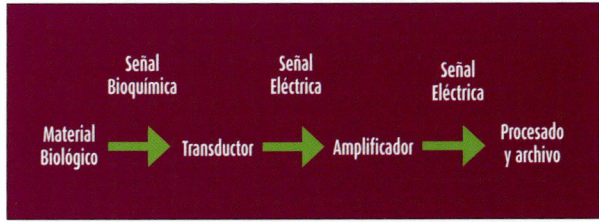

La tecnología de los biosensores está en continuo desarrollo y existen múltiples combinaciones entre el biorreceptor que puede ser utilizado (enzimas, anticuerpos, microorganismos, ADN, células, etc.) y el sistema transductor de la señal (técnicas electroquímicas, espectrofotométricas, piezoeléctricas, etc.).

En el laboratorio bioquímico se utilizan los llamados *electrodos de membrana enzimática*.

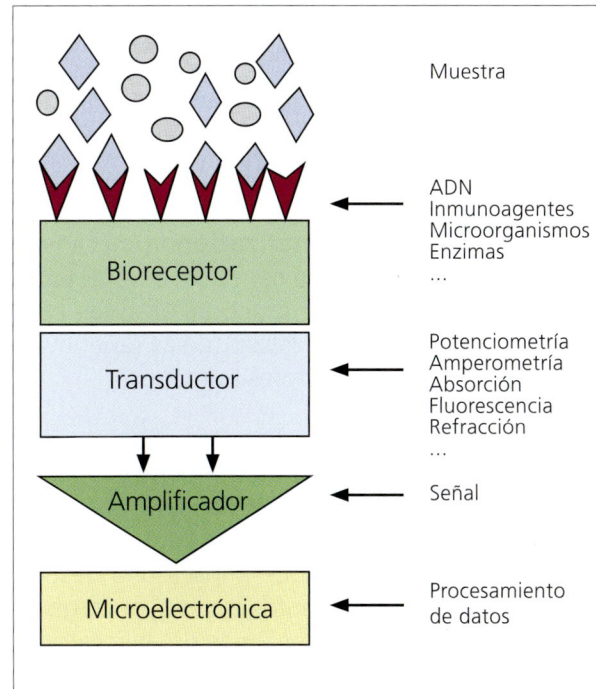

Fig. 2.15. Esquema de un biosensor.

Electrodos de membrana enzimática

Los electrodos de membrana enzimática son biosensores ya que utilizan un agente de tipo biológico (enzima) para detectar o determinar una especie química. Los electrodos acoplan una reacción enzimática a una corriente eléctrica y pueden ser:

▶ **Amperométricos**. La enzima inmovilizada en una membrana en presencia del sustrato desencadena la formación de un compuesto como el peróxido de hidrógeno (H_2O_2), que es capaz de generar un flujo de electrones que será captado por el electrodo. La corriente eléctrica producida será proporcional a la concentración del sustrato que se pretende analizar. Se han diseñado este tipo de biosensores para determinar la glucosa, el lactato, el ácido úrico y el etanol.

▶ **Potenciométricos**. La reacción enzimática se acopla a la generación de un ion o un gas que serán detectados por electrodos selectivos. Por ejemplo:

  ▶ La acción de la ureasa sobre la urea da lugar a la formación de NH_4^+ que es medido o determinado por un electrodo selectivo de este ion.

  ▶ La acción de las enzimas descarboxilasas o desaminasas que dan lugar a CO_2 y NH_3 respectivamente, que son detectadas por un electrodo sensible a estos gases.

2.5. Automatización de las técnicas de laboratorio

Se entiende por **automatización** la mecanización de los procesos que tienen lugar en el laboratorio para conseguir procesar grandes cantidades de muestras y realizar tareas repetitivas, evitando así posibles errores humanos.

Podemos diferenciar entre la *automatización parcial* que afecta a todos los laboratorios y consiste en automatizar sobre todo el proceso analítico con el uso de los autoanalizadores y la *automatización total* de los laboratorios que implica una gestión integral de los procedimientos con mayor carga de trabajo de cada una de las áreas del laboratorio: bioquímica, hematología, microbiología e inmunología.

2.5.1. Automatización parcial

La automatización se da en los procesos preanalíticos, analíticos y postanalíticos pero en todos ellos se requiere una participación activa en el manejo, supervisión o control por parte de varios técnicos de laboratorio.

Automatización de la fase preanalítica

Consiste en la automatización del proceso de preparación de las muestras antes de su análisis. Existen varios modelos automatizados para este proceso cuyos componentes principales son:

▶ **Unidad de entrada de muestras**. Se encarga de clasificar y ordenar los tubos primarios según las determinaciones solicitadas en las gradillas adecuadas para su procesamiento.

▶ **Unidad de centrifugación**. Centrifuga automáticamente aquellos tubos que lo necesitan, llenando y equilibrando las centrífugas.

▶ **Unidad destaponadora**. Se encarga de quitar el tapón a los tubos.

▶ **Unidad alicuotadora**. Se encarga de realizar e identificar las alícuotas necesarias para realizar diferentes análisis o para archivar en una seroteca.

▶ **Unidad clasificadora**. Organiza el tubo primario y las alícuotas para dirigirlos a su destino analítico: bioquímica rutinaria, bioquímica de orinas, hormonas, marcadores tumorales, etc.

Del manejo de todas estas máquinas se encarga el personal técnico de laboratorio.

Automatización de la fase analítica

Las máquinas que permiten la automatización de la fase analítica son los **autoanalizadores**.

Sus principales componentes son:

▶ **Dispositivos de carga**. Es el dispositivo en el que se introducen los tubos primarios para ser analizados. Pueden ser dispositivos circulares o formar parte de una cadena transportadora.

En los dispositivos de carga se pueden colocar tubos o copas que optimizan la toma de muestra con microvolúmenes. Tienen tapas para evitar fenómenos de evaporación y de degradación lumínica. El personal técnico de laboratorio es el encargado de la carga de muestras.

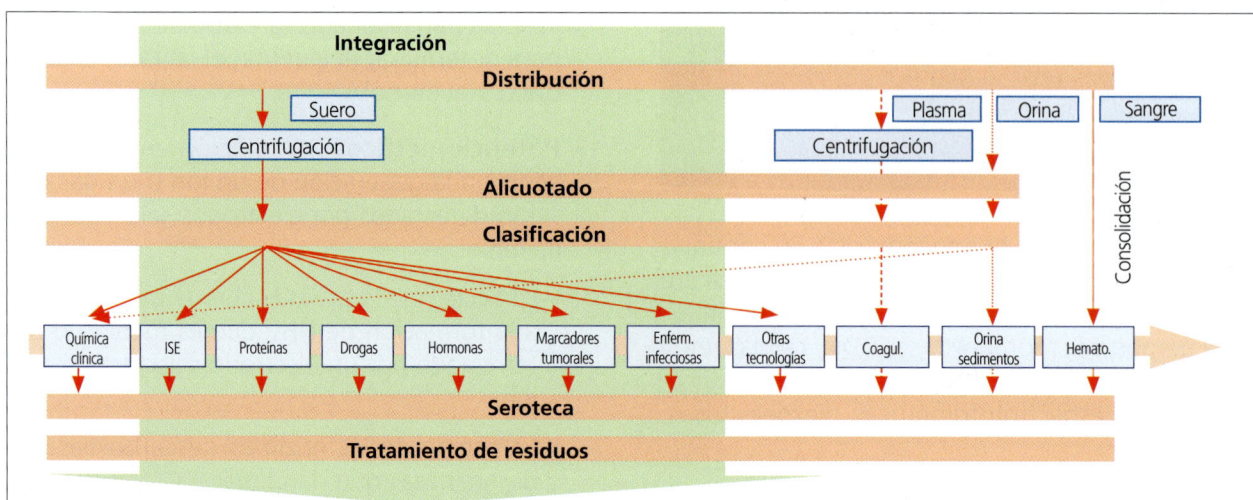

Fig. 2.16. Esquema de la automatización total del laboratorio biomédico.

▶ **Dispositivos de identificación de muestras**. Conectados al SIL (Sistema Informático de Laboratorio) y con lectura de código de barras. El personal técnico debe encargarse de verificar que la identificación se hace de forma correcta y de introducir manualmente los códigos necesarios para efectuar el análisis.

▶ **Dispositivos de toma y dispensación de muestras**. Son unas pipetas que se encargan de tomar un volumen de muestra y llevarlo a la cubeta de reacción. Estas pipetas disponen de sensores que detectan el nivel de líquido y la existencia de coágulos, así como de sistemas de lavado tanto interno como externo. Trabajan con volúmenes muy pequeños, de microlitros.

▶ **Dispositivos de almacenaje de reactivos**. La mayoría de los reactivos son líquidos y están identificados con códigos de barras. Se colocan en unas bandejas refrigeradas y mediante el código de barras se controlan las posiciones en las bandejas y las caducidades.

▶ **Dispositivos de dispensación de reactivos**. Son pipetas que toman los volúmenes necesarios de cada reactivo y lo llevan a la cubeta de reacción para hacer la mezcla reactiva junto con la muestra. Tienen sistemas de control de niveles líquidos y de lavado para poder dispensar todos los reactivos.

▶ **Cubetas de reacción**. Pueden ser de plástico o vidrio y son lavadas y secadas después de cada uso. Suelen ir dentro de baños de incubación que mantienen la temperatura adecuada.

▶ **Sistema de medida**. Espectrofotométrica, fluorescencia, nefelométricas, electroquímicas.

▶ **Sistema informático**. Procesan y presentan los datos analíticos.

El personal técnico de laboratorio es el encargado de la carga, funcionamiento y descarga del autoanalizador, pero también de la validación técnica de los resultados obtenidos.

Automatización de la fase postanalítica

Consiste en:

▶ Generar **pruebas reflejas**. Es la capacidad del SIL de generar nuevas pruebas que se realizan como consecuencia del resultado obtenido. Por ejemplo, un resultado para colesterol mayor de 250 mg/dl genera automáticamente la realización de análisis de triglicéridos y de HDL-colesterol.

▶ Crear **archivos de muestras**. Se mecaniza la creación de archivos de muestras en condiciones adecuadas para permitir la realización de análisis adicionales sin necesidad de volver a cargar la muestra en el analizador.

2.5.2. Automatización total del laboratorio

La **automatización total** es el diseño de sistemas que permiten la obtención de resultados analíticos sin apenas intervención humana.

Es la automatización de grandes laboratorios con un gran número de muestras y su supervisión y control es realizado por muy poco personal.

Existen diferentes diseños según el proveedor, pero todos ellos disponen de los siguientes sistemas básicos:

▶ **Cinta transportadora**. Los tubos de muestra se colocan en una cinta transportadora que va desde el módulo de preanalítica hasta la seroteca pasando por los diferentes módulos analizadores (espectrofotometría, nefelometría, inmunoanálisis, hematología, coagulación, orinas, etc.).

▶ **Brazo robotizado**. Los tubos se desplazan por la cinta transportadora y son desplazados a los diferentes analizadores mediante brazos robotizados.

▶ **Sistemas informáticos**. Son sistemas muy potentes capaces de procesar y analizar la información que genera el gran número de muestras que se procesan.

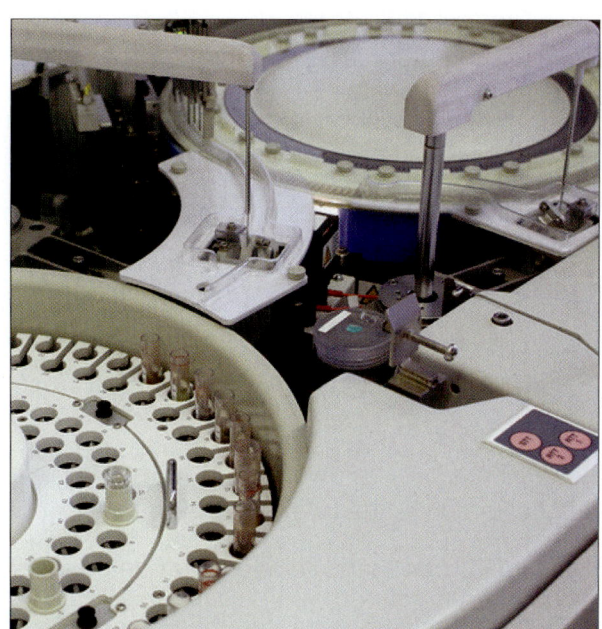

Fig. 2.17. Autoanalizador.

Ejercicios

1. ¿En qué se basa la espectrometría de masas?

2. ¿Por qué una espectrometría de masas no se puede considerar como una técnica espectrofotométrica?

3. Describe el funcionamiento general de un espectrómetro de masas e indica sus componentes principales.

4. Describe los siguientes tipos de espectrómetros de masas:

a) MALDI-TOF.   b) ESI-Q.   c) ESI-IT.

5. Indica al menos tres aplicaciones de la espectrometría de masas.

6. Reproduce en tu cuaderno un cromatograma como el siguiente indicando el nombre de cada uno de los puntos señalados.

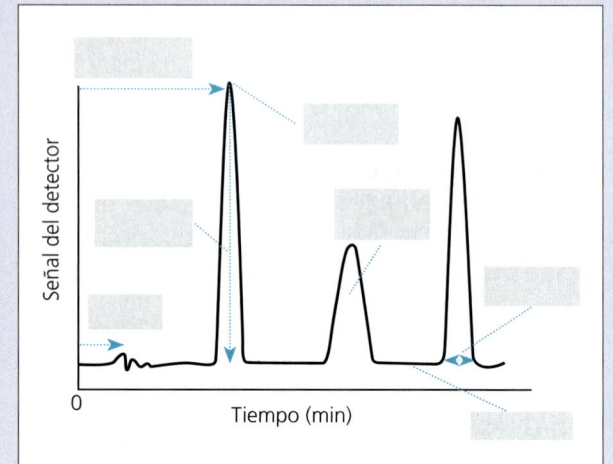

7. Completa en tu cuaderno una tabla como la siguiente sobre las principales técnicas cromatográficas según el tipo de interacción que permite la separación.

	Fase móvil	Fase estacionaria	Descripción
Cromatografía de adsorción			
Cromatografía de intercambio iónico			
Cromatografía de afinidad			
Cromatografía de exclusión			
Cromatografía de reparto			

8. Describe los componentes de una cromatografía de líquidos de alta resolución y el procedimiento general de su funcionamiento.

9. Indica las aplicaciones principales de la cromatografía de gases y de la cromatografía de líquidos de alta resolución.

10. Describe el fundamento de la osmometría e indica su principal aplicación en el laboratorio de bioquímica clínica.

11. Define potenciometría y amperometría.

12. Describe la técnica potenciométrica de electrodo selectivo para compuestos iónicos.

13. Realiza un esquema explicativo del electrodo de Clark.

14. Cita los principales componentes de un autoanalizador.

15. ¿Qué funciones debe desempeñar el personal técnico en los laboratorios parcialmente automatizados? ¿Y en los totalmente automatizados?

Actividad 2.1.

Cromatografía en papel

Objetivos

Realizar la separación cromatográfica de clorofilas de unas hojas de espinacas.

Materiales y equipos

Mortero	Arena
Embudo	Placas de Petri
Matraz erlenmeyer	Vasos de precipitados
Papel de filtro	Rotuladores de colores

Productos

Alcohol absoluto o de 96°
Hojas de espinaca

Desarrollo

- Llevaréis a cabo la actividad en grupos de tres o cuatro personas. Antes de comenzar, planificad el trabajo que se debe realizar teniendo en cuenta el material que se va a necesitar y distribuíos las tareas.

- Trabajad en todo momento cumpliendo las normas de seguridad y prevención de riesgos. No olvidéis los criterios de calidad y de uso eficiente de los recursos que deben regir en el laboratorio, normas para la manipulación del material y los reactivos, protocolos de trabajo, procedimientos para la eliminación de residuos generados, etc.

- Proceded de la siguiente manera:

  1. Lavad las hojas de espinacas, retirad los nervios y trituradlas en el mortero junto con alcohol y un poco de arena.

  2. Filtrad el triturado usando papel de filtro, embudo y matraz.

  3. Colocad el filtrado en una placa de Petri y encima un rectángulo de papel de filtro doblado para que se sujete en posición vertical. El eluyente sube por el soporte de papel apoyado en el fondo del recipiente (ascendente).

  4. Dejad unas horas para que el eluyente fluya por el papel. Se irá desarrollando el cromatograma.

  5. Al finalizar, retirad el papel de la cubeta señalando el nivel exacto alcanzado por el líquido. Dejad secar y proceded al revelado:

     - Medid las distancias recorridas por las distintas bandas referidas a la distancia recorrida por la fase móvil.

     - El revelado no requiere procedimientos adicionales. Observad cuatro bandas de color que se corresponden por orden de mayor avance con: carotenos, xantofila, clorofila a y clorofila b.

  6. Cuantificación (opcional). La determinación cuantitativa de cada componente se puede hacer de dos maneras:

     - Mediante fotometría (medida del color de las distintas manchas obtenidas tras el revelado).

     - Sometiendo una mezcla de patrón al mismo desarrollo cromatográfico del problema y comparando los resultados.

  7. Buscad y aplicad protocolos para realizar cromatografías de los colorantes presentes en la tinta.

Valoraciones

- Identificad la fase estacionaria y la fase móvil.

- Describid las dificultades con las que os habéis encontrado.

UD 3. Magnitudes: metabolismo de principios inmediatos

Contenidos

▶ Patrones de alteración del metabolismo hidrocarbonado.

▶ Determinación de la glucemia, la hemoglobina glicosilada y la fructosamina.

▶ Patrones de alteración del metabolismo de lípidos y lipoproteínas.

▶ Determinación del colesterol total, triglicéridos y lipoproteínas (HDL, LDL, VLDL).

▶ Patrones de alteración del metabolismo de las proteínas.

▶ Determinación de las proteínas totales, albúmina y troponinas.

▶ Separación de proteínas plasmáticas y cuantificación de las fracciones.

3.1. **Introducción**

El metabolismo es el conjunto de procesos químicos que tienen lugar en las células del organismo. Estos procesos pueden ser degradativos y de producción de energía (catabolismo) o bien, asimilativos o de síntesis (anabolismo).

Para que los procesos metabólicos se desarrollen normalmente es necesario que confluyan cualitativa y cuantitativamente cada uno de los elementos que intervienen:

▶ En las rutas catabólicas: principios inmediatos oxígeno y las sustancias reguladoras que se requieran (enzimas, hormonas, etc.).

▶ En las rutas anabólicas: moléculas precursoras sencillas, moléculas energéticas (ATP, NADH, etc.) y sustancias reguladoras.

Además, es necesario un equilibrio entre los procesos catabólicos y los anabólicos para que exista un correcto funcionamiento del organismo.

Cuando alguno de los factores que intervienen en el desarrollo y/o equilibrio de los procesos metabólicos se ve trastornado, impide que las reacciones metabólicas se produzcan normalmente; entonces estaremos ante una **alteración metabólica**.

Dado que las numerosas reacciones metabólicas que se dan están asociadas formando rutas metabólicas, las alteraciones en una de estas dan lugar a *patrones de alteración* que se pueden determinar a través del análisis de los sustratos, compuestos intermedios (metabolitos) o productos finales que estarán alterados y que constituirán *magnitudes bioquímicas* que habrá que determinar.

Así, el estudio de los patrones de alteración metabólica permite definir *perfiles bioquímicos* que proporcionarán la información necesaria para prevenir, diagnosticar, pronosticar o comprobar la evolución de las enfermedades relacionadas con el metabolismo.

> Un **perfil bioquímico** es el estudio analítico, sistematizado y estandarizado, de las magnitudes bioquímicas que orientan acerca del funcionamiento del metabolismo.

En esta unidad estudiaremos el análisis de las magnitudes bioquímicas relacionadas con el metabolismo de los principales principios inmediatos: los glúcidos, los lípidos y lipoproteínas y las proteínas.

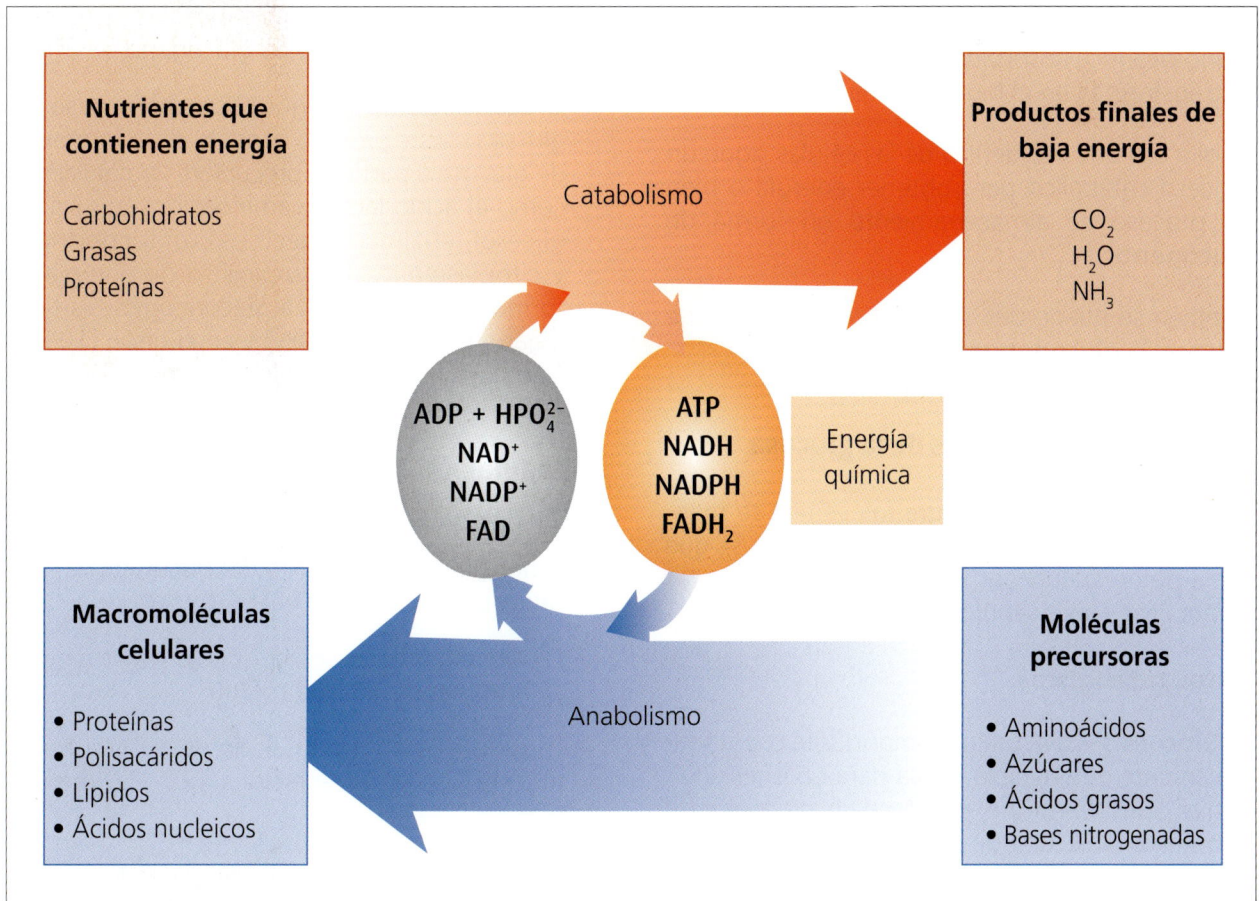

Fig. 3.1. Principales rutas del metabolismo.

3.2. Magnitudes bioquímicas del metabolismo de los glúcidos

3.2.1. El metabolismo de los glúcidos

Los glúcidos, también llamados carbohidratos o azúcares son compuestos orgánicos formados por carbono, oxígeno e hidrógeno $(CH_2O)_n$.

Son la principal fuente de energía para el organismo, pero también desempeñan funciones estructurales (glicocálix y sustancia intercelular) y de reconocimiento celular (grupos sanguíneos).

La mayoría de los glúcidos son ingeridos en los alimentos en forma de polisacáridos (almidón) y disacáridos (sacarosa, fructosa). Su digestión empieza en la boca y finaliza en la mucosa intestinal, donde son absorbidos en forma de monosacáridos en el intestino delgado.

El principal monosacárido implicado en el metabolismo es la **glucosa**, pues es el principal sustrato que utilizan las células para obtener energía. Los monosacáridos absorbidos diferentes a la glucosa se transforman en el hígado en glucosa.

La glucosa una vez dentro de las células sigue un proceso catabólico para obtener energía o bien un proceso de almacenamiento en forma de **glucógeno**.

También se puede dar una síntesis endógena de glucosa: la **gluconeogénesis**.

Las rutas metabólicas de la glucosa

El nivel de glucosa en sangre (glucemia) se mantiene en un equilibrio dinámico (homeostasis), que viene determinado por la regulación de las *rutas catabólicas* y las *anabólicas*.

Rutas catabólicas

▷ **Glucolisis**. Es la ruta más importante cuantitativamente que tiene la célula para obtener energía. Consiste en la oxidación de la glucosa para obtener moléculas de alta energía (ATP y NADH) y piruvato. Las moléculas de piruvato pueden seguir la ruta metabólica y continuar entregando energía al organismo.

▷ **Glucogenolisis**. Se obtiene glucosa a partir del glucógeno. Tiene lugar sobre todo en el hígado y en los músculos por la gran cantidad de glucógeno que pueden almacenar.

▷ **Vía de las pentosas fosfato**. Cuando la glucosa entra en esta vía se obtiene ribosa, que es fundamental en la síntesis de ácidos nucleicos, y también NADPH (poder reductor).

▷ **Vía del sorbitol**. La conversión de glucosa en sorbitol se produce por medio de la enzima aldosa reductasa, que se encuentra en tejidos que no requieren insulina para tomar glucosa, como las células epiteliales del cristalino y las células nerviosas (en ambos casos, la glucosa entra por difusión).

Usualmente esta enzima es inactiva, pero en situaciones de hiperglucemia (personas diabéticas) se activa y el sorbitol producido puede acumularse en exceso, ocasionando daños oculares (cataratas) y nerviosos.

Rutas anabólicas

▷ **Glucogenogénesis**. Tiene lugar principalmente en las células hepáticas y musculares. Se produce cuando existen niveles de glucosa que no son necesarios para mantener el gasto energético. En esta situación, las moléculas de glucosa se acumulan en forma de glucógeno.

▷ **Gluconeogénesis**. Sigue el camino inverso a la glucolisis. Este proceso consiste en la formación de glucosa a partir de precursores no glucídicos como el acido láctico, aminoácidos, piruvato y glicerol, enzimas específicas (mitocondriales y citoplasmáticas) y suministro de energía en forma de ATP y GTP. La gluconeogénesis tiene lugar en el hígado (90%) y en el riñón (10%) y es esencial para regular la glucemia.

Regulación del metabolismo de la glucosa

La glucemia varía a lo largo del día en función de las ingestas:

▷ La glucemia basal. Es la que se determina en ayunas y es de 60-100 mg/dl.

▷ La glucemia pospandrial. Se determina tras la ingesta y su valor se eleva a 120-150 mg/dl o más.

En una persona sana, los niveles elevados de glucemia posprandial descienden rápidamente y se vuelve a alcanzar el nivel basal.

El metabolismo de la glucosa se regula principalmente mediante la *insulina* y el *glucagón* con la ayuda de otras hormonas como *glucocorticoides*, *catecolaminas* y *hormona del crecimiento*. Es la propia glucosa la que actúa en el páncreas exocrino regulando la secreción de insulina o glucagón.

▶ La **insulina**. Es la hormona encargada de favorecer la entrada de glucosa en las células y, por tanto, es una hormona hipoglucemiante ya que disminuye la glucemia.

La producción de insulina se estimula tras la ingesta por el aumento de la glucemia y provoca la captación de glucosa por la mayoría de células del organismo.

La glucosa que entra en las células se utilizará como combustible o bien como reserva energética con la síntesis de glucógeno (glucogenogénesis a nivel hepático y muscular).

La insulina también disminuye la gluconeogénesis, estimula la lipogénesis (el almacenamiento en el tejido adiposo de triglicéridos) y promueve la proteogénesis (síntesis de proteína a nivel muscular).

▶ El **glucagón**. Es la hormona encargada de aumentar la glucemia (hormona hiperglucemiante). La producción de glucagón se estimula con niveles bajos de glucosa en sangre (hipoglucemia) y provoca principalmente la glucogenolisis y la gluconeogénesis en las células hepáticas y la lipolisis (moviliza ácidos grasos) en los adipocitos.

▶ Los **glucocorticoides** (cortisol). Estimulan la gluconeogénesis y la lipolisis.

▶ Las **catecolaminas** (adrenalina). Estimulan la glucogenolisis y la lipolisis, e inhiben la secreción de insulina.

▶ La **GH/somatotropina** (hormona del crecimiento). Genera la resistencia a la acción de la insulina; estimula la lipolisis. Tienen como hormona antagonista la somatostatina (inhibidora de GH).

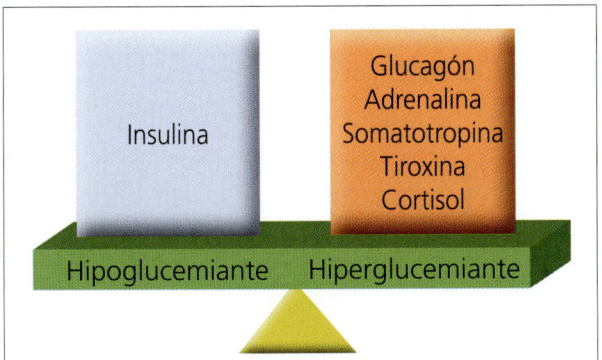

Fig. 3.2. Regulación hormonal de la glucosa.

3.2.2. Patrones de alteración del metabolismo hidrocarbonado

Los patrones de alteración del metabolismo de carbohidratos vienen dados principalmente por la *diabetes mellitus* y el *síndrome de hipoglucemia*.

Diabetes mellitus

La diabetes es la enfermedad con mayor prevalencia y está ocasionada por el aumento de la glucemia. Dentro de las hiperglucemias se distinguen cuatro categorías: *diabetes mellitus tipo I*, *diabetes mellitus tipo II*, *diabetes gestacional* e *intolerancia a la glucosa*.

▶ **Diabetes mellitus tipo I**. Se diagnostica en edades tempranas (< 30 años). Se produce como consecuencia de la destrucción autoinmune o idiopática (de carácter desconocido) de las células beta de los islotes de Langerhans del páncreas, lo que provoca una ausencia total de insulina. Cursa con cetosis y peso corporal normal o inferior. Se trata con insulina.

▶ **Diabetes mellitus tipo II**. Se manifiesta en la madurez (> 40 años de edad) y es la forma de presentación más frecuente, el 90%. Las causas que la originan no son bien conocidas pero existe una disfunción de las células beta, que responden de forma tardía y débil a la glucosa, y una resistencia a la acción de la insulina por defectos del receptor. Suele ser de predisposición hereditaria, raramente cursa con cetosis y suele ir acompañada de un peso corporal superior al normal. Se trata con una combinación de dieta, ejercicio, antidiabéticos orales e insulina según la gravedad.

▶ **Intolerancia a la glucosa o prediabetes**. Los pacientes tienen glucemias menores a la de los diabéticos pero superiores a las personas sanas. Suele cursar con obesidad.

▶ **Diabetes mellitus gestacional**. Se reconoce por primera vez durante el embarazo como consecuencia de los cambios hormonales. Las mujeres que la padecen tienen mayor riesgo de morbilidad y mortalidad perinatal, así como de padecer diabetes o prediabetes al cabo de unos años.

¡Tenlo en cuenta!

Otras enfermedades relacionadas con el metabolismo de los carbohidratos son las intolerancias debidas a la falta de alguna enzima: intolerancias a la lactosa, la galactosa, la sacarosa y la fructosa.

Diagnóstico de la diabetes

La determinación de glucosa en sangre puede utilizarse para el cribado de la diabetes y de estados prediabéticos en individuos sanos asintomáticos, debido a que la diabetes es una enfermedad frecuente que se inicia con pocos síntomas.

El diagnóstico de la diabetes se puede realizar mediante varios signos y síntomas. Por ejemplo, un valor de glucemia superior o igual a 200 mg/dl (no es necesario que sea en ayunas) asociado a la sintomatología característica de poliuria, polifagia, polidipsia y pérdida de peso inexplicable puede ser suficiente para su diagnóstico.

En el diagnóstico de la diabetes gestacional se realiza un cribado mediante el *test de O'Sullivan* (se practica de forma rutinaria a todas las embarazadas entre las semanas 24 y 28 de gestación) y se diagnostica mediante la prueba de la tolerancia oral de glucosa (TOG).

En las tablas siguientes se resume el significado de los resultados obtenidos para el cribado y el diagnóstico de la diabetes.

Glucosa sanguínea en ayunas	
Niveles de glucosa	**Interpretación**
De 70 a 99 mg/dl	Tolerancia normal a la glucosa
De 100 a 125 mg/dl	Alteración de la glucosa en ayunas (prediabetes)
126 mg/dl y superior, en más de una ocasión	Diabetes

¡Tenlo en cuenta!

Los valores de referencia (que se espera obtener de una persona sana) dependen de muchas variables como pueden ser el método que se utiliza (analizadores, reactivos, etc.), las características del paciente (edad, sexo, etc.) o las características de la población a la que pertenece. Por esto no es posible dar valores de referencia universales y los resultados numéricos de los análisis deben interpretarse teniendo en cuenta el intervalo de valores de referencia que proporciona el laboratorio que lo emite.

Documento 3.1. Test de O'Sullivan

El **test de O'Sullivan** es una prueba de sobrecarga oral de glucosa que en España se hace rutinariamente a todas las embarazadas para detectar la diabetes gestacional.

Para realizar esta prueba la paciente previamente debe hacer una dieta a base de carbohidratos tres días antes de la prueba y estar en ayunas 12 horas antes del análisis. Además, debe interrumpir medicaciones que puedan interferir con el metabolismo de la glucosa. Desde la primera extracción (glucemia basal) hasta que finalice la prueba, no se puede fumar, tomar café o té, ni comer nada, pero sí deben beber abundante agua (ningún otro líquido). No se debe caminar ni hacer ningún otro ejercicio físico. De forma transitoria se pueden producir manifestaciones como mareo, sudoración y debilidad.

Para la realización de la prueba, se procede de la manera siguiente:

▷ Se realiza una extracción de sangre y se determina la glucemia basal.

▷ A continuación, la embarazada debe ingerir un líquido que contiene 50 g de azúcar disueltos en agua.

▷ Una hora más tarde se vuelve a extraer sangre para medir de nuevo la glucosa en sangre.

Para interpretar los resultados:

▷ Los dos valores están por debajo de 140 mg/dl: resultado normal.

▷ Algún resultado está entre 140 y 200 mg/dl. Se realiza la curva de glucemia, conocida popularmente como «curva larga» o «curva de las tres horas». Es una prueba similar a la TOG, pero se administran 100 g de glucosa y se realizan cuatro mediciones en intervalos de una hora.

▷ Algún resultado es igual o superior a los 200 mg/dl. Es un positivo; para evitar errores se repite el test.

Test de tolerancia oral a la glucosa (TOG)	
Niveles no aplicables durante el embarazo. Obtención de la muestra dos horas después de haber bebido una solución de 75 gramos de glucosa.	
Niveles de glucosa	**Interpretación**
Menos de140 mg/dl	Tolerancia normal a la glucosa
De 140 a 200 mg/dl	Tolerancia a la glucosa alterada (prediabetes)
Superior a 200 mg/dl en más de una ocasión	Diabetes

Determinación de la hemoglobina glicosilada	
Niveles de HbA1c	**Interpretación**
Inferiores al 5%	Tolerancia normal a la glucosa
De 5,7% a 6,4%	Prediabetes
Superiores al 6,5%	Diabetes mellitus

En personas con diabetes diagnosticada, cada cierto tiempo se realizan controles de HbA1c para valorar la concentración media de glucemia durante los 2-3 meses anteriores al análisis. Un valor de HbA1c inferior al 7% indica un correcto control de la glucosa en sangre y menor riesgo de que se desarrollen complicaciones propias de la diabetes.

Cribado de la diabetes gestacional: prueba de sobrecarga de glucosa. test de O'Sullivan	
Obtención de la muestra una hora después de haber bebido una solución de 50 gramos de glucosa.	
Menos de 140[*] mg/dl	Tolerancia normal a la glucosa
140[*] mg/dl y superior	Anormal, se necesita realizar el test TOG (ver más abajo)

[*] Hay quien utiliza un valor umbral > 130 mg/dl debido a que este identifica al 90% de mujeres con diabetes gestacional, en comparación con el 80% identificado si se usa el umbral de > 140 mg/dl.

Diagnóstico de la diabetes gestacional: test TOG		
*En 2011, la American Diabetes Association recomendó utilizar un test de TOG de dos horas en lugar de un test de TOG de tres horas, como seguía recomendando el American Congress of Obstetricians and Gynecologists.		
Obtención de la muestra	**Valor de decisión** (American Congress of Obstetricians and Gynecologists)	**Valor de decisión** (American Diabetes Association)
En ayunas	95 mg/dl	92 mg/dl
1 hora después de la sobrecarga de glucosa	180 mg/dl	180 mg/dl
2 horas después de la sobrecarga de glucosa	155 mg/dl	153 mg/dl
3 horas después de la sobrecarga de glucosa	140 mg/dl	No aplicable
Interpretación	Si DOS o más valores igualan o superan los valores de decisión, se diagnostica una diabetes gestacional.	Si UNO o más valores igualan o superan los valores de decisión, se diagnostica una diabetes gestacional.

¡Tenlo en cuenta!

En pacientes con diabetes, en los análisis rutinarios de orina se determina la glucosuria. Si el resultado es positivo alerta sobre un estado hiperglucémico.

Monitorización de la glucosa en pacientes diabéticos

Las personas diabéticas deben controlarse los niveles de glucosa varias veces al día y así ajustar su medicación según las indicaciones de su médico. Estos resultados se obtienen mediante química seca al colocar una gota de sangre sobre una tira que se introduce en un glucómetro portátil.

Algunas personas con diabetes utilizan un monitor continuo que consiste en un pequeño sensor colocado debajo de la piel del abdomen que permite monitorizar los niveles de glucosa cada cinco minutos. Los registros digitalizados pueden ser leídos por el mismo paciente a tiempo real.

Síndrome de hipoglucemia

La hipoglucemia es la complicación más importante del tratamiento de la diabetes especialmente en los pacientes tratados con insulina, también se puede dar en situaciones de ayuno prolongado, insulinomas y otras.

Bioquímicamente se puede definir como cualquier valor de glucemia inferior a 70 mg/dl.

Según el grupo de trabajo de la American Diabetes Association, las hipoglucemias se clasifican en:

▶ **Hipoglucemia grave**. Evento clínico que requiere la asistencia activa de otra persona para administrar carbohidratos, glucagón u otras maniobras de resucitación.

▶ **Hipoglucemia sintomática**. Evento clínico en el que los síntomas típicos de la hipoglucemia se acompañan de una medición documentada de glucemia plasmática < 70 mg/dl.

▶ **Hipoglucemia asintomática**. Cuando no existen síntomas típicos, pero se registra una glucemia plasmática < 70 mg/dl.

▶ **Probable hipoglucemia**. La persona refiere síntomas típicos de hipoglucemia, pero no se dispone de una determinación de glucosa plasmática.

▶ Hipoglucemia relativa. La persona refiere algún síntoma típico de hipoglucemia, pero presenta glucosa plasmática > 70 mg/dl.

La hipoglucemia puede producir una gran variedad de síntomas y signos: desde un comportamiento inadecuado hasta pérdida de la consciencia. Además, la sintomatología varía considerablemente entre un paciente y otro.

Los síntomas y signos somáticos son el resultado de la estimulación del sistema nervioso autónomo por la hipoglucemia.

El temblor, las palpitaciones o la ansiedad son síntomas adrenérgicos; en cambio, la sudoración, la sensación de hambre o las parestesias son colinérgicos.

Los síntomas neuroglucopénicos aparecen cuando la glucemia desciende por debajo de 45 mg/dl. Son el resultado de la privación cerebral de glucosa e incluyen sensación de calor, debilidad o fatiga, confusión o dificultad de concentración y cambios en el comportamiento, y pueden conducir a las convulsiones, el coma o la muerte cerebral.

3.2.3. Determinación de la glucosa

Determinación de la glucosa en sangre

La determinación de la glucosa sanguínea se realiza en suero o plasma obtenido de sangre venosa. Se debe estar en ayunas (abstenerse de comer o beber excepto agua desde 8 horas antes).

En personas diabéticas, los niveles de glucosa se pueden monitorizar en ayunas y después de las comidas para conseguir finalmente un mejor control de la enfermedad. Las concentraciones de glucosa varían según el tipo de muestra:

▶ En suero es un 5% superior que en plasma, donde a su vez es superior a la medida en sangre total.

▶ En sangre venosa es inferior a la encontrada en sangre arterial.

La glucosa se metaboliza en las células de la sangre sin centrifugar a una velocidad de 7 mg/dl/h a temperatura ambiente y de 2 mg/dl/h refrigerada a 4 °C; por ello, es fundamental separar el suero o el plasma inmediatamente después de la extracción (en un plazo no superior a 30 minutos) utilizando tubos con gel separador o tubos con fluoruro de sodio, aditivo que inhibe la glucolisis.

En suero o plasma refrigerado, los niveles de glucosa se mantienen estables durante 48 horas y después comienzan a bajar aunque las muestras se congelen a −20 °C.

Los principales métodos para determinar la glucosa son enzimáticos y emplean la *hexoquinasa* y la *glucosa oxidasa*, existen otros que usan la glucosa deshidrogenasa.

▶ **Método de la hexoquinasa**. Es el método de referencia, el producto de la glucosa transformada por acción de la hexoquinasa, glucosa-6-fosfato, es oxidado por acción de la glucosa-6-P deshidrogenasa (G6PDHG), obteniéndose NADPH.

Se trata de una técnica a punto final en la que el aumento de la absorbancia de NADPH a una longitud de onda de 340 nm es proporcional a la concentración de glucosa.

$$\text{Glucosa} + \text{ATP} \xrightarrow{\text{Hexoquinasa}} \text{glucosa-6-P} + \text{ADP}$$

$$\text{Glucosa-6-P} + \text{NADP}^+ \xrightarrow{\substack{\text{Glucosa-6-P-}\\\text{deshidrogenasa}}} \text{Gluconato-6-fosfato} + \text{NADPH} + \text{H}^+$$

▶ **Método de la glucosa-oxidasa**. Utiliza la enzima glucosa oxidasa (GOD) para oxidar la glucosa y acopla la reacción de Trinder para obtener un producto coloreado.

$$\beta\text{-D-glucosa} \xrightarrow{\text{Glucosa oxidasa}} \text{ácido glucónico}$$
$$+ H_2O + O_2 \qquad\qquad\qquad + H_2O_2$$

$$H_2O_2 + \text{cromógeno} \xrightarrow{\text{Peroxidasa}} \text{compuesto}$$
$$\text{coloreado} + H_2O$$

Es una técnica a punto final, en la que el incremento de color medido a una longitud de onda de 546 nm es proporcional a la concentración de glucosa.

▶ Algunas consideraciones de este método son:

  ▶ La GOD es específica de la β-D-glucosa, por lo que es necesario añadir una enzima que convierta las formas α-D-glucosa en β-D-glucosa.

  ▶ No debe usarse para determinar la glucosa en orina, puesto que daría valores de glucosa bajos. Otros compuestos reductores presentes en el medio como el ácido úrico o la bilirrubina pueden usar el H_2O_2, por lo que el compuesto coloreado obtenido en la reacción de Trinder sería menor.

▶ **Método de la glucosa deshidrogenasa**. A partir de β-D-glucosa y NAD^+, utiliza la glucosa deshidrogenasa para medir la absorbancia de NADH.

$$\beta\text{-D-glucosa} + NAD^+ \xrightarrow{\text{Glucosa deshidrogenasa}} \text{D-gluconolactona}$$
$$+ NADH + H^+$$

Determinación de la glucosa en orina

La presencia de glucosa en la orina recibe el nombre de **glucosuria**. Con una función renal normal, su valor es negativo, pero aparece glucosuria cuando la glucemia es superior a 160-180 mg/dl, umbral a partir del cual se supera la capacidad del riñón de reabsorber la glucosa. Si existe daño renal, puede aparecer glucosuria con una glucemia normal.

La glucosa en orina se determina mediante el método de GOD en tiras de orina. Este método no detecta la presencia de otros azúcares. Para medir la presencia de otros azúcares se utiliza el **reactivo de Benedict**. Este método se basa en la capacidad de los azúcares reductores (como la glucosa o la lactosa) para reducir en medio alcalino el Cu^{2+} (de color azul) a Cu^+ (precipitado de Cu_2O de color rojo-naranja).

3.2.4. Determinación de la hemoglobina glicosilada

▎ La **hemoglobina glicosilada, glicada** o **HbA1c** es una fracción de la hemoglobina A, unida de forma irreversible a glucosa.

Una vez que la glucosa se ha unido a la hemoglobina, permanece ligada a ella durante el periodo en que los hematíes pueden mantenerse vivos, normalmente unos 120 días. Se va produciendo así HbA1c diariamente. A medida que las células de la serie roja van muriendo, las van sustituyendo células más jóvenes (con hemoglobina no-glicada).

La detección de HbA1c es proporcional a los niveles de glucosa en sangre, por lo que sirve para conocer el valor promedio de la glucosa a lo largo de 2-3 meses. Resulta una determinación útil para evaluar la evolución de la diabetes a largo plazo.

Los métodos que se aplican para determinar la hemoglobina glicosilada pueden estar basados en la *diferencia de carga* de la HbA1c, como la cromatografía de intercambio iónico, o en su *diferente estructura* respecto a la hemoglobina no glicosilada, que utiliza métodos de inmunoanálisis.

En la determinación por intercambio iónico se utiliza la cromatografía líquida de alta eficacia (HPLC). La muestra (hemolizado de sangre total) se inyecta al sistema, y al pasar la HbA1c y las otras fracciones de la hemoglobina por la columna que contiene una resina de intercambio catiónico, se separarán en función de la carga eléctrica. Esta técnica tiene la ventaja de necesitar muy poco volumen de sangre total y ser muy rápida.

El resultado de HbA1c suele expresarse como porcentajes.

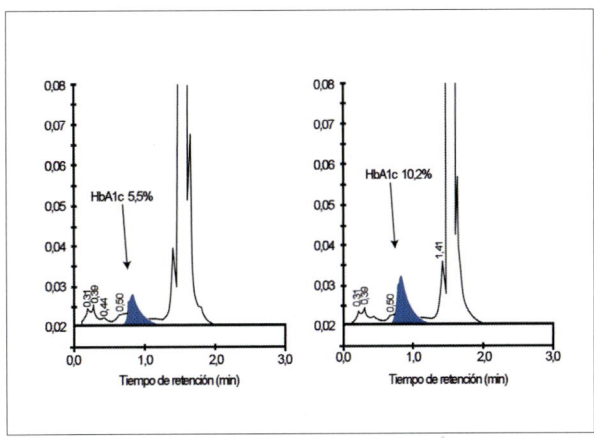

Fig. 3.3. Determinación de HbA1c por HPLC en la evaluación de la evolución de la diabetes mellitus. El aumento indica un mal control glucémico.

3.2.5. Otras determinaciones

Fructosamina

La determinación de fructosamina se basa en la medición de glicoproteínas de vida media corta (1-2 semanas) que se producen debido a la unión de la glucosa a la albúmina. Los valores de fructosamina manifestarán la cantidad de glucosa en sangre en periodos de 2-3 semanas.

Como herramienta para el control de la glucosa en sangre en los diabéticos **ha sido desplazada por la determinación de HbA1c**, pero sigue siendo aceptada por la Asociación Americana de Diabetes (ADA) en determinadas situaciones:

▶ Cuando se requieren cambios rápidos en el tratamiento de la diabetes. Permite evaluar la glucosa en plazos más cortos.

▶ En diabetes gestacional. Para monitorizar la glucosa y adaptar los requerimientos de insulina a los cambios rápidos de la gestación.

▶ Cuando la prueba de HbA1c puede ser no fiable. En casos de anemias hemolíticas o anemias falciformes la prueba de fructosamina permite la monitorización del control de la glucosa.

Para la determinación de la fructosamina se pueden utilizar métodos colorimétricos como el basado en la reducción del azul de nitrotetrazolio (NTB) por acción de la fructosamina en medio alcalino, dando lugar a formazán, un producto coloreado de color negro azulado intenso.

La velocidad de formación de este producto por unidad de tiempo es medida por colorimetría a 540 nm y permite determinar la concentración de fructosamina y, por tanto, el nivel promedio de glucosa en la sangre durante las últimas semanas.

Hormonas

Se determinan principalmente la insulina y el péptido C por métodos inmunoenzimáticos a partir de muestras de suero o plasma.

En situaciones de hiperinsulinemia, para averiguar si la insulina en exceso es de origen endógeno o exógeno, se determina el péptido C.

El **péptido C** es una cadena corta de aminoácidos que se libera hacia la sangre durante el proceso de formación de la insulina. En las células beta del páncreas, la proinsulina, molécula biológicamente inactiva, se escinde en dos moléculas: el péptido C y la insulina. Como la tasa de síntesis del péptido C es la misma que la de la insulina, la determinación de péptido C es un muy buen indicador de la producción endógena de insulina (la insulina de los preparados comerciales no llevan péptido C).

Microalbuminuria

Se refiere a la detección de pequeñas cantidades de proteínas (inferiores a 20 mg/dl) que no pueden ser detectadas por los métodos habituales de determinación de proteínas en orina (tiras reactivas).

Se determina en la orina recogida en 24 h o la de primera hora de la mañana y se realiza mediante métodos de inmunoturbidimetría o inmunonefelometría.

La microalbuminuria se considera un marcador de nefropatía diabética o de enfermedad renal incipiente y su determinación, por tanto, sirve para realizar el control de la diabetes mellitus y para el diagnóstico precoz de la proteinuria.

Inmunológicas

Se utilizan para determinar la presencia de anticuerpos específicos contra la insulina o contra las células beta del páncreas. Consiste en métodos de enzimoinmunoanálisis (ELISA) y de inmunofluorescencia indirecta (FIA).

Receptores

La respuesta de una célula a la insulina dependerá de la cantidad de receptores que estén presentes en su superficie. Cuantos menos haya, mayor será la concentración de insulina que se requiera para conseguir el efecto hipoglucemiante.

Por tanto, la determinación de la cantidad de receptores permite conocer en muchos casos la sensibilidad de las células a la insulina y la efectividad de esta como hormona hipoglucemiante.

¡Tenlo en cuenta!

La determinación de los cuerpos cetónicos (derivados de los ácidos grasos) también informa, si bien de forma indirecta, sobre el metabolismo de la glucosa. Los estudiaremos en la UNIDAD DIDÁCTICA 4.

3.3. Magnitudes bioquímicas del metabolismo de los lípidos y las lipoproteínas

3.3.1. Características generales de los lípidos

Los lípidos son un grupo de moléculas compuestas básicamente por carbono, hidrógeno y oxígeno, aunque también pueden contener fósforo y nitrógeno. Se definen por sus características físicas: poco densos, insolubles en agua pero solubles en disolventes orgánicos, untuosos al tacto.

Tienen funciones muy variadas, ya que forman un grupo muy heterogéneo:

▶ Son la principal forma de almacenamiento de energía a largo plazo del organismo (triglicéridos).

▶ Son componentes estructurales de las membranas (fosfoglicéridos).

▶ Participan en la regulación del metabolismo mediante sus funciones de segundos mensajeros, transportadores, cofactores, hormonas, vitaminas, prostaglandinas, etc. La mayoría son esteroides derivados del colesterol.

▶ Son precursores de otras moléculas como hormonas y ácidos biliares.

▶ Toman parte en la respuesta inmunológica.

Los lípidos de nuestro organismo pueden proceder tanto de los alimentos que ingerimos como de la síntesis que tiene lugar en él.

Los principales lípidos que proceden de la dieta son los triglicéridos (suponen un 90%), seguidos del colesterol y otros esteroides, fosfolípidos, vitaminas liposolubles, etc.

El hígado es el principal órgano donde tiene lugar la síntesis, principalmente de colesterol, pero también de triglicéridos, que después serán distribuidos al resto del organismo.

Como los lípidos son insolubles en el plasma (medio acuoso), necesitan un sistema de transporte para poder distribuirse por el torrente circulatorio

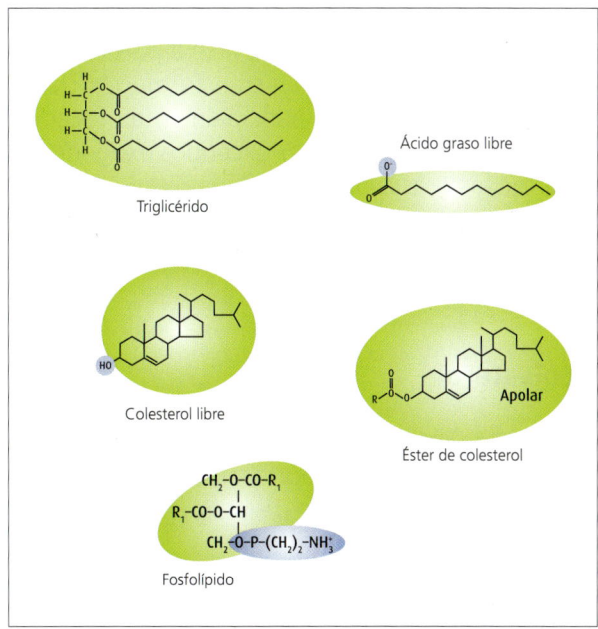

Fig. 3.4. Los triglicéridos son totalmente apolares y por tanto insolubles en agua. El colesterol, los ácidos grasos o los fosfolípidos tienen cierta polaridad (poseen un extremo con carga), lo que les permite interactuar con el agua.

a todo el organismo. Este medio de transporte lo consiguen uniéndose a proteínas. La asociación de lípidos y proteínas constituye las lipoproteínas que cumplen con la función de transporte de los lípidos por la sangre. Se producen en el interior de las células del intestino delgado (enterocitos) y en el hígado (hepatocitos).

3.3.2. Principales compuestos relacionados con el metabolismo lipídico

Los compuestos más estudiados en el laboratorio clínico relacionados con el metabolismo lipídico son los triglicéridos, el colesterol y las lipoproteínas.

Triglicéridos

Son compuestos formados por la esterificación de una molécula de glicerol con tres ácidos grasos.

Su función principal es energética: constituyen la principal reserva energética del organismo en forma de depósitos condensados de energía metabólica. Este almacenamiento se lleva a cabo en los adipocitos (tejido adiposo).

En situaciones de inanición, bajas temperaturas, ejercicio intenso, etc., se produce una rápida movilización de los triglicéridos que se hidrolizan (lipolisis) y los ácidos grasos liberados pasan a la sangre.

Los triglicéridos pueden provenir de la síntesis en el hígado (triglicéridos endógenos) a partir de ácidos grasos circulantes y de la transformación de hidratos de carbono, pero principalmente proceden de la absorción intestinal (triglicéridos exógenos) a partir de las grasas digeridas de la dieta.

Los valores normales de triglicéridos en suero son < 160 mg/dl.

Colesterol

Es un lípido insaponificable englobado dentro de los esteroides. Se transporta en plasma unido a proteínas (formando parte de las lipoproteínas LDL, HDL, IDL, VLDL).

En el organismo cumple diversas funciones:

▶ Es un componente estructural fundamental de las membranas celulares.

▶ Es precursor de las hormonas sexuales y de las hormonas de la corteza suprarrenal.

▶ Participa en la síntesis de ácidos biliares.

Las 2/3 partes del colesterol del organismo son de síntesis propia, en hígado e intestino, a partir de ácidos grasos saturados procedentes de los alimentos y el 1/3 restante proviene directamente del colesterol contenido en los alimentos.

Lipoproteínas

Las lipoproteínas son complejos macromoleculares esféricos formadas por un núcleo que contiene lípidos apolares (colesterol esterificado y triglicéridos) y una capa externa polar formada por fosfolípidos, colesterol libre y proteínas (apolipoproteínas).

La proporción de cada uno de los componentes de una lipoproteína determinan sus principales características –la densidad y la movilidad electroforética– y permiten su clasificación en:

▶ **Quilomicrones**. Son las partículas más grandes y menos densas (< 0,95 g/ml) y no presentan movilidad electroforética. Se sintetizan en el interior de los enterocitos a partir de triglicéridos, colesterol y fosfolípidos. Tienen una vida media inferior a 30 minutos y su función principal es transportar los triglicéridos exógenos a los tejidos para su catabolismo. Contienen las apolipoproteínas Apo B 68, AI, CII y E.

▶ **Lipoproteínas de muy baja densidad** (VLDL). Tienen una densidad de 0,940-1,006 g/ml y una movilidad electroforética pre-beta-globulina. Se sintetizan en el hígado y su función es transportar triglicéridos endogénos. Contienen apo CII y apo E, menos triglicéridos y más colesterol.

Las VLDL son degradadas por la enzima lipoproteína-lipasa para formar lipoproteínas de densidad intermedia, las IDL, con una densidad de 1,006-1,019 g/ml.

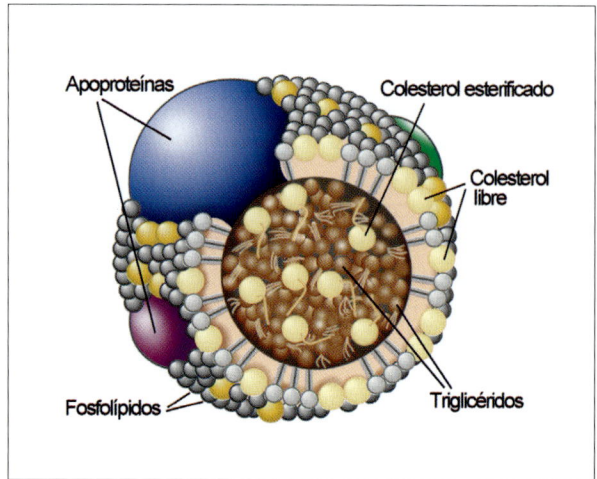

Fig. 3.5. Estructura de una lipoproteína.

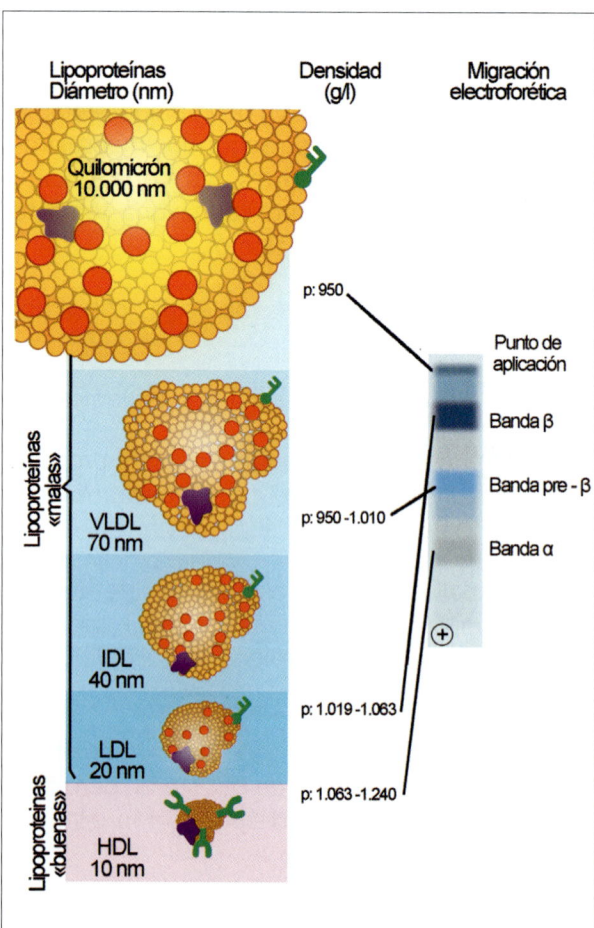

Fig. 3.6. Clasificación y características fisicoquímicas de las lipoproteínas.

▶ **Lipoproteínas de baja densidad** (LDL). Tienen una densidad de 1,019-1,063 g/ml y su movilidad electroforética tiene lugar en el grupo beta-globulina. Es un producto metabólico de la degradación de VLDL con el paso intermedio de las IDL. Es la lipoproteína más rica en colesterol y contiene la apolipoproteína Apo B 100.

▶ **Lipoproteínas de alta densidad** (HDL). Su densidad es de 1,063-1,21 g/ml y su movilidad electroforética está en el grupo alfa-globulina. Se sintetiza en el hígado y en el intestino y su función principal es captar el colesterol libre de las células de los tejidos periféricos por la acción de la enzima lecitin-colesterol-aciltransferasa (LCAT). Es la lipoproteína más rica en proteínas y fosfolípidos, y contiene las apolipoproteínas Apo AI y Apo AII.

Apolipoproteínas (Apo)

Son el componente proteico de las lipoproteínas. Su función es proporcionar estabilidad estructural, ya que interaccionan con los lípidos y con el medio acuoso. Además, algunas de ellas regulan la actividad de las enzimas que actúan sobre las lipoproteínas y otras se unen a receptores específicos.

Receptores de lipoproteínas

Los receptores de lipoproteínas son las estructuras que permiten la relación de las lipoproteínas con las células hepáticas o periféricas u otras lipoproteínas. Son los siguientes:

▶ **Receptores LDL**. Son unas glucoproteínas transmembrana que se unen a la apo B100 y se encuentran en todos los tejidos.

▶ **Receptores de VLDL**. Estos receptores se unen a apo E, por lo que no unen LDL. Se encuentran principalmente en el tejido adiposo y en el músculo, además del cerebro y están casi ausentes en el hígado.

▶ **Receptores de eliminación**. Son receptores que se encuentran en los macrófagos y unen a las LDL modificadas.

▶ **Receptores de HDL**. Reconocen a las apo AI que se encuentran en las HDL. Estos receptores se expresan principalmente en hígado y en los tejidos esteroidogénicos y, al contrario de lo que sucede en los receptores anteriores, no interiorizan la lipoproteína sino que únicamente captan el colesterol esterificado.

3.3.3. El metabolismo de las lipoproteínas

En el hígado, las lipoproteínas siguen principalmente dos rutas metabólicas según cuál sea el origen de los lípidos: la *ruta exógena posprandial* y la *ruta endógena en ayunas*.

Ruta exógena

Es la ruta por la que las lipoproteínas transportan los lípidos exógenos tras la digestión hacia el hígado:

▶ La digestión y absorción de los lípidos se produce en el intestino delgado.

▶ Los ácidos grasos de cadena corta e intermedia se transportan unidos a la albúmina.

▶ Los ácidos grasos de cadena larga en el interior de los enterocitos forman triglicéridos.

▶ El colesterol, los fosfolípidos y los triglicéridos formados se incorporan en los quilomicrones nacientes.

▶ Los quilomicrones son capaces de atravesar las membranas y se secretan en los conductos linfáticos, a través de los cuales llegarán a alcanzar el torrente sanguíneo por el conducto torácico.

▶ Al pasar por los tejidos periféricos, los quilomicrones van perdiendo triglicéridos por la acción de la lipoproteína-lipasa, se vuelven más pequeños y finalmente se captan en el hígado.

Ruta endógena

Es la ruta en la que las lipoproteínas transportan el colesterol y los triglicéridos endógenos (sintetizados en el hígado a partir de los tejidos de reserva) hacia los tejidos periféricos:

▶ Los triglicéridos y el colesterol de síntesis se incorporan en las VLDL.

▶ Las VLDL por exocitosis pasan al espacio extracelular y entran en la circulación.

▶ Por acción de la enzima lipoproteína-lipasa de las células endoteliales, las VLDL van perdiendo triglicéridos, y se convierten en IDL.

▶ Algunas IDL se transforman por eliminación de lípidos y apolipoproteínas en las partículas LDL.

▶ Las LDL se retiran de circulación por unión al receptor de LDL, a receptores de macrófagos o por pinocitosis. Las apolipoproteínas se degradan a aminoácidos y los ésteres de colesterol se hidrolizan. Los macrófagos acumulan colesterol y se transforman en células espumosas características del daño vascular ateroesclerótico.

Transporte reverso del colesterol

Las HDL son fundamentales para el transporte reverso del colesterol desde los tejidos hacia el hígado para su excreción:

▶ Las HDL nacientes (sintetizadas en hígado e intestino) al circular por el torrente sanguíneo irán captando el colesterol desde las células de los tejidos periféricos transformándose en partículas de mayor tamaño.

▶ El colesterol captado por las HDL se dirigirá hacia el hígado para su excreción por la vía biliar y puede producirse de dos maneras:

  ▶ La enzima LCAT esterifica el colesterol en las HDL y la enzima CEPT lo transfiere a las VLDL y LDL, y lo intercambia por triglicéridos. En el paso de las HDL por el hígado, los triglicéridos y los fosfolípidos son hidrolizados por la lipasa hepática. De esta forma, las HDL se transforman en partículas más pobres en lípidos o incluso en HDL nacientes.

  ▶ Directamente, los ésteres de colesterol de las HDL son introducidos por receptores específicos en el hepatocito a su paso por el hígado. La HDL no es catabolizada y vuelve a la periferia para captar más colesterol.

3.3.4. Regulación del metabolismo de los lípidos

La regulación del metabolismo de los lípidos se realiza hormonalmente por la insulina, las hormonas tiroideas y otras que regulan la *lipogénesis* y la *lipolisis*, según las necesidades corporales.

▶ **Lipogénesis**. Es la formación de triglicéridos a partir de los ácidos grasos procedentes de la ingesta y glicerol. La estimula la insulina y se produce principalmente en las células del tejido adiposo.

▶ **Lipolisis**. Consiste en la movilización de los triglicéridos almacenados en el tejido adiposo cuando son requeridos como combustible. En este proceso interviene la lipasa. Los ácidos grasos liberados difunden por la sangre, unidos a la albúmina para ser transportados a los órganos diana, donde se utilizarán como fuente de energía por la ruta catabólica de la beta-oxidación:

Ácidos grasos => acetil CoA => ciclo de Krebs => ATP

En situaciones de falta de glucosa (ayuno prolongado y diabetes mellitus) se forma los cuerpos cetónicos en los hepatocitos a partir del acetil-CoA procedente de los ácidos grasos. Estos cuerpos cetónicos pasan a la circulación y son la fuente energética del cerebro. El aumento de las concentraciones de cuerpos cetónicos puede ocasionar disminución del pH sanguíneo (acidosis/cetoacidosis).

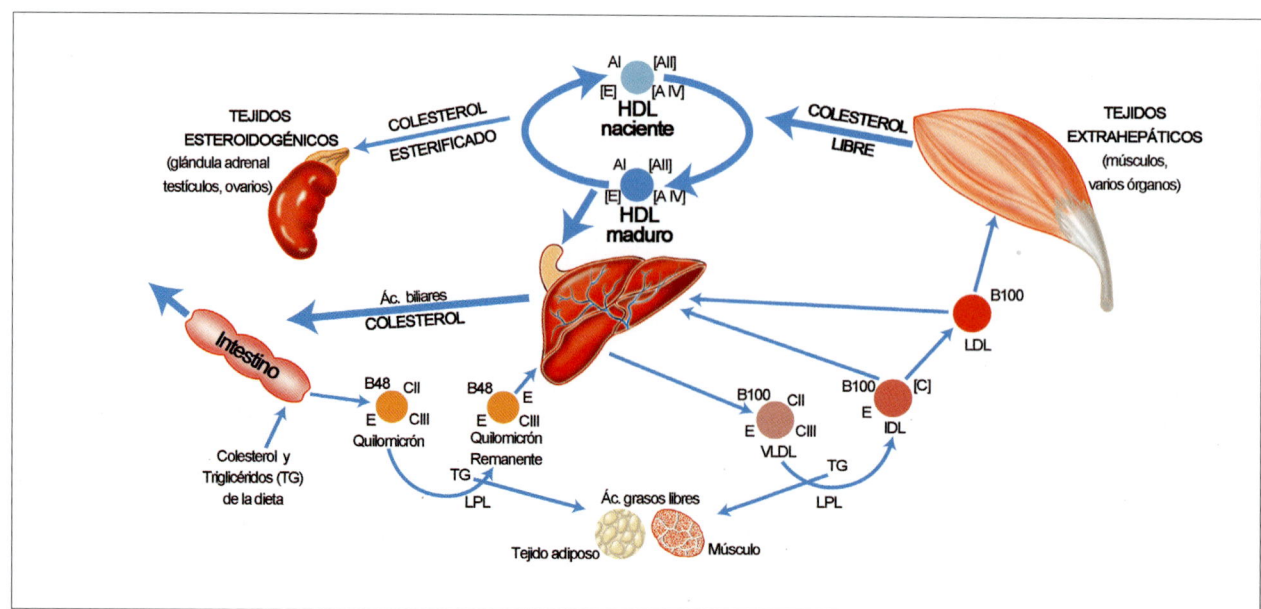

Fig. 3.7. Esquema de las rutas endógenas y exógenas de las lipoproteínas.

3.3.5. Patrones de alteración del metabolismo de lípidos

Las alteraciones del metabolismo lipídico se presentan con elevada frecuencia en la práctica clínica. Habitualmente son alteraciones complejas y pueden tener un origen en el propio metabolismo (*alteraciones primarias*) o ser consecuencia de diversas situaciones como malos hábitos alimentarios, numerosas enfermedades o el consumo de ciertos fármacos (*alteraciones secundarias*).

Dentro de las diferentes alteraciones del metabolismo de los lípidos las *dislipemias* (alteraciones de lípidos circulantes) y las *alteraciones de las lipoproteínas* tienen mayor importancia en relación con las determinaciones analíticas en el laboratorio clínico.

Dislipemias

Las **dislipemias** son un conjunto de alteraciones patológicas que afectan al metabolismo de los lípidos, caracterizadas por alteración de los niveles normales de lípidos circulantes.

Para su estudio, una de las clasificaciones más utilizadas es la de Fredrickson, modificada posteriormente por la OMS (que incluyó un tipo más). Se trata de una clasificación descriptiva que en función del aspecto que adquiere el suero (turbio/cremoso) después de reposar en la nevera y del contenido en triglicéridos y colesterol, refleja el tipo de hiperlipoproteinemia (aunque no informa del estado de la HDL).

Se distinguen los siguientes tipos de dislipemias:

▶ **Tipo I**. Forma una capa cremosa en la superficie y el resto del suero es claro, el colesterol total es normal pero existe un aumento de los triglicéridos plasmáticos. Refleja un exceso de quilomicrones.

▶ **Tipo IIa**. El aspecto del suero es claro, el colesterol está aumentado y los triglicéridos tienen un valor normal. Refleja una LDL aumentada.

▶ **Tipo IIb**. El aspecto del suero es turbio (no forma costra), el colesterol y los triglicéridos están aumentados. Refleja una VLDL y LDL aumentadas.

▶ **Tipo III**. El aspecto del suero es turbio (no forma costra), el colesterol y los triglicéridos están aumentados en igual proporción. Refleja una IDL aumentada.

▶ **Tipo IV**. El aspecto del suero es turbio o lechoso, el colesterol es normal o ligeramente aumentado y los triglicéridos están aumentados. Refleja una VLDL aumentada.

▶ **Tipo V**. Forma una capa cremosa en la superficie y el resto del suero es turbio, el colesterol y los triglicéridos están aumentados (en mayor proporción los triglicéridos). Refleja un exceso de quilomicrones y una VLDL aumentada.

Dislipemias secundarias

Existen numerosos factores secundarios que pueden llevar a la alteración del metabolismo de las lipoproteínas. En la siguiente tabla se recogen algunos de estos agrupados en enfermedades, hábitos y fármacos:

Causas secundarias de dislipemias		Hipercolesterolemia	Hipertrigliceridemia
Enfermedades	Hipotiroidismo	x	x
	Diabetes mellitus		x
	Insuficiencia renal	x	x
	Insuficiencia hepática	x	x
	Anorexia nerviosa	x	
Hábitos	Dietas ricas en grasas saturadas	x	x
	Consumo excesivo de bebidas alcohólicas		x
Fármacos	Corticoides		x
	Diuréticos tiazídicos	x	x
	Inhibidores de proteasas		x
	Andrógenos	x	x
	Bloqueadores beta		x
	Anticonceptivos orales		x

Alteraciones primarias en las lipoproteínas Apo B

Existen varias enfermedades genéticas responsables de alteraciones primarias de las lipoproteínas que contienen apo B. Algunas de estas son:

▶ Hiperlipidemia familiar combinada.

▶ Hipertrigliceridemia familiar.

▶ Hiperquilomicronemia.

▶ Hipercolesterolemia familiar.

▶ Disbetalipoproteinemia.

▶ Deficiencia de lipasa hepática.

▶ Abetalipoproteinemia, hipobetalipoproteinemia y apo B100 defectuosa familiar.

Alteraciones de las HDL

Existen diversas enfermedades genéticas que producen una alteración primaria de las HDL relacionadas con deficiencias estructurales o del metabolismo de las HDL.

Suelen ser enfermedades de muy baja incidencia y se relacionan con un mayor riesgo cardiovascular al verse alterado el metabolismo reverso del colesterol beneficioso en la prevención de la arteriosclerosis.

3.3.6. Determinaciones analíticas para la valoración del metabolismo lipídico

El perfil lipídico contempla la determinación de triglicéridos, colesterol total, colesterol-HDL y colesterol-LDL.

El clínico considera unos valores límites del perfil lipídico para establecer o no un tratamiento (Tabla 3.1).

Estas determinaciones permiten reflejar relaciones estrechas entre alteraciones de lípidos y lipoproteínas con patologías concretas, como por ejemplo:

▶ La concentración de colesterol con el aumento de riesgo de formación de las placas de ateroma.

▶ La concentración de LDL y de ApoB con la incidencia de las cardiopatías isquémicas.

▶ La concentración de HDL y de ApoA con una clara disminución del riesgo de padecer cardiopatías.

Dado que existe una gran variabilidad biológica intraindividual en los resultados de concentración sérica de lípidos séricos, se hace necesario repetir las determinaciones en un intervalo de dos semanas antes de poder confirmar la existencia de una dislipemia.

Además, para que no se vean afectadas las determinaciones, es necesario observar un ayuno de 12 h antes de la extracción y unas pautas de dieta, ejercicio y hábitos saludables durante varias semanas (el tabaco, el alcohol, el ejercicio físico o la ingesta de alimentos alteran de forma directa las concentraciones séricas de lípidos y lipoproteínas). También será necesario considerar las enfermedades y medicaciones que de forma secundaria puedan alterar las determinaciones.

Las determinaciones se realizan en suero aunque también son válidas en plasma con EDTA.

Triglicéridos

Se determinan con métodos enzimáticos que utilizan la siguiente secuencia de enzimas acopladas:

	Colesterol total mg/dl	Colesterol LDL mg/dl	Colesterol HDL mg/dl	Triglicéridos mg/dl
Óptimo	< 200	< 100	> 60	< 150
Límite alto	200-239	130-159	-	200-249
Límite muy alto	> 240	> 190	-	> 500

Tabla 3.1. Concentraciones de colesterol, lipoproteínas y triglicéridos.

$$\text{Triglicéridos} + H_2O \xrightarrow{\text{Lipasa}} \text{glicerol} + \text{ác grasos libres}$$

$$\text{Glicerol} + ATP \xrightarrow{\text{Glicerocinasa}} \text{glicerol-3-P} + ADP$$

$$\text{Glicerol-3-P} + O_2 \xrightarrow{\text{Glicerol-fosfato-oxidasa}} \text{dihidroxiacetona-P} + H_2O_2$$

$$H_2O_2 + \text{cromógeno} \xrightarrow{\text{Peroxidasa}} \text{compuesto coloreado} + H_2O$$

Los triglicéridos se hidrolizan en glicerol gracias a la acción de la lipasa. El glicerol por medio de las enzimas glicerocinasa, glicerol-fosfato-oxidasa y peroxidasa (reacción de Trinder) podrá ser cuantificado midiendo la absorción del compuesto coloreado final a 546 nm de longitud de onda. El incremento de absorción por unidad de tiempo será proporcional a la concentración de triglicéridos.

Se trata, por tanto, de una técnica cinética y los valores normales en sangre son inferiores a los 150 mg/dl.

Colesterol total

La determinación del colesterol se realiza a partir de muestras de suero o plasma y en su cuantificación se utilizan métodos enzimáticos acoplados, como se muestra en la secuencia de reacciones siguientes:

$$\text{Éster de colesterol} \xrightarrow{\text{Colesterol-esterasa}} \text{colesterol libre} + \text{ácido graso} + H_2O$$

$$\text{colesterol libre} + O_2 \xrightarrow{\text{colesterol-oxidasa}} 4 \text{ colestenona} + H_2O_2$$

$$\text{4-aminofenazona} \xrightarrow{\text{peroxidasa}} \text{colorante quinoa} + H_2O + H_2O_2 + \text{fenol}$$

Como aproximadamente 2/3 del colesterol circulante se encuentra esterificado, la primera reacción hidroliza los ésteres de colesterol a colesterol libre por medio de la enzima colesterol-esterasa. En la siguiente reacción el colesterol se oxida a 4-colestenona mediante la enzima colesterol-oxidasa. En esta reacción se libera peróxido de hidrógeno (H_2O_2) que podrá ser cuantificado mediante la reacción de Trinder.

Se trata, por tanto, de una técnica de punto final. La medida del incremento de absorbancia a 546 nm de longitud de onda del compuesto coloreado será proporcional a la concentración de colesterol en la muestra. Los valores normales son < 200 mg/dl.

Colesterol-HDL

Actualmente la mayoría de los métodos que se utilizan en el laboratorio permiten determinar el colesterol-HDL de forma directa, es decir, sin separación previa de las otras lipoproteínas que se encuentran en la muestra.

La cuantificación del colesterol-HDL sin la interferencia de las otras lipoproteínas se consigue con los propios reactivos de trabajo que contienen las sustancias necesarias para ello. Algunas de las estrategias que se aplican son:

▶ Precipitando las lipoproteínas que contienen apo B con reactivos policatiónicos. Posteriormente se centrifuga y el colesterol-HDL se determina en el sobrenadante por métodos enzimáticos.

▶ Utilizando anticuerpos con afinidad por las lipoproteínas excepto por las HDL. Los complejos anticuerpo-lipoproteína no reaccionan ante los reactivos del colesterol, por lo que se cuantificará únicamente el colesterol-HDL.

▶ Utilizando surfactantes y polianiones que tienen afinidad por las lipoproteínas con apo B. El colesterol-HDL se solubiliza con detergentes y se cuantifica mediante el método enzimático acoplado con colesterol-esterasa y colesterol-oxidasa.

Los valores normales se sitúan entre 40 y 60 mg/dl, un nivel HDL inferior a 40 mg/dl eleva el riesgo de enfermedad cardiovascular.

Colesterol-LDL

El colesterol LDL puede cuantificarse de *forma directa* o bien mediante *estimación*.

▶ **Determinación directa**. Se procede de la siguiente manera:

  ▸ La muestra se somete a la acción de un primer detergente que solubiliza el colesterol no LDL, es decir, el HDL, el VLDL y los quilomicrones.

  ▸ El colesterol solubilizado se consume por la acción de las enzimas colesterol-esterasa y colesterol-oxidasa.

▸ El colesterol-LDL que queda se solubiliza con un segundo detergente y se cuantifica enzimáticamente.

▸ **Determinación estimada**. Partiendo de las medidas del colesterol total, colesterol-HDL y triglicéridos, se estima el valor del colesterol-LDL aplicando la expresión matemática de Friedewald.

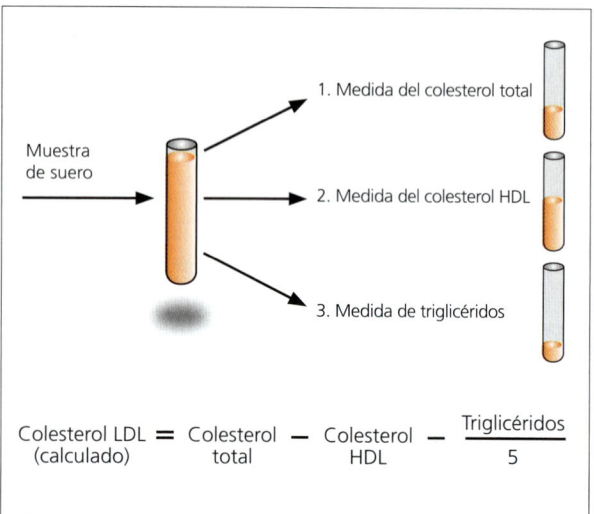

$$\text{Colesterol LDL (calculado)} = \text{Colesterol total} - \text{Colesterol HDL} - \frac{\text{Triglicéridos}}{5}$$

Fig. 3.8. Determinación estimada del colesterol LDL a partir de la fórmula de Friedewald.

Estas estimaciones tienen el inconveniente de que disminuyen en precisión cuanto mayor es la concentración de triglicéridos. Por tanto, a concentraciones de triglicéridos elevadas (> 400 mg/dl) no es válida la estimación de Friedewald.

3.3.7. Otras determinaciones analíticas

Grados de turbidez y detección de quilomicrones

Los diferentes grados de turbidez del suero después de centrifugada la muestra reflejan la mayor o menor existencia de triglicéridos.

Cuando el aspecto es lechoso y opalescente, se puede *detectar la presencia de quilomicrones* dejando reposar el suero toda la noche en nevera, de manera que se evidencia su presencia en forma de una capa cremosa flotante.

La presencia de quilomicrones alerta de las posibles causas: no se ha respetado el ayuno, alteraciones en la producción de lípidos, deficiencia de lipoproteína-lipasa, etc.

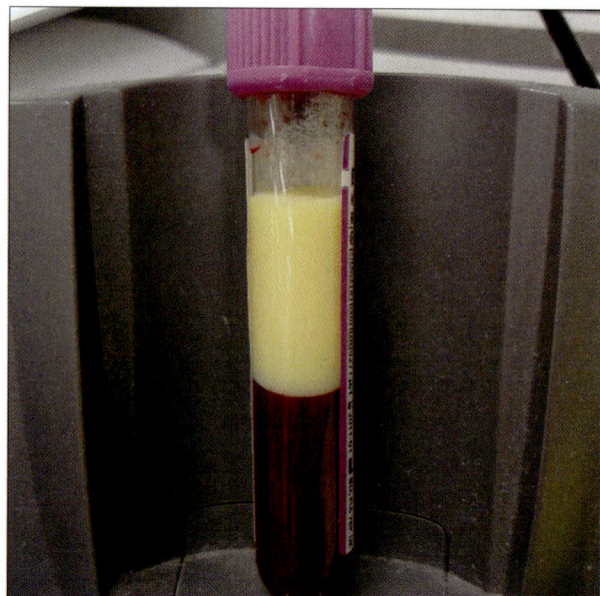

Fig. 3.9. Un aspecto lechoso del suero debe alertar de niveles séricos de triglicéridos muy elevados.

Apoproteínas AI y B

La determinación de apoproteínas tiene su importancia por la fuerte relación que existe con las enfermedades cardiovasculares:

▸ Valores de la apo-B por encima de lo normal se relacionan con un aumento del riesgo de enfermedad cardiovascular.

▸ Valores de apo-AI por debajo de lo normal se identifica como factor de riesgo de cardiopatía isquémica.

También tienen su importancia por resultar formas alternativas en la determinación de otras lipoproteínas como:

▸ El colesterol-HDL. La medida de apolipoproteínas AI es una forma alternativa para la determinación del colesterol-HDL, pues existe una buena correlación entre ambos, siempre y cuando los valores de VLDL no sean elevados (Apo AI también se encuentra en VLDL y quilomicrones).

▸ El colesterol-LDL. Las apolipoproteínas B se encuentran asociadas al colesterol-LDL y su análisis puede ser otra alternativa a la determinación del colesterol-LDL.

La cuantificación de las apolipoproteínas se determina mediante inmunonefelometría (mide la dispersión de la luz a causa de los complejos Ag-Ac formados) o realizando un lipidograma (separación electroforética de las apolipoproteínas en gel de agarosa).

Lipoproteína a (Lp[a])

Tiene una estructura similar a las lipoproteínas LDL: contiene una molécula de apo B unida a una proteína llamada apo(a).

La cantidad de Lp[a] en sangre viene determinada genéticamente y se mantiene constante durante toda la vida del individuo. Su determinación en suero tiene interés por considerarse un buen marcador de riesgo cardiovascular. La Lp[a] puede cuantificarse por inmunonefelometría.

¡Tenlo en cuenta!

En laboratorios especializados se realiza el estudio de los lípidos mediante la separación de las distintas fracciones de lipoproteínas por ultracentrifugación. En cada fracción se determinan el colesterol, los triglicéridos, los fosfolípidos y las proteínas.

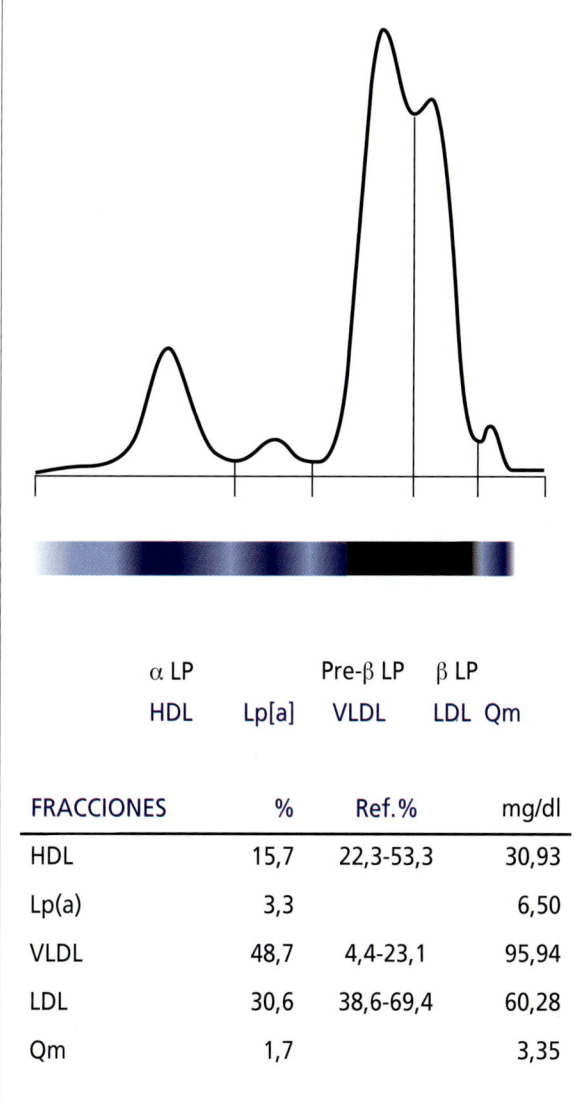

| | α LP | | Pre-β LP | β LP | |
| | HDL | Lp[a] | VLDL | LDL | Qm |

FRACCIONES	%	Ref.%	mg/dl
HDL	15,7	22,3-53,3	30,93
Lp(a)	3,3		6,50
VLDL	48,7	4,4-23,1	95,94
LDL	30,6	38,6-69,4	60,28
Qm	1,7		3,35

Fig. 3.10. Lipidograma electroforético alterado con 5 bandas (colesterol total 197 mg/dl, triglicéridos 285 mg/dl).

3.4. Magnitudes bioquímicas del metabolismo de las proteínas

Las proteínas son macromoléculas constituidas por carbono, hidrógeno, nitrógeno, oxígeno y, a veces, azufre. Están formadas por la unión de unidades más sencillas, los aminoácidos. Hay veinte aminoácidos que, combinados según una secuencia determinada, dan lugar a proteínas muy específicas.

¡Tenlo en cuenta!

Las proteínas procedentes de los alimentos son degradadas en el proceso de digestión a sus componentes más sencillos, aminoácidos. Estos se absorben y pasan a la circulación, que los transporta a los diferentes puntos del organismo donde se van a utilizar.

Los aminoácidos en exceso, o los procedentes de la degradación de proteínas propias, no se pueden almacenar, ni tampoco se pueden excretar directamente sino que es necesario degradarlos previamente. La determinación de los productos de degradación de las proteínas se aborda en la unidad didáctica siguiente.

3.4.1. Características generales de las proteínas plasmáticas

En el plasma se pueden encontrar más de 125 proteínas diferentes cumpliendo funciones diversas y fundamentales como:

▶ Reserva energética para los tejidos, sobre todo la albúmina.

▶ Mantenimiento del equilibrio osmótico. Posibilitan la adecuada distribución hídrica en los diferentes compartimentos del organismo.

▶ Amortiguadores o tampones fisiológicos, permiten mantener el equilibrio ácido-base.

▶ Transporte de diversas sustancias como oxígeno, iones, bilirrubina, ácidos grasos, hormonas, fármacos, etc.

▶ Defensa, son capaces de neutralizar sustancias extrañas que penetran en el organismo como las gammaglobulinas o las inmunoglobulinas.

▶ Favorecen las reacciones químicas (enzimas, proenzimas) o las inhiben.

▶ Participan en la hemostasia, favoreciendo la coagulación o la fibrinolisis.

Gran parte de las proteínas plasmáticas procede de la síntesis en el hígado, a excepción de las inmunoglobulinas que proceden de los linfocitos B o de hormonas como la insulina que proceden de glándulas endocrinas.

El catabolismo de las proteínas plasmáticas al final de su vida útil se produce principalmente en las células hepáticas, pero también se pueden producir pérdidas en la filtración glomerular y a través de los capilares donde entran en las células y son metabolizadas en aminoácidos.

3.4.2. Estudio de las proteínas plasmáticas

El estudio de las diferentes proteínas plasmáticas se realiza por *electroforesis,* por *determinaciones bioquímicas* o por *métodos inmunológicos*.

Electroforesis

La **electroforesis** separa y cuantifica las fracciones más importantes de las proteínas plasmáticas obteniendo un **patrón electroforético**.

La medida individual de la concentración de las proteínas plasmáticas está desplazando la electroforesis a la condición de método para el cribado y el seguimiento de gammapatías monoclonales.

El soporte sólido para la electroforesis fue históricamente el acetato de celulosa, que ha sido sustituido por el gel de agarosa y este a su vez por la electroforesis capilar que está completamente automatizada.

En acetato de celulosa (Cellogel), el patrón electroforético permite cuantificar las siguientes fracciones: *albúmina*, *alfa 1*, *alfa 2*, *beta* y *gamma globulinas*.

En la electroforesis en Cellogel el informe de electroforesis se suele dar como un porcentaje de cada fracción respecto de la concentración total. Esta información se puede obtener de dos formas distintas:

▶ **Espectrofotometría**. Se recortan las distintas franjas y se introducen en tubos con un disolvente que retira las proteínas del Cellogel;

obteniendo así una disolución para cada franja. Seguidamente medimos la absorbancia de cada disolución y la comparamos con la absorbancia obtenida previamente para el total de proteínas.

▶ **Densitometría**. Un fotómetro cuantifica el colorante fijado en cada una de las franjas, y lo representa mediante un proteinograma que nos da las fracciones de cada componente en relación con las proteínas totales obtenidas previamente. Para usar esta técnica es fundamental conseguir un fondo totalmente transparente.

Dentro de cada fracción hay proteínas con movilidad semejante aunque muy distintas en estructura y función. Por eso se usan métodos inmunológicos para cuantificar específicamente algunas de ellas.

Las principales proteínas encontradas en las distintas fracciones del proteinograma en suero son la *albúmina* y las *globulinas alfa*, *beta*, y *gamma*.

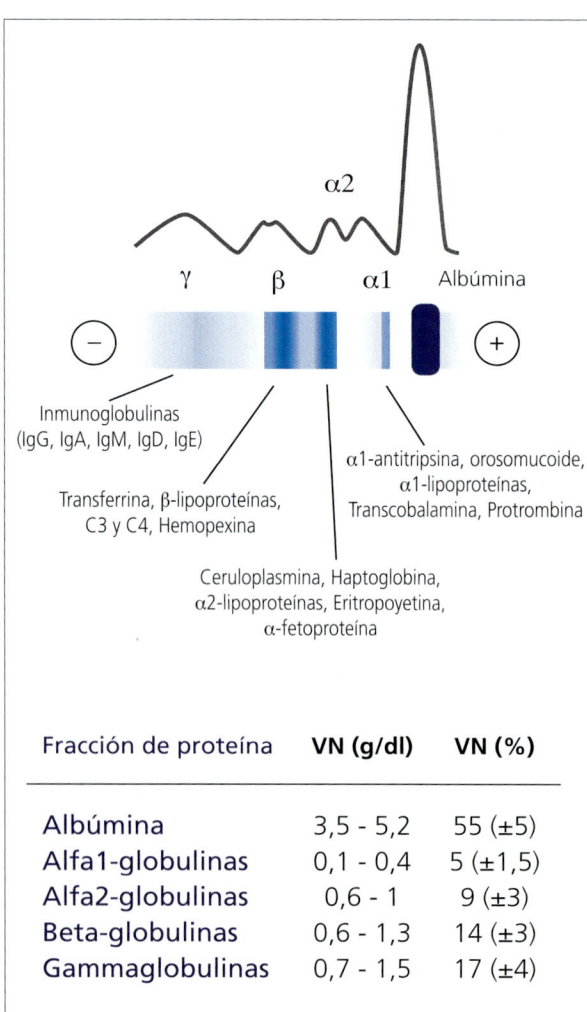

Fracción de proteína	VN (g/dl)	VN (%)
Albúmina	3,5 - 5,2	55 (±5)
Alfa1-globulinas	0,1 - 0,4	5 (±1,5)
Alfa2-globulinas	0,6 - 1	9 (±3)
Beta-globulinas	0,6 - 1,3	14 (±3)
Gammaglobulinas	0,7 - 1,5	17 (±4)

Fig. 3.11. Proteinograma y cuantificación de las fracciones de proteínas plasmáticas.

Albúmina

Representa un 55% del total de proteínas plasmáticas. Contiene todos los aminoácidos esenciales y actúa como un depósito móvil de aminoácidos. Es responsable de la presión osmótica, regula el equilibrio ácido-básico, transporta diversas sustancias y se une a lípidos formando lipoproteínas. Su vida media es de 15 días.

Su aumento suele deberse a deshidratación y su disminución a múltiples causas como insuficiencia hepática y desnutrición.

Se pueden encontrar bisalbuminemias, dos picos en la fracción de albúminas sin implicaciones clínicas.

¡Tenlo en cuenta!

Existe una fracción prealbúmina –formada por dos proteínas, la prealbúmina y la proteína enlazante de retinol–, que no suele aparecer debido a su baja concentración en plasma.

Globulinas

Corresponden a un grupo heterogéneo formado por proteínas, glucoproteínas y lipoproteínas. Se clasifican en tres grupos: alfa, beta y gamma;

▶ **Globulinas alfa**: 14-15% de total. Tienden a aumentar cuando hay un daño hístico activo; aparecen en muchos procesos y son inespecíficas: traumatismos, procesos malignos, inflamaciones. Se dividen en:

  ▶ **Alfa1**:

    Alfa1-antitripsina. Es la subfracción mayoritaria. Su función es que inhibe la tripsina. Aumenta en reacciones inflamatorias agudas. Disminuye en enfisema pulmonar y en cirrosis hepática infantil.

    Alfa-1-glicoproteína ácida (orosomucoide). Es un reactante de fase aguda temprana.

    Alfa1-lipoproteínas. Transportan colesterol y vitaminas liposolubles. Aumentan en enfermedades hepáticas.

    Transcobalamina. Transportan vitamina B12. Disminuyen en casos de malnutrición.

  ▶ **Protrombina**. Es un factor de coagulación ya que es precursor de la trombina. Disminuye en hepatopatías y en tratamientos con dicumarínicos.

▶ **Alfa 2**:

  Ceruloplasmina. Es transportadora de cobre. Aumenta en la gestación, es un reactante de fase aguda. Disminuye en la enfermedad de Wilson.

  Haptoglobina. Transporta la hemoglobina. Aumenta en procesos inflamatorios agudos y crónicos, es reactante de fase aguda. Disminuye en hepatopatías y en algunas anemias.

  Alfa2-lipoproteínas. Son transportadoras de lípidos. Aumentan en hiperlipemias. Disminuyen en insuficiencia hepática.

  Eritropoyetina. Interviene en la formación de eritrocitos. Aumenta en ciertos tipos de anemias. Disminuye en nefropatías (riñón), enfermedades autoinmunes e insuficiencia renal.

  Alfafetoproteína. Es la proteína principal del feto. Está aumentada en el embarazo y en neoplasias hepáticas.

▶ **Globulinas beta**. Representan 12-14% del total. Son estables, no suelen aparecer alteradas. Las beta-globulinas se subdividen en:

  ▶ **Transferrina**. Es transportadora de hierro. Aumenta en las anemias ferropénicas. Disminuye en hepatopatías y neoplasias.

  ▶ **Beta-lipoproteínas**. Transportan colesterol, fosfolípidos y hormonas. Aumentan en el síndrome nefrótico y en las hiperlipemias. Disminuyen en casos de desnutrición.

  ▶ **C3** y **C4**. Son componentes del sistema del complemento. Aumentan en procesos infecciosos agudos e infarto de miocardio Disminuyen en la anemia hemolítica autoinmune y en el lupus eritematoso.

  ▶ **Hemopexina**. Transporta el grupo «hemo» de la hemoglobina. Es reactante de fase aguda, por tanto, está aumentada en inflamaciones agudas. Disminuye en hepatopatías.

▶ **Globulinas gamma**. Representan el 17% del total. Son las inmunoglobulinas IgG, IgA, IgM, IgD, IgE, anticuerpos de inmunidad humoral. Su movilidad electroforética es muy variada y corresponde a la banda ancha del proteinograma. Su aumento policlonal puede deberse a infecciones, enfermedades autoinmunes o enfermedad hepática. La disminución de esta fracción suele deberse a inmunodeficiencias o pérdidas renales.

Cuando la electroforesis se realiza en plasma, aparece otra banda entre la banda beta y gamma que se corresponde con el **fibrinógeno**, precursor de la fibrina formada en el proceso de coagulación.

¡Tenlo en cuenta!

Se conoce como **reactantes de fase aguda** a las proteínas cuya concentración aumenta en procesos inflamatorios. Son el fibrinógeno, las proteínas del complemento, la proteína C reactiva, el orosomucoide, la haptoglobina, la ceruloplasmina, la alfa-1-antitripsina, la ferritina y las inmunoglobulinas.

Determinaciones bioquímicas

Determinaciones en suero de proteínas totales

Para la determinación de las proteínas totales en sangre se usa suero. Cuando se usa plasma, los resultados son mayores, ya que se contabiliza el fibrinógeno que no se ha consumido en la formación del coágulo.

La estabilidad de las proteínas en suero es de una semana a temperatura ambiente, de un mes en refrigeración y dos meses en congelación.

Algunos de los métodos habituales son el *método de Biuret* y el *método de Lowry*, pero también se utilizan otros como los *métodos refractométricos*, el *método de absorción en el ultravioleta* o el *método de Kjeldahl*.

▶ **Método de Biuret**. Es el método de referencia y el más usado. En disolución alcalina, las proteínas reaccionan con iones de cobre (Cu^{2+}) formando un complejo coloreado de gran estabilidad, cuantificable espectrofotométricamente. La técnica es de punto final, la absorbancia se mide a 546 nm.

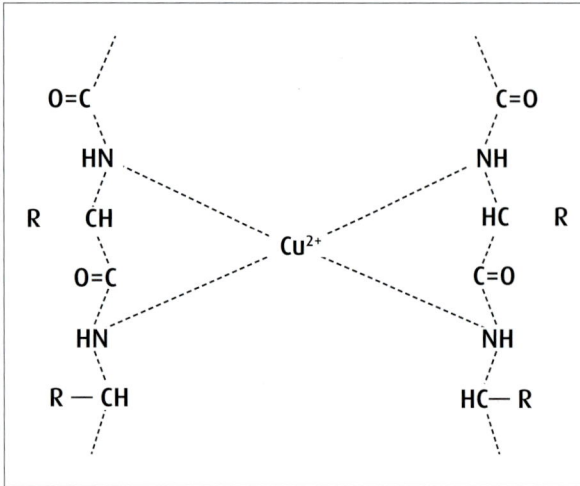

▶ **Método de Lowry**. Utiliza los reactivos de Biuret y de Folin. En primer lugar se forman los complejos coloreados Cu^{2+}-proteína por acción del reactivo de Biuret. Estos complejos provocan el desdoblamiento de la estructura tridimensional de la proteína y exponen los residuos fenólicos de tirosina. Estos grupos fenólicos provocan la reducción, en medio básico, del reactivo de Folin, de color amarillo, dando lugar a un complejo de color azul intenso.

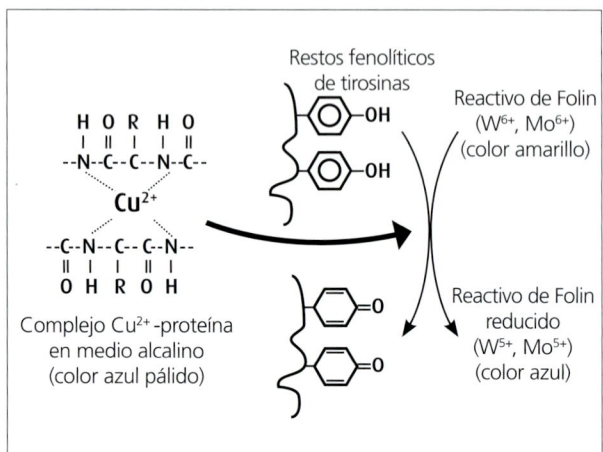

▶ **Métodos refractométricos**. La cantidad de proteínas presentes en el suero o en la orina hacen variar el índice de refracción. Para su medida se utiliza el refractómetro clínico.

▶ **Método de absorción en el ultravioleta**. Se basa en la absorción de luz UV de las proteínas: el enlace peptídico a 200 nm, la tirosina, triptófano y cisteína a 280 nm.

▶ **Método de Kjeldahl**. Método lento y complejo que determina el nitrógeno proteico.

Determinación de la albúmina en suero

Se usan métodos colorimétricos por fijación de colorantes a un pH ácido. La albúmina se combina específicamente con el verde de bromocresol para formar un complejo coloreado que se determina fotométricamente.

Métodos inmunológicos

Son principalmente la *inmunoelectroforesis* y la *inmunodifusión radial*.

▶ La **inmunoelectroforesis** combina la separación electroforética con la provocación de reacciones inmunológicas entre las proteínas y anticuerpos específicos frente a ellas (complejos Ag-Ac). Las fracciones proteicas se detectan mediante la aparición de arcos de precipitación.

La importancia de esta técnica radica en que permite cualitativamente detectar un gran número de fracciones, así como anomalías dentro de estas (por ejemplo inmunoglobulinas anómalas).

▶ La **inmunodifusión radial** es una técnica de tipo inmunológico. Consiste en colocar el suero a analizar en un pocillo practicado en una placa de agar impregnada de anticuerpos contra la proteína que se desea valorar (cada proteína queda atrapada por adsorción con su anticuerpo). La reacción entre los dos forma un anillo de precipitación cuyo diámetro es proporcional a la cantidad de proteína presente en la muestra. El anillo de precipitación se cuantifica usando patrones.

Las principales proteínas plasmáticas cuantificadas por métodos inmunológicos son:

▶ **Prealbúmina**. Es un indicador de la nutrición proteica, sobre todo en bebés y prematuros; transporta la vitamina A y la T4. No aparece en electroforesis y se mide por métodos inmunológicos.

▶ **Ceruloplasmina**. Se determina principalmente para el diagnóstico de la enfermedad de Wilson.

▶ **Alfa-1-glucoproteína ácida**. Se utiliza para el diagnóstico de enfermedades reumáticas y de la enfermedad de Crohn.

▶ **Proteína C reactiva** (PCR). Es uno de los reactantes de fase aguda más utilizados para comprobar un estado inflamatorio y los métodos ultrasensibles sirven para predecir enfermedad cardiovascular.

▶ **Inhibidores de proteasas**. Alfa-1-antiquimiotripsina, inhibidor de la alfa-tripsina, antitrombina III, antiplasmina, inhibidor de C1-esterasa.

3.4.3. Patrones de alteración de las proteínas plasmáticas

Las alteraciones de las proteínas plasmáticas son muchas y se suelen clasificar en cuatro tipos:

▶ Alteraciones en la cantidad de proteínas totales.

▶ Disproteinemias.

▶ Paraproteinemias.

▶ Crioglobulinemias.

Alteraciones en la cantidad de proteínas totales

La suma de las concentraciones de todas y cada una de las proteínas presentes en el plasma se llama **proteínas totales**.

Los valores de referencia de las proteínas totales en plasma dependen de muchos factores, entre ellos la edad, y oscilan entre 7,5 y 8 g/dl.

Las alteraciones que se encuentran en estos valores reciben el nombre de:

▶ **Hiperproteinemia**, cuando la concentración de las proteínas totales está por encima de los valores normales. Puede ser debida a:

  ▶ Una disminución relativa del volumen de líquido plasmático (hipovolemia) como es el caso de situaciones de deshidratación. Lo que varía no es la cantidad de proteínas sino la proporción entre estas y el nivel hídrico del organismo (hemoconcentración).

  ▶ Un aumento de globulinas, principalmente de gammaglobulinas (hiperglobulemias). A este tipo de hiperproteinemia se lo conoce como **hiperproteinemia auténtica**.

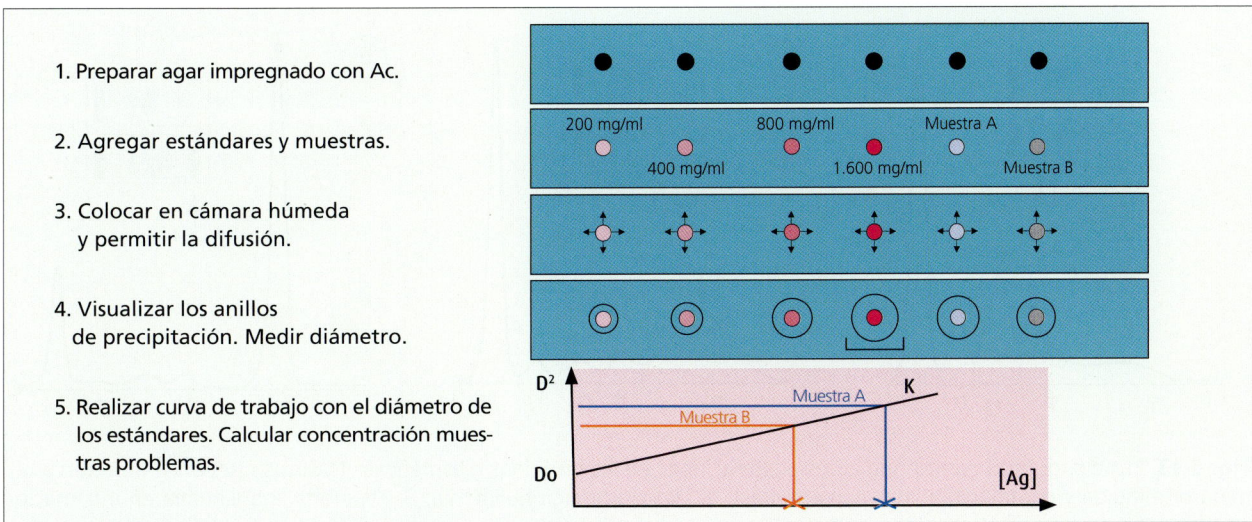

Fig. 3.12. Procedimiento de la inmunodifusión radial.

▶ **Hipoproteinemia**, cuando se produce una disminución de las proteínas totales. Puede darse por:

▶ Un aumento del volumen plasmático, como es el caso de una retención de líquidos (hemodilución).

▶ Una disminución de la dos fracciones importantes: la albúmina (hipoalbuminemia) y/o las gammaglobulinas hipogammaglobulinemia.

Disproteinemias

Son alteraciones en la distribución de las fracciones obtenidas tras una electroforesis. Las más frecuentes son la *hipoalbuminemia*, la *hipogammaglobulemia* y las *hiperglobulemias*.

▶ **Hipoalbuminemia**. Es una disminución de la fracción de la albúmina. Puede ser debida a:

▶ Síntesis insuficiente por desnutrición (déficit de determinados aminoácidos) o insuficiencia hepática (fallo en la síntesis de albúmina).

▶ Eliminación y degradación excesiva por síndrome nefrótico (se pierde albúmina por la orina), alteraciones gastrointestinales (perdida por heces) o quemaduras extensas (exudan por las zonas de piel lesionada).

▶ **Hipogammaglobulinemia**. Es una disminución de las gammaglobulinas debida a deficiencias en el sistema inmunitario (inmunodeficiencia).

▶ **Hiperglobulinemia (alfa, beta y gamma)**. Es un aumento de las globulinas. Las más habituales afectan a las alfa, las alfa y las beta juntas, y las gamma.

▶ El aumento de alfaglobulinas, se da en inflamaciones agudas, tumores y necrosis de los tejidos.

▶ El aumento de las alfa- y betaglobulinas es característico del síndrome nefrótico (enfermedad renal).

▶ El aumento de las gammaglobulinas se puede producir como consecuencia de: inflamaciones, hepatopatías, enfermedades de colágeno (artritis reumatoides), esclerodermia (acumulación de colágeno en la piel y otros órganos).

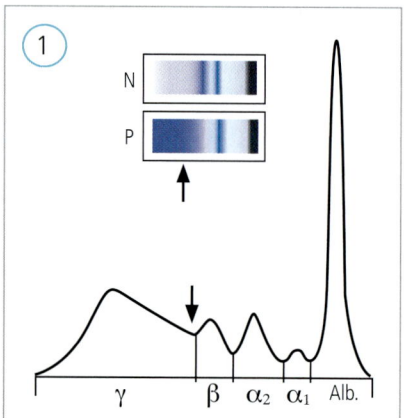
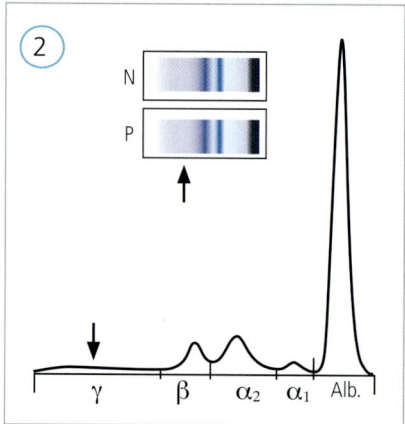
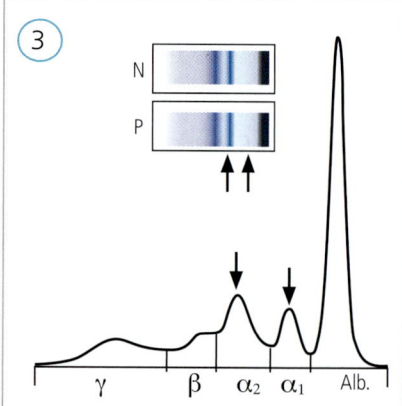
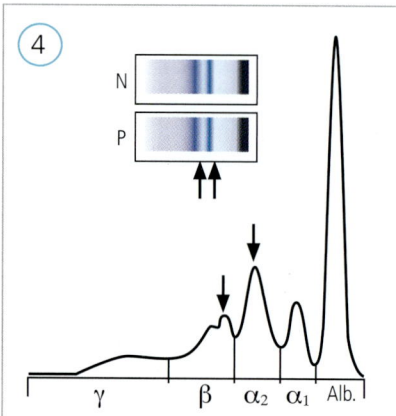
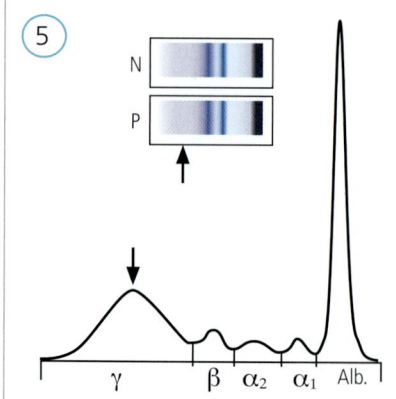
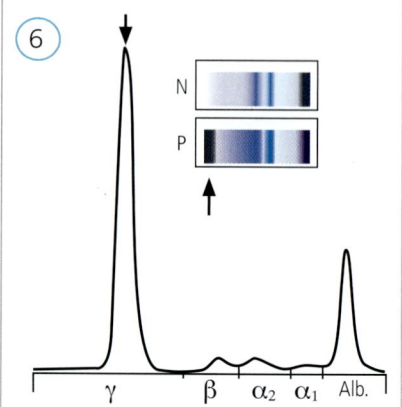

Fig. 3.13. Proteinogramas correspondientes a alteraciones en las proteínas plasmáticas: 1. Cirrosis hepática (fracción albúmina disminuida y gammaglobulinas aumentadas). 2. Hipogammaglobulinemia. 3. Hiperalfaglobulinemia en inflamación aguda. 4. Síndrome nefrótico (globulinas alfa2 aumentadas, albúmina y gammaglobulinas disminuidas). 5. Hipergammaglobulinemia. 6. Gammapatía monoclonal.

Paraproteinemias

Una paraproteinemia es la presencia en el plasma de alguna inmunoglobulina anormal y/o de alguno de sus fragmentos. Se trata del producto de una actividad espontánea y excesiva de un «clon» proliferante de linfocitos B (gammapatías monoclonales) que suele ocurrir en procesos como el mieloma múltiple (tumor de las células plasmáticas), leucemias y linfomas. También pueden ser consecuencia de otros procesos como la diátesis hemorrágica, las lesiones renales o el síndrome de hiperviscosidad.

Crioglobulinemias

Es la circulación en plasma de inmunoglobulinas que precipitan al descender la temperatura. Pueden tener origen en trastornos circulatorios en las regiones distales de las extremidades y en inflamaciones de los vasos sanguíneos (vasculitis). Para su estudio se deben seguir unos protocolos preanalíticos estrictos en cuanto al mantenimiento de una temperatura de 37 °C. Una vez obtenido, el suero se mantiene en nevera a 2-8 °C un mínimo de tres días y las crioglobulinas se detectan porque se observa un precipitado.

3.4.4. Diagnóstico de laboratorio para el infarto agudo de miocardio

El infarto agudo de miocardio junto con la angina inestable y la muerte súbita se incluyen en el llamado síndrome coronario agudo.

Las troponinas cardiacas T e I (cTnT y cTnI), proteínas que se determinan en el laboratorio de urgencias, son los marcadores bioquímicos que se utilizan para el diagnóstico del infarto agudo de miocardio, pues reúnen una serie de requisitos que las hacen ideales:

- Se encuentran en alta concentración en el miocardio.

- Están ausentes fuera del tejido cardiaco.

- Se liberan rápidamente (son detectables a las 2-4 horas del establecimiento de la lesión miocárdica) y de modo lineal tras la necrosis miocárdica.

- Permanecen en circulación el tiempo suficiente para poder ser medidas.

En caso de sospecha de infarto de miocardio, los tiempos de obtención de muestras dependen de la sensibilidad de los métodos de inmunoanálisis que se empleen y que pueden ser:

- Métodos convencionales. Se realiza la extracción al ingreso y a las seis horas.

- Métodos de alta sensibilidad. Se realiza la extracción al ingreso y a las tres horas, en un contexto clínico que hace sospechar claramente un síndrome coronario agudo en personas aparentemente sanas pero que presentan una cardiopatía subclínica. A partir de las muestras seriadas permite observar un aumento o una disminución de los valores de cTn.

En el laboratorio de urgencias para el diagnóstico del síndrome coronario agudo (SCA) se están utilizando otros biomarcadores, todavía en estudio, con capacidad para la detección de las alteraciones previas a la necrosis. Algunos de estos biomarcadores con valor pronóstico son:

- **Basados en la presencia de estrés hemodinámico**. Como el péptido natriurético de tipo B (BNP) y el fragmento N-terminal de su propéptido (NT-proBNP).

- **Basados en la presencia de inflamación en la formación y evolución de la placa de ateroma**, como la proteína C reactiva de alta sensibilidad (PCR-hs).

- **Basados en el grado de lesión vascular renal**. Valorado por creatinina o cistatina C.

- **Biomarcadores relacionados con la presencia de la isquemia previa a la necrosis**. Como es el caso de la albúmina modificada por la isquemia, los ácidos grasos libres no unidos (FFAu) o la proteína transportadora de ácidos grasos de tipo cardiaco, entre otros.

- **Biomarcadores relacionados con procesos que anteceden a la isquemia y la necrosis**. Permitirían un diagnóstico aún más precoz. En este grupo se incluyen las citoquinas proinflamatorias (interleukina-6, factor de necrosis tumoral α).

¡Tenlo en cuenta!

La determinación de mioglobina (hemoproteína citoplasmática presente en los músculos esquelético y cardiaco) está actualmente en desuso en el diagnóstico de infarto de miocardio. El valor habitual en un individuo está en relación con su masa muscular, por lo que es posible que existiendo daño miocárdico no se alcancen valores elevados si el paciente tiene poca masa muscular o si se elimina rápidamente por vía renal.

Ejercicios

1. ¿Qué se entiende por perfil bioquímico? Busca y analiza los más usados en el laboratorio clínico.

2. Relaciona en tu cuaderno los siguientes procesos del metabolismo de la glucosa con la ruta a la que pertenecen y descríbelos brevemente.

Gluconeogénesis

Vía de las pentosas fosfato

Glucogenogénesis   Ruta catabólica

Vía del sorbitol   Ruta anabólica

Glucolisis

Glucogenolisis

3. Cita las principales hormonas que intervienen en la regulación del metabolismo de la glucosa.

4. ¿Qué es la diabetes mellitus?

5. Explica las diferencias que hay entre la diabetes mellitus tipo I y la diabetes mellitus tipo II.

6. ¿Qué es una hipoglucemia? ¿En qué situaciones puede darse?

7. Cita las pruebas principales para el cribado, diagnóstico y control de la diabetes mellitus.

8. ¿En qué consiste el test O'Sullivan?

9. Describe las condiciones previas a la extracción y a la manipulación y conservación posterior de la muestra de sangre destinada a la determinación de la glucosa.

10. Explica el método de la hexoquinasa para la determinación de la glucosa.

11. ¿Qué se entiende por dislipemia?

12. ¿Qué determinaciones se realizan habitualmente cuando se realiza un perfil lipídico?

13. Completa en tu cuaderno de forma resumida una tabla como la siguiente:

Magnitud bioquímica	Tipo de muestra	Condiciones previas a la extracción	Manipulación y conservación de la muestra	Técnica/s para su determinación
Triglicéridos				
Colesterol total				
Colesterol HDL				
Colesterol LDL				
Apoproteínas AI y B				
Lipoproteína a				

14. Describe las siguientes alteraciones del metabolismo de las proteínas plasmáticas:

    a) Hiperproteinemia

    b) Hipoproteinemia

    c) Disproteinemia

    d) Paraproteinemia

    e) Crioglobulinemia

15. ¿Cuáles son las principales proteínas de las fracciones de un patrón electroforético? En un patrón normal, ¿en qué proporción se encuentra cada una de estas fracciones?

16. ¿Por qué las troponinas cardiacas se consideran marcadores bioquímicos ideales para el diagnóstico del infarto agudo de miocardio?

¡Tenlo en cuenta!

Las actividades prácticas de este libro en que tienen lugar determinaciones espectrofotométricas se deben realizar con las siguientes pautas comunes:

▶ Las llevaréis a cabo en grupos de tres o cuatro personas. Antes de comenzar, planificaréis el trabajo teniendo en cuenta el material que se va a necesitar y os repartiréis las tareas.

▶ Entre los materiales y equipos necesitaréis pipetas, un espectrofotómetro, un baño termostatizado y un cronómetro.

▶ Las actividades están basadas en el uso de reactivos de la casa comercial Spinreact®. Consultad a vuestra profesora o profesor las variaciones que se deban realizar en función de los reactivos de los que dispongáis en el centro.

▶ Trabajaréis en todo momento cumpliendo las normas de seguridad y prevención de riesgos. No olvidéis los criterios de calidad y de uso eficiente de los recursos que deben regir en el laboratorio, normas para la manipulación del material y los reactivos, protocolos de trabajo, procedimientos para la eliminación de residuos generados, etc.

▶ Deberéis realizar un informe técnico de cada determinación, cumplimentándolo con los fundamentos metodológicos, significado clínico, tipo de reactivos (y su preparación, conservación y estabilidad), tipo de muestras, procedimiento, control de calidad, valores de referencia, características del método, interferencias y bibliografía. Estos datos los podéis encontrar en el prospecto de la casa comercial.

▶ Se recomienda realizar todas las determinaciones posibles y no solo las que aparecen en las actividades.

Actividad 3.1.

Determinación de glucosa

Objetivos

Medir la concentración de glucosa en suero mediante método enzimático de la hexoquinasa a punto final.

Desarrollo

1. Mezclad el tampón (R1) y las enzimas (R2) para obtener el reactivo.

2. Preparad el espectrofotómetro: Longitud de onda: 340 nm, temperatura 37 °C/ambiente, y ajustad a cero frente a agua destilada.

3. Pipetead:

	Blanco	Patrón	Muestra
Reactivo (ml)	1,0	1,0	1,0
Patrón (µl)		10	
Muestra (µl)			10

4. Mezclad e incubad 5 minutos a 37 °C (o 10 minutos a temperatura ambiente).

5. Leed la absorbancia del patrón y la muestra frente al blanco de reactivos (el color es estable durante 30 minutos).

$$A_m = A_{muestra} - A_{blanco} \qquad A_p = A_{patrón} - A_{blanco}$$

6. Realizad los cálculos a partir de la expresión:

$$c_m = A_m \cdot \frac{c_p}{A_p}$$

Actividad 3.2.

Determinación de proteínas totales

Objetivos

Medir la concentración de proteínas en suero mediante colorimetría a punto final.

Materiales y equipos

Espectrofotómetro

Pipetas

Baño termostatizado

Productos

Suero o plasma heparinizado

Reactivo de Biuret

Calibrador de proteínas totales (albúmina bovina 7gr/dl)

Agua destilada

Desarrollo

- Llevaréis a cabo la actividad en grupos de tres o cuatro personas. Antes de comenzar, planificad el trabajo que se debe realizar teniendo en cuenta el material que se va a necesitar, y distribuíos las tareas.

- Trabajad en todo momento cumpliendo las normas de seguridad y prevención de riesgos. No olvidéis los criterios de calidad y de uso eficiente de los recursos que deben regir en el laboratorio, normas para la manipulación del material y los reactivos, protocolos de trabajo, procedimientos para la eliminación de residuos generados, etc.

- Proceded de la siguiente manera:

  1. Preparad el espectrofotómetro: Longitud de onda: 540 nm, temperatura 37 °C/ambiente, y ajustad a cero frente a agua destilada.

  2. Pipetead:

	Blanco	Patrón	Muestra
Biuret (ml)	1,0	1,0	1,0
Patrón (µl)		25	
Muestra (µl)			25

  3. Mezclad e incubad 5 minutos a 37 °C (o 10 minutos a temperatura ambiente).

  4. Leed la absorbancia del patrón y la muestra frente al blanco de reactivos (el color es estable durante 30 minutos).

  5. Realizad los cálculos a partir de la expresión:

$$c_m = A_m \cdot \frac{c_p}{A_p}$$

Observaciones: linealidad de 0,2 a 15 g/dl. Diluid con suero salino.

Valoraciones

- ¿Cuáles son los valores de referencia y el significado clínico de esta prueba?

- Argumenta la necesidad de un control de calidad.

Actividad 3.3.

Separación de proteínas plasmáticas y cuantificación de fracciones

Objetivos

Realización de un proteinograma y la cuantificación de sus fracciones.

Materiales y equipos

Equipo de electroforesis

Pinzas

Papel de filtro

4 bateas

Dos láminas de vidrio

Rodillo

Estufa o secador de pelo

Espectrofotómetro/densitómetro

Productos de laboratorio

Tiras de Cellogel

Tampones

Azul de bromofenol

Negro amido

Solución decolorante

Solución transparentizadora

Acético al 80%

Desarrollo

- Llevaréis a cabo la actividad en grupos de tres o cuatro personas. Antes de comenzar, planificad el trabajo que se debe realizar teniendo en cuenta el material que se va a necesitar, y distribuíos las tareas.

- Trabajad en todo momento cumpliendo las normas de seguridad y prevención de riesgos. No olvidéis los criterios de calidad y de uso eficiente de los recursos que deben regir en el laboratorio, normas para la manipulación del material y los reactivos, protocolos de trabajo, procedimientos para la eliminación de residuos generados, etc.

- Realizad la electroforesis en Cellogel (en el módulo de TÉCNICAS GENERALES DE LABORATORIO se explica el procedimiento).

- Una vez realizada la electroforesis, cuantificad el resultado por espectrofotometría:

    1. Cortad cada banda y numeradla del 1 (albúmina) al 5.

    2. Preparad 6 tubos de ensayo numerados del 1 al 6. Al primero agregad 10 ml de acético al 80% y a cada uno de los restantes 5 ml.

    3. Colocad las bandas en su tubo. Al tubo 6 añadidle un trozo de tira sin banda.

    4. Agitad hasta que los trocitos se hayan disuelto.

    5. Con el tubo 6 poned a cero el espectrofotómetro y leed las densidades ópticas de cada tubo a 620 nm. Anotad cada valor.

    6. Realizad los siguientes cálculos: multiplicad por dos el valor del primer tubo (tiene el doble de eluyente) y sumad todos los valores. El valor obtenido corresponde al 100%. Calculad los porcentajes de las distintas fracciones mediante regla de 3.

    Opcionalmente, si disponéis de densitómetro, al introducir las proteínas totales el aparato hará los cálculos para cada fracción.

Valoraciones

- Haced un esquema del proteinograma obtenido y marcad las distintas fracciones proteicas cuantificando el valor de cada fracción.

- Describid las dificultades que habéis encontrado. ¿Habéis necesitado aplicar medidas correctoras? ¿En qué han consistido?

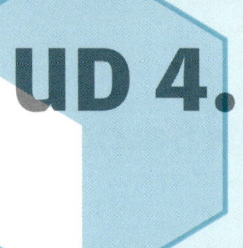

UD 4. Magnitudes: productos finales del metabolismo

Contenidos

▶ Determinaciones de los compuestos nitrogenados no proteicos: urea, creatinina, amonio, ácido úrico, aminoácidos.

▶ Determinación de la bilirrubina total, directa e indirecta.

▶ Ácido láctico y ácido pirúvico.

▶ Cuerpos cetónicos.

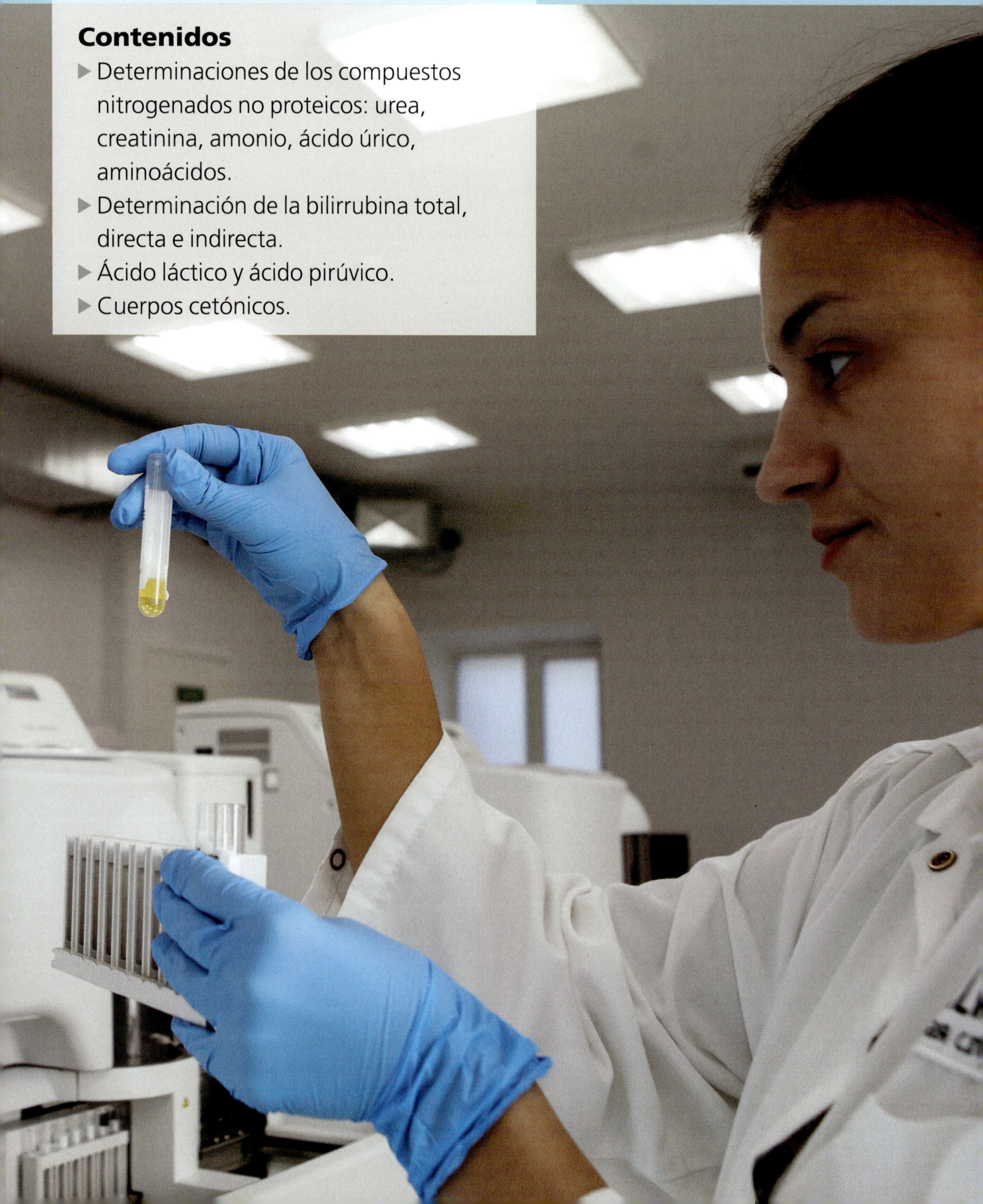

4.1. Compuestos nitrogenados no proteicos

El término **nitrógeno no proteico** proviene de la medición del nitrógeno presente en el plasma sanguíneo una vez que se han eliminado todas las proteínas por precipitación. Este nitrógeno procede de unas quince sustancias generadas en el catabolismo de las proteínas y de los ácidos nucleicos, siendo las más abundantes la urea (45%), los aminoácidos (20%), el ácido úrico (20%), la creatinina (5%), la creatina (1-2%) y el amoniaco (0,2%).

Los compuestos nitrogenados no proteicos más importantes clínicamente son la *urea*, la *creatinina*, el *ácido úrico* y el *amonio*.

▶ La **urea** representa la mayor fracción de los productos nitrogenados no proteicos y junto con la creatinina permite evaluar la función renal.

▶ La **creatinina** se forma en el músculo a una velocidad constante y permite evaluar la filtración glomerular.

▶ El **ácido úrico** procede del catabolismo de las purinas y es el causante de la gota.

▶ El **amoniaco** está presente a bajas concentraciones en el plasma y puede generar neurotoxicidad.

4.1.1. Urea

La urea se sintetiza en el hígado a partir de moléculas de amoniaco que proceden de la desaminación de los aminoácidos mediante el ciclo de la urea.

$$\underset{H_2N}{}\overset{\displaystyle O}{\underset{}{\overset{\|}{C}}}\underset{NH_2}{} \quad \text{UREA}$$

El 90% de la urea se elimina por filtración glomerular y luego se reabsorbe el 40-70% en el túbulo proximal. Un 10% de la urea se excreta por vía digestiva o por la piel.

La eliminación de la urea depende del flujo urinario; en casos de diuresis elevada se elimina en mayor proporción, mientras que cuando se produce una reabsorción de agua en situaciones de deshidratación se retiene urea.

Los niveles de urea en sangre varían dependiendo de la dieta y de procesos metabólicos como el ayuno. Los valores de urea son mayores en personas con dieta proteica y estados catabólicos.

¡Tenlo en cuenta!

La azoemia o azotemia es el aumento genérico de las sustancias nitrogenadas no proteicas en el plasma.

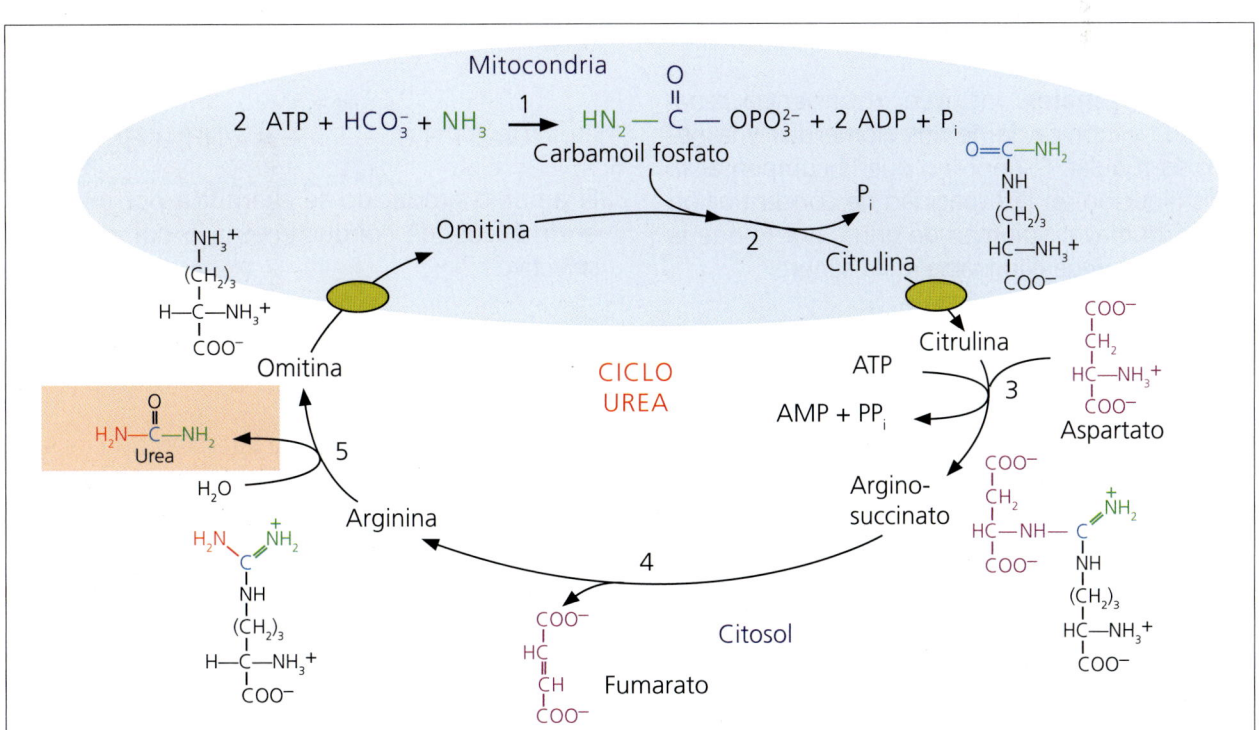

Fig. 4.1. En la degradación de los aminoácidos, el grupo amino se transforma en amoniaco. Como el amoniaco es un compuesto muy tóxico, el organismo lo transforma en urea.

Alteraciones en la concentración de urea

La concentración de urea en la sangre recibe el nombre de **uremia**. El riñón desempeña un papel fundamental en la eliminación de la urea y, por tanto, una hiperuremia es un indicador de insuficiencia renal.

Además, como la determinación de urea en sangre es un método de análisis sencillo, resulta de gran utilidad para el seguimiento de una insuficiencia renal ya instaurada.

Aumento de la concentración de urea

Las causas de alteración que provocan aumentos de las concentraciones de urea plasmática se pueden clasificar en tres categorías principales:

▶ **Causas prerrenales**. Pueden ser:

  ▸ Un flujo sanguíneo renal reducido hace que entre menos urea al riñón y, en consecuencia, se filtre menos. Los principales motivos que causan esta disminución del volumen sanguíneo son, entre otros, insuficiencia cardiaca congestiva, estados de choque, hemorragia profusa o deshidratación.

  ▸ Una dieta con alto contenido de proteínas.

  ▸ Un catabolismo proteínico incrementado, como ocurre en la fiebre.

  ▸ Una hemorragia gastrointestinal, la urea se absorbe rápidamente y aumenta su concentración plasmática.

▶ **Causas renales**. Incluyen insuficiencia renal aguda y crónica, la nefritis glomerular y la necrosis tubular. El riñón no puede compensar la disminución en la capacidad de concentración con un mayor volumen de orina, por lo que la urea no puede eliminarse de la sangre.

¡Tenlo en cuenta!

El estado de choque o *shock* se produce cuando los tejidos del cuerpo no reciben suficiente aporte de sangre y, por tanto, no llega a los órganos el oxígeno que requieren para cumplir sus funciones. Como resultado de lo anterior se produce un fallo multiorgánico.

▶ **Causas posrenales**. Pueden ser obstrucciones del flujo de orina en cualquier parte del tracto urinario, como cálculos renales, tumores de la vejiga, tumores de la próstata o infección grave.

Disminución de la concentración de urea

Entre las causas principales de concentración de urea plasmática reducida se encuentran una ingestión reducida de proteínas, enfermedad hepática grave, etapas vitales caracterizadas por la síntesis incrementada de proteínas (embarazo, infancia) y procesos de vómitos y diarreas intensos.

Determinación de urea

La determinación de urea se puede realizar en suero, plasma u orina. Para determinar la urea en orina deberemos asegurarnos de que esta ha estado refrigerada hasta el momento de su cuantificación, ya que las bacterias la pueden degradar.

En general, el análisis de urea se realiza mediante su hidrólisis a amoniaco por la enzima ureasa:

$$\text{Urea} + H_2O \xrightarrow{\text{ureasa}} 2\ NH_4^+ + HCO_3^-$$

El amonio producido se cuantifica por métodos enzimáticos, de conductimetría o por electrodo selectivo.

Documento 4.1.
Relación urea/creatinina

Conocido el valor de creatinina, el cálculo de la relación urea/creatinina ayuda en la interpretación de la causa que origina una concentración anormal de urea plasmática (una relación urea/creatinina normal oscila entre 10:1 y 20:1).

Las uremias de causas prerrenales tienden a aumentar la urea plasmática, mientras que la creatinina plasmática permanece normal, lo que dará una relación alta del índice urea/creatinina. En las uremias de causas posrenales se observa habitualmente una relación alta de urea/creatinina y valores de creatinina incrementada.

Una relación baja de urea/creatinina se observa en condiciones relacionadas con producción reducida de urea, como ingestión baja de proteínas, necrosis tubular aguda y hepatopatía grave, y valores de creatinina elevados.

El método enzimático es el más utilizado y mide la tasa de desaparición de NADH a 340 nm.

$$NH_4^+ + \text{2-Oxoglutarato} \xrightarrow{\text{Glutamato deshidrogenasa}} \text{Glutamato}$$

$$NADH \quad \quad NAD^+ + H^+$$

Los valores de urea pueden ser expresados como BUN (del inglés *blood urea nitrogen*). La conversión entre BUN y urea se realiza teniendo en cuenta los pesos moleculares de la urea ($CO(NH_2)_2 = 60$), y del nitrógeno presente en su molécula ($2N = 28$):

$$\text{Urea} = \text{BUN} \cdot \frac{60}{28}$$

Por ejemplo, un valor de 28 g de BUN equivale a una concentración de urea de 60 g y un valor de 60 g de urea equivale a un BUN de 28 g.

4.1.2. Creatinina

La creatinina se forma a partir de la creatina:

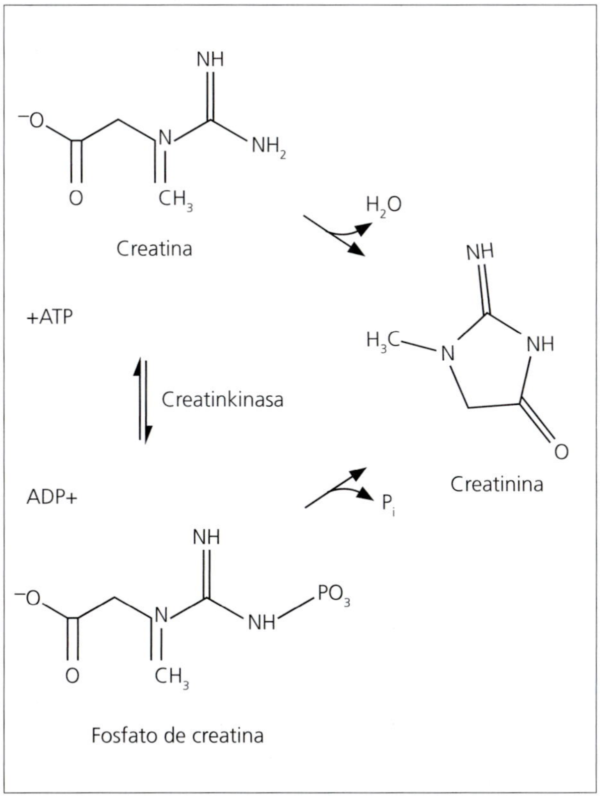

Fig. 4.2. La fosfocreatina al perder el fosfato inorgánico y la creatina al perder agua se convierten en creatinina.

La creatina se sintetiza sobre todo en el hígado a partir de los aminoácidos metionina, arginina y glicina y es transportada al músculo y otros órganos donde se convierte en fosfocreatina, reacción catalizada por la creatinkinasa (CK). La fosfocreatina se utiliza en el músculo como almacén de energía.

La creatinina es, por tanto, un producto final del metabolismo muscular formado mediante reacciones irreversibles. La creatinina se libera a una tasa constante y proporcional a la masa muscular, y esta liberación no se ve afectada por otros procesos metabólicos ni por la dieta.

La creatinina se filtra libremente en el glomérulo renal y su concentración refleja el funcionamiento de la filtración glomerular.

Alteraciones de la creatinina plasmática y la filtración glomerular

La insuficiencia renal se produce cuando los riñones no son capaces de filtrar adecuadamente las sustancias de desecho de la sangre. La estimación del filtrado glomerular mediante la determinación de la creatinina es la base de su diagnóstico.

El descenso de la filtración glomerular puede ocurrir antes de que aparezcan los síntomas de la enfermedad renal. Es necesaria una disminución del 50% en el filtrado glomerular para que la creatinina sérica se eleve por encima de los valores de referencia, lo que puede retrasar el diagnóstico de la insuficiencia renal.

Por ello, un valor de creatinina plasmática dentro del intervalo de normalidad no permite descartar un descenso en el filtrado glomerular.

Determinación de creatinina

Los métodos más habituales que se utilizan para la determinación de la creatinina están basados en el método espectrofotométrico de *Jaffé*:

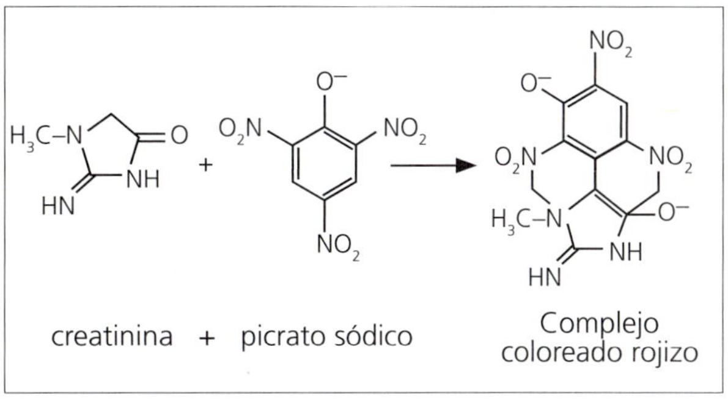

creatinina + picrato sódico → Complejo coloreado rojizo

¡Tenlo en cuenta!

Se recomienda el cribado de la insuficiencia renal en pacientes con hipertrigliceridemia, diabetes mellitus tipo 2 o enfermedad cardiovascular establecida mediante la evaluación del filtrado glomerular y de la albuminuria al menos una vez al año.

La creatinina reacciona con el picrato sódico en medio alcalino y forma un complejo amarillo-rojizo. La absorbancia de este complejo a 520 nm será proporcional a la concentración de creatinina. La reacción de Jaffé presenta muchas interferencias con moléculas presentes en el suero al reaccionar también con el picrato.

Estas interferencias pueden dar lugar a valores sobreestimados de creatinina como es el caso de la interacción con glucosa, proteínas y ácido úrico, entre otras, pero también pueden dar lugar a valores infraestimados como los que se producen con la bilirrubina (se deben evitar los sueros ictéricos y los hemolizados para la determinación de creatinina).

Para mejorar la especificidad del método se realizan modificaciones tanto en los reactivos como en los tiempos de medida, por ejemplo:

▶ Usando métodos cinéticos. Se comienza a leer la absorbancia a partir de los 20 segundos de comenzada la reacción y se finaliza a los 60 segundos. En este periodo se estarán obviando tanto las sustancias interferentes rápidas como las lentas.

▶ Incluyendo en los reactivos sustancias que disminuyen las interferencias, como la bilirrubina oxidasa.

▶ Introduciendo un factor de corrección negativo según los protocolos del fabricante del reactivo. Este factor de corrección puede variar según la edad, el sexo y las enfermedades del paciente.

También se pueden utilizar métodos enzimáticos que presentan menos interferencias que el método de Jaffé. El inconveniente es que proporcionan valores de concentración de creatinina menores y la relación del coste del método respecto a su eficacia es menor. Un ejemplo de método enzimático es el siguiente:

$$\text{creatinina} + H_2O \xrightarrow{\text{creatinasa}} \text{creatina}$$

$$\text{creatina} + H_2O \xrightarrow{\text{creatinasa}} \text{sarcosina} + \text{urea}$$

$$\text{sarcosina} + O_2 + H_2O \xrightarrow{\substack{\text{oxidasa} \\ \text{de sarcosina}}} \text{glicina} + CH_2O + H_2O_2$$

$$H_2O_2 + \text{sustrato incoloro} \xrightarrow{\text{peroxidasa}} \text{producto coloreado} + H_2O$$

Determinación de la filtración glomerular

La determinación de la filtración glomerular es la mejor forma de calcular la función renal. Depende de la edad, el sexo y la superficie corporal, y se puede estimar midiendo el *aclaramiento* de una sustancia.

El **aclaramiento** (Cl, del inglés *clearance*) se define como la relación que hay entre la concentración que se excreta de una sustancia por unidad de tiempo con respecto a su concentración en el plasma sanguíneo. Se mide en ml de plasma filtrado por minuto (ml/min).

El marcador ideal que permite estimar la filtración glomerular debe poseer las siguientes características:

▶ Tener una concentración estable en el plasma y no metabolizarse.

▶ Filtrar libremente en el glomérulo.

▶ Excretarse en orina sin ser secretado, reabsorbido ni degradado en el riñón.

▶ No ser excretado por vía extrarrenal.

La sustancia que más se usa por cumplir con la mayoría de estos criterios como marcador es la creatinina, aunque existe una pequeña fracción de esta que el túbulo proximal excreta y otra que los túbulos colectores absorben.

Aclaramiento de creatinina

La creatinina además de ser un buen marcador de la filtración glomerular, tiene la ventaja de ser un compuesto endógeno, lo que evita tener que administrar sustancias exógenas por vía endovenosa.

¡Tenlo en cuenta!

Se han empleado diversos compuestos exógenos para determinar la filtración glomerular, como la inulina, un polisacárido de la fructosa. Estos productos se administran por vía intravenosa y se recogen en orina durante varios períodos. Estos métodos no son útiles en el laboratorio clínico.

También se ha utilizado el aclaramiento de urea pero se ha abandonado frente a la creatinina por no cumplir con los requisitos del estimador ideal.

Determinar el aclaramiento de creatinina significa determinar la cantidad de sangre que queda depurada de creatinina por unidad de tiempo y se calcula mediante la expresión:

$$Cl_{creatinina} = \frac{[Creatinina]_{en\ orina} \cdot V_{orina}}{[Creatinina]_{en\ plasma}}$$

Como el volumen de orina (V_{orina}) se expresa en ml/min, la unidad de aclaramiento es el mililitro por minuto (ml/min).

¡Tenlo en cuenta!

Si la recogida de orina se hace en 24 horas se deberá dividir el volumen de orina recogido (ml/24h) por el factor de conversión 1.440 min/24h.

$$Cl_{creatinina} = \frac{[Creatinina]_{en\ orina}}{[Creatinina]_{en\ plasma}} \cdot \frac{V_{orina}\left(\frac{ml}{24\ h}\right)}{\frac{1.440\ min}{24\ h}}$$

El intervalo de referencia para $Cl_{creatinina}$ es de 80-120 ml/min en hombres y de 75-115 ml/min en mujeres.

Las principales limitaciones del cálculo del aclaramiento de creatinina son:

▶ Se produce una sobreestimación del valor normal con respecto al aclaramiento obtenido con sustancias como la inulina (marcador ideal).

▶ Errores cometidos en la recogida de orina de 24 horas.

Ecuaciones estimativas del filtrado glomerular

Para estimar con mayor precisión la tasa de filtración glomerular (FG) se han desarrollado unas ecuaciones matemáticas que tienen en cuenta la concentración de creatinina plasmática y algunas variables del individuo como edad, sexo, peso, talla, etc.

Estas ecuaciones ofrecen estimaciones del filtrado glomerular semejantes a las obtenidas con el aclaramiento de creatinina y tienen la ventaja de que se evita la necesidad de recoger la orina. Sin embargo, no son válidas en situaciones de embarazo, enfermedad muscular, malnutrición, hepatopatía grave o insuficiencia renal aguda.

Las más utilizadas son:

▶ La ecuación CKD-EPI (del inglés, *Chronic Kidney Disease-Epidemiology Collaboration*). Recomendada por las guías clínicas debido a

que se obtiene de pacientes con y sin enfermedad renal y con un amplio rango de *FG*. No requiere el peso porque normaliza la filtración glomerular por una superficie corporal estándar de 1,73 m².

Etnia blanca		
Mujeres	Creatinina ≤ 0,7 mg/dl FGe = 144 · (creatinina/0,7) $^{-0,329}$ · (0,993)^{edad} Creatinina > 0,7 mg/dl FGe = 144 · (creatinina/0,7) $^{-1,209}$ · (0,993)^{edad}	
Hombres	Creatinina ≤ 0,9 mg/dl FGe = 141 · (creatinina/0,9) $^{-0,411}$ · (0,993)^{edad} Creatinina > 0,9 mg/dl FGe = 141 · (creatinina/0,9) $^{-1,209}$ · (0,993)^{edad}	
Etnia negra		
Mujeres	Creatinina < 0,7 mg/dl FGe = 166 · (creatinina/0,7) $^{-0,329}$ · (0,993)^{edad} Creatinina > 0,7 mg/dl FGe = 166 · (creatinina/0,7) $^{-1,209}$ · (0,993)^{edad}	
Hombres	Creatinina < 0,9 mg/dl FGe = 163 · (creatinina/0,9) $^{-0,411}$ · (0,993)^{edad} Creatinina > 0,9 mg/dl FGe = 163 · (creatinina/0,9) $^{-1,209}$ · (0,993)^{edad}	

▶ La **ecuación MDRD** (del inglés, *Modification of Diet in Renal Disease*). No se recomienda informar el resultado exacto si es mayor a 60 ml/min debido a la falta de estandarización de la medida de creatinina y a la población que da origen a la fórmula.

$$FG = 186 \cdot [creatina]^{-1,154} \cdot edad^{-0,203} \cdot$$
$$\cdot (0,742\ si\ mujer\ y/o\ \ 1,210\ si\ afroamericano)$$

▶ En niños y adolescentes (menores de 18 años), se aplica la **ecuación de Schwartz**:

$$FG = \frac{K \cdot talla}{[Creatina]_{en\ plasma}}$$

El valor de la constante K varía según la edad del niño:

K= 0,33 bajo peso al nacer hasta 1 año.

K= 0,45 recién nacidos a término hasta 1 año.

K= 0,55 niños/as (2-12 años) y niñas adolescentes.

K= 0,70 niños adolescentes.

▶ La **ecuación de Cockroft-Gault**, una de las primeras en usarse, desde 1976.

$$Cl_{creatina} = \frac{(140 - edad) \cdot masa\ corporal}{72 \cdot [Creatina]_{en\ plasma}} \cdot (0,85\ en\ mujeres)$$

Valores de filtración glomerular e insuficiencia renal

La determinación de la filtración glomerular permite diferenciar una insuficiencia renal aguda de una insuficiencia renal crónica:

▶ **Insuficiencia renal aguda**. Se diagnostica cuando existe una reducción de la filtración glomerular a menos de 10 ml/min. Los síntomas de insuficiencia renal aguda más frecuentes son la oliguria y la anuria (< 400 ml/día). Se presenta como síndrome urémico con elevación de los valores tanto de urea como de creatinina.

▶ **Insuficiencia renal crónica**. Se diagnostica cuando, durante al menos tres meses, el filtrado glomerular estimado es < 60 ml/min/1,73 m². Además, existe lesión renal que se pone de manifiesto por alteraciones histológicas en la biopsia, albuminuria, proteinuria o alteraciones del sedimento urinario, o bien se detecta aplicando técnicas de imagen.

4.1.3. Amonio

A pH fisiológico el 98% del amonio sanguíneo se encuentra como ion amonio (NH_4^+) y solo el 2% como amoniaco (NH_3). El amoniaco puede difundir a través de las membranas biológicas y traspasar la barrera hematoencefálica, produciendo daños cerebrales.

El amonio sanguíneo procede del catabolismo de los aminoácidos y de la absorción intestinal del amonio generado por la actividad bacteriana sobre las proteínas y la urea.

La eliminación del grupo amino de los aminoácidos sigue tres pasos:

1. Transaminaciones. Los grupos amino de los diferentes aminoácidos pasan a formar glutamato.

2. Desaminación oxidativa del glutamato a α-cetoglutarato.

3. Entrada del amonio al ciclo de la urea y formación de la urea.

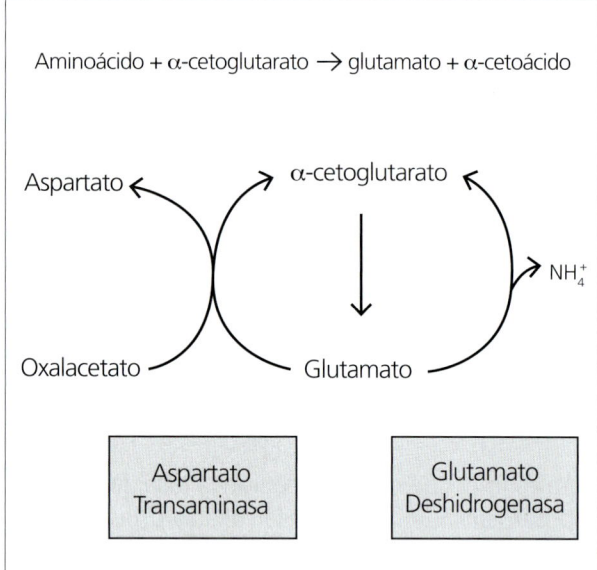

Aminoácido + α-cetoglutarato → glutamato + α-cetoácido

El amonio absorbido en el intestino llega al hígado por la vena porta y allí entra en el ciclo de la urea.

Otra forma de eliminar el amoniaco de la sangre es la conversión a glutamina:

Glutamato + NH_3 + ATP → Glutamina + ADP + P_i

Esta reacción se da en el hígado, el cerebro y los músculos esqueléticos y es una forma de eliminar, almacenar y transportar el amoniaco. La glutamina llega a los riñones, donde se transforma en glutamato y libera el amoniaco, que se excreta en la orina.

Alteraciones del amonio

Pequeñas cantidades de amonio en sangre son muy tóxicas para el cerebro porque convierten el glutamato, principal neurotransmisor excitador del SNC, en glutamina y así se impide la transmisión nerviosa.

Cuando hay daño hepático se puede producir hiperamoniemia, que da lugar a una encefalopatía hepática. El diagnóstico de esta enfermedad es fundamentalmente clínico pero también se miden los niveles de amonio en sangre, que además pueden ayudan a controlar la respuesta al tratamiento.

Existen errores congénitos del metabolismo relacionados con concentraciones elevadas de amonio: los trastornos del ciclo de la urea, las acidemias orgánicas, algunos defectos de la β-oxidación de los ácidos grasos y el síndrome de hiperinsulinismo/hiperamoniemia.

El amonio también contribuye al equilibrio ácido-base mediante la formación de iones amonio en el túbulo renal como forma de excretar H^+. El daño renal también se asocia con hiperamoniemia.

Además, la hiperamoniemia está relacionada con la enfermedad de Alzheimer y puede afectar a la progresión de la enfermedad.

Determinación del amonio

Existen varios métodos analíticos que permiten determinar el amonio sanguíneo, como los métodos de intercambio iónico, de electrodo selectivo y de química seca.

Los más empleados son los métodos enzimáticos basados en la enzima glutamato deshidrogenasa (GLDH) que cataliza la conversión de amonio más α-cetoglutarato a glutamato con la oxidación de NADPH a $NADP^+$.

$$\alpha\text{-cetoglutarato} + NH_4^+ \xrightarrow{\text{GLDH}} \text{L-glutamato}$$
$$NADPH \longrightarrow NADP^+ + H_2O$$

La medida de la disminución de absorbancia de NADPH a 340 nm es proporcional a la concentración de amoniaco.

Para la correcta cuantificación del amoniaco es fundamental tener en cuenta unas condiciones previas al análisis, unas *ligadas al paciente* y otras *a la muestra*.

Ligadas al paciente

▶ La **edad**. Las concentraciones de amonio son de cuatro a ocho veces más altas en neonatos y de dos a tres veces mayores en niños menores de tres años.

▶ El **tabaco**. Se ha comprobado que las concentraciones de amonio se elevan aproximadamente 10 μmol/L después de un cigarrillo. Se recomienda que el paciente permanezca sin fumar al menos 12 horas antes de la extracción.

▶ El **ejercicio**. Los valores fisiológicos de amonio se incrementan más de tres veces tras el ejercicio.

▶ **Fármacos**. Los barbitúricos o los diuréticos pueden incrementar las concentraciones de amonio.

Ligadas a la muestra

▶ **Sangre venosa/sangre arterial**. En personas sin daño hepático aparente, la concentración de amonio en sangre venosa es similar a la arterial.

No obstante, hay que tener en cuenta que la isquemia inducida por el torniquete y la contracción muscular pueden ser causa de liberación de amonio en sangre venosa, lo que puede provocar concentraciones falsamente elevadas. Por ello se debe prestar especial atención al tiempo de torniquete, que debe ser mínimo, y a la contracción muscular, evitando apretar y relajar el puño durante la extracción, dado que pueden incrementarse las concentraciones de amonio.

En pacientes con daño hepático, el músculo convierte el glutamato en glutamina y la concentración de amonio en sangre venosa será menor que en sangre arterial.

A pesar de estos inconvenientes, que aconsejan preferir la sangre arterial, la medida en sangre venosa es clínicamente útil, y es la que más se usa.

▶ **Tipo de anticoagulante**. Se usa plasma con EDTA. La muestra de suero no se recomienda.

▶ **Tratamiento de la muestra**. Como el amonio es un producto del metabolismo celular, los siguientes pasos son críticos para la prevención de concentraciones falsamente elevadas.

  ▸ Una vez obtenida la muestra se debe introducir inmediatamente en hielo. Se ha demostrado que la velocidad de aumento del amonio sanguíneo está alrededor de 0,017 μg/ml de sangre/minuto a 25 °C.

► El amonio se incrementa como consecuencia de la continuidad del metabolismo celular *in vitro*: aproximadamente un 20% al cabo de una hora y casi el 100% al cabo de dos. Por lo tanto, la muestra mantenida en hielo se debe enviar inmediatamente al laboratorio.

► Es importante mantener el tubo con el tapón bien cerrado hasta el momento de realizar la determinación.

► Tan pronto como la muestra llegue al laboratorio, se procederá a su centrifugación, preferiblemente en centrífuga refrigerada. A continuación se separará el plasma, que es estable de dos a tres horas a 2-4 °C y 24 horas si se mantiene a −18 °C.

► **Presencia de hemolisis**. Algunos métodos admiten cierto grado de hemolisis pero otros no, ya que los eritrocitos poseen concentraciones de amonio 2,8 veces superiores a las del plasma.

4.1.4. Ácido úrico

El ácido úrico es el producto final de la degradación de las purinas, la mayor parte de este catabolismo se produce en el hígado debido a la xantina oxidasa.

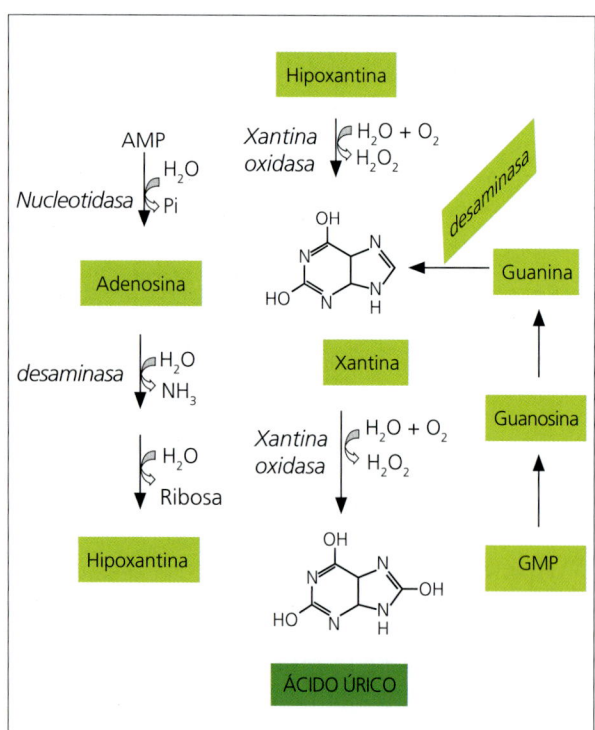

Las purinas proceden de:

► El catabolismo de los ácidos nucleicos procedentes de la destrucción celular.

► El metabolismo endógeno de metabolitos con purinas como el ATP y el NADP.

La mayoría (70%) del ácido úrico producido diariamente se excreta por vía renal. El resto se elimina en el tracto gastrointestinal y es posteriormente convertido en alantoína, muy soluble, por la uricasa de las bacterias del colon. El ser humano carece de uricasa.

Ácido úrico   Alantoína

El ácido úrico generado se filtra libremente en el glomérulo y se reabsorbe casi completamente en los túbulos proximales, en los túbulos distales se produce una secreción del 50% del filtrado y, por último, hay una nueva reabsorción del 80% secretado. Por tanto, la excreción de ácido úrico en la orina representa un 10% del filtrado.

En el plasma sanguíneo, el ácido úrico se presenta como urato monosódico y es relativamente insoluble; a concentraciones mayores de 6,4 mg/dl se pueden formar cristales de uratos que precipitan. En la orina a un pH < 5,75 el ácido úrico es la forma predominante y a altas concentraciones formaría cristales de ácido úrico.

Alteraciones del ácido úrico

Hiperuricemias

La uricemia depende de la producción y de la excreción de uratos. La principal fuente de ácido úrico es el metabolismo endógeno de las purinas y las dietas ricas en purinas modifican la uricemia. La excreción renal e intestinal del ácido úrico está mediada por proteínas transportadoras cuyo tipo y cantidad explican un gran porcentaje de la variabilidad poblacional de la uricemia.

La uricemia varía mucho entre individuos y está influida por el sexo, la función renal y factores genéticos y ambientales. La concentración sérica de urato es más alta en los varones (se considera hiperuricemia > 7 mg/dl) que en las mujeres (hiperuricemia > 6 mg/dl), debido al efecto uricosúrico de los estrógenos que inhiben los transportadores de reabsorción tubular.

Las hiperuricemias son consecuencia de:

► Una menor excreción renal de ácido úrico (90%).

▶ Aumento de la producción de ácido úrico.

▶ Combinación de las dos anteriores.

Cuando se encuentra la causa se denomina *hiperuricemia secundaria* y desaparece al quitar la causa. Cuando no se encuentra ninguna causa se denomina *hiperuricemia primaria* o idiopática y dura indefinidamente.

Algunas causas de hiperuricemia secundaria que produce una disminución de la eliminación renal son la insuficiencia renal, el uso de diuréticos, dietas bajas en sal y fármacos como la ciclosporina. Las hiperuricemias secundarias, consecuencia del aumento de la producción de ácido úrico, son debidas a ciertas enfermedades como leucemias, linfomas o psoriasis, a defectos genéticos, a un exceso de alimentos ricos en purinas en la dieta o a fármacos citotóxicos.

Gota

La gota es un síndrome clínico causado por una respuesta inflamatoria al depósito de cristales de urato monosódico en las articulaciones. Se produce en personas con concentraciones séricas de urato elevadas.

La gota progresa por diferentes periodos o fases de duración muy variable dependiendo de numerosos factores, entre los que el grado de hiperuricemia es el más determinante. Estas etapas o fases son:

▶ Hiperuricemia asintomática. Es un periodo inicial, prolongado y asintomático, en el que se acumulan cristales de urato monosódico en las articulaciones y sus proximidades.

▶ Gota aguda intermitente. Es una fase en la que se producen episodios agudos muy dolorosos.

▶ Artritis gotosa avanzada. Es la evolución final a una fase crónica de poliartritis dolorosa, deformante y debilitante asociada generalmente con la presencia de depósitos cristalinos (tofos) en los tejidos blandos.

Cálculos renales

Cuando existe una producción excesiva de urato junto con una hiperexcreción de ácido úrico, se pueden formar cálculos renales de ácido úrico en las orinas ácidas. De hecho, se pueden producir estos cálculos con valores normales de ácido úrico en orina pero con orinas ácidas.

Hipouricemia

La hipouricemia se diagnostica cuando los niveles plasmáticos de ácido úrico son menores o iguales a 2,0 mg/dl. La hipouricemia no tiene síntomas y no requiere tratamiento, además, se presenta con menor frecuencia que la hiperuricemia. La hipouricemia está asociada con tubulopatías, diabetes e hiponatremia, además, existe una enfermedad genética, la hipouricemia asociada a xantinuria hereditaria (déficit autosómico recesivo de la enzima xantino-oxidasa) con valores de ácido úrico menores a 1 mg/dl.

Determinación de ácido úrico

El ácido úrico se mide en plasma, suero u orina (no es necesario el ayuno para la toma de muestra). En suero se mantiene estable en refrigeración de 3 a 5 días. En orina se debe analizar lo antes posible y para evitar la precipitación de urato se añade hidróxido de sodio (se consigue un pH > 8).

Existen varios métodos para medir el ácido úrico:

▶ **Método del ácido fosfotúngstico**. El ácido úrico reduce al ácido fosfotúngstico en medio alcalino y da lugar a alantoína y azul de tungsteno que se mide a 680-700 nm.

$$\text{Ácido úrico} + H_2PW_{12}O_{40} + O_2 \xrightarrow{Na_2CO_3/OH^-} \text{alatoína} + \text{azul detungsteno} + CO_2$$

La muestra se tienen que desproteinizar, por ejemplo con ácido tricloroacético, para evitar interferencias; aun así, existen numerosos interferentes que reducen el ácido fosfotúngstico y elevan el resultado.

▶ **Métodos enzimáticos**. En un primer paso utilizan la uricasa que da lugar a alantoína y peróxido de hidrógeno.

$$\text{Ác. úrico} + O_2 + 2\ H_2O \xrightarrow{uricasa} \text{alantoína} + H_2O_2 + CO_2$$

Como segundo paso puede realizarse:

▶ Medir con el espectrofotómetro la extinción de la absorbancia a 290 nm (longitud de onda a la que absorbe el ácido úrico).

▶ Acoplar una segunda reacción mediada por la catalasa o por la peroxidasa.

Catalasa

$$H_2O_2 + CH_3OH \longrightarrow H_2CO + 2H_2O$$

Enzimático acoplado (I)

$$CH_2O + 3C_3H_8O_2 + NH_3 \longrightarrow 3H_2O + \text{compuesto coloreado}$$

Peroxidasa

Enzimático acoplado (II)

$$H_2O_2 + \text{colorante indicador} \longrightarrow \text{compuesto} + 2H_2O \text{ coloreado}$$

▶ **Métodos cromatográficos**. Usan HPLC o resinas de intercambio iónico.

4.1.5. Aminoácidos

Los aminoácidos son los precursores de todas las sustancias nitrogenadas del organismo, exceptuando las vitaminas.

La presencia de los aminoácidos en plasma es muy constante y solo se modifica en condiciones patológicas muy graves o en *aminoacidopatías*. El aminoácido más abundante en plasma es la glutamina y se encarga de transportar y almacenar grupos nitrogenados.

El catabolismo de los aminoácidos comienza por la pérdida del grupo amino y la formación de un cetoácido. Según el destino final del esqueleto de carbonos, los aminoácidos pueden ser:

▶ **Cetogénicos** si producen cuerpos cetónicos a partir del acetil-CoA.

▶ **Glucogénicos** si producen intermediarios de la gluconeogénesis a partir del piruvato.

▶ **Glucogénicos** y **cetogénicos** a la vez.

▶ De **incorporación directa** al ciclo de Krebs.

Alteraciones de los aminoácidos

Las **aminoacidopatías** son desórdenes hereditarios de la síntesis o de la degradación de los aminoácidos.

Algunas aminoacidopatías que no se detectan en los primeros días de vida pueden llevar a la muerte del recién nacido. Las sociedades científicas recomiendan hacer un cribado de algunas aminoacidopatías en los programas de diagnóstico neonatal:

▶ La **hiperfenilalaninemia** (HPA) o **fenilcetonuria** (PKU), consiste en elevaciones en las concentraciones de fenilalanina (Phe) en sangre por defecto en su catabolismo causado por una deficiencia primaria de la fenilalanina-hidroxilasa hepática. Es un trastorno hereditario.

▶ **Enfermedad de la orina con olor a jarabe de arce**. Consiste en un acúmulo de aminoácidos: leucina, isoleucina, valina y aloisoleucina, y sus correspondientes cetoácidos en células y líquidos biológicos. Un metabolito de la isoleucina es el responsable del olor en la orina a jarabe de arce.

▶ **Tirosinemia tipo I**. Es un déficit de tirosina aminotransferasa, enzima que se encarga de la degradación de la tirosina, lo que ocasiona un acúmulo de tirosina.

▶ **Homocistinuria**. Es un grupo de errores congénitos del metabolismo de los aminoácidos azufrados y de la cobalamina con una gran heterogeneidad etiológica y clínica.

La homocisteína es un aminoácido que no se emplea para la síntesis proteica sino que interviene como paso intermedio en la metilación de la metionina.

Concretamente, en la comunidad de Madrid se llevan a cabo estudios de las tres primeras.

Determinación de aminoacidopatías

Para detectar precozmente las aminoacidopatías, en primer lugar se realiza un cribado por cromatografía en capa fina, fluorimetría, espectrofotometría y espectrofotometría de masas en tándem (MS-MS), a partir de una muestra de sangre obtenida por punción del talón impregnada en papel. Para el diagnóstico de confirmación se utiliza la técnica de HPLC, cromatografía de intercambio iónico, espectrofotometría y espectrofotometría de masas en tándem.

¡Tenlo en cuenta!

En la UNIDAD DIDÁCTICA 9 se aborda más detalladamente los marcadores bioquímicos en el embarazo y neonatología.

4.2. **La bilirrubina**

La bilirrubina es un pigmento amarillo-anaranjado que se encuentra en la bilis. La mayor parte de la bilirrubina procede del catabolismo de la hemoglobina presente en el interior de los eritrocitos.

¡Tenlo en cuenta!

Una pequeña parte de la bilirrubina tiene su origen en el catabolismo de enzimas hepáticas (citocromos, catalasas) y en la destrucción en la médula ósea de eritrocitos inmaduros.

4.2.1. **El metabolismo de la hemoglobina**

Los hematíes que ya han completado su ciclo vital (120 días) son degradados en las células del sistema reticuloendotelial (bazo, hígado, ganglios linfáticos y médula ósea), liberando la hemoglobina que contenían.

La hemoglobina se desdobla en globina y grupo HEM. El grupo HEM se desdobla, liberando el átomo de Fe y el HEM se transforma en una cadena lineal formado por 4 anillos (pirrólicos) que son la estructura básica de los pigmentos biliares.

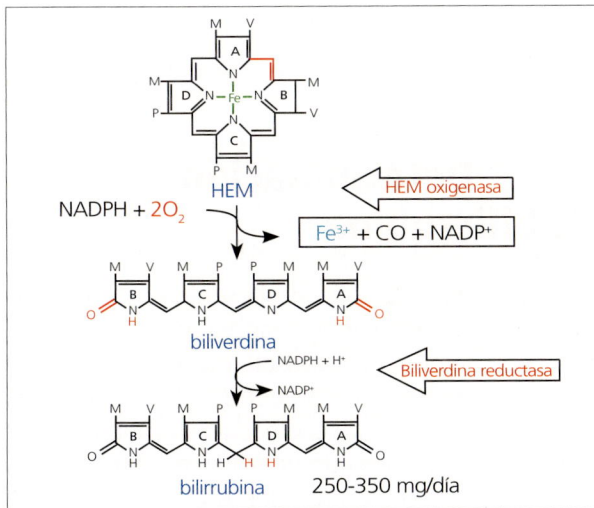

El primer pigmento formado es biliverdina que tras su reducción da lugar a una bilirrubina insoluble e hidrofóbica que necesita de la albúmina para ser transportada en sangre hacia el hígado. Esta bilirrubina recibe el nombre de **bilirrubina no conjugada**.

En el hepatocito, la bilirrubina, se conjuga con el ácido glucurónico. Esta bilirrubina es hidrosoluble y recibe el nombre de **bilirrubina conjugada**.

Una pequeña parte de la bilirrubina conjugada regresa a la sangre, pero la mayor parte accede al intestino delgado por el esfínter de Oddi. Por la acción de la flora intestinal se transforma en urobilinógeno.

Una parte del urobilinógeno se transforma en estercobilinógeno que al oxidarse forma estercobilina y se elimina por las heces (les confiere su color característico). El resto del urobilinógeno se absorbe en el intestino y pasa a la sangre, la mayor parte vuelve al hígado y al intestino (circulación enterohepática) y una pequeña parte se elimina por la orina en forma de urobilina.

La vida media de la bilirrubina no conjugada es inferior a 5 minutos. La bilirrubina conjugada es excretada por la bilis y está ausente en sangre en individuos normales. Normalmente, la concentración sérica de la bilirrubina no supera 1,5 mg/dl (con < 5% de bilirrubina conjugada). Se hace clínicamente manifiesta cuando el nivel alcanza los 3 mg/dl, siendo a veces el primer signo de hepatopatía. Aumentos en la bilirrubina conjugada son altamente específicos para enfermedad hepática o de los conductos biliares.

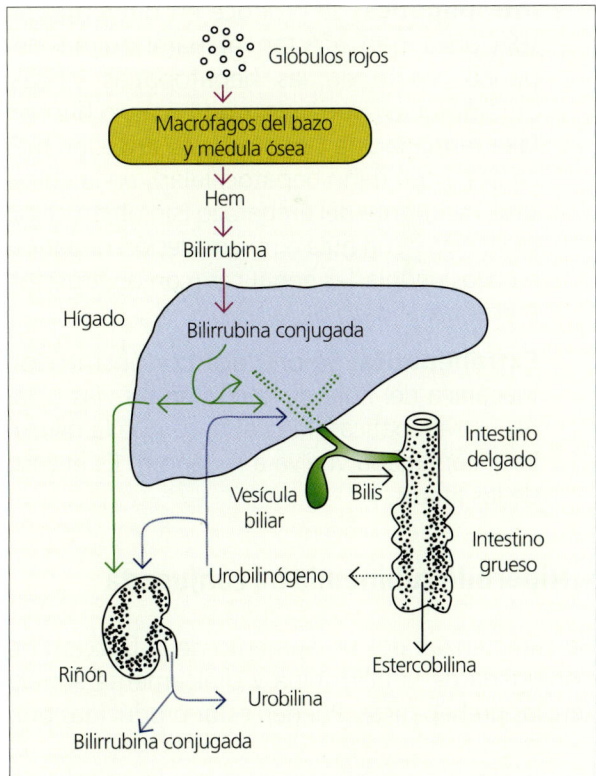

Fig. 4.3. Esquema del metabolismo de la bilirrubina.

¡Tenlo en cuenta!

El estercobilinógeno es la misma molécula que el urobilinógeno, al igual que la estercobilina es la misma molécula que la urobilina.

4.2.2. Hiperbilirrubinemia

La hiperbilirrubinemia es una concentración elevada de bilirrubina en sangre y da lugar a la aparición de *ictericia*.

La **ictericia** es la coloración amarillenta de la piel y la esclerótica debida a hiperbilirrubinemia. La ictericia es clínicamente evidente cuando el nivel de bilirrubina excede los 2 o 3 mg/dl.

Las hiperbilirrubinemias se pueden clasificar en dos grandes grupos según que la fracción de bilirrubina aumentada sea la *conjugada* o la *no conjugada*.

Hiperbilirrubinemia conjugada

Se caracteriza por un aumento de la fracción conjugada. Se produce en casos de:

▶ **Defecto en la excreción** de la bilirrubina una vez que ha sido conjugada como en las enfermedades genéticas de Rotor y de Dubin-Johnson.

▶ **Ictericias obstructivas** o **colestasis**. Pueden tener una causa intrahepática o extrahepática.

  ▶ **Intrahepática**. Se produce en diferentes situaciones que afectan al parénquima hepático, como en las hepatopatías víricas, autoinmunes, isquémicas o tóxicas, o bien en la enfermedad de Wilson (sin obstrucción mecánica y con daño hepatocelular), en la colestasis recurrente del embarazo (sin obstrucción mecánica y con nula o mínima lesión hepática) o en las neoplasias hepáticas (con obstrucción mecánica al paso de la bilis).

  ▶ **Extrahepática**. Se produce por obstrucción mecánica del flujo de la bilis en las vías biliares extrahepáticas, lo cual hace que la bilirrubina conjugada vuelva a la sangre. Es el caso de las litiasis.

Hiperbilirrubinemia no conjugada

Se caracterizan por un aumento de la fracción no conjugada de la bilirrubina y clínicamente son ictericias prehepáticas. Pueden estar producidas por:

¡Tenlo en cuenta!

La colestasis es la alteración de la formación de la bilis o de su excreción hacia el duodeno producida por una gran diversidad de enfermedades que comparten características clínicas (ictericia) y analíticas (aumento de la bilirrubina conjugada).

▶ **Hemolisis**. Produce un aumento de la producción de bilirrubina no conjugada debido a la rotura masiva de eritrocitos. Se da por ejemplo en anemias hemolíticas (ictericia hemolítica).

▶ **Enfermedades genéticas** que afectan a la conjugación de la bilirrubina no conjugada. Por ejemplo, el síndrome de Gilbert y el síndrome de Crigler-Najjar.

▶ **Ictericia neonatal fisiológica**. Es una alteración del proceso de conjugación de bilirrubina en el recién nacido por inmadurez de la glucoroniltransferasa. El proceso dura unas dos semanas con un aumento de la bilirrubina en la primera semana y descenso en la siguiente.

▶ **Ictericia neonatal patológica**. Las causas pueden ser entre otras, incompatibilidad sanguínea y hemorragias. Se consideran niveles patológicos una bilirrubina mayor de 5 mg/dl el primer día del nacimiento o 10-12 mg/dl en días sucesivos. Cuando la bilirrubina alcanza valores de 20 mg/dl puede causar kernicterus, un trastorno grave del sistema nervioso central debido a la precipitación en el cerebro de moléculas de bilirrubina (capaces de atravesar la barrera hematoencefálica inmadura).

¡Tenlo en cuenta!

La ictericia neonatal se trata mediante fototerapia. La fototerapia consiste en exponer la piel del neonato a radiaciones lumínicas que convierten la bilirrubina indirecta en isómeros solubles y excretables.

4.2.3. Determinación de bilirrubina

Para la determinación de bilirrubina es preferible una muestra sérica en ayunas, ya que tanto la lipemia como la hemolisis causan interferencias con la técnica. La determinación debe realizarse antes de 2 o 3 h después de la recolección y el suero puede almacenarse preservado de la luz, en refrigeración una semana y en congelación un mes.

La determinación de la bilirrubina se realiza principalmente por medio de métodos espectrofotométricos basados en la reacción de la bilirrubina con el ácido sulfanílico diazotizado.

La bilirrubina conjugada con el ácido glucurónico (bilirrubina conjugada), por ser soluble en agua, es capaz de reaccionar directamente con el ácido sulfanílico diazotizado, formando un complejo coloreado.

La bilirrubina no conjugada, unida a la albúmina e insoluble en agua, requiere añadir un agente solubilizante que la separe de la albúmina, la vuelva hidrosoluble y permita su reacción con el ácido sulfanílico diazotizado.

Esta variación permite diferenciar analíticamente los dos tipos de bilirrubina: la conjugada, que recibe el nombre de **bilirrubina directa** (reacciona directamente con el reactivo), y la no conjugada, que recibe el nombre de **bilirrubina indirecta** (necesita el agente solubilizante para la reacción). La suma de las bilirrubinas directa e indirecta se define como **bilirrubina total**.

El método más empleado es el de Jendrassik-Grof:

▶ La bilirrubina directa se determina por la lectura de absorbancia a 570 nm del complejo azulado formado tras la reacción con el ácido sulfanílico diazotado en medio alcalino.

▶ La bilirrubina total se determina de la misma manera pero en presencia de cafeína (agente solubilizante) de manera que tanto la bilirrubina conjugada como la no conjugada reaccionarán con el ácido sulfanílico diazotizado.

▶ La bilirrubina indirecta se calcula restando la bilirrubina directa a la total.

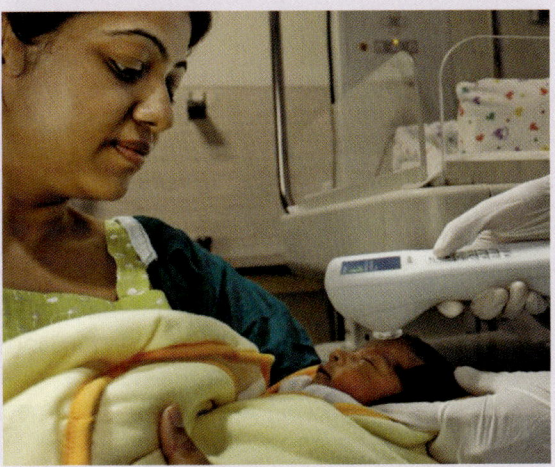

4.3. Ácido láctico y ácido pirúvico

El piruvato es el producto terminal normal del metabolismo de la glucosa (glucolisis).

4.3.1. Metabolismo de la glucosa

La conversión de piruvato a lactato se activa cuando una deficiencia de oxígeno da lugar a una acumulación excesiva de NADH que impide la glucolisis. El paso de piruvato a lactato, fermentación láctica, regenera los niveles de NAD^+.

Normalmente, el piruvato se convierte en acetil-coenzima A (CoA), que entra en el ciclo del ácido cítrico y produce 38 moles de ATP por cada mol de glucosa oxidada. Sin embargo, en condiciones hipóxicas, la formación de acetil-CoA no ocurre y se acumula NADH, que favorece la conversión de piruvato a lactato por metabolismo anaerobio y la regeneración de NAD^+ para continuar la glucolisis.

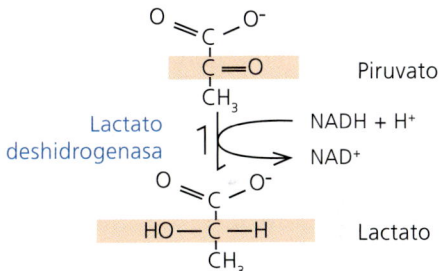

Como resultado, solo se producen dos moles de ATP por cada mol de glucosa metabolizada a lactato, con el exceso de lactato liberado en la sangre. Esta liberación de lactato en la sangre tiene importancia clínica porque la acumulación de lactato en la sangre es un indicador de falta de oxígeno tisular.

Cuando el aporte de oxígeno se reduce por debajo del nivel crítico, las concentraciones de lactato sanguíneo suben con rapidez e indican hipoxia tisular.

El hígado es el órgano más importante a la hora de eliminar el lactato al convertirlo de nuevo a glucosa mediante la gluconeogénesis.

4.3.2. Acidosis láctica

> La **acidosis láctica** se produce por un aumento del ácido láctico debido a un exceso en su producción o a un defecto en su metabolismo.

Las manifestaciones clínicas de la acidosis láctica son taquicardia, taquipnea y alteración del estado mental, que puede ir desde un leve estado de confusión hasta el coma.

Clínicamente se distinguen dos tipos de acidosis lácticas:

▶ **Tipo A**. Se relacionan con condiciones hipóxicas, como *shock*, infarto de miocardio, insuficiencia cardiaca congestiva grave, edema pulmonar o pérdida grave de sangre.

▶ **Tipo B**. Son de origen metabólico, como las que tienen lugar en la diabetes mellitus o en infecciones graves, leucemia, enfermedad renal o hepática e intoxicaciones (etanol, metanol o envenenamiento con salicilato).

Las mediciones de lactato sanguíneo en enfermos en estado crítico indican la gravedad de la enfermedad y determinan de manera objetiva el pronóstico del paciente. Se debe sospechar una acidosis láctica en todo paciente con acidosis metabólica no bien explicada.

Se acepta, en general, que concentraciones de lactato superiores a 5 mmol/l implican un mal pronóstico en pacientes graves.

Un nivel elevado de lactato en el contexto de un traumatismo o una sepsis, o en un paciente crítico, indica la necesidad de medidas terapéuticas inmediatas e intensivas. Si estas medidas consiguen reducir el lactato en 24-48 horas, las posibilidades de supervivencia se incrementan de manera muy notable.

Cociente lactato/piruvato

En condiciones normales, los niveles de ácido láctico son menores de 2,2 mmol/l y la cantidad de piruvato es 10 veces inferior. El cociente normal es de 0,1.

El cociente lactato/piruvato determina si el aumento de lactato es debido a:

▶ Acidosis láctica. El cociente tendrá valores < 0,1.

▶ Disfunción mitocondrial que favorece la acumulación de lactato y de piruvato. El cociente > 0,1.

Existen algunos errores congénitos del metabolismo en los que el piruvato no se convierte en lactato, como por ejemplo en el déficit de piruvato deshidrogenasa; en estos casos, el piruvato se acumula en sangre.

4.3.3. Determinaciones de lactato y piruvato

Consideraciones sobre la recolección de la muestra

Lactato

La muestra adecuada para el lactato es sangre total o plasma.

Los niveles de ácido láctico aumentan con el ejercicio, por lo que la extracción debe hacerse tras un periodo de reposo y se deben evitar los movimientos del brazo y de la mano antes de la extracción. Además, no se debe emplear un torniquete porque la estasis venosa incrementará las concentraciones de lactato.

El lactato medido en sangre arterial da un resultado más real, ya que no se aplica ningún torniquete. Es habitual aprovechar la sangre arterial usada en las gasometrías para medir el lactato.

El plasma heparinizado debe conservarse en frío y separarse en menos de 15 minutos para evitar la glucolisis anaerobia. Los tubos con EDTA deben contener inhibidores de la glucolisis como el fluoruro sódico.

Piruvato

Se utiliza plasma con EDTA pero es necesaria una desproteinización a bajas temperaturas (10 minutos con ácido perclórico al 8% en hielo) y centrifugación posterior para obtener el sobrenadante.

Determinaciones de lactato

Los métodos más utilizados para medir el lactato son los enzimáticos y se basan en determinaciones amperométricas o espectrofotométricas.

Los métodos amperométricos miden la intensidad de corriente al aplicar un voltaje que desencadena una reacción. Se utiliza un electrodo sensible al lactato con una membrana de tres capas: capa exterior (permeable al lactato), capa media (enzimática) y capa interior (permeable al H_2O_2). Estos métodos están incorporados a gasómetros que miden de forma simultánea el pH y los gases sanguíneos.

Los métodos espectrofotométricos se utilizan principalmente para la medida de la concentración de lactato en plasma y en líquido cefalorraquídeo. La enzima lactato deshidrogenasa cataliza la oxidación del lactato a piruvato con la reducción simultánea del NAD$^+$ a NADH. La absorbancia del NADH es directamente proporcional a la concentración de lactato.

$$\text{L - lactato} + \text{NAD}^+ \xleftrightarrow{\text{LDH}} \text{piruvato} + \text{NADH} + \text{H}^+$$

Las muestras de plasma hemolizadas presentan problemas de interferencias con la enzima lactato deshidrogenasa. Existen otros métodos espectrofotométricos que utilizan la enzima lactato oxidasa y que resultan útiles por no presentar interferencias significativas por la hemolisis.

$$\text{Lactato} + \text{O}_2 \xrightarrow{\text{Oxidasa de lactato}} \text{piruvato} + \text{H}_2\text{O}_2$$

Finalmente, una peroxidasa se emplea para producir un cromógeno coloreado a partir de H_2O_2.

Determinaciones de piruvato

Los métodos que se emplean para medir el piruvato implican la reacción inversa a la usada para medir el lactato.

¡Tenlo en cuenta!

Las determinaciones del lactato pueden realizarse como determinaciones en la cabecera del enfermo en unidades de cuidados intensivos y en urgencias por ser indicadoras de hipoxia tisular.

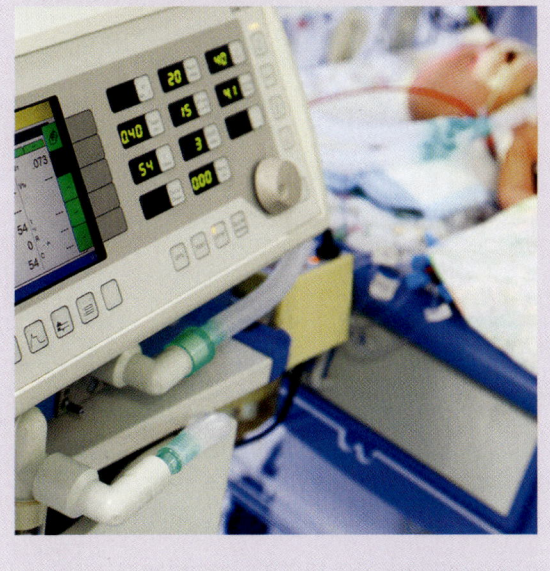

4.4. Cuerpos cetónicos

Los cuerpos cetónicos provienen del catabolismo de los ácidos grasos en situaciones de falta de glucosa y su función es mantener el suministro de energía al cerebro y al corazón. Están formados por acetoacetato, acetona y betahidroxibutirato.

▶ El acetoacetato da lugar a la acetona y al betahidroxibutirato.

▶ La acetona no se usa como fuente de energía y es exhalada o excretada como desecho y es la responsable de un olor afrutado característico en el aliento.

4.4.1. Metabolismo de los ácidos grasos y cetoacidosis

En situaciones de falta de glucosa, como puede ser un ayuno prolongado o la diabetes mellitus, los niveles de acetil-CoA en sangre aumentan y provocan un descenso del pH sanguíneo. Ante esta situación, los hepatocitos captan el acetil-CoA y, mediante la ruta de la cetogénesis, lo transforman en cuerpos cetónicos.

Habitualmente un aumento anormal de las concentraciones de cuerpos cetónicos está relacionado con una disminución del pH sanguíneo (acidosis/cetoacidosis).

No debe confundirse la cetoacidosis (estado patológico) con la cetosis (estado fisiológico), en la que los cuerpos cetónicos constituyen las moléculas con función energética predominantes y no se generan alteraciones del pH sanguíneo.

Los cuerpos cetónicos se forman en situaciones en las que el metabolismo de la glucosa está comprometido. Tanto el acetoacetato como el betahidroxibutirato son ácidos, y si hay altos niveles de alguno de estos cuerpos cetónicos se produce una disminución en el pH de la sangre. Esto se da en la cetoacidosis diabética y en la cetoacidosis alcohólica.

La causa de la cetoacidosis es en ambos casos la misma: la célula no tiene suficiente glucosa; en el caso de la diabetes la falta de insulina evita que la célula reciba glucosa, mientras que en el caso de la cetoacidosis alcohólica, la inanición hace que haya menos glucosa disponible en general.

4.4.2. Determinación de cuerpos cetónicos

Los niveles normales están entre 0,3-2 mg/dl, de los cuales un 78% corresponde al ácido β-hidroxibutírico, un 20% al ácido acetoacético y un 2% a la acetona.

La variación de sus niveles en sangre (cetonemia) y en orina (cetonuria) informan indirectamente del metabolismo de la glucosa.

Algunos de los métodos que se utilizan para su determinación son:

▶ Tiras reactivas para orina. Se basan en la reacción del nitroprusiato de sodio, $NaFe[CN]5NO$, con ácido acetoacético en un pH alcalino para formar un compuesto complejo de color púrpura. No detectan hidroxibutirato.

$$\text{Ácido acetoacético} + \text{nitroprusiato} \xrightarrow{\text{pH alcalino}} \text{color púrpura}$$

Si el reactivo contiene glicerina, entonces se detecta acetona.

▶ Métodos enzimáticos en instrumentos automatizados. Emplean la enzima deshidrogenasa de betahidroxibutirato (β-HBD) para detectar ya sea ácido beta-hidroxibutírico o ácido acetoacético, dependiendo del pH de la disolución:

$$\text{Ácido acetoacético} + \text{NADH} + \text{H}^+ \underset{}{\overset{\beta\text{-HBD}}{\rightleftharpoons}} \beta\text{-HB} + \text{NAD}^+$$

  ▶ A un pH de 8,5 a 9,5 la reacción transcurre hacia la izquierda. El incremento de la absorbancia debida a la formación de NADH será proporcional a la concentración de β-hidroxibutirato.

  ▶ A un pH de 7,0 la reacción transcurre hacia la derecha. La disminución de absorbancia será proporcional a la concentración de ácido acético.

¡Tenlo en cuenta!

La determinación de ácidos grasos no esterificados se usa junto con los cuerpos cetónicos para estudiar la beta oxidación de los ácidos grasos y de forma indirecta el metabolismo de la glucosa.

La determinación cuantitativa de cuerpos cetónicos en suero no es una prueba de rutina, se usan las tiras reactivas en orina.

Ejercicios

1. Define el término nitrógeno no proteico.

2. Relaciona en tu cuaderno los siguientes compuestos nitrogenados no proteicos con las frases que los definen.

	Procede del catabolismo de las purinas y es el causante de la gota.
Amoniaco	Está presente a bajas concentraciones en el plasma y puede generar neurotoxicidad.
Urea	
	Representa la mayor fracción de los productos nitrogenados no proteicos.
Creatinina	
Ácido úrico	Se forma en el músculo a una velocidad constante y permite evaluar la filtración glomerular.

3. Describe el método enzimático de determinación de urea en sangre.

4. ¿Qué medidas relacionadas con la conservación de la muestra se deben tener en cuenta en la determinación de urea en orina?

5. Di si son verdaderas o falsas las siguientes afirmaciones. Razona la respuesta en las falsas.

a) Una relación urea/creatinina normal puede oscilar de 10:1 a 20:1.

b) Una relación alta del índice urea/creatinina refleja uremias prerrenales, puesto que los valores de urea plasmática serán normales y los de creatinina serán elevados.

c) Una hepatopatía grave se manifestará con un relación urea/creatinina baja.

d) En las uremias de causas posrenales se observa habitualmente una relación alta urea/creatinina.

6. Explica por qué la determinación de la filtración glomerular es la mejor forma de evaluar la función renal.

7. Define aclaramiento y describe cómo se determina.

8. ¿Qué condiciones previas ligadas al paciente se deben tener en cuenta en un análisis para la cuantificación de amoniaco? ¿Y qué consideraciones relacionadas con la muestra?

9. Describe al menos dos métodos que se pueden utilizar en la determinación del ácido úrico.

10. Define:

a) Bilirrubina conjugada.   *c)* Bilirrubina no conjugada.   *e)* Bilirrubina directa.

b) Bilirrubina indirecta.   *d)* Ictericia.   *f)* Colestasis.

11. Di si son verdaderas o falsas las siguientes afirmaciones. Razona la respuesta en las falsas.

a) Los aumentos en la bilirrubina conjugada son altamente específicos para enfermedad hepática o de los conductos biliares.

b) La bilirrubina conjugada es excretada por la bilis y está ausente en sangre en individuos normales.

c) Entre las causas que producen una hiperbilirrubinemia conjugada están la hemolisis, el síndrome de Gilbert o la icterica neonatal patológica.

d) Las colestasis siempre tienen su origen en una alteración extrahepática.

e) Una icterica prehepática se caracterizará por un aumento de bilirrubina no conjugada.

f) La icterica neonatal se trata mediante fármacos hepatotóxicos que convierten la bilirrubina indirecta en isómeros solubles y excretables.

g) La bilirrubina directa se calcula restando la bilirrubina total de la indirecta.

h) La rotura masiva de eritrocitos (hemolisis) produce un aumento de la producción de bilirrubina no conjugada.

i) La icterica neonatal fisiológica es una alteración del proceso de conjugación de bilirrubina en el recién nacido.

12. Explica cómo se realiza la determinación de la bilirrubina sérica.

13. Cita algunas consideraciones relativas a las condiciones previas a la extracción, así como de manipulación y conservación de la muestra en la determinación de la bilirrubina sérica.

14. ¿Para qué se utiliza el cociente lactato/piruvato?

15. ¿Por qué se realiza la determinación del lactato en personas en estado crítico?

16. Explica los métodos que se utilizan para la determinación del lactato.

17. Explica la diferencia entre cetoacidosis y cetosis.

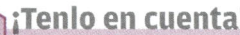 **¡Tenlo en cuenta!**

Las actividades prácticas de esta unidad didáctica que se exponen a continuación se deben realizar siguiendo las mismas pautas comunes que se han dado en la página 77.

Actividad 4.1.

Determinación de creatinina

Objetivos

Medir la concentración de creatinina mediante método cinético de Jaffé.

Desarrollo

1. Preparad el reactivo de trabajo mezclando a partes iguales ác. pícrico (R1) e hidróxido de sodio (R2).

2. Preparad el espectrofotómetro y las condiciones del ensayo: longitud de onda 492 nm, temperatura 37°C/15-25°C, y ajustad a cero frente a agua destilada.

3. Pipetead las cantidades que se muestran en la tabla.

4. Mezclad.

5. Leed las absorbancias a 30 segundos ($A1$) y 90 segundos ($A2$) de la adición de la muestra.

	Blanco	Calibrador	Muestra
R1 y R2 (ml)	1,0	1,0	1,0
Calibrador (µl)		100	
Muestra (µl)			100

6. Calculad:

$$\Delta A = A2 - A1$$

$$\frac{\Delta A\ \text{Muestra}}{\Delta A\ \text{Patrón}} \cdot 2\ (\text{conc. patrón}) = \frac{mg}{dl}\ \text{creatinina en la muestra}$$

Actividad 4.2.

Determinación de urea

Objetivos

Medir la concentración de urea mediante método cinético de la ureasa en suero y orina.

Desarrollo

1. Preparad el reactivo de trabajo disolviendo ureasa, NADH y GLDH (R2), en tampón y cetoglutarato (R1).

2. Preparad el espectrofotómetro y las condiciones del ensayo: longitud de onda 340 nm, temperatura 37°C/15-25°C, y ajustad a cero frente a agua destilada.

3. Pipetead las cantidades que se muestran en la tabla.

4. Mezclad.

5. Leed las absorbancias a 30 segundos ($A1$) y 90 segundos ($A2$) de la adición de la muestra.

	Blanco	Calibrador	Muestra
R1 y R2 (ml)	1,0	1,0	1,0
Calibrador (µl)		10	
Muestra (µl)			10

6. Calculad:

$$\frac{\Delta A\ \text{Muestra}}{\Delta A\ \text{Patrón}} \cdot 50\ (\text{conc. patrón}) = \frac{mg}{dl}\ \text{urea en la muestra}$$

Actividad 4.3.

Determinación de ácido úrico

Objetivos

Medir la concentración de ácido úrico mediante método a punto final de la uricasa, en suero y orina.

Desarrollo

1. Preparad el reactivo de trabajo disolviendo las enzimas (R2) en el tampón (R1).

2. Preparad el espectrofotómetro y las condiciones del ensayo: longitud de onda 520 nm, temperatura 37°C/15-25°C y ajustad a cero frente a agua destilada.

3. Pipetead las cantidades que se muestran en la tabla.

4. Mezclad e incubad 5 minutos a 37 °C o 10 minutos a temperatura ambiente.

5. Leed las absorbancias frente al blanco (son estables 30 minutos).

	Blanco	Calibrador	Muestra
R1 y R2 (ml)	1,0	1,0	1,0
Calibrador (µl)		25	
Muestra (µl)			25

6. Realizad los cálculos:

En suero: $\dfrac{A\ Muestra}{A\ Patrón} \cdot 6\ (\text{conc. muestra}) = \dfrac{mg}{dl}$ ácido úrico

En orina: $\dfrac{A\ Muestra}{A\ Patrón} \cdot 6 \cdot \text{vol (dl) orina en 24 h} = \dfrac{mg}{24\ h}$ ácido úrico

Actividad 4.4.

Determinación de bilirrubina total y directa

Objetivos

Medir la concentración de bilirrubina total y directa en suero mediante la técnica a punto final, utilizando el método del ácido sulfanílico diazotizado y el dimetilsulfóxido como solubilizante.

Desarrollo

1. Preparad el espectrofotómetro y las condiciones del ensayo: longitud de onda 555 nm, temperatura 15-25°C, y ajustad a cero frente a agua destilada.

2. Pipetead las cantidades que se muestran en la tabla.

3. Mezclad e incubad 5 minutos a temperatura ambiente.

4. Leed las absorbancias.

5. Realizad los cálculos:

	Blanco	B. Total	Blanco	B. Directa
R1 (ml)			1,5	1,5
R2 (ml)	1,5	1,5		
R3 (µl)		50		50
Calibrador/ muestra (µl)	100	100	100	100

Reactivos comerciales: ácido sulfanílico y HCl (R1), dimetilsulfóxido, ácido sulfanílico y HCl (R2) y nitrito de sodio (R3).

– Con Calibrador:

$$\dfrac{(A)\ Muestra - (A)\ Blanco\ Muestra}{(A)\ Calibrador - (A)\ Calibrador\ Muestra} \cdot \text{Conc. Calibrador} = \dfrac{mg}{dl}\ \text{de bilirrubina}$$

– Con Factor

$$((A)\ Muestra - (A)\ Blanco\ Muestra) \cdot \textbf{Factor*} = \dfrac{mg}{dl}\ \text{de bilirrubina}$$

$\textbf{* Factor} = \dfrac{\text{Concentración de Calibrador}}{(A)\ Calibrador - (A)\ BlancoCalibrador}$

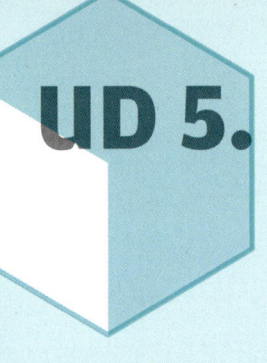

UD 5. Magnitudes: equilibrios hidroelectrolítico y ácido-base

Contenidos

- El equilibrio electrolítico.
- Regulación del equilibrio electrolítico. Osmolalidad plasmática.
- Determinación de electrolitos de interés diagnóstico y sus alteraciones.
- Estudio de los gases en sangre y del pH. Gasometría.
- Alteración de la oxigenación y del equilibrio ácido-base.
- Determinaciones a la cabecera del paciente.

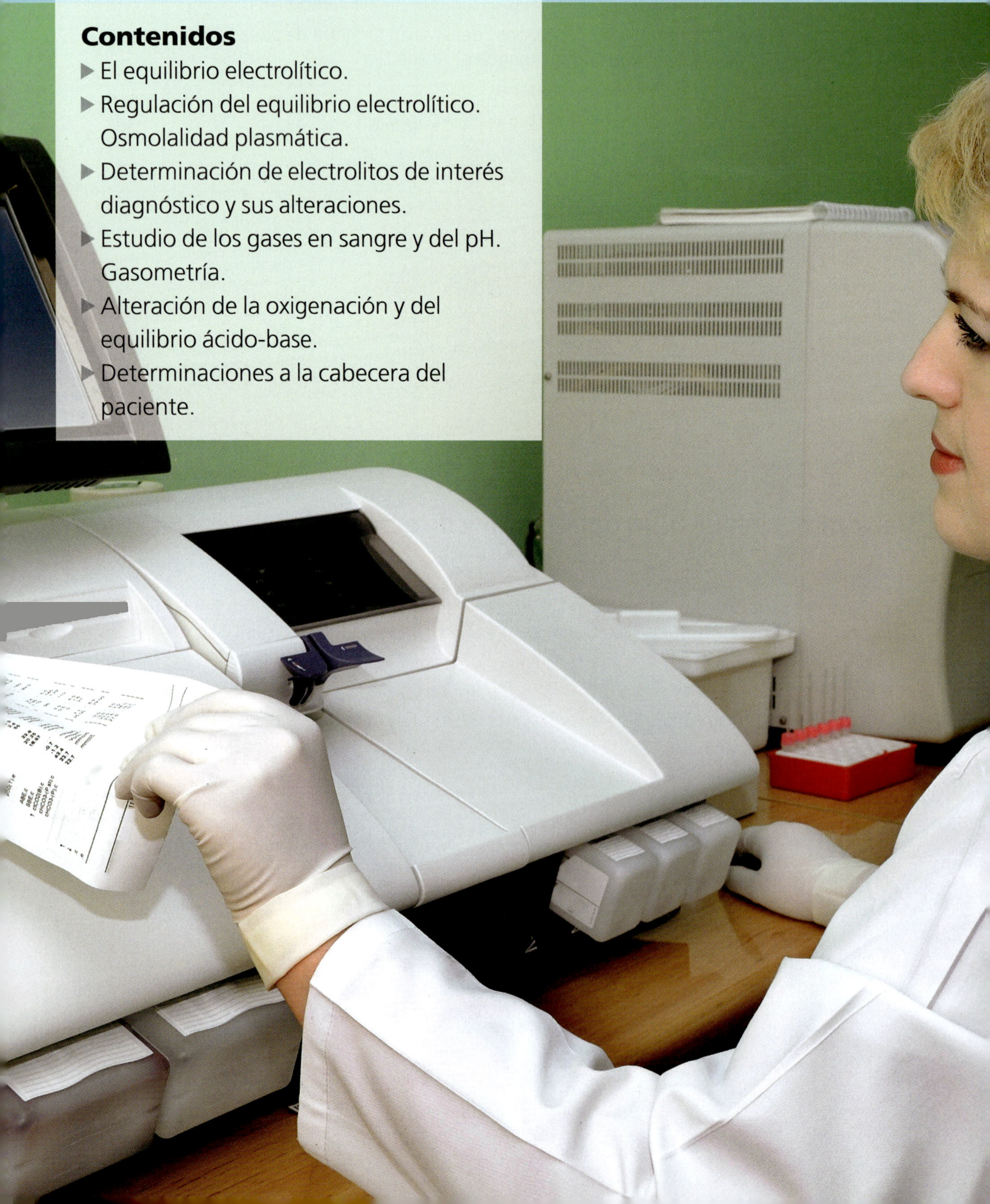

5.1. Equilibrio hidroelectrolítico

Para poder desarrollar sus funciones con normalidad, las células requieren un equilibro, tanto en la proporción como en la composición iónica de los fluidos del organismo en sus diferentes compartimentos.

5.1.1. La compartimentación del agua corporal

El agua es el componente más importante del cuerpo humano. Constituye el 60-70% del peso corporal total, en función de factores tan diversos como el sexo, la edad y la cantidad de grasa presente.

El agua corporal total se distribuye equilibradamente en dos compartimentos, el intracelular y el extracelular, separados entre sí por una membrana semipermeable que es la membrana celular:

▶ El compartimento de agua **intracelular** es el más grande con un 40% del peso corporal total.

▶ El compartimento **extracelular** supone el 20% del peso total y se encuentra rodeando a las células, proporcionándoles un ambiente externo constante. A su vez se encuentra en dos compartimentos principales, separados entre sí por el endotelio capilar:

　▶ El **plasma**, que es la fracción de sangre del organismo libre de células y con un elevado contenido en proteínas. Representa el 20% del líquido extracelular.

　▶ El **líquido intersticial** que está localizado entre las membranas de las células y la pared de los vasos. Supone aproximadamente el 80% del líquido extracelular.

También hay que tener en cuenta el llamado **líquido transcelular**, que representa el 1% del peso corporal total, aunque en diversas situaciones patológicas se puede incrementar en gran medida. Está formado principalmente por secreciones digestivas y por los líquidos intraocular, cefalorraquídeo, pleural, pericárdico, peritoneal, sinovial y seminal.

5.1.2. La composición iónica de los fluidos

En cada compartimento se cumple el **principio de electroneutralidad**: hay igual cantidad de iones libres, electrolitos con cargas negativas, que con cargas positivas pero con predominio de diferentes iones según el compartimento.

La composición iónica de los líquidos extra e intracelular es diferente debido a la presencia de la membrana celular que actúa como una membrana semipermeable con diferentes sistemas de transporte iónico y molecular entre los que destaca la bomba de Na^+/K^+.

En principio el agua difunde de forma pasiva a través de la membrana pero hay que tener en cuenta la presencia de canales específicos para el agua, *acuaporinas*, que regulan también su paso.

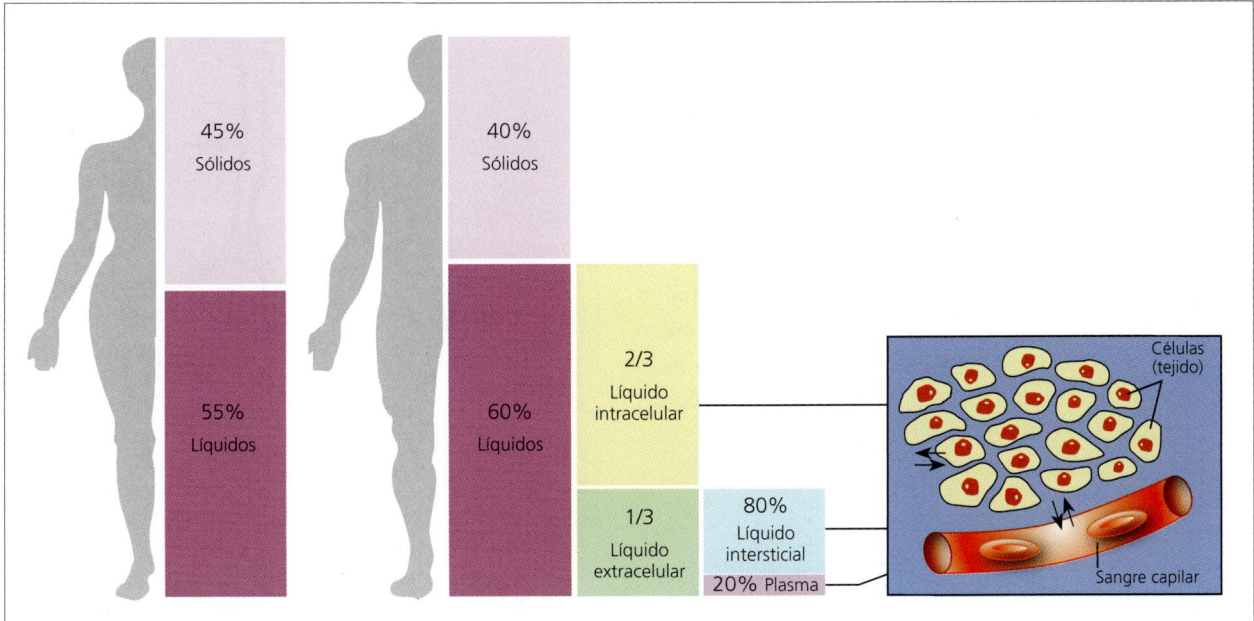

Fig. 5.1. Distribución del agua corporal.

La composición del plasma y del líquido intersticial es muy semejante. El intercambio entre ellos se produce en los capilares y depende de:

▶ La **presión hidrostática** de la sangre en los capilares (mayor en el extremo arteriolar que en el venoso). La presión hidrostática del líquido intersticial es mínima.

▶ La **permeabilidad capilar**, es decir, la rapidez por la cual una sustancia disuelta atraviesa una membrana. El endotelio capilar permite el paso del agua y de soluciones difusibles, pero no de compuestos de gran peso molecular.

▶ La diferencia de **presión oncótica** entre el plasma y el líquido intersticial. La presión oncótica es la presión osmótica de las sustancias coloides presentes tanto en el plasma como en el espacio intercelular.

También hay que tener en cuenta el drenaje linfático, es decir, el volumen de líquido intersticial que se incorpora a la sangre a través de los vasos linfáticos. De forma general, el 2 % del flujo capilar es filtrado; de este, el 85 % es reabsorbido y el 15 % restante es drenado por la circulación linfática.

5.1.3. Regulación del equilibrio hidroelectrolítico

Se define la **homeostasis** como el conjunto de mecanismos de autorregulación que permiten mantener constantes la composición y las propiedades del medio interno de un organismo para favorecer la actividad celular con condiciones externas variables.

En la composición y las propiedades del medio interno hay que tener en cuenta la temperatura, el pH, el volumen, la presión y las concentraciones de O_2 y CO_2, los nutrientes (glucosa, aminoácidos y ácidos grasos), los desechos orgánicos (urea, creatinina) y los iones (Na^+, K^+, HCO_3^-, etc.).

Los sistemas homeostáticos funcionan como sistemas de retroalimentación negativos: un cambio en el medio interno (por ejemplo, disminución de la volemia sanguínea) da lugar a respuestas que afectan a esa propiedad en la dirección opuesta (sed, secreción de hormona antidiurética y de aldosterona o vasoconstricción).

La composición hidroelectrolítica del líquido extracelular se mantiene en unos límites muy estrechos mediante tres tipos de mecanismos regulatorios: *central*, *regional* y *local*.

▶ **Regulación central**. Son:

  ▶ El **mecanismo de la sed**. Una pérdida de líquido o un aumento de la concentración de los electrolitos hacen activar receptores que ponen en marcha la ingesta de agua.

  ▶ La **respiración**. El pH de la sangre depende de la concentración de bicarbonato (HCO_3^-) que a su vez es controlada por la cantidad de CO_2 eliminada en los pulmones.

▶ **Regulación regional**. Vienen dados por:

  ▶ **Hormona antidiurética** (ADH). Aumenta la reabsorción de agua en el riñón.

  ▶ **Sistema renina-angiotensina-aldosterona**. Aumenta la reabsorción de agua y sodio (Na^+) y la eliminación de potasio (K^+) en el riñón.

  ▶ **Péptido natriurético atrial**. Produce vasodilatación y eliminación de Na^+ y agua.

▶ **Regulación local**. Viene dada por los mecanismos osmóticos y de vasodilatación y vasoconstricción.

El mantenimiento del equilibrio hidroelectrolítico depende sobre todo del equilibrio entre ingreso y pérdida. Agua y electrolitos ingresan normalmente en el organismo con la bebida y la comida, y son excretados con la orina, las heces, los exudados y el aire espirado. Las alteraciones del equilibrio hidroelectrolítico se presentan en clínica frecuentemente como resultado de una complicación de una enfermedad de base.

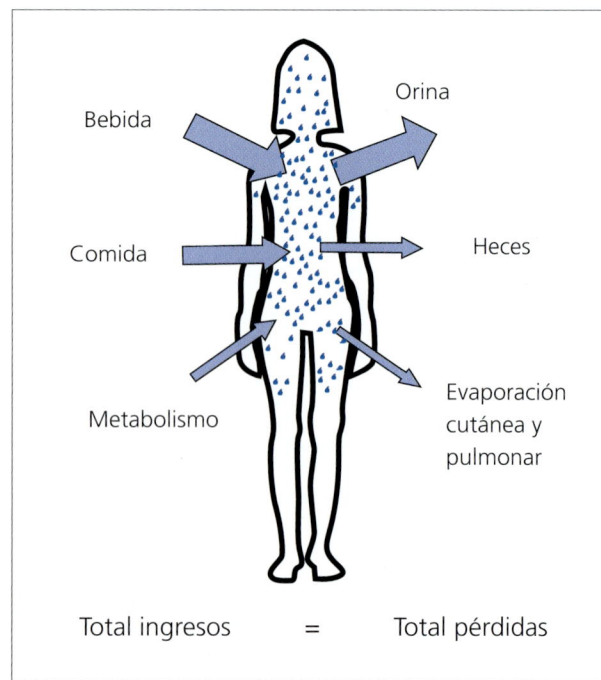

Fig. 5.2. En condiciones normales, la suma de agua y electrolitos en el organismo se mantiene bastante constante debido al equilibrio entre ingresos y pérdidas.

5.1.4. Osmolalidad plasmática

Los iones y el agua del organismo están en continuo intercambio con el exterior, y aunque no están distribuidos uniformemente se mantienen en un equilibrio. Aunque la naturaleza de las sustancias disueltas (iones-moléculas) es diferente para cada compartimento, en ausencia de actividad funcional la *presión osmótica* es uniforme en todos los líquidos corporales.

La **presión osmótica** es el exceso de presión que se debe aplicar a una solución para impedir que penetre en ella el disolvente de otra solución de diferente concentración, cuando estas se hallan separadas por medio de una membrana semipermeable.

Cuando en alguna zona del organismo aparecen variaciones del gradiente de presión osmótica debido a actividad metabólica, estas desaparecen cuando dicha actividad cesa. En general, una alteración en la carga de solutos o en la cantidad de agua hace que el agua difunda de uno u otro compartimiento hasta equilibrar las fuerzas osmóticas.

La osmolalidad es la concentración osmótica de una disolución y mide el número de partículas de un soluto (osmoles) por kilogramo de disolvente. En condiciones normales la concentración osmolal es de 290 ± 10 mOsm/kg para los líquidos corporales. El sodio y los aniones que lo acompañan (principalmente cloro Cl^- y HCO_3^-) constituyen el 90-95% de los solutos osmóticamente activos del líquido extracelular.

> ⬡ **¡Tenlo en cuenta!**
>
> En la práctica clínica se suelen usar los términos *osmolalidad* y *osmolaridad* de forma indistinta puesto que la diferencia entre ambas medidas suele ser pequeña.

⬡ Alteraciones de la osmolalidad

Las alteraciones de la osmolalidad suelen señalar alteraciones del Na^+:

▶ La **hiperosmolalidad** se asocia con pérdida de agua, deshidratación intracelular e hipernatremia.

▶ La **hipoosmolalidad** se asocia con exceso de agua, edema intracelular e hiponatremia.

Como en la sangre hay otras sustancias osmóticamente activas, la osmolalidad medida difiere hasta en 10 mOsm/kg de la calculada, a esto se le llama **hiato** o *gap* **osmolal**. Cuando el hiato osmolal supera los 10mOsm/kg puede ser debido a intoxicaciones etílicas (etanol) o a cetoacidosis.

El riñón es el principal órgano encargado de regular la osmolalidad de los líquidos corporales y lo hace variando la concentración de la orina. Si el organismo necesita retener agua, los mecanismos de reabsorción entran en funcionamiento y por lo tanto aumenta la osmolalidad de la orina. Si hay un exceso de agua el flujo urinario aumenta y disminuye la osmolalidad de la orina.

El cociente entre la osmolalidad urinaria y la osmolalidad plasmática informa sobre el balance hídrico del organismo:

▶ Entre 1 y 3 indica un balance hídrico normal.

▶ > 3 indica deshidratación.

▶ < 1 indica ingesta excesiva de líquidos.

⬡ Determinación de la osmolalidad

Osmolalidad plasmática

Se emplean diferentes expresiones matemáticas para el cálculo de la osmolalidad. La más usada es:

$$Osmolalidad = 2[Na^+] + \frac{[glucosa]}{18} + \frac{[urea]}{6}$$

Midiendo Na^+ en mEq/l y glucosa y urea en mg/dl. En otras fórmulas se añaden iones K^+, Ca^{2+}, Mg^{2+}.

Los aparatos utilizados en el laboratorio clínico para medir la osmolalidad son los osmómetros. Si quisiéramos usar la osmolaridad plasmática, habría que multiplicar el valor de la osmolalidad por 0,93 (el 93% del peso del plasma se corresponde con el peso del agua, parte osmóticamente activa, mientras que el 7% restante se corresponde con el peso de proteínas sin actividad osmótica).

Osmolalidad urinaria

Aunque para determinar la osmolalidad en suero o plasma hay fórmulas útiles, en la orina, al ser un fluido de composición más variable, estas fórmulas teóricas carecen de fiabilidad, por lo que la osmolalidad debe ser medida por un osmómetro.

Los valores normales tienen un amplio rango de variación, de 300 a 1.200 mOsm/kg.

5.1.5. Electrolitos de interés diagnóstico

El suero o el plasma son los fluidos biológicos de elección a la hora de evaluar la composición en electrolitos (cationes y aniones) del organismo. De entre todos ellos los más importantes son: el *sodio*, el *potasio*, el *calcio*, el *fosfato*, el *magnesio* y otros como el *hierro* y el *cobre*.

El sodio y sus alteraciones

El sodio es el electrolito sanguíneo más abundante, con unas necesidades de ingesta mínimas de 15 mEq/día. Además de ser el principal implicado en el equilibrio hidroelectrolítico, también participa en el mantenimiento del equilibrio ácido-base y en la trasmisión de impulsos nerviosos.

Es el principal catión extracelular (un 90% del Na^+ está fuera de la célula) y su concentración rige el volumen hídrico total de este compartimento (regulada por el sistema renina-angiotensina-aldosterona).

El nivel del sodio orgánico depende de la relación entre la cantidad ingerida menos la cantidad excretada con la orina. La excreción renal de sodio está regulada con gran exactitud y se adapta al contenido de la dieta. Se filtra en su totalidad a través del glomérulo, es reabsorbido en su mayoría en el túbulo proximal y la aldosterona regula la absorción en el túbulo distal.

La concentración de sodio en sangre recibe el nombre de **natremia** y su valor normal oscila entre 135-148 mEq/l.

Alteraciones de la natremia

Las principales alteraciones son la *hipernatremia* y la *hiponatremia*.

▶ **Hipernatremia**. Es el aumento de la concentración de sodio en suero superior a 150 mEq/l. Ocurre con poca frecuencia y solo se consideran graves los niveles que superan los 160 mEq/l. Los síntomas clínicos se asocian a deshidratación celular y estado hipertónico (aumento del volumen de agua extracelular, hipertensión y edema, sed intensa, fiebre y alteraciones del sistema nervioso central).

Las causas que dan lugar a una hipernatremia pueden ser:

   ▶ Pérdida de agua por *causas renales* como en la diabetes insípida o *no renales* como en

diarreas, vómitos, sudoración intensa, fiebre o ejercicio físico.

   ▶ Exceso de sodio por incremento del aporte (elevada ingesta de sal o infusión de suero salino), por la enfermedad de Cushing o por hiperaldosteronismo.

▶ **Hiponatremia**. Es la disminución de la concentración de sodio en suero inferior a 130 mEq/l. Se considera grave con valores por debajo de 125 mEq/l, ocasionando una entrada masiva de agua en el interior de las células, que da lugar a un estado hipotónico con edema cerebral (estupor, desorientación y coma), fibrilación muscular y calambres.

Documento 5.1. Algoritmo de diagnóstico de la hiponatremia

El potasio y sus alteraciones

El potasio es el principal catión intracelular y participa en la trasmisión del impulso nervioso. Las necesidades de potasio en una persona adulta oscilan entre 80 y 200 mEq/día.

El nivel plasmático de potasio está regulado por su excreción renal, se filtra libremente en el glomérulo, luego se reabsorbe en su totalidad en el túbulo proximal y se excretan unos 50 mEq/día en el túbulo distal (incluso en estados carenciales), por tanto, se necesita una ingesta diaria.

> La concentración de potasio en sangre, la **potasemia**, es un mal indicador del contenido total de potasio en el cuerpo ya que solo el 0,4% del potasio orgánico está en el plasma. Los valores normales están entre 3,5-5 mEq/l.

Alteraciones de la potasemia

Las principales alteraciones son la *hiperpotasemia* y la *hipopotasemia*. A menudo sus signos y síntomas aparecen antes que la detección de valores anormales.

Las modificaciones del pH afectan a los valores plasmáticos del K^+, en las alcalosis disminuye mientras que en las acidosis aumenta.

▶ **Hiperpotasemia o hiperkalemia.** Es el aumento de la concentración de potasio en suero superior a 5,5 mEq/l. Los principales síntomas son alteraciones cardiacas como bradicardia y fibrilación y también alteraciones neuromusculares como debilidad muscular, contracciones y/o temblores y parálisis. Una hiperpotasemia grave puede producir la muerte por fallo cardiaco.

Las causas pueden ser por aumento del aporte debido a destrucción celular, perfusiones de potasio, disminución de la excreción renal (insuficiencia renal o hipoaldesteronismo), acidosis metabólica (el potasio sale de las células) o por errores de laboratorio (torniquete prolongado, hemolisis o uso de EDTA-K como aditivo en el tubo de recogida de muestra).

▶ **Hipopotasemia o hipokalemia.** Es un contenido anormalmente bajo en suero inferior a 3,5 mEq/L. Con valores menores a 2,5 mEq/L pueden aparecer problemas cardiacos, básicamente arritmias y cambios en el electrocardiograma. Además aparecen alteraciones neuromusculares: debilidad y dolor muscular, hipotensión, apatía, mareo, náuseas. Suele aparecer sudoración intensa.

Aparece muy frecuentemente en personas que reciben líquidos intravenosos sin proceder a compensar la pérdida de potasio que se produce por la orina. Otras causas son por aporte de potasio disminuido (malnutrición, síndrome de malabsorción, etc.), por pérdidas gastrointestinales (vómitos, diarreas) o por pérdidas renales (diuréticos, hiperaldosteronismo o acidosis tubular renal).

El cloro y sus alteraciones

El cloro es el anión extracelular que se encuentra en mayor concentración. Mantiene el estado de hidratación y la presión osmótica. Sigue un proceso de reabsorción y eliminación similar al sodio.

> La concentración de cloro en sangre recibe el nombre de **cloremia** y sus valores normales son de 95-105 mEq/l.

Alteraciones de la cloremia

Las variaciones de cloremia que no acompañan a variaciones en natremia suelen ser reflejo de alteraciones del equilibrio ácido-básico.

▶ **Hipocloremia.** Se produce por pérdidas excesivas de cloro, tales como vómitos (HCl del estómago), diarrea, insuficiencia renal con pérdida de sales. Da lugar a estado de alcalosis metabólica.

▶ **Hipercloremia.** Se produce por aumentos en la concentración de cloro como deshidratación, insuficiencia cardiaca, hiperparatiroidismo o acidosis metabólica.

El calcio, el fosfato, el magnesio y sus alteraciones

El 99% del calcio, el 81% del fosfato y el 65% del magnesio se encuentran en los huesos y estos están sometidos a la influencia de mecanismos homeostáticos comunes para el metabolismo del calcio, del fósforo y del magnesio.

Además, entre los iones calcio y fósforo siempre existe una relación inversa, de forma que cuando las concentraciones de calcio disminuyen las de fósforo aumentan, y viceversa. Un exceso de las concentraciones séricas de uno de los dos hace que los riñones excreten al otro.

En el hueso estos elementos se encuentran como cationes intracelulares y extracelulares y sus niveles son regulados por las hormonas *parathormona* y *calcitonina*, y por el *calcitriol* (forma hormonalmente activa de la vitamina D_3).

Las alteraciones en el metabolismo de estos iones causan enfermedades óseas como:

▶ **Osteoporosis**. Se caracteriza por la disminución de la masa ósea por unidad de volumen. Los niveles de calcio, fósforo y paratohormona son normales, sin embargo, el calcitriol está disminuido.

▶ **Osteomalacia**. Se caracteriza por una mineralización ósea deficiente. El calcio y el fósforo se encuentran disminuidos, la parathormona está aumentada y el calcitriol puede estar normal o disminuido.

▶ **Osteítis fibrosa**. Es la inflamación del tejido óseo que lleva a la destrucción de las trabéculas por hiperactividad de los osteoclastos. Analíticamente se encuentra una parathormona aumentada y un calcitriol que puede estar aumentado o disminuido. El calcio se encuentra normal o aumentado y el fósforo, aumentado o disminuido.

Calcio

Si un 99% del calcio está en los huesos, el 1% restante se encuentra en el plasma y unas cantidades mínimas pero con una regulación muy estricta se encuentran en el interior celular implicadas en procesos de exocitosis y de regulación metabólica.

Se requieren unos 1.000 mg por día, de los que se absorben un 40%; en los jugos digestivos se secretan unos 200 mg/día y el resto es filtrado en el glomérulo y reabsorbido un 90% en los tubos proximales y un 8% en el asa de Henle y en los túbulos distales. Se excreta un 2% del filtrado.

En la homeostasis del calcio intervienen el intestino, el hueso, el riñón y el sistema endocrino, sobre todo la parathormona y la calcitonina.

El **calcio plasmático** puede encontrarse de tres formas:

▶ Calcio libre o iónico, Ca^{2+} (50%). Esta fracción es la usada en los procesos vitales del organismo.

▶ Calcio unido a proteínas (40%). La mayoría unido a la albúmina pero un 20% unido a otras globulinas.

▶ Calcio formando complejos solubles de bicarbonato, citrato, fosfato, sulfato (10%).

Los valores normales de la calcemia total son 8,5-10,5 mg/dl. El calcio total debe expresarse siempre con el nivel de albúmina, puesto que si esta está disminuida el calcio total también lo estará pero

no el calcio iónico. Las variaciones fisiológicas tienen un rango muy estrecho porque el calcio desempeña un papel muy importante en diferentes procesos como la excitabilidad neuromuscular, la coagulación sanguínea, procesos secretorios, la integridad de la membrana, el transporte en la membrana plasmática, las reacciones enzimáticas, la liberación de hormonas y neurotransmisores, la acción intracelular (segundo mensajero) o la mineralización ósea.

Los valores normales de calcio iónico son de 4,48-4,92 mg/dl. Estos valores están influenciados por el pH, así, si existe acidosis, se favorece la disociación del calcio unido a proteínas y, por tanto, aumenta el calcio iónico sin que varíe el calcio total.

Las alteraciones más frecuentes de la calcemia total son hipercalcemia e hipocalcemia.

▶ **Hipercalcemia**. Es el aumento de la concentración de calcio en suero mayor a 10,5 mg/dl, siendo grave por encima de los 13,5 mg/dl. Los síntomas clínicos cursan con trastornos del electrocardiograma, trastornos neuromusculares con debilidad y confusión y trastornos digestivos con náuseas y vómitos. Las causas de hipercalcemia son: un aporte elevado de vitaminas (hipervitaminosis A y D), aumento de la resorción ósea en tumores óseos, hiperparatiroidismo, secundaria a hipertiroidismo u otras enfermedades en las que exista un aumento de la reabsorción ósea (inmovilización prolongada).

▶ **Hipocalcemia**. Se produce cuando la calcemia es menor a 8,5 mg/dl. Los síntomas clínicos son tetania, espasmos, calambres, hipotensión, alteraciones del electrocardiograma, cuadro psicótico y depresión. Las causas son aporte disminuido (malabsorción o hipovitaminosis D), hipoparatiroidismo, secundaria a hipotiroidismo, secundaria a hiperfosfatemia e insuficiencia renal.

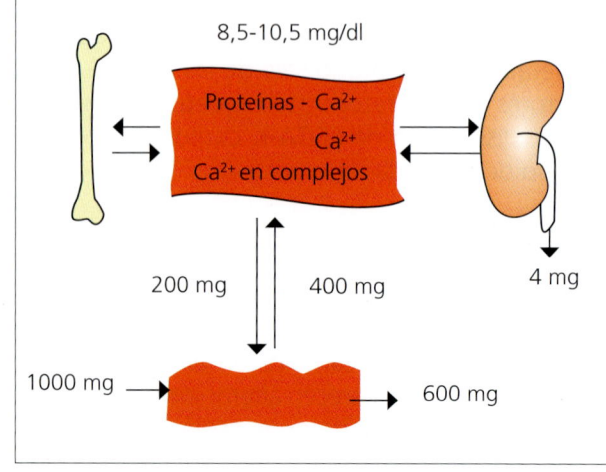

Fig. 5.3. Homeostasis del calcio.

La **calciuria**, presencia de calcio en orina, tiene valores de referencia de 50-200 mg/24 horas.

> **Hipocalciuria**. Se produce en situaciones de raquitismo y, en general, en cualquier enfermedad en la que está disminuida la absorción de calcio a nivel intestinal.

> **Hipercalciuria**. Se produce en casos de hiperparatiroidismo o hipertensión y en el mieloma múltiple.

Fosfato

El fósforo (P) elemental se encuentra en una cantidad inapreciable en el organismo y aparece formando parte de los fosfatos orgánicos e inorgánicos: el 85% del fosfato está en forma inorgánica formando parte del hueso y el 15% restante se encuentra repartido por igual entre los espacios intracelular (es el principal anión intracelular) y extracelular (principalmente como aniones libres, $H_2PO_4^-$ o HPO_4^{2-}, que actúan como reguladores del pH plasmático o en forma de sales de sodio, calcio y magnesio).

La homeostasis del fósforo es el resultado del equilibrio mediado por la parathormona, calcitonina y vitamina D. El 80% de los fosfatos ingeridos se absorben en el intestino por transporte pasivo y también por transporte activo dependiente de vitamina D. Los fosfatos se filtran libremente por el glomérulo y se reabsorben en el túbulo proximal dependiendo de la cantidad de fosfatos y de la parathormona.

En el laboratorio se mide el fosfato inorgánico y tiene unas concentraciones séricas de 4 a 7 mg/dl en niños y de 3 a 5 mg/dl en adultos. Las muestras almacenadas sin centrifugar y la presencia de anticoagulantes pueden interferir en los resultados.

La **concentración plasmática** de fosfatos sigue un ritmo circadiano aumentando por la tarde-noche, debido a la absorción intestinal. Por eso se debe determinar en ayunas. La hemolisis causa aumento de dicha concentración por la salida de fosfatos de los hematíes; en el embarazo y la menopausia los fosfatos disminuyen fisiológicamente.

> **Hiperfosfatemia**. No se presenta con síntomas directos y las causas más frecuentes son disminuciones de la excreción en la insuficiencia renal o aumentos exagerados del aporte.

> **Hipofosfatemia**. Los síntomas clínicos se observan cuando los valores son menores de 2 mg/dl y entre ellos destacan la insuficiencia cardiaca y respiratoria debida a la disminución del ATP. Las causas pueden ser, entre otras, disminución del aporte (malnutrición y malabsorción, sobre todo en alcoholismo crónico), por pérdida renal e hiperparotidismo.

La **fosfaturia** o concentración urinaria normal de fósforo es de 0,5 a 3 g/24 horas, pero puede variar con límites amplios en función de la dieta. En la práctica más que su cuantificación se procede al examen microscópico del sedimento. La fosfaturia generalmente no suele deberse a una pérdida excesiva de fosfatos sino a su precipitación en la orina ya emitida.

Magnesio

La mayoría del magnesio se encuentra en el hueso y sirve para mantener una concentración normal en plasma que representa un 1% de la concentración total que se puede encontrar en forma ionizada o unido a proteínas. El 40% del magnesio se encuentra en el interior celular y es después del potasio el catión intracelular más importante. Actúa como cofactor en muchos sistemas enzimáticos y estabiliza las membranas y la actividad de los canales de calcio.

La homeostasis del magnesio depende de la absorción intestinal y la excreción renal. El magnesio se encuentra en casi todos los alimentos y se absorbe por difusión pasiva. La excreción renal está regulada por su absorción en el asa de Henle y en los túbulos distales, que depende de la concentración plasmática de magnesio.

Los valores normales de magnesio oscilan entre 1,8-2,9 mg/dl, estos valores se incrementan con la hemolisis.

Las alteraciones de las concentraciones séricas del magnesio son:

> **Hipermagnesemia**. Es poco frecuente y se produce cuando la concentración de magnesio es mayor de 3,5 mg/dl. Los síntomas clínicos incluyen hipotensión, náuseas, vómitos y pérdidas de reflejos. Las causas pueden ser un aporte excesivo de magnesio, deshidratación, trauma tisular o insuficiencia renal.

> **Hipomagnesemia**. Aparece sobre todo en pacientes hospitalizados debido a pérdidas renales o digestivas. Los síntomas asociados a la hipomagnesemia, incluyen taquicardia, fibrilaciones, reflejos hiperactivos, convulsiones, temblores y tetania. Entre las causas que la originan están la diarrea crónica, la malnutrición, el hipoparatiroidismo, etc.

El hierro, el cobre y sus alteraciones

Los elementos traza que presentan un mayor interés clínico son el hierro y el cobre.

Hierro

El hierro activo está presente en los pigmentos transportadores de oxígeno (hemoglobina, mioglobina) y en enzimas (catalasa, peroxidasa).

Se deposita en forma de dos proteínas la *ferritina* y la *hemosiderina* en bazo, hígado y médula ósea.

Se absorbe principalmente en el duodeno y el yeyuno, y en muy pequeña cantidad en el estómago. En la dieta se toma como ion férrico (Fe^{3+}) y se convierte a su forma reducida (Fe^{2+}) por el pH del ácido clorhídrico gástrico. Una vez absorbido, pasa de nuevo a ion férrico y es transportado por la *transferrina*.

Los valores normales de hierro en la sangre (hierro sérico) varían entre 75 y 175 µg/dl en varones y entre 65 y 165 µg/dl en mujeres.

Su importancia clínica se encuentra en el diagnóstico de:

▶ La **anemia ferropénica**. Producida por déficit de hierro.

▶ La **hemocromatosis**. Enfermedad producida por un depósito excesivo de hierro, principalmente en las células del hígado. Puede ser *hereditaria* (trastorno autosómico recesivo) o *adquirida* (hepatitis crónica, transfusiones de sangre repetitivas e intoxicaciones con suplementos de hierro).

Cobre

El cobre es absorbido por vía intestinal, se transporta por medio de la proteína ceruloplasmina y se excreta por vía biliar. Se encuentra sobre todo en el eritrocito y en el hepatocito, interviene en la eritropoyesis, en las funciones mitocondriales y como activador de varias enzimas.

Sus valores normales están entre 70-140 µg/dl y para la ceruloplasmina entre 25-43 mg/dl.

El déficit de cobre es raro, siendo más común la toxicidad que puede ser debida a un exceso de ingesta o por la enfermedad de Wilson. Esta es una enfermedad autosómica recesiva y con una clínica muy variable debido a los depósitos de cobre en hígado, córnea (presencia de anillos de Kayser-Fleischer) y cerebro. Se diagnostica por niveles plasmáticos bajos de cobre y de ceruloplasmina y alta excreción de cobre en orina.

¡Tenlo en cuenta!

El metabolismo del hierro y su déficit (anemia ferropénica) se estudian en el módulo de Técnicas de Análisis Hematológico.

5.1.6. Determinaciones espectrométricas de electrolitos

Para la determinación de electrolitos se usan técnicas potenciométricas (electrodos selectivos) y espectrofotométricas completamente automatizadas.

Determinación del calcio total

Se utilizan habitualmente técnicas colorimétricas:

▶ **Método de la cresolftaleína complexona**. Es una técnica a punto final. En un medio alcalino, el calcio se une a la cresolftaleína complexona dando lugar a un compuesto violeta que se mide a 575 nm.

▶ **Método del azul de timol**. Opera igual que el anterior pero el compuesto que se obtiene es azul y se mide a 620 nm.

Determinación de fosfatos

Se utiliza el método del **ácido molíbdico**. En un medio ácido, el fosfato inorgánico forma un complejo con el ácido molíbdico procedente del molibdato amónico que se mide a punto final y a 340 nm.

Determinación de magnesio

Se utiliza el **método de la calmagita** o **del azul de xilidil**. En medio alcalino, el magnesio se une al reactivo dando un compuesto que se mide a punto final a 532 o 546 nm.

Determinación de hierro

Se utiliza el **método de la ferrocina** sin desproteinización. En un medio ácido se libera el hierro de la transferrina y se reduce de férrico a ferroso. El ion ferroso se une a la ferrocina formando un compuesto que absorbe a 562 nm.

$$\text{Transferrina } (Fe^{3+})_2 + e^- \xrightarrow{\text{ác. ascórbico}} 2Fe^{2+} + \text{Transferrina}$$

$$Fe^{2+} \xrightarrow{\text{ferrocina}} \text{Complejo coloreado}$$

Junto a la determinación del hierro se suele realizar la **capacidad de fijación total** del hierro, CFTH o TIBC (del inglés *total iron-binding capacity*). Mide la cantidad de hierro que puede ser fijado por la transferrina.

En condiciones normales, las zonas en que la transferrina se une al hierro están saturadas en un 30%. Los valores normales están entre 250 y 450 µg/dl y normalmente varían en proporción inversa al hierro sérico.

Para su determinación se usa un método de saturación y precipitación. La transferrina se satura con un exceso de Fe^{3+} y el exceso no fijado se elimina por precipitación con carbonato de magnesio, determinándose a continuación el hierro sérico.

Si al TIBC obtenido le restamos la concentración de hierro sérico, se obtiene la **cantidad libre de transporte del hierro**, UIBC (del inglés *unsaturated iron-binding capacity*), que es la capacidad potencial de la transferrina para unirse al hierro, es decir, la porción de transferrina que permanece libre.

$$UIBC = TIBC - [Fe]$$

En el estudio del hierro también, se utilizan:

▶ El **índice de saturación de transferrina** (IST). Representa el porcentaje de transferrina que está saturado con hierro. Los valores normales están entre el 20% y el 40%.

$$IST\ (\%) = ([Fe]\ /\ TIBC)\ x\ 100$$

▶ La **ferritina**. Refleja la cantidad de hierro almacenado en el organismo. (V/N: 20-250 µg/l). Se determina por métodos inmunológicos.

Determinación del cobre

La metodología más apropiada para la medida de cobre es la espectrometría de absorción atómica.

¡Tenlo en cuenta!

La TIBC constituye una medida indirecta de la disponibilidad de transferrina pero existen métodos inmunológicos para su determinación directa. Para la ferritina también se usan métodos inmunológicos.

¡Tenlo en cuenta!

La determinación de los iones Ca^{2+}, Na^+, K^+ y Cl^-, se realiza mediante técnicas potenciométricas de ion selectivo. Se desarrollan en la UNIDAD DIDÁCTICA 2.

5.2. Estudio de la oxigenación. Gasometría

El aporte continuo de oxígeno es imprescindible para mantener la vida, y en muchos pacientes, sobre todo en los críticos, se debe controlar muy de cerca la oxigenación tisular. Por otra parte, la homeostasis corporal implica un control del pH sanguíneo a niveles constantes.

La técnica utilizada para medir los gases presentes en la sangre y el pH es la **gasometría** y el instrumento que se utiliza es el gasómetro.

Estos aparatos también pueden determinar iones (Na^+, K^+, Cl^-, Ca^{2+}), y otras sustancias como hemoglobina, lactato, glucosa o urea.

Normalmente como muestra se utiliza la sangre arterial, ya que permite medir correctamente todos los parámetros de la gasometría: pO_2, pCO_2, pH y hemoglobina. A partir de estos datos se calculan las llamadas *magnitudes derivadas*:

▶ Ion bicarbonato, HCO_3^-.

▶ Concentración total de dióxido de carbono, $ctCO_2$.

▶ Exceso de base, EB.

▶ Exceso de base del líquido extracelular, EB-ecf.

▶ Bicarbonato estándar, HCO_3^- st.

▶ pH estándar, pH st.

▶ Saturación de oxígeno, sO_2.

▶ Contenido total de oxígeno, ctO_2.

▶ Concentración total de hemoglobina, ctHb.

Los parámetros obtenidos de la gasometría y la obtención de las magnitudes derivadas van a permitir:

▶ La valoración del estado de oxigenación de un paciente y la determinación del nivel al que se puede estar produciendo una dificultad de llegada del O_2 a las células.

▶ La valoración de su estado ácido-básico.

En este apartado estudiaremos el estado de oxigenación, valorando la captación, el transporte y liberación del O_2 en los tejidos, así como de los procedimientos de la gasometría. En el apartado siguiente abordaremos el equilibrio ácido-base.

5.2.1. Valoración del estado de oxigenación

El oxígeno puede encontrar dificultades para llegar a las células en diferentes niveles: *captación*, *transporte* o *liberación a los tejidos*, y la gasometría aporta datos para averiguar el origen de estas dificultades.

La captación de oxígeno

La captación de O_2 en los pulmones depende de la presión parcial del O_2 en el alveolo (que a su vez depende de la presión atmosférica) y de la capacidad de difusión del tejido pulmonar. Se mide principalmente por la presión parcial de oxígeno arterial, pO_2, pero también se utilizan la pCO_2 y la FShunt.

pO_2

La presión parcial de oxígeno es la presión ejercida por el oxígeno que se halla disuelto en el plasma y depende de que se produzca un adecuado intercambio gaseoso en los alveolos. Las unidades de medida son los milímetros de mercurio y los valores de referencia son 80-100 mmHg. Las alteraciones en la captación de O_2 son:

- **Hiperoxemia**. Es muy frecuente en tratamiento con oxigenoterapia se produce por respirar aire con una concentración de oxígeno superior al 21%. Puede llegar a ser tóxica debido a la producción de radicales libres de oxígeno, especialmente en neonatos.

- **Hipoxemia**. Se considera leve con valores de 71-80 mmHg o moderada cuando son de 61-70 mmHg.

- **Insuficiencia respiratoria**. Con valores por debajo de 60 mmHg.

pCO_2

La presión parcial de dióxido de carbono es la presión ejercida por el dióxido de carbono disuelto en el plasma. Los valores de referencia son entre 35 y 45 mmHg. La pCO_2 informa sobre el pH arterial y también permite clasificar las insuficiencias respiratorias como:

- **Hipercápnica** ($pCO_2 > 45$ mmHg). Se debe a un problema de hipoventilación global, es decir, a un déficit de volumen de aire efectivo que

intercambia entre los alveolos y los capilares pulmonares.

- **Normocápnica**. Se debe a los mecanismos de compensación ácido-base.

- **Hipocápnica** ($pCO_2 < 35$ mmHg). Implica una hiperventilación alveolar y es más frecuente en la insuficiencia respiratoria aguda (tromboembolismo pulmonar, neumonía).

FShunt

Se refiere a la cantidad o fracción de alveolos que están perfundidos pero no ventilados. Informa del porcentaje de sangre venosa, no oxigenada, que pasa a través de los capilares alveolares. Los valores normales están entre 4% y 10% (valores más altos indican la existencia de alveolos perfundidos pero no ventilados).

Se estima a partir de la pO_2, la ctO_2 arterial y asumiendo valores teóricos para la ctO_2 venoso.

El transporte de oxígeno

El transporte de oxígeno se define como la cantidad de oxígeno transportado por litro de sangre arterial y el contenido total de oxígeno (ctO_2) es la medida fundamental para evaluarlo. El ctO_2 depende de la captación de oxígeno (pO_2) y de la concentración total de la hemoglobina ($ctHb$) y de sus diferentes fracciones. La $ctHb$ a su vez se relaciona con la saturación de oxígeno (sO_2).

ctO_2

Es la magnitud que da más información acerca del transporte de oxígeno. Se calcula sumando la concentración de oxígeno unido a la hemoglobina como oxihemoglobina y la cantidad de oxígeno disuelto en plasma según la fórmula:

$$ctO_2 = (FO_2 Hb \cdot \beta O_2 \cdot ctHb) + \alpha O_2 \cdot PO_2$$

Siendo βO_2 la capacidad de transporte de oxígeno por 1 g de hemoglobina y αO_2 el coeficiente de solubilidad del oxígeno en plasma.

Los valores de referencia son 18,8-22,3 ml/dl en varones y 15,8-19,9 ml/dl en mujeres.

Si sus niveles se encuentran elevados o disminuidos, puede ser por una elevación o disminución en la pO_2, en la $ctHb$ o en ambos. Las hemoglobinas defectuosas provocan disminución de la ctO_2.

ctHb

Es la suma de todas las fracciones de la hemoglobina. Las que son capaces de transportar oxígeno son la oxihemoglobina y la desoxihemoglobina. Las fracciones que no lo transportan, hemoglobinas no funcionales o dishemoglobinas son: carboxihemoglobina, metahemoglobina y sulfohemoglobina.

Los valores de referencia de ctHb en adultos son 13-17 g/dl en varones y 12-16 g/dl en mujeres.

La **cooximetría** es una técnica espectrofotométrica que permite determinar la ctHb y sus fracciones: oxihemoglobina (O_2Hb), desoxihemoglobina (HHb), carboxihemoglobina (COHb), metahemoglobina (MetHb) y sulfohemoglobina (SHb).

En la cooximetría se hemoliza la muestra para liberar la hemoglobina y se mide la absorbancia a 500-640 nm. Las diferentes fracciones presentan picos de absorbancia a longitudes de onda específicas y se puede calcular la concentración de cada derivado de la hemoglobina y la ctHb al sumarlos.

La cooximetría mide todas las fracciones, y la capacidad de transporte efectivo se calcula multiplicando la ctHb por la fracción de hemoglobinas funcionales:

$$ctHb \cdot (1 - FCOHb - FMetHb)$$

Valores altos de ctHb se dan en: policitemia vera, deshidratación, enfermedad pulmonar o cardiaca, etc. Valores bajos de ctHb son diagnósticos de anemia.

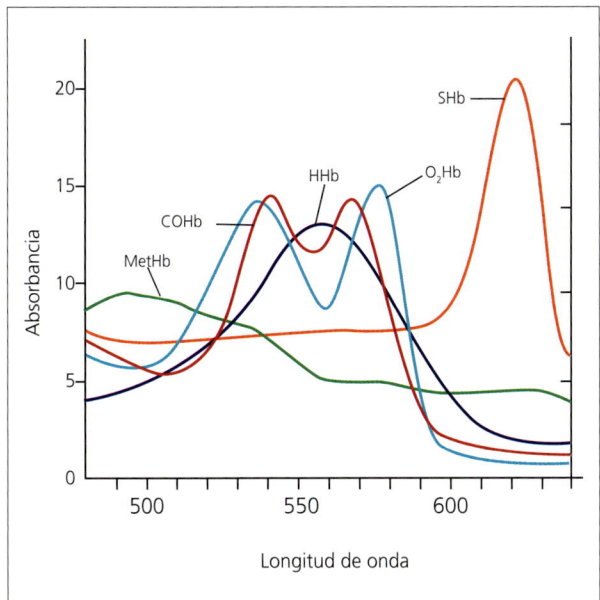

Fig. 5.4. Curvas de absorbancia de las fracciones de hemoglobina.

sO_2

Es la saturación de hemoglobina funcional por el oxígeno. Solo tiene en cuenta la oxihemoglobina y la desoxihemoglobina; se calcula como:

$$sO_2 = \frac{[O_2Hb]}{[O_2Hb] + [HHb]} \cdot 100$$

En los gasómetros se miden por cooximetría las dos fracciones. Cuando solo es necesario este dato, se recurre a los pulsioxímetros, que también usan múltiples longitudes de onda para medir las diferentes hemoglobinas y han mostrado buena correlación con los cooxímetros. Si el resultado es menor al 92% se hace una gasometría (el intervalo de referencia es 92-99%).

Valores altos de sO_2 indican buena capacidad de transporte del oxígeno o hiperoxia. Valores bajos indican entre otras causas una pO_2 baja o una desviación a la derecha de la curva de disociación de oxígeno en la hemoglobina, que lleva a la cesión de O_2 a los tejidos.

A veces se solicita la saturación venosa de oxígeno SvO_2 para comprobar la cantidad de oxígeno que queda en la circulación después del paso por los tejidos.

FO_2Hb

La **fracción de oxihemoglobina** es el porcentaje de hemoglobina con Fe^{2+} unida al oxígeno de forma reversible con respecto a la hemoglobina total:

$$FO_2 Hb = \frac{[O_2Hb]}{[ctHb]} \cdot 100$$

La $FO_2 Hb$ y la sO_2 suelen ser similares porque la mayoría de los pacientes no tienen dishemoglobinas, cuando estas hemoglobinas están presentes, la sO_2 es correcta pero la FO_2Hb está por debajo de los valores de referencia (94-98%).

Los valores altos y bajos reflejan lo mismo que la sO_2.

Esta fracción se puede calcular como:

$$FO_2 Hb = sO_2 \cdot (1- FCOHb - FMetHb)$$

FHHb

La fracción de desoxihemoglobina es la fracción de la hemoglobina libre de oxígeno. Se calcula como:

$$FHHb = \frac{[HHb]}{[ctHb]} \cdot 100$$

Los valores de referencia son menores al 5%. Valores mayores indican cianosis.

FCOHb

La fracción de carboxihemoglobina es el porcentaje de carboxihemoglobina.

$$FCOHb = \frac{[COHb]}{[ctHb]} \cdot 100$$

La COHb se forma por la unión del monóxido de carbono a la hemoglobina y conduce a un desplazamiento de la curva de disociación de la hemoglobina hacia la izquierda. La COHb no puede transportar O_2 y además, el monóxido de carbono entra en las células e inhibe las rutas metabólicas oxidativas. Estos efectos conducen a una hipoxia tisular, acidosis y depresión del sistema nervioso central.

Los valores normales son menores al 1% pero en fumadores y neonatos puede llegar al 8% y al 12%, respectivamente.

Con valores del 10-30% se presentan náuseas y dolor de cabeza; si son del 30-50%, además, vómitos y disneas; a partir del 50%, convulsiones y muerte.

FMetHb

La fracción de metahemoglobina es el porcentaje de metahemoglobina y se calcula como:

$$FMetHB = \frac{[MetHb]}{[ctHb]} \cdot 100$$

La metahemoglobina se forma cuando el ion Fe^{2+} de la hemoglobina se oxida a ion Fe^{3+}. La MetHb no puede unir O_2 y además desplaza hacia la izquierda la curva de disociación, del mismo modo que ocurre en la carboxihemoglobinemia. La MetHb puede aparecer debido a dietas, tóxicos y fármacos con grupos nitrogenados y amino. En neonatos se debe a la alimentación.

Los niveles normales son indetectables y por debajo del 15% son asintomáticos y por encima dan lugar a dolores de cabeza y disnea, mayores al 60% pueden causar la muerte.

FSHb

La fracción de sulfohemoglobina es el porcentaje de sulfohemoglobina.

$$FSHb = \frac{[SHb]}{[ctHb]} \cdot 100$$

La sulfohemoglobina se forma por la reacción de compuestos de sulfuro con el grupo hemo de la hemoglobina, produciendo una alteración química irreversible. La SHb no puede transportar oxígeno y produce cianosis a bajas concentraciones.

Liberación a los tejidos y oxigenación tisular

La cesión de oxígeno está determinada por la afinidad de la hemoglobina por el oxígeno, que a su vez depende de distintas variables (pH, temperatura, pCO_2, dishemoglobinas, etc.) que pueden desplazar tanto a izquierda como a derecha la curva de disociación del oxígeno, definido por el valor de la p50.

La **p50** es la pO_2 capaz de saturar la hemoglobina al 50% y se calcula por extrapolación en la curva de disociación del oxígeno (p50 estándar a pH 7,40, pCO_2 40 mmHg y 37 °C). En condiciones normales puede encontrarse entre 24-28 mmHg.

Una p50 baja indica una mayor afinidad de la hemoglobina por el oxígeno y, en consecuencia, predomina la captación de oxígeno frente a su liberación. Una p50 alta, implica predominio de la liberación de oxígeno frente a la captación.

Para la valoración de la oxigenación tisular se utiliza la determinación del **lactato** (UNIDAD DIDÁCTICA 4). Una acidosis láctica se considera como un indicador de mayor probabilidad de muerte del paciente.

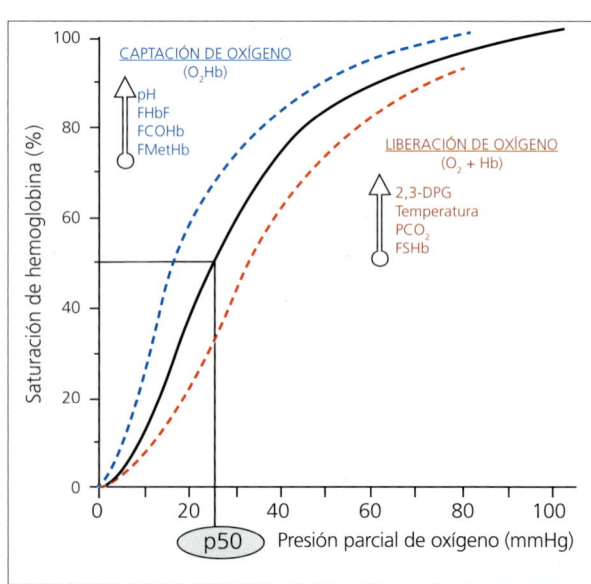

Fig. 5.5. Curva de disociación de la hemoglobina.

5.2.2. Procedimiento de la gasometría

La muestra habitual es sangre arterial, pero en determinadas condiciones puede ser necesario usar sangre capilar arterializada o sangre venosa:

▶ Gasometría capilar. Se utiliza cuando la gasometría arterial es muy difícil o no es posible como por ejemplo en pacientes recién nacidos o personas con obesidad.

▶ Gasometría venosa. No es adecuada para el estudio de la oxigenación pero sí para la determinación de los valores de pH y pCO_2, electrolitos, hemoglobina, lactato, etc.

Condiciones preanalíticas

Para obtener resultados válidos en la gasometría es fundamental seguir los procedimientos normalizados de trabajo (PNT) que estén establecidos en el laboratorio. En estos se detalla cómo se debe preparar al paciente, qué requisitos debe cumplir la muestra y cuál debe ser su manipulación y conservación.

A continuación se exponen algunas condiciones preanalíticas que son generales en cualquier laboratorio.

La preparación del paciente

El paciente debe ser identificado adecuadamente y la muestra obtenida en condiciones basales (se debe esperar entre 20 y 30 minutos antes de tomarla). Además se habrán retirado previamente fármacos broncodilatadores y vasodilatadores si estuvieran pautados, y las personas fumadoras se habrán abstenido de fumar.

También se debe medir la temperatura corporal porque si es distinta a la temperatura basal corporal, los resultados de pH, pCO_2 y pO_2, se verán modificados.

La obtención de la muestra

La sangre debe recogerse en condiciones anaerobias. Por esta razón el contenedor de la muestra (habitualmente jeringas) se tiene que cerrar perfectamente usando el tapón suministrado por el fabricante para garantizar la anaerobiosis. La presencia de aire en la muestra reduciría la pCO_2 (produciendo un aumento en el pH) y aumentaría la pO_2, equilibrando la muestra con el aire ambiente.

> **¡Tenlo en cuenta!**
>
> Los gasómetros se han convertido en una de las tecnologías más utilizadas en las pruebas que se hacen a la cabecera del paciente (POCT, del inglés *point of care testing*) de los servicios de atención urgente.

Como contenedores de la muestra se utilizan:

▶ Jeringas estándar de plástico (polipropileno) de 1 a 5 ml diseñadas específicamente para el análisis de gases, heparinizadas y con émbolo desplazable por la presión.

▶ Tubos capilares especiales heparinizados, de plástico o vidrio, siempre que se sellen convenientemente.

La heparina es el anticoagulante de elección y se puede utilizar como:

  ▸ Heparina líquida, que puede diluir la muestra e influir en los resultados.

  ▸ Heparina liofilizada que, aunque elimina el problema de la heparina líquida, no se disuelve de forma fácil y rápida, y puede producir la coagulación de la muestra.

Tras la extracción deberemos asegurarnos de observar que no hay burbujas de aire en la muestra, que esté bien homogeneizada (favorecerá la disolución del anticoagulante) y que estén anotadas la fecha y la hora.

Manejo y conservación de la muestra

Las gasometrías se procesan inmediatamente como pruebas a la cabecera del paciente, pero en caso de no ser posible hay que observar las siguientes recomendaciones:

▶ Transportar la muestra en mano. En un transporte a través de tubo neumático la muestra se expone a una fuerte agitación…

  ▸ que mezcla las posibles pequeñas burbujas en la muestra y aumenta la pO_2.

  ▸ que causa hemolisis, lo cual aumentará el K^+.

▶ Conservar a temperatura ambiente hasta un máximo de 30 minutos.

> **¡Tenlo en cuenta!**
>
> Los gasómetros disponen de función correctora según la temperatura corporal.

▶ Conservar en agua-hielo si la demora sobrepasa los 30 minutos. No se debe emplear solo hielo porque produce hemolisis. Al enfriar se produce una bajada de la pO_2 debido al aumento de la afinidad de la hemoglobina.

Antes de procesar la muestra en el gasómetro:

▶ Comprobar que no existen burbujas de aire; cuanto mayor es la superficie de contacto entre el aire y la muestra (burbujas pequeñas y numerosas), más aumentan los valores de pO_2.

▶ Homogeneizar la muestra, rotando la jeringa en sus dos ejes un mínimo de 1 minuto, o bien utilizando barritas metálicas e imanes en los capilares al menos 5 segundos.

▶ Descartar 100 a 200 μl de muestra antes de introducirla en el analizador. Esto permite detectar y evitar la presencia de coágulos y, además, purgar la jeringa, lo que evita la entrada de burbujas.

Manejo y funcionamiento del gasómetro

Para llevar a cabo una gasometría solo hay que meter la jeringa o el capilar en la toma de muestra y el gasómetro aspira un volumen determinado (entre 30 y 200 μl).

La calibración de los gasómetros se realiza con mucha frecuencia para que estén siempre listos para su uso con calibraciones externas y autocalibraciones con soluciones calibradoras incluidas en el propio gasómetro. Además también se debe llevar un control estricto del mantenimiento de los electrodos de medición.

Los gasómetros más simples incluyen tres electrodos que miden el pH, pCO_2 y pO_2 y un cooxímetro.

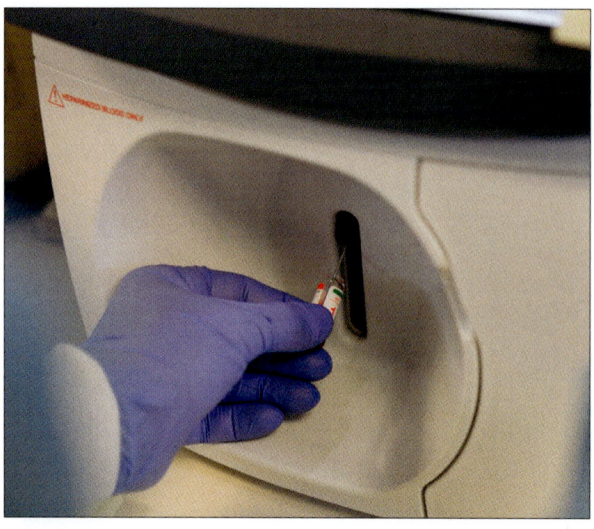

Fig. 5.6. Introducción del control en un gasómetro.

5.3. El equilibrio ácido-base

Para mantener la homeostasis se necesita controlar el pH de la sangre.

El **pH se define** como el logaritmo negativo de la concentración de hidrogeniones H+ y permite conocer la acidez o alcalinidad del organismo.

Valores de pH menores a 6,8 y mayores a 7,8 son incompatibles con la vida, por lo que el pH del organismo se mantiene en un estrecho margen fisiológico de 7,35 a 7,45.

La **acidemia** se define como una disminución en el pH sanguíneo (pH< 7,35) y la **alcalemia** como una elevación en el pH sanguíneo (pH > 7,45).

El principal producto ácido del metabolismo celular es el dióxido de carbono (CO_2) que viene a representar un 98% de la carga ácida total. Aunque no se trate de un ácido, pues el CO_2 no contiene H+, se trata de un ácido potencial ya que su hidratación mediante una reacción reversible catalizada por la anhidrasa carbónica (AC) va a generar ácido carbónico (H_2CO_3).

$$CO_2 + H_2O \xleftrightarrow{\text{AC}} H_2CO_3 \rightleftharpoons HCO_3^- + H^+$$

Existen unos amortiguadores que controlan de forma inmediata las desviaciones del pH fisiológico pero son los llamados sistemas de compensación *respiratorio* y *renal* los encargados de mantener el pH constante.

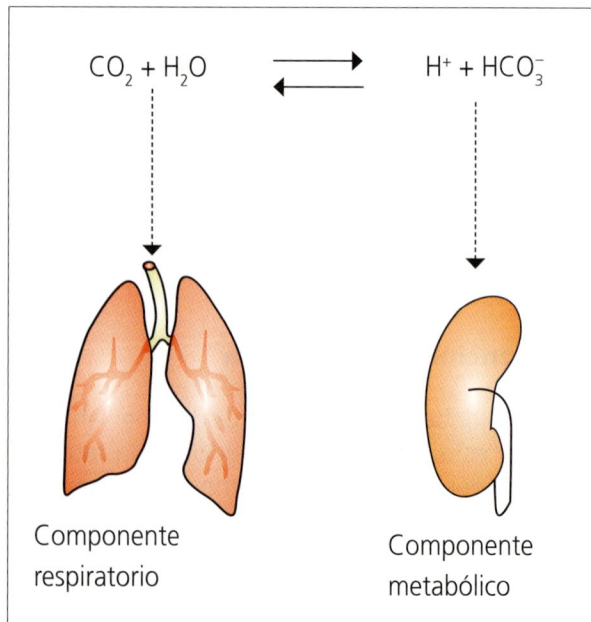

$$CO_2 + H_2O \rightleftharpoons H^+ + HCO_3^-$$

Componente respiratorio

Componente metabólico

Fig. 5.7. Sistema de compensación respiratorio y renal del pH fisiológico.

5.3.1. **Los sistemas amortiguadores del organismo**

Un sistema amortiguador, tampón o *buffer* es la mezcla de un ácido y su base conjugada cuya función fundamental es mantener el pH constante ante pequeñas adiciones de ácidos y bases.

En el organismo existen varios sistemas tampón que amortiguan de forma inmediata las variaciones del pH sanguíneo. El principal es el *tampón bicarbonato*.

Tampón bicarbonato

También denominado tampón ácido carbónico o tampón dióxido de carbono, amortigua de la siguiente forma:

▶ Con ácidos: $HCO_3^- + H^+ \longrightarrow H_2CO_3$

▶ Con bases: $H_2CO_3 + OH^- \longrightarrow HCO_3^- + H_2O$

El tampón bicarbonato es el más importante del plasma debido a que...

▶ se encuentra en una elevada concentración que es de 24 mEq/l.

▶ puede ser eliminado o retenido, variando sus concentraciones, mediante mecanismos de compensación respiratoria (CO_2) o renal (HCO_3^-).

▶ se encuentra también en el líquido intracelular.

Sabiendo el pH del plasma, por ejemplo 7,4, se puede calcular la relación entre las concentraciones de las formas ácidas y salina mediante la ecuación de Henderson-Hasselbalch:

$$pH = pK + \log \frac{[sal]}{[ácido]}$$

Aplicada al sistema de reacciones implicado:

$$H_2O + CO_2 \longrightarrow H_2CO_3 \longrightarrow HCO_3^- + H^+$$

Teniendo en cuenta que la concentración de H_2CO_3 es muy pequeña en comparación con la de CO_2, que la concentración de CO_2 se puede expresar como su pCO_2 por la constante de solubilidad a 37 °C y que el pK del sistema es de 6,1 nos quedaría:

$$7,4 = 6,1 + \log \frac{[HCO_3^-]}{[pCO_2] \cdot 0,03}$$

$$\log \frac{[HCO_3^-]}{[pCO_2] \cdot 0,03} = 1,3$$

$$\frac{[HCO_3^-]}{[pCO_2] \cdot 0,03} = 20$$

En condiciones normales las concentraciones de bicarbonato y el CO_2 disuelto están en proporción 20/1, y siempre que esta proporción se mantenga el pH será 7,4.

También es posible calcular el pH conociendo las concentraciones de bicarbonato y la pCO_2. Si los valores normales de bicarbonato son de 24 mEq/l, la pCO_2 de 40 mmHg, la temperatura de 37 °C y la pK de 6.1, tenemos que:

$$pH = 6,1 + \log \frac{24}{40 \cdot 0,03} = 6,1 + 1,3 = 7,4$$

Otros sistemas amortiguadores

Todos los sistemas reguladores o tampón están interrelacionados y se amortiguan unos a otros, de modo que todos los amortiguadores de un mismo compartimento van a variar conjuntamente ante un cambio en el pH. Por lo tanto, al conocer los valores del tampón bicarbonato, estamos también valorando los demás sistemas. Esto nos va a permitir conocer los cambios de cada sistema sabiendo cuáles ha experimentado uno de ellos.

En el plasma también se encuentran:

▶ El **tampón fosfato**. El fosfato puede ser fosfato inorgánico si se presenta como ion o fosfato orgánico unido a proteínas. Tiene escasa importancia como efecto amortiguador. Actúa básicamente manteniendo la base durante el proceso de excreción urinaria de sustancia ácida. Los equilibrios establecidos son:

  ▶ Con ácidos: $HPO_4^{2-} + H^+ \longrightarrow H_2PO_4^-$

  ▶ Con bases: $H_2PO_4^- + OH^- \longrightarrow HPO_4^{2-} + H_2O$

▶ El **tampón proteínas plasmáticas**. Su actividad amortiguadora deriva de la presencia de grupos aminos y carboxilos libres para unirse a los protones.

$$PROTEINA\ H^+ \longrightarrow PROTEINA + H^+$$

En el líquido intracelular se encuentran:

▶ El **tampón fosfato**. Es junto con las proteínas el principal sistema y tiene un pK de 6,8, próximo al pH que se va a regular.

▶ El **tampón de proteína intracelular**. Hay que mencionar específicamente el sistema tampón de los eritrocitos donde interactúan estrechamente los sistemas tampón formados por la *hemoglobina* y el *bicarbonato*.

En el **tampón hemoglobina**, cada molécula de hemoglobina puede captar una gran cantidad de protones. En el interior del hematíe, por acción de la anhidrasa carbónica, el CO_2 se va a convertir en ácido carbónico que se disocia dando un H^+ que rápidamente será tamponado por la hemoglobina, y bicarbonato, que saldrá fuera del hematíe en intercambio con iones cloro. De esta forma se libera O_2 en los tejidos y se transporta el CO_2 a los pulmones para su eliminación.

$$Hb\text{-}O_2 + H_2CO_3 \longrightarrow HHb + O_2 + HCO_3^-$$

¡Tenlo en cuenta!

También existe un sistema de amortiguación ósea mediante la disolución o el depósito de carbonatos en la matriz ósea.

5.3.2. Los mecanismos de compensación

Compensación respiratoria

El CO_2 se considera como un ácido volátil porque al ser un gas va a ser eliminado por los pulmones.

La respiración regula indirectamente la concentración de ácido del organismo actuando sobre la pCO_2 en sangre arterial. Existen quimiorreceptores sensibles al pH y situados en los llamados corpúsculos carotídeos y aórticos que ponen en marcha mecanismos de hiperventilación e hipoventilación:

▶ Cuando baja el pH se provoca una hiperventilación que aumenta la eliminación de CO_2, y con ello se disminuye la pCO_2 arterial.

▶ Cuando sube el pH se provoca una hipoventilación que disminuye la eliminación de CO_2, y con ello se eleva la pCO_2 arterial.

Compensación renal

El metabolismo genera los llamados ácidos no volátiles (principalmente HCO_3^-) y representan un 1-2% de la carga ácida. Al no poder ser eliminados por el pulmón, es el riñón el encargado de hacerlo mediante dos mecanismos:

▶ Eliminándolos en la orina.

▶ Reabsorbiendo y generando bicarbonato en función del pH de las células tubulares renales.

Por tanto, en una situación de acidosis se producirá un aumento en la excreción de ácidos y se reabsorberá más bicarbonato, mientras que en una situación de alcalosis se retendrá más ácido y se eliminará más bicarbonato. Esta es la razón de la gran variabilidad en el pH urinario, entre 4,5 y 8,2.

5.3.3. Alteraciones del equilibrio ácido-base

La acidosis (aumento de H^+) puede producirse por una disminución del HCO_3^- (acidosis metabólica) o por un aumento de la pCO_2 (acidosis respiratoria); y la alcalosis (disminución de los H^+) por un aumento del HCO_3^- (alcalosis metabólica) o por una disminución de la pCO_2 (alcalosis respiratoria).

En todo trastorno ácido-básico se producen necesariamente respuestas compensatorias (renales en trastornos respiratorios y respiratorias en trastornos metabólicos) que intentan mantener normal el pH. (Tabla 5.1)

Trastorno	Alteración primaria	Respuesta compensatoria
Acidosis metabólica	$\downarrow[HCO_3^-]$	pCO_2 desciende 1,2 mmHg por cada 1 mEq/l de descenso de la $[HCO_3^-]$.
Alcalosis metabólica	$\uparrow[HCO_3^-]$	pCO_2 aumenta 0,7 mmHg por cada 1 mEq/l de aumento de la $[HCO_3^-]$.
Acidosis respiratoria	$\uparrow pCO_2$	Aguda: $[HCO_3^-]$ aumenta 1 mEq/l por cada 10 mmHg de aumento de la pCO_2. Crónica: $[HCO_3^-]$ aumenta 3,5 mEq/l por cada 10 mmHg de aumento de la pCO_2.
Alcalosis respiratoria	$\downarrow pCO_2$	Aguda: $[HCO_3^-]$ desciende 2 mEq/l por cada 10 mmHg de descenso de la pCO_2. Crónica: $[HCO_3^-]$ desciende 5 mEq/l por cada 10 mmHg de aumento de la pCO_2.

Tabla 5.1. Trastornos primarios y respuestas compensatorias.

El diagnóstico del trastorno ácido-básico se basa, además de en la clínica, en los datos obtenidos en la gasometría. Estos datos pueden conducir a un algoritmo diagnóstico (Doc. 5.2) y a un mapa ácido-base como el propuesto por DuBose:

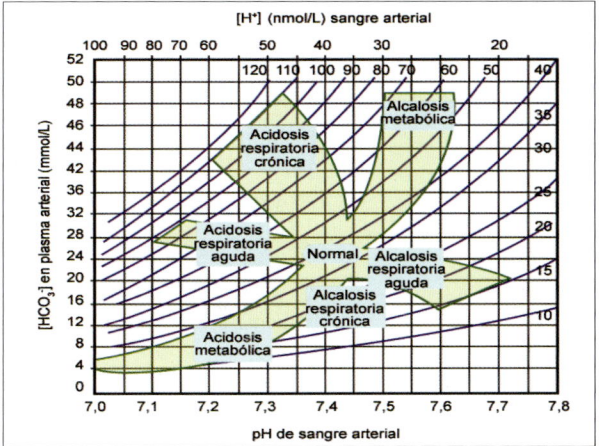

Fig. 5.8. Mapa ácido-base de DuBose. Los trastornos mixtos quedarían entre dos zonas correspondientes a trastornos puros.

Acidosis metabólica

En la acidosis metabólica baja la concentración plasmática de HCO_3^- y la pCO_2 por hiperventilación compensatoria, además de observarse una tendencia a la disminución del pH arterial.

La acidosis metabólica se produce por:

▶ Acúmulo de ácidos no volátiles; y su origen es:

  ▶ La falta de eliminación renal por insuficiencia renal.

  ▶ El aumento de su producción por cetoacidosis o acidosis láctica.

▶ El aporte exógeno por tóxicos como el etanol y el formaldehído.

▶ Pérdidas digestivas o renales de bicarbonato. Se produce en diarreas y en la acidosis tubular renal por disminución de la secreción de H^+ o de la reabsorción de bicarbonato.

Alcalosis metabólica

En la alcalosis metabólica aumenta la concentración plasmática de bicarbonato, aumenta la pCO_2 por hipoventilación compensatoria, y tendencia al aumento del pH arterial.

Además, induce la liberación de H^+ por parte de los tampones intracelulares y, posteriormente, hipoventilación por inhibición del centro respiratorio debida al descenso de H^+.

Algunas causas son: (Doc. 5.3)

▶ Pérdidas digestivas. Cuando el jugo gástrico (muy rico en H^+) llega al duodeno, provoca una secreción equivalente de bicarbonato, por parte del páncreas. En caso de vómitos, la secreción de bicarbonato disminuye y se provoca alcalosis metabólica.

▶ Uso de diuréticos. Pueden provocar alcalosis metabólicas debido tanto a la hipovolemia como a las pérdidas urinarias de H^+.

▶ Hiperaldosteronismo. La aldosterona provoca pérdida renal de K^+ y de H^+, y aumento de la reabsorción tubular renal de Na^+. Por ello, el hiperaldosteronismo suele acompañarse de alcalosis metabólica y, generalmente, de hipopotasemia.

Documento 5.2. **Algoritmo diagnóstico del equilibrio ácido-base**

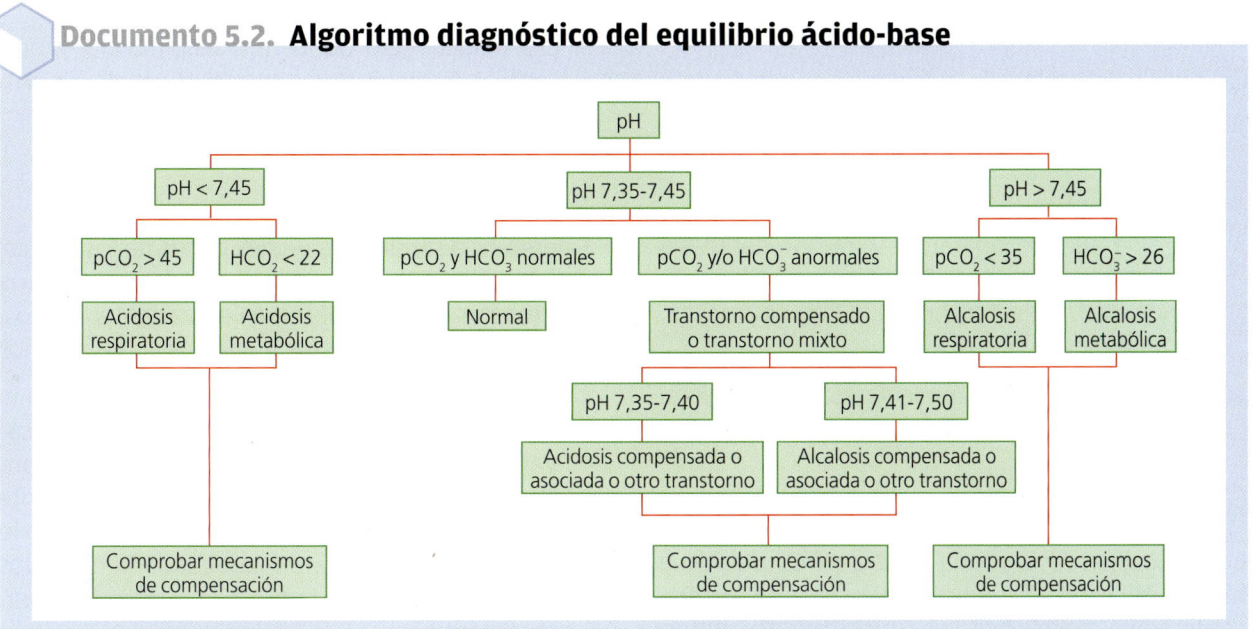

Documento 5.3. Algoritmo diagnóstico de la alcalosis metabólica

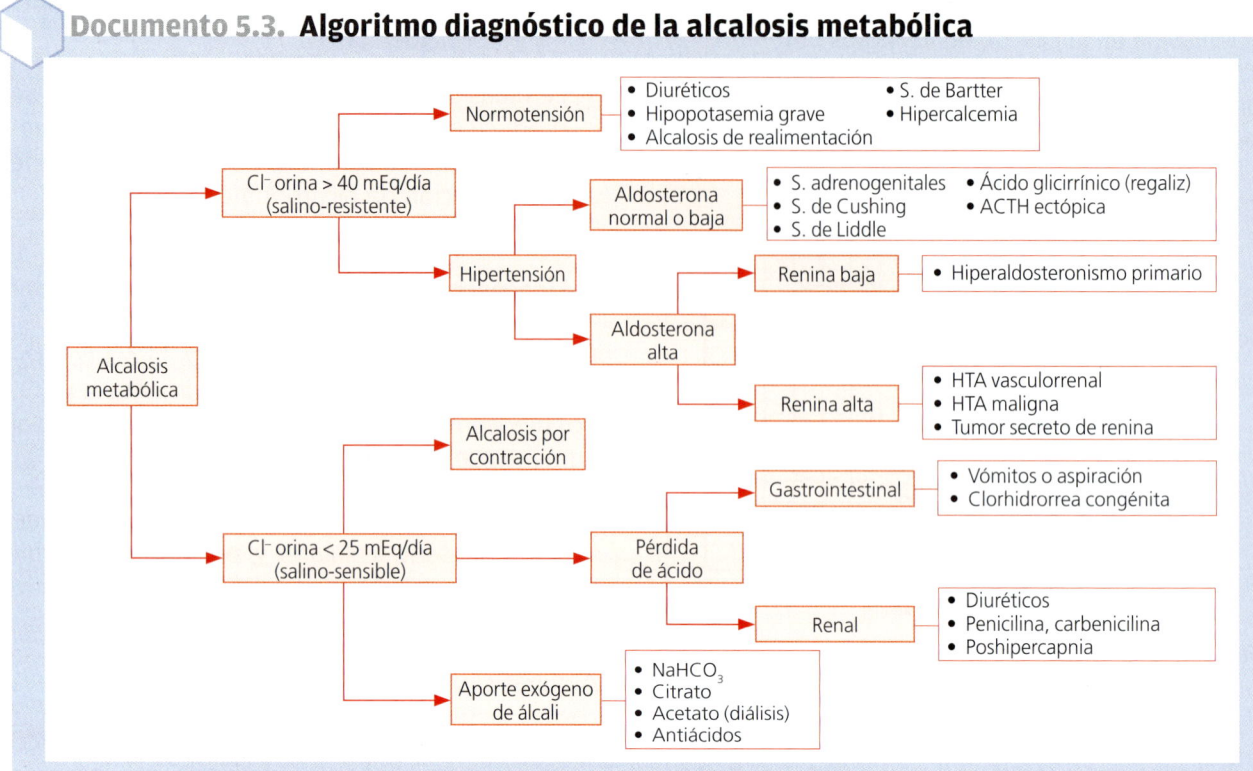

Acidosis respiratoria

En la acidosis respiratoria sube la pCO_2 debido a hipoventilación, elevación variable de la concentración plasmática de bicarbonato como respuesta compensadora y tendencia a la disminución del pH arterial.

La acidosis respiratoria se puede presentar de forma aguda, lo que implica un tamponamiento por proteínas y por hemoglobina con ligera subida del bicarbonato (1 mEq/l por cada 10 mmHg que sube la pCO_2) o de forma crónica donde el riñón reabsorbe bicarbonato y, por tanto, aumenta sus valores en la gasometría de manera notable al cabo de tres días (3,5 mEq/l por cada 10 mmHg).

Las principales causas de la acidosis respiratoria son:

▶ Depresión del centro respiratorio debido a fármacos (opiáceos y anestésicos) o parada cardiaca, entre otros.

▶ Enfermedades del aparato respiratorio debidas a obstrucción de las vías aéreas, enfermedad pulmonar obstructiva crónica (EPOC), neumonía, derrame pleural, etc.

▶ Enfermedades neuromusculares: síndrome de Guillain-Barré, esclerosis múltiple, etc.

Alcalosis respiratoria

En la alcalosis respiratoria baja la pCO_2 debido a hiperventilación, disminución variable de la concentración plasmática de bicarbonato como

respuesta compensadora, y tendencia a la elevación del pH arterial.

La alcalosis respiratoria se puede presentar de forma aguda sin intervención renal o formas crónicas donde el riñón se ocupa de excretar bicarbonato para poder aumentar la concentración de H^+, la compensación renal comienza a las pocas horas y se completa en 2-3 días.

Las causas de la alcalosis respiratoria son:

▶ Hipoxemia debida a enfermedades pulmonares como neumonía y asma, insuficiencia cardiaca congestiva, permanencia en grandes alturas, etc.

▶ Estímulo directo del centro respiratorio: hiperventilación voluntaria, ansiedad, dolor, hipertiroidismo, embarazo, etc.

Trastornos mixtos

La presencia simultánea de dos o más de los trastornos anteriores da lugar a los llamados **trastornos mixtos**, los cuales se observan en pacientes críticos. Estos trastornos mixtos se diagnostican cuando los valores compensatorios no son coherentes.

▶ **Acidosis respiratoria** y **acidosis metabólica**. Valores de pCO_2 inadecuadamente altos para el descenso del bicarbonato (por ejemplo, ante edema de pulmón e insuficiencia renal), o ante valores de bicarbonato inadecuadamente bajos para el aumento de la pCO_2 (hipercapnia crónica y diarrea).

▶ **Acidosis respiratoria** y **alcalosis metabólica**. Valores de bicarbonato inadecuadamente elevados para la elevación de la pCO_2 (pacientes con EPOC que reciben tratamiento con diuréticos).

▶ **Acidosis metabólica** y **alcalosis respiratoria**. Valores de pCO_2 inadecuadamente bajos para el descenso de bicarbonato (intoxicación por salicilatos).

▶ **Alcalosis mixta**. Valores de pCO_2 inadecuadamente bajos para un bicarbonato elevado, o con una concentración plasmática de bicarbonato inadecuadamente alta para una pCO_2 baja (pacientes en diálisis con alcalosis respiratoria o en embarazadas con hiperémesis gravídica).

5.3.4. Determinaciones en el equilibrio ácido-base

Los datos más importantes para estudiar el equilibrio ácido-base son el pH, la pCO_2 y la concentración de bicarbonato $[HCO_3^-]$. Estos tres datos deben valorarse de forma conjunta para poder clasificar los diferentes trastornos ácido-básicos.

Estos datos se obtienen de sangre arterial o venosa al realizar una *gasometría* que además aporta otros datos como el bicarbonato estándar, $[HCO_3^-]$st, el exceso de base, EB, el exceso de base estándar, EB-st y el anión gap, AG, que resultan útiles para la identificación de los trastornos metabólicos.

pH

El **pH** informa sobre la acidez o alcalinidad de la sangre y es un reflejo del pH intracelular.

El rango de referencia del pH es de 7,35-7,45 en sangre arterial. En sangre venosa es de 7,31-7,37.

Como ya hemos visto, el valor del pH permite clasificar los trastornos del equilibrio ácido-básico en dos grupos: acidosis y alcalosis. Hay que tener presente que un paciente puede sufrir acidosis o alcalosis teniendo un pH normal debido al funcionamiento de los mecanismos de compensación.

La pCO_2

La **presión parcial del dióxido de carbono** en sangre arterial procede del CO_2 generado en el metabolismo celular, ya que no existe en el aire inspirado.

El CO_2 difunde rápidamente a través de las membranas celulares y es rápidamente expulsado mediante ventilación pulmonar.

Los valores de referencia dependen del sexo y oscilan entre 32 y 48 mmHg en sangre arterial y entre 41 y 51 mmHg en sangre venosa.

Los valores patológicos de la pCO_2 permiten clasificar las acidosis y alcalosis respiratorias.

▶ Los valores altos, **hipercapnia**, indican una hipoventilación que puede ser debida a enfermedad pulmonar o a la inhibición del SNC sobre la ventilación pulmonar. La hipercadmia clasifica la acidosis como respiratoria.

▶ Los valores bajos, **hipocapnia**, indican una hiperventilación y clasifican la alcalosis como respiratoria.

La hipocapnia puede ser de origen secundario ante una acidosis metabólica funcionando como mecanismo compensatorio.

$[HCO_3^-]$

La **concentración del ion bicarbonato** en sangre arterial se calcula utilizando los valores de pH y pCO_2 en la ecuación de Henderson-Hasselbalch.

Los valores de referencia en sangre arterial oscilan entre 22 y 26 mEq/l, y en sangre venosa entre 23 y 27 mEq/l.

Los valores patológicos de la $[HCO_3^-]$ clasifican las acidosis y alcalosis como metabólicas.

▶ Los valores elevados se dan en la alcalosis metabólica y como mecanismo de compensación en la acidosis respiratoria.

▶ Los valores disminuidos se dan en la acidosis metabólica y como mecanismo compensatorio en la alcalosis respiratoria.

$[HCO_3^-]$st

La **concentración de bicarbonato estándar** es la concentración del ion bicarbonato en el plasma de sangre equilibrada con una mezcla de gases con una pCO_2 de 40 mmHg y una pO_2 mayor o igual a 100 mmHg y 37 °C.

Al medir el bicarbonato en unas condiciones normalizadas para el componente respiratorio, pO_2 y pCO_2 normales, se obtiene información solo del componente metabólico.

Los valores normales están entre 22 y 26 mEq/l. Un valor bajo indicaría una acidosis metabólica y uno alto una alcalosis metabólica.

EB

El **exceso de base** es la concentración de un ácido o una base fuerte necesaria para alcanzar un pH arterial de 7,4 a la sO_2 real (saturación de oxígeno real) y condiciones estándar de pCO_2 40 mmHg y 37 °C.

Es decir, la cantidad de ácido o base que se necesita administrar al paciente para corregir su pH, por lo tanto, indica la capacidad amortiguadora de todos los sistemas tampón.

El valor de referencia de todos los sistemas amortiguadores es de 48 ± 3 mEq/l. Los valores normales del exceso de base están comprendidos entre −3 y + 3 mEq/l.

Se calcula mediante una fórmula en la que interviene la hemoglobina, el pH y el ion bicarbonato.

EBst

El **exceso de base estándar** es una expresión del EB aplicado al líquido extracelular. Se simula el líquido extracelular diluyendo una parte de sangre total en dos partes del propio plasma y se calcula con una fórmula en la que el valor de la hemoglobina es un tercio de la concentración total de hemoglobina (ctHb).

El valor del EBst es más representativo que el del EB para valorar la función de los sistemas amortiguadores extracelulares.

Anión *gap*

El **anión *gap*** (AG) o hiato aniónico es la diferencia entre las concentraciones de los cationes sodio y potasio menos las de los aniones cloro y bicarbonato.

$$AG = ([Na^+] + [K^+]) - ([Cl^-] + [HCO_3^-])$$

Por lo tanto, es una medida de los aniones que no se valoran, como las proteínas, fosfatos y sulfatos.

Los valores de referencia están comprendidos entre 10 y 20 mEq/l.

Si está aumentado clasifica las acidosis metabólicas como **normoclorémicas** debidas a acúmulo de ácidos no volátiles, frente a aquellas acidosis metabólicas **hiperclorémicas** debidas a la pérdida de bicarbonato que aparecen con AG normal.

Si está disminuido puede ser debido a hiponatremia y aumento de los cationes no medidos.

5.4. Determinaciones a la cabecera del paciente

Las pruebas en el lugar de asistencia al paciente también llamadas **pruebas a la cabecera del paciente** o pruebas en el punto de cuidados, **POCT** (del inglés *point-of-care testing*) se definen como las magnitudes biológicas que se determinan fuera del laboratorio, en un entorno próximo al lugar de asistencia al paciente y que son realizadas por profesionales que no pertenecen al laboratorio y en cualquier momento.

Tanto las determinaciones como el aparataje usado para las POCT son muy variables dependiendo de las necesidades clínicas y de los cambios continuos que proporcionan los avances tecnológicos.

Así, en un extremo de esta variabilidad se puede considerar la tira reactiva en orina como una de las POCT de uso más simple, que implica una lectura subjetiva por el personal médico o de enfermería y con anotación manual del resultado.

En el otro extremo podemos nombrar los gasómetros, que son capaces de efectuar varias determinaciones con lecturas automatizadas y posibilidad de conexión al sistema informático del laboratorio (SIL), y están sujetos a un estricto control de calidad.

5.4.1. Clasificación de las POCT

Las POCT se pueden clasificar de diversas maneras según el criterio que se aplique:

▶ Según el **principio analítico**: cromatografía, potenciometría, amperometría, conductimetría, inmunoanálisis, biosensores, enzimáticos, espectrografía infrarroja, reflectancia óptica o espectrofotometría, inmunoturbidimetría, hemaglutinación, inmunodetección mediante anticuerpos monoclonales o fluorescencia, viscoelásticas, PCR, impedancia eléctrica.

▶ Según el ámbito de aplicación: bioquímica general, gases en sangre, hemostasia, hematimetría, inmunoquímica, microbiología, toxicología, urianálisis, serología, endocrinología, farmacología, marcadores cardiacos, biología molecular.

- Según la **ubicación**:

    - **Extrahospitalaria**: atención domiciliaria (glucómetros, tiras reactivas de orina, drogas de abuso), atención primaria (glucómetros, tiras reactivas de orina, drogas de abuso, hemostasia), clínicas médicas particulares, despachos médicos.

    - **Hospitalaria**: área urgencias (tiras reactivas orina, drogas de abuso, glucómetros, marcadores cardiacos, pH y gases en sangre, electrolitos, prueba de embarazo), unidades convencionales (tiras reactivas orina, glucómetros, sangre en heces), unidades de críticos (tiras reactivas orina, glucómetros, marcadores cardiacos, pH y gases en sangre, electrolitos, hemoglobina, urea, lactato, cooximetría, hemograma, tromboelastometría).

- Según el **tipo de resultado**: cuantitativos, semicuantitativos, cualitativos.

- Según la posibilidad de **conectividad**: conectable, no conectable.

- Según el **tamaño de los sistemas analíticos**: sobremesa (tamaño abultado, con corriente eléctrica convencional y con poca capacidad de movilidad), transportables (tamaño intermedio, con corriente o batería y con relativa movilidad), de bolsillo (tamaño reducido, con batería y fácilmente movibles).

5.4.2. Principales dispositivos y determinaciones biológicas usadas como POCT

Tiras reactivas de orina

La mayoría de los equipos que utilizan tiras reactivas se basan en la espectrometría de reflectancia como las utilizadas en los urianálisis. Se utilizan tanto a nivel hospitalario como extrahospitalario y proporcionan resultados cualitativos y semicuantitativos. En el mercado se encuentran múltiples aparatos que se adaptan a todas las necesidades.

Gasómetros

Los más sencillos se pueden clasificar como gases en sangre medidos por electrodos selectivos en ámbito hospitalario con resultados cualitativos, con posibilidades de conexión y de sobremesa o transportables.

Existen gasómetros de sobremesa con posibilidad de combinar además de las técnicas potenciométricas (pH, pO_2, pCO_2, Na^+, K^+, Cl^-, Ca^{2+}), las amperométricas (lactato, glucosa, creatinina), conductimétricas (hematocrito) y espectrofotométricas (bilirrubina, hemoglobina y sus fracciones). También existen gasómetros portátiles que pueden ofrecer estos resultados a partir de sangre capilar.

Glucómetros

Son dispositivos POCT para la medición de glucosa basados en reflectancia o amperometría para los ámbitos de aplicación de bioquímica general o endocrinología. Se ubican tanto a nivel hospitalario como extrahospitalario, proporcionan resultados cuantitativos y su tamaño es de bolsillo.

Son ampliamente usados para el control metabólico de la glucosa en personas con diabetes mellitus y pueden funcionar con tiras reactivas o sensores subcutáneos:

- **Tiras reactivas**. Utilizan como enzimas la glucosa oxidasa o la glucosa deshidrogenasa. Existen dos sistemas de detección:

    - **Método electroquímico**. El producto de la reacción resultante del proceso redox se acopla mediante una transmisión de electrones para producir una señal que es directamente proporcional a la concentración de glucosa. Se aplica a los métodos basados en la glucosa oxidasa y en la glucosa deshidrogenasa.

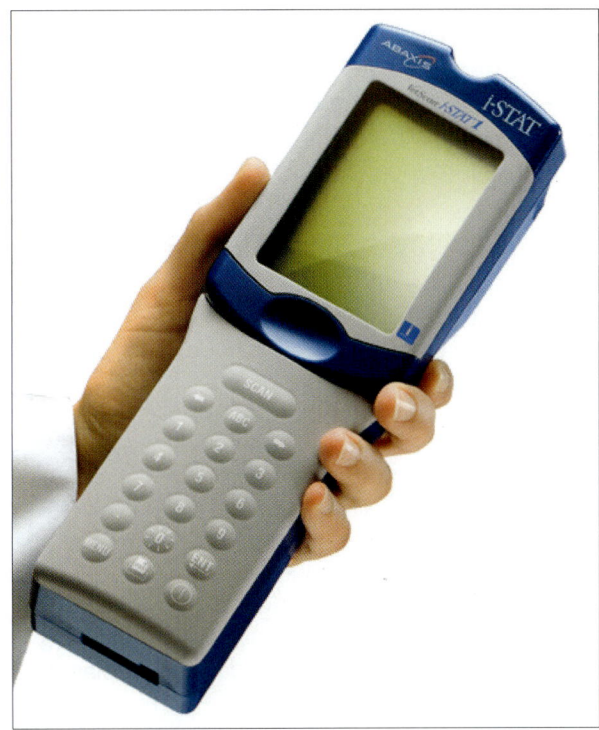

Fig. 5.9. Gasómetro utilizado en POCT.

▶ **Método fotométrico**. El producto de la reacción se acopla con un cromóforo que, al cambiar su estado de oxidación, experimenta un cambio de color que se mide mediante fotometría de reflectancia. Se establece una relación directa entre el cambio de color y la concentración de glucosa. Es aplicable a los métodos basados en la glucosa oxidasa.

▶ **Sensores subcutáneos**. Son dispositivos que permiten medir los niveles de glucosa en el líquido intersticial en tiempo real, día y noche. Consisten en un sensor subcutáneo de glucosa (generalmente una enzima de glucosa-oxidasa más un electrodo) que se implanta por vía subcutánea en el abdomen y mediante un transmisor (cable o Wifi) envía la información al receptor o glucómetro que muestra las medidas en tiempo real.

Coagulómetros

Son medidores de hemostasia mediante amperometría que se utilizan tanto en el ámbito extrahospitalario como en el hospitalario. Proporcionan resultados cuantitativos, no son conectables y su tamaño es de bolsillo. Son ampliamente usados por pacientes con tratamiento anticoagulante oral (TAO) para obtener el tiempo de protrombina cuyo resultado se expresa como INR. Tienen características similares a los glucómetros.

Dispositivos para marcadores cardiacos

Son dispositivos POCT que permiten medir troponina I, troponina T, NT-pronBNP y otros parámetros como β-HCG, proteína C reactiva (PCR) y procalcitonina (PCT, biomarcador para diagnosticar sepsis) mediante inmunoanálisis.

Dispositivos para hemoglobina y recuento

Existen algunos dispositivos diseñados para medir la hemoglobina y hacer el recuento leucocitario.

Pruebas de inmunoanálisis cromatográfico

Aquí se incluyen las pruebas rápidas para detectar la β-HCG, la sangre oculta y *H. pylori* en heces, las drogas de abuso en orina, serología para VIH, etc.

Monitorización transcutánea

Estas pruebas están basadas en la aplicación de sensores sobre la piel y en la medición de los gases que se difunden a través de ella.

La monitorización transcutánea es el método de elección para monitorizar de forma continua la saturación de oxígeno en intervenciones quirúrgicas con anestesia o en situaciones en las que se requiere detectar rápidamente un posible episodio de hipoxia.

El dispositivo utilizado es el pulsioxímetro que permite diferenciar la oxihemoglobina y la desoxihemoglobina en sangre pulsátil. Dispone de un espectrofotómetro que emite luz de diferentes longitudes de onda y que se transmite a través de un dedo. En el extremo opuesto, un fotodetector detecta la cantidad de luz que es absorbida, a partir de la cual un procesador calcula la saturación de oxígeno.

También existen dispositivos que permiten medir la bilirrubina por monitorización transcutánea. Se basan en la propiedad de la bilirrubina de absorber determinadas longitudes de onda.

Documento 5.4. AQT90 FLEX de Radiometer

Es un dispositivo para marcadores cardiacos que automatiza por completo el proceso de medida, de principio a fin: aspiración de la muestra de sangre total, vertido de la muestra y de la solución *buffer* en el pocillo de química seca específico del ensayo, incubación, mezcla y agitación, lavado, eliminación de antígeno y anticuerpos trazadores no ligados, secado y, finalmente, medida de la fluorescencia.

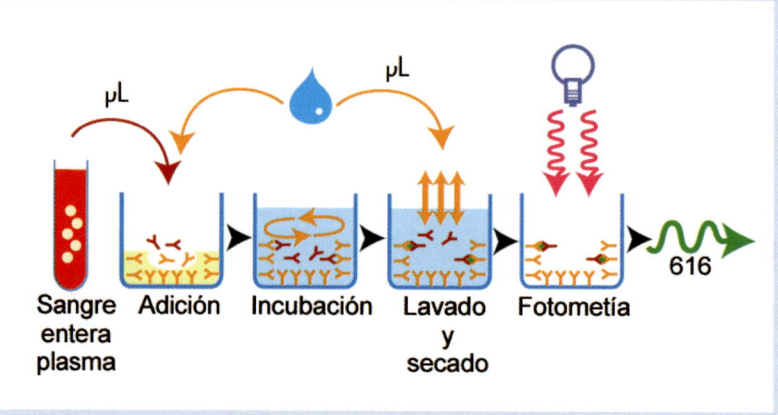

μL   μL

Sangre entera plasma   Adición   Incubación   Lavado y secado   Fotometía   616

5.4.3. Calidad en las POCT

Las POCT se consideran una extensión de la actividad del laboratorio y deben someterse a un control de calidad para asegurar la exactitud y precisión de los resultados. Este control debe realizarse en las diferentes fases del proceso: *preanalítica*, *analítica* y *posanalítica*.

Calidad preanalítica

Se garantiza teniendo identificados los errores más comunes o limitaciones que se pueden dar en esta fase. Estos son:

▶ Errores asociados a la extracción de sangre. Son los más frecuentes y causa principal por la que se compromete la calidad analítica en esta fase: muestras en cantidad insuficiente, inadecuadas o mal procesadas (coaguladas o hemolizadas…).

▶ Errores atribuibles al personal. Se hace imprescindible la formación por parte del laboratorio de las personas responsables de realizar las determinaciones. Este es un punto clave para conseguir la calidad deseada.

▶ Errores en la selección del parámetro que se va a medir. Es un error preanalítico que puede ser cometido por el personal médico y que lleva al uso improcedente o excesivo de POCT.

▶ Errores en la identificación del paciente. Este es un error muy frecuente que se puede solventar mediante el uso de herramientas informatizadas para el registro de: fechas, horas, identificación del operador, identificación del paciente, números de lotes, fechas de caducidad, etc.

▶ La conexión de las POCT al sistema informático de los laboratorios y al sistema informático del hospital se considera fundamental.

▶ Otros errores. Cabe tener en cuenta otros factores relacionados con el equipo y con los reactivos que pueden comprometer la calidad en las POCT. Son por ejemplo un mal estado de reactivos, tiras o cartuchos, debido a deficiencias en su almacenamiento, así como a errores en el mantenimiento o en la calibración de los sensores (temperatura, CO_2, pH…), etc.

Calidad analítica

Las interferencias que afectan a las mediciones son más difíciles de detectar en el POCT, donde los resultados se emiten de forma inmediata.

En la calidad de la fase analítica intervienen diferentes factores como:

▶ Condiciones ambientales. Se refiere a las condiciones de temperatura ambiental, altitud, humedad, etc. que existen en el momento de realizar la prueba.

▶ Defectos en el volumen de la muestra analizada, como son la presencia de burbujas de aire o coágulos.

▶ Calibraciones no realizadas o erróneas.

▶ Falta de realización o de revisión del control de calidad. Los equipos utilizan para su control de calidad un material de control que se analiza, y se comprueba que dé unos valores que estén dentro de los esperados.

▶ Material de control de calidad en mal estado.

▶ Manipulación incorrecta de reactivos, calibradores y controles.

▶ Mantenimiento incorrecto del analizador.

Calidad posanalítica

Se refiere a la calidad del informe de resultados. Los errores en esta fase pueden dar lugar a consecuencias negativas para el paciente. Algunos de los errores que afectan a la calidad en esta fase son:

▶ Pérdida o uso inadecuado de unidades de medida, intervalos de referencia o valores críticos omitidos, no reconocidos o no alertados.

▶ Falta de transmisión de datos demográficos del paciente o resultados analíticos.

▶ Resultados no comunicados, perdidos o retrasados.

▶ Resultados no revisados.

⬡ **¡Tenlo en cuenta!**

Los fabricantes han diseñado dispositivos que llevan integrados el control de calidad de forma automática sin la necesidad de la intervención del operador y que no permiten realizar pruebas sin un control válido de calidad previo.

Ejercicios

1. Describe los mecanismos regulatorios que permiten mantener la composición electrolítica del líquido extracelular.

2. Di si son verdaderas o falsas las siguientes afirmaciones. Razona la respuesta en las falsas.

   a) La hiperosmolalidad se asocia con pérdida de agua, deshidratación intracelular e hipernatremia.

   b) El hiato o *gap* osmolal es la diferencia entre la osmolalidad medida en sangre y la osmolalidad calculada. Su valor no tiene importancia clínica.

   c) Un cociente osmolalidad urinaria/osmolalidad plasmática con valor superior a 3 es indicativo de un balance hídrico normal.

   d) Un cociente osmolalidad urinaria/osmolalidad plasmática con valor inferior a 1 es indicativo de un aporte excesivo de líquidos.

3. Relaciona en tu cuaderno las siguientes alteraciones de electrolitos con las frases que correspondan.

Hipernatremia	Se puede producir a consecuencia de estados de malnutrición y malabsorción, pérdidas renales e hiperparotidismo.
Hipokalemia	Frecuentemente se encuentra en personas que reciben líquidos intravenosos sin proceder a compensar la pérdida de potasio que se produce por la orina.
Hipocloremia	Puede producirse por un exceso de sodio por incremento del aporte (elevada ingesta de sal o infusión de suero salino), por la enfermedad de Cushing o por hiperaldosteronismo.
Hipercalcemia	Se da en enfermedades en las que existe un aumento de la reabsorción ósea (inmovilización prolongada, tumores óseos, hiperparatiroidismo, etc.).
Hipofosfatemia	Da lugar a alcalosis metabólica.

4. Completa en tu cuaderno una tabla como la siguiente:

Electrolito	Tipo de técnica	Método utilizado
Calcio total		
Cobre		
Fosfatos		
Magnesio		
Hierro		
Sodio		
Potasio		

5. Explica qué es una gasometría y qué magnitudes permite obtener.

6. ¿Qué condiciones previas ligadas al paciente se deben tener en cuenta en una gasometría? ¿Y qué consideraciones relacionadas con la muestra?

7. Relaciona en tu cuaderno las determinaciones siguientes con la valoración del estado de oxidación que permiten realizar.

pO_2, pCO_2, FShunt	Captación de oxígeno
Lactato	Transporte del oxígeno
ctO_2, ctHb, sO_2, FO_2Hb, FHHb, FCOHb, FMetHb, FSHb	Liberación a los tejidos
Curva de disociación del oxígeno (sO_2/pO_2)	Oxigenación tisular

8. Explica los mecanismos de compensación respiratoria y de compensación renal para la regulación del pH fisiológico.

9. Define:

a) Acidosis metabólica.   *c)* Alcalosis metabólica.

b) Acidosis respiratoria.   *d)* Alcalosis respiratoria.

10. En cuanto a las determinaciones del equilibrio ácido-base:

▸ ¿Qué tres parámetros se consideran más importantes para poder clasificar los diferentes trastornos ácido-base?

▸ ¿Qué técnica se utiliza para su determinación?

▸ Cita otros datos que se obtienen por medio de esta técnica y resultan útiles para la valoración de los trastornos del equilibrio ácido-base.

11. ¿Qué son las determinaciones a la cabecera del paciente?

12. Cita diez magnitudes que se puedan determinar a la cabecera del paciente y los aparatos o dispositivos que se utilizan para la determinación de cada uno de ellos.

Actividad 5.1.

Identificación de patrones de alteración de gases en sangre

Objetivo

Clasificar los resultados obtenidos en varias gasometrías en los diferentes trastornos ácido-base: acidosis/alcalosis metabólica/respiratoria.

Material

Resultados de la gasometrías de diferentes pacientes con trastornos del equilibrio ácido-base:

GASOMETRÍA	ARTERIAL	
pH	**7,573**	
pCO_2	**25,7**	mm Hg
pO_2	**76**	mm Hg
HCO_3^- ct	**23,2**	mmol/l
HCO_3^- st	**27**	mmol/l
EB	**2,6**	mmol/l
$ctCO_2$	**24**	mmol/l
ctO_2	**19,2**	ml/l
pO_2 (A–a)	**31**	mm Hg
sO_2	**97**	%
Fi O_2	**21**	%

Diagnóstico	**Disnea**
Edad	**79**
Sexo	**mujer**

GASOMETRÍA	ARTERIAL	
pH	**6,809**	
pCO_2	**13,5**	mm Hg
pO_2	**149**	mm Hg
HCO_3^- ct	**2,1**	mmol/l
HCO_3^- st	**3,4**	mmol/l
EB	**–30,8**	mmol/l
$ctCO_2$	**2,5**	mmol/l
ctO_2	**14,5**	ml/l
pO_2 (A–a)	**NV**	mm Hg
sO_2	**97**	%
Fi O_2	**No inf.**	%

Diagnóstico	**Mareo, síncope**
Edad	**77**
Sexo	**hombre**

GASOMETRÍA	ARTERIAL	
pH	**7,365**	
pCO_2	**53,5**	mm Hg
pO_2	**60,4**	mm Hg
HCO_3^- ct	**29,9**	mmol/l
HCO_3^- st	**27,4**	mmol/l
EB	**3,5**	mmol/l
$ctCO_2$	**31,5**	mmol/l
ctO_2	**15**	ml/l
pO_2 (A–a)	**13**	mm Hg
sO_2	**91**	%
Fi O_2	**21**	%

Diagnóstico	**Neumonía**
Edad	**68**
Sexo	**mujer**

GASOMETRÍA	ARTERIAL	
pH	**7,502**	
pCO_2	**53**	mm Hg
pO_2	**38,74**	mm Hg
HCO_3^- ct	**40,6**	mmol/l
HCO_3^- st	**39**	mmol/l
EB	**15,7**	mmol/l
$ctCO_2$	**42,2**	mmol/l
ctO_2	**NV**	ml/l
pO_2 (A–a)	**NV**	mm Hg
sO_2	**NV**	%
Fi O_2	**21**	%

Diagnóstico	**Colecistectomía**
Edad	**78**
Sexo	**mujer**

Desarrollo

- Llevad a cabo la actividad en grupos de tres o cuatro personas. Antes de comenzar, planificad el trabajo que se debe realizar y distribuíos las tareas. Cada miembro del grupo puede encargarse de una gasometría.

- Identificad cada uno de los parámetros bioquímicos de los trastornos ácido-base y analizad su significado.

- Clasificad la gasometría con el patrón de alteración que consideréis que corresponda, justificando vuestra decisión.

UD 6. Determinación de enzimas

Contenidos

▶ Generalidades sobre las enzimas.
▶ Principales enzimas de interés clínico.
▶ Métodos de determinación y utilidad clínica de las enzimas.
▶ Alteraciones de los niveles de enzimas en plasma.

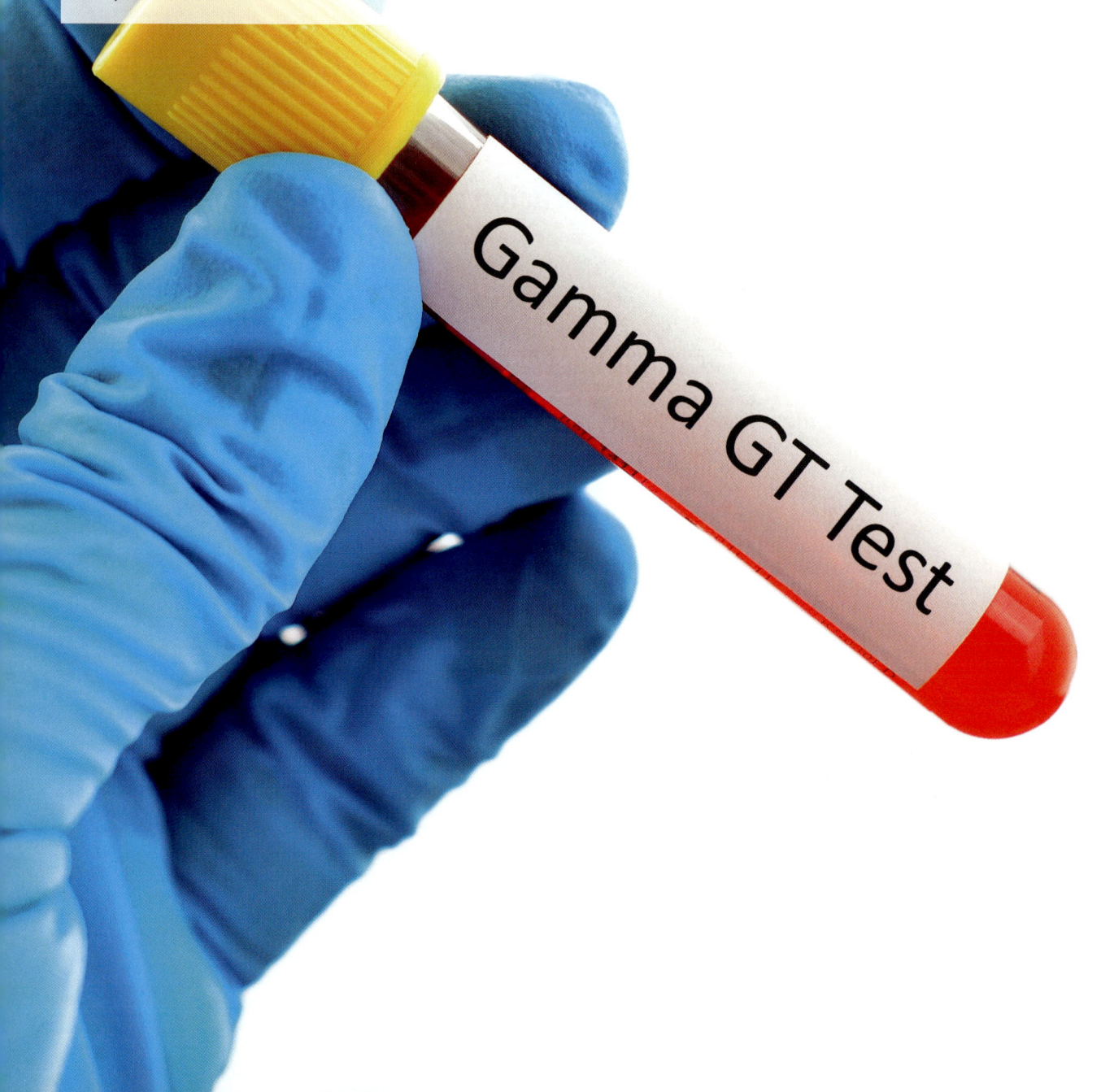

6.1. Conceptos básicos sobre las enzimas

Las **enzimas** son proteínas altamente especializadas en la catalización de las reacciones biológicas, es decir, aceleran la velocidad de las reacciones en las que intervienen.

Catalizan prácticamente todas las reacciones químicas que tienen lugar en los seres vivos y, por tanto, están presentes en cada una de las secuencias de reacciones de las diferentes rutas metabólicas.

Se caracterizan por:

▶ Ser extraordinariamente específicas de la sustancia sobre la que actúan, denominada *sustrato,* para dar lugar a un producto de reacción (catalizan únicamente un tipo de reacción).

▶ Su gran poder catalítico. En ausencia de enzimas, una reacción se desarrollaría de forma espontánea pero extremadamente lenta. En presencia de enzimas, la velocidad de la reacción puede aumentar miles de veces.

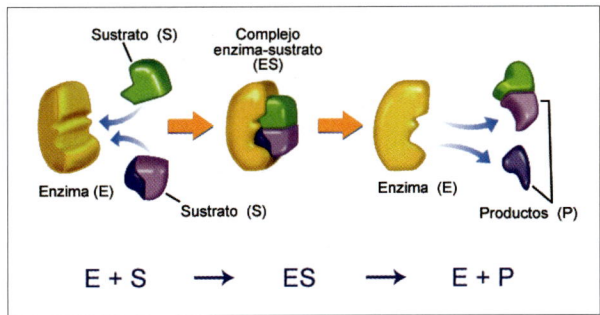

Fig. 6.1. Esquema de una reacción enzimática.

Las enzimas son necesarias para que las reacciones biológicas se produzcan a una velocidad adecuada para la célula y se canalicen hacia rutas que sean útiles en lugar de hacia reacciones colaterales que malgasten energía. Además, tienen que poder regularse para que la producción de las distintas sustancias responda a las necesidades celulares.

Se sintetizan en el interior de las células, aunque también se encuentran en el líquido intersticial y en muchos fluidos biológicos debido a que son secretadas por las células productoras o a que escapan de ellas.

6.1.1. Nomenclatura y clasificación de las enzimas

El gran número de enzimas que se han ido aislando y conociendo hasta la actualidad ha hecho necesario establecer una clasificación y nomenclaturas más sistematizadas que permitan su identificación.

Se utilizan tres tipos de nomenclaturas para designar a las enzimas:

▶ **Nombre sistemático**. Consta de tres partes: el sustrato preferente, el tipo de reacción realizado y la terminación «asa».

Por ejemplo, la *fosfoglucosa isomerasa* cataliza la reacción:

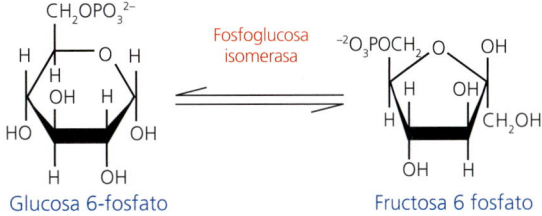

Glucosa 6-fosfato   Fructosa 6 fosfato

Documento 6.1. Tipos de rutas metabólicas

Las reacciones químicas del metabolismo se desarrollan a través de secuencias de reacciones enzimáticas, denominadas rutas metabólicas. Estas rutas pueden ser de tres tipos:

▶ **Lineal**. El producto de una reacción es a su vez sustrato de la siguiente.

$$A \longrightarrow B \longrightarrow C \longrightarrow D$$

▶ **Ramificada**. Un producto participa en dos o más rutas.

▶ **Cíclica**. Cada vez que funciona, se gasta una molécula de un producto inicial A y se forma una de un producto final G, pero los productos intermediarios que participan no se consumen.

Como es una reacción reversible, no hay una manera única de fijar cuál de los dos sentidos se utiliza para nombrar a la enzima, por lo que también podría llamarse *fosfofructosa isomerasa*.

▶ **Nombre recomendado**. Suele ser el nombre asignado por el descubridor, el sustrato sobre el que actúan o una simplificación del nombre sistemático. Suele ser un nombre corto y de uso habitual. Por ejemplo la glucosa fosfotransferasa tiene como nombre recomendado *glucoquinasa,* la enzima que hidroliza el almidón *amilasa*, etc.

▶ **Número de clasificación**. Establecido por la Unión Internacional de Bioquímica (IUB), se utiliza cuando se requiere una identificación precisa. Este sistema clasifica las enzimas en seis grupos principales según el tipo de reacción que catalizan (Doc. 6.2), cada uno de los cuales se divide a su vez en subclases. Así, cada enzima queda definida por cuatro números precedidos por las letras EC (del inglés *enzyme commission*).

▶ El primer número indica el tipo de *reacción* que cataliza la enzima.

▶ El segundo viene definido por el tipo de *sustrato* sobre el que actúa.

▶ El tercero viene definido por el tipo de *aceptor*.

▶ El cuarto define específicamente la enzima de la que se trata (*especificidad* de la reacción).

Las enzimas más comunes se conocen por sus abreviaturas. Las iremos abordando a lo largo de la unidad y algunos ejemplos son: γ-GT para la gamma-glutamil transferasa, LDH para la lactato deshidrogenasa, AST para la aspartato aminotransferasa, etc.

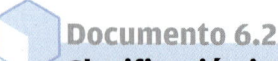

Documento 6.2.
Clasificación internacional de las enzimas

Según el tipo de reacción que catalizan, las enzimas se dividen en los siguientes grupos principales:

1. **Óxido-reductasas**. Catalizan reacciones de óxido-reducción (transferencia de electrones). Como, por ejemplo, la LDH.

2. **Transferasas**. Catalizan reacciones en las que hay transferencia de grupos funcionales de unas moléculas a otras. Es el caso de las transaminasas, ALT y AST, y de las quinasas como la creatina quinasa.

3. **Hidrolasas**. Catalizan reacciones de hidrólisis (ruptura del sustrato por el agua). Como ejemplo están las fosfatasas (fosfatasa ácida).

4. **Liasas**. Catalizan reacciones en las que se elimina un grupo funcional del compuesto con formación de un doble enlace. Así, por ejemplo, las desaminasas separan grupos amino.

5. **Isomerasas**. Catalizan reacciones de isomerización (cambios en la geometría de las moléculas). Un ejemplo de este tipo de enzimas es la glucosa fosfato isomerasa (GPI).

6. **Ligasas**. También denominadas sintetasas, catalizan la unión de dos moléculas con formación de enlaces mediante la escisión de ATP como fuente de energía. Es el caso de la piruvato carboxilasa.

Ejemplo 6.1.

Los nombres que designan a la enzima que cataliza la reacción

$$Lactato + NAD^+ \longrightarrow Piruvato + NADH + H^+$$

se recogen en la tabla siguiente:

Nombre sistemático	Nombre recomendado	Número de clasificación
L-lactato NAD óxido reductasa	Lactato deshidrogenasa (LDH)	EC 1, 1, 1, 27 Interviene en un proceso redox El sustrato es un alcohol (deshidrogena al alcohol) El aceptor del H⁺ del alcohol es el NAD⁺ Identifica que es el 27° de su clase

6.1.2. Estructura y especificidad de sustrato

Las enzimas poseen una estructura tridimensional que define dos zonas de actividad:

▶ El **centro activo** que es la zona a la cual se une el sustrato. Contiene los aminoácidos responsables de catalizar la reacción (centro catalítico) y además, los aminoácidos responsables de unirse específicamente a un sustrato de forma no covalente (centro de fijación). Por tanto, el centro activo confiere a la enzima la especificidad tanto para el sustrato como para la reacción que puede catalizar.

▶ El **centro alostérico** que contiene los aminoácidos responsables de la unión a moléculas que van a regular la actividad enzimática.

La especificidad de sustrato de las enzimas puede ser absoluta, solo para una determinada molécula (por ejemplo, glucosa), o relativa, cuando puede unirse a un grupo de moléculas semejantes (por ejemplo, hexosas) con diferentes afinidades.

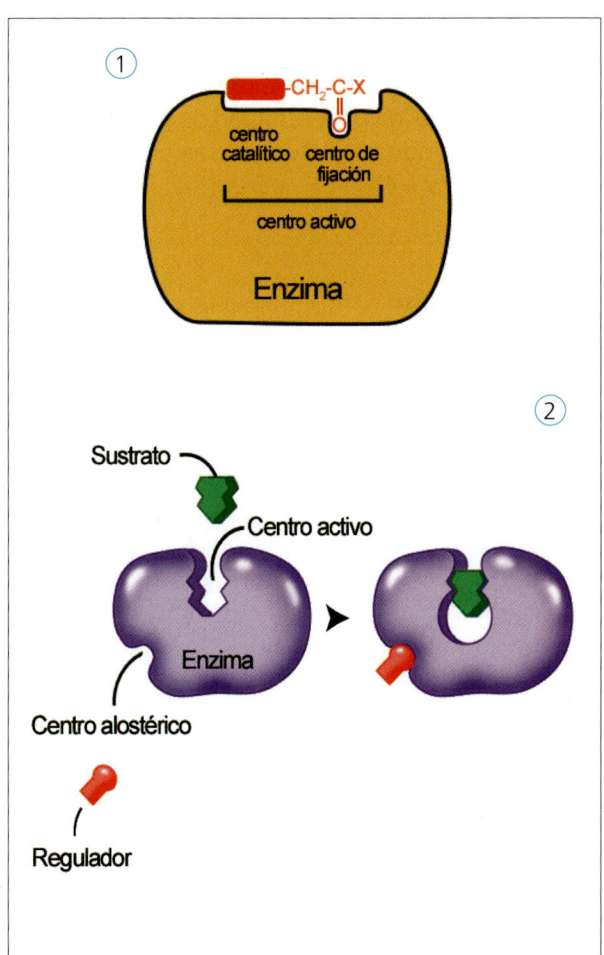

Fig. 6.2. Zonas de actividad de las enzimas: 1. Detalle del centro activo. 2. Representación del centro activo y del centro alostérico de una enzima alostérica.

Cofactores enzimáticos

En algunas enzimas la actividad catalítica depende únicamente de su estructura proteica, mientras que en otras requiere además otros componentes no proteicos, llamados **cofactores**.

La enzima catalíticamente activa constituida por el complejo enzima-cofactor recibe el nombre de **holoenzima**. Cuando se separa el cofactor, la parte proteica restante de la enzima deja de ser activa y recibe el nombre de **apoenzima**.

Los cofactores pueden ser:

▶ **Iones metálicos** (Fe, Mg, Zn y Cu) y dan lugar a las llamadas **metaloenzimas** como la anhidrasa carbónica que necesita Zn^{2+}.

▶ **Moléculas orgánicas** que dependiendo de la fuerza con la que se encuentre unido a la apoenzima, puede ser de dos tipos:

▷ **Grupo prostético**. La unión del cofactor con la apoenzima es fuerte. Por ejemplo el grupo hemo de la catalasa.

▷ **Coenzima**. La unión del cofactor con la apoenzima es débil y cuando la reacción finaliza se separa de la apoenzima. Muchos son vitaminas o derivados de ellas.

Documento 6.3. Modelos de unión enzima-sustrato

Existen dos modelos para explicar la unión entre la enzima y el sustrato:

▶ **Modelo de llave-cerradura**. Supone que la enzima tiene una estructura estable y específica para un sustrato.

▶ **Modelo del ajuste inducido**. Supone que el sustrato al unirse a la enzima provoca en ella un cambio conformacional; la enzima se adapta al sustrato.

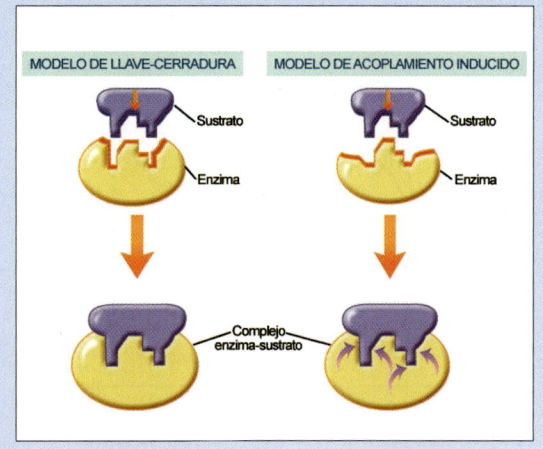

6.1.3. Catálisis y cinética enzimática

Para entender el fundamento de la determinación de la actividad enzimática es necesario conocer algunos conceptos relacionados con la catálisis y con la cinética enzimática.

Catálisis enzimática

Una reacción química implica una reorganización de los átomos, es decir, que se rompan y formen enlaces que den lugar a los productos. Para que una reacción química se produzca de forma espontánea, la energía libre que desarrolla dicha reacción debe ser negativa. Sin embargo, para que se inicie el proceso de reacción es necesario aplicar una cierta cantidad de energía, llamada **energía de activación**. Los catalizadores, entre los que se cuentan las enzimas, son sustancias que logran disminuir la energía de activación y, por tanto, incrementan la velocidad de la reacción sin alterar la energía del estado final.

Se define como *estado de transición* aquel en que las moléculas presentan la máxima energía, y es el estado en que se producen las interacciones atómicas que conducen al cambio en los enlaces químicos.

Las enzimas se unen al sustrato de forma transitoria y disminuyen la energía de activación necesaria para lograr el estado de transición.

El hecho de que el complejo enzima-sustrato produzca una reducción de la energía requerida para que el *sustrato* pase directamente a *producto* es la razón por la cual la reacción química en presencia de una enzima tiene lugar con mucha más rapidez.

Una vez formado, el producto de la reacción se libera de la enzima y esta se recupera de forma libre.

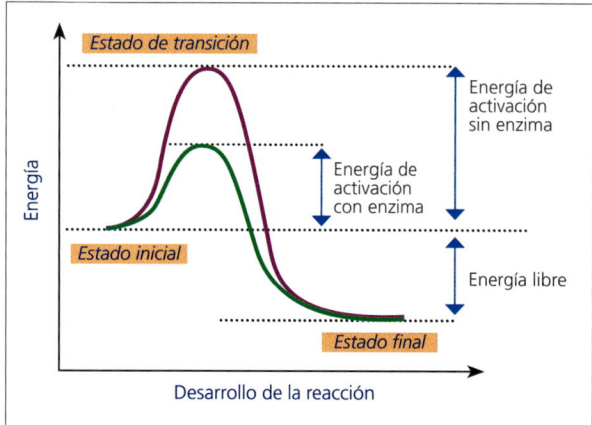

Fig. 6.3. Representación de la catálisis enzimática.

Cinética enzimática

La cinética química estudia la velocidad de reacción, que es la cantidad de producto que se produce durante un determinado tiempo. Esta velocidad está influenciada por varios factores pero es la concentración de reactantes (sustratos y reactivos) la que mejor la define:

$$v = K\,[\text{reactante}]^n$$

donde v es la velocidad de la reacción, K es la constante de proporcionalidad que recibe el nombre de constante de velocidad, [reactante] es la concentración de reactante y n es el número de moléculas que deben reaccionar para formar los productos de la reacción.

Según el valor de n se distinguen tres órdenes de reacción:

▶ **Reacción de primer orden**. La velocidad es proporcional a la concentración de un solo reactante, $n = 1$: $v = K\,[\text{reactante}]$.

▶ **Reacción de segundo orden**. La velocidad es proporcional a la concentración de dos reactantes, $n = 2$: $v = K\,[\text{reactante}]^2$.

▶ **Reacción de orden cero**. La velocidad es independiente de la concentración de los reactantes y solo depende de la concentración de la enzima, $n = 0$: $v = K$.

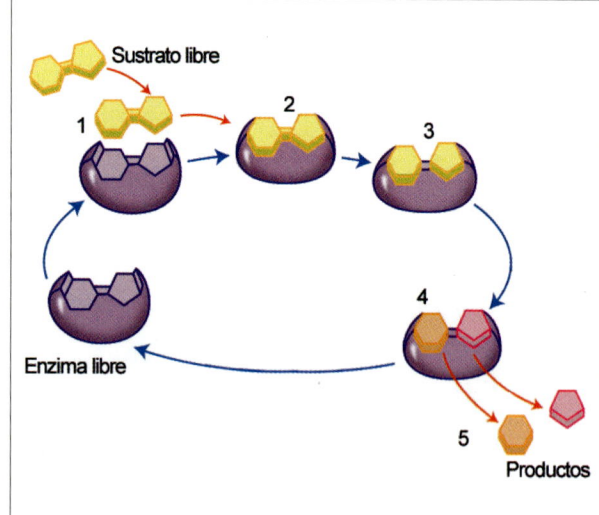

Fig. 6.4. El mecanismo de acción enzimática se lleva a cabo en cinco etapas consecutivas:

(1) Reconocimiento de la enzima por el sustrato.

(2) Formación del complejo enzima sustrato (E-S).

(3) Transformación del complejo E-S en un complejo de transición que favorece la acción enzimática.

(4) Formación del complejo enzima-producto (E-P).

(5) Disociación del complejo E-P. Se recupera la enzima libre.

La ecuación de Michaelis-Menten

Es el modelo más simple de estudio de la cinética enzimática y tiene en cuenta un solo sustrato. L. Michaelis y M. Menten estudiaron la variación de la velocidad en función de la concentración de sustrato y observaron que:

▶ A una concentración baja de sustrato, la velocidad de formación de producto es proporcional a la concentración de sustrato (sigue una cinética de orden 1).

▶ A partir de una cierta concentración de sustrato, los aumentos de velocidad son menores, dejan de ser proporcionales (no depende exclusivamente de la cantidad de sustrato, cinética de orden mixto).

▶ Finalmente, a altas concentraciones de sustrato, la velocidad de reacción se mantiene prácticamente constante por mucho que aquel aumente. Todos los centros activos de las enzimas estarán ocupados y, por tanto, la velocidad alcanzada es la máxima posible (cinética de orden 0).

Propusieron un modelo basado en la desaparición del sustrato, teniendo en cuenta las tres velocidades de reacción que intervienen en la generación del producto:

$$E + S \underset{K_2}{\overset{K_1}{\rightleftharpoons}} ES \xrightarrow{K_3} E + P$$

La **ecuación de Michaelis-Menten** es la expresión matemática que define la curva de saturación de sustrato para una determinada enzima:

$$v = \frac{v_{máx} \cdot [S]}{[S] + K_m}$$

Siendo K_m la constante de Michaelis que se define como la concentración de sustrato a la cual se consigue la mitad de la velocidad máxima ($1/2\ v_{máx}$).

$$K_m = \frac{K_2 + K_3}{K_1}$$

La K_m es característica de cada enzima e indica la afinidad de esta por el sustrato.

▶ A mayor valor de K_m, menor es la afinidad por el sustrato de la enzima, y ello implica la necesidad de una concentración de sustrato más alta para obtener la mitad de la velocidad máxima.

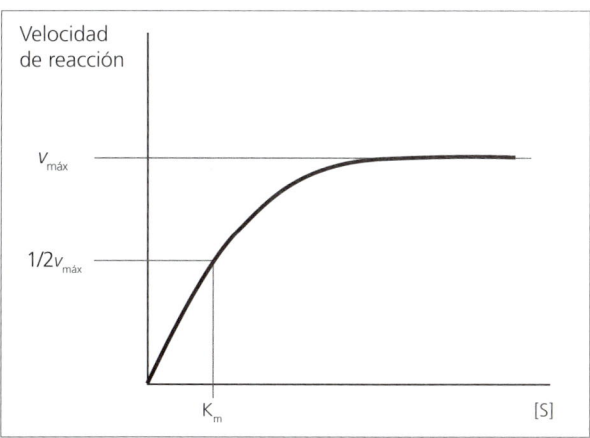

Fig. 6.5. Influencia de la concentración de sustrato en la actividad enzimática (velocidad de la reacción). La constante de Michaelis K_m se corresponde con la mitad de la velocidad máxima de la reacción catalítica.

▶ A menor valor de K_m, mayor afinidad por el sustrato de la enzima, que consigue la mitad de la velocidad máxima con menores concentraciones de sustrato.

Por lo tanto, si varias enzimas compiten por el mismo sustrato, aquella que tenga menor K_m será la que actuará preferentemente.

Factores que influyen sobre la cinética enzimática

Los factores más importantes que pueden influir sobre la actividad enzimática son:

▶ El **pH**. Influye en la ionización del centro activo de tal forma que a pH extremos las enzimas se desnaturalizan y pierden su actividad.

Se define el **pH óptimo** como el pH para el cual la actividad de una enzima es la máxima posible, y es característico de cada enzima. En el laboratorio se usan tampones apropiados para mantener este pH.

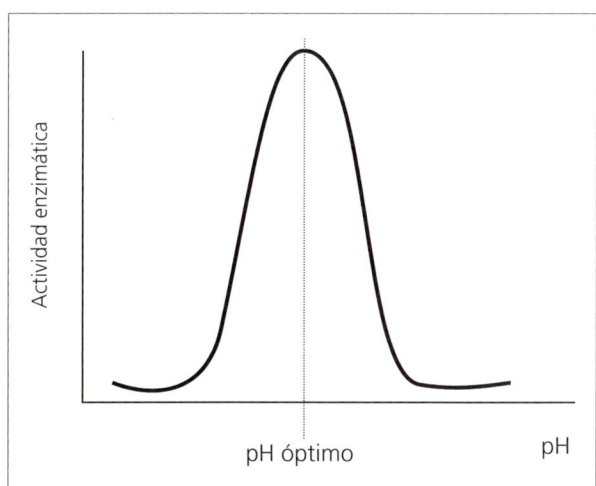

Fig. 6.6. Influencia del pH en la actividad enzimática.

▶ La **temperatura**. De forma general, al aumentar la temperatura también aumenta la actividad enzimática, pero al superarse una cierta temperatura hay una pérdida de la actividad debido a la desnaturalización de la enzima.

La **temperatura óptima** es la temperatura para la cual la actividad enzimática es máxima, de forma general se recomienda una temperatura de trabajo de 37 °C.

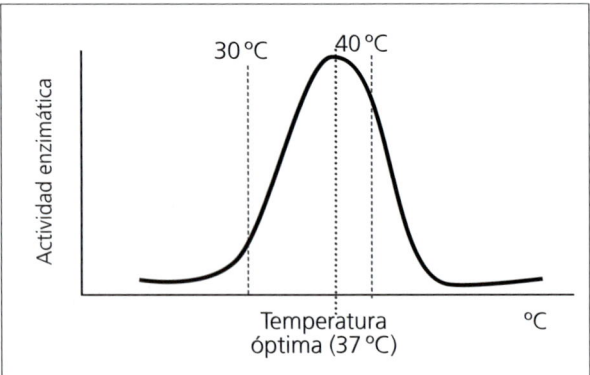

Fig. 6.7. Influencia de la temperatura en la actividad enzimática.

▶ La **fuerza iónica** del medio, a mayor fuerza iónica menor actividad enzimática.

▶ La **concentración** de la enzima. A mayor concentración enzimática, mayor velocidad de reacción y en condiciones de saturación de sustrato, esta velocidad solo depende de la concentración enzimática.

Inhibición enzimática

Existen elementos o sustancias químicas que retardan o incluso inhiben por completo la actividad de la enzima. La cinética de la inhibición reversible se estudia transformando la ecuación de Michaelis-Menten en la de Lineweaver-Burk.

$$\frac{1}{v} = \frac{K_m}{v} \frac{1}{[S]} + \frac{1}{v_{\text{máx}}}$$

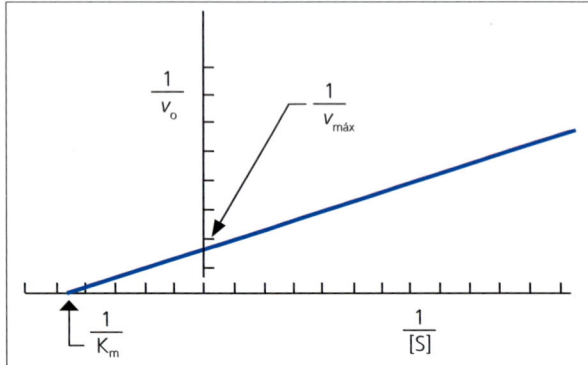

Fig. 6.8. Representación de la cinética de inhibición enzimática reversible.

> **¡Tenlo en cuenta!**
>
> No se incluyen como inhibidores enzimáticos los factores externos tales como el pH, la temperatura, la agitación y la exposición a otros agentes desnaturalizantes.

Existen tres tipos de mecanismos de inhibición reversibles:

▶ **Inhibición competitiva**. El inhibidor puede unirse a la enzima libre y, por tanto, compite con el sustrato por los sitios de unión en el *centro activo* de la enzima.

$$E \begin{cases} + S \to [ES] \to P + E \\ + I \to [EI] \end{cases}$$

Este tipo de inhibición puede ser reversible y puede resolverse aumentando la concentración del sustrato. La inhibición competitiva aumenta a la K_m y mantiene constante la $v_{\text{máx}}$.

▶ **Inhibición acompetitiva**. Los inhibidores se fijan al complejo enzima-sustrato, no a la enzima libre.

$$E + S \to [ES] \to P + E$$
$$\downarrow$$
$$+ I \to [ESI]$$

En este tipo de inhibición disminuyen tanto la $v_{\text{máx}}$ como la K_m.

▶ **Inhibición no competitiva**. El inhibidor se fija a la enzima en los lugares catalíticos y, por tanto, impiden que se produzca la reacción de la enzima con el sustrato. Este tipo de inhibición no puede resolverse por la adición de más sustrato. La K_m no cambia pero la $v_{\text{máx}}$ disminuye.

6.1.4. Regulación de la actividad enzimática

La regulación del metabolismo celular se realiza regulando las actividades enzimáticas. Esta regulación se efectúa en los siguientes niveles de control:

▶ **Genético**. Mediante la expresión o no de genes que codifican las enzimas.

▶ **Por compartimentación celular**. Muchas enzimas se encuentran específicamente en determinados orgánulos celulares o en el citoplasma. Esto permite la separación de las diferentes rutas metabólicas.

▶ **Por enzimas reguladoras**. Son aquellas enzimas que por tener la menor velocidad máxima en una ruta metabólica, condicionan las velocidades de las otras enzimas presentes en la ruta.

▶ **Por isoenzimas**. Las isoenzimas son proteínas que difieren en la secuencia de aminoácidos pero que catalizan la misma reacción, con diferencias en sus K_m y, por tanto, con diferente afinidad de cada una de ellas por el sustrato.

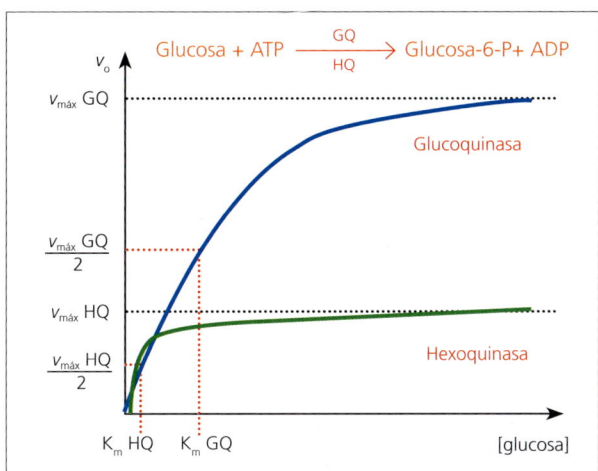

Fig. 6.9. Las isoenzimas hexoquinasa y glucoquinasa catalizan la misma reacción pero con distintas afinidades.

▶ **Por zimógenos**. Son formas inactivas de la enzima que necesitan activarse para ser funcionales.

▶ **Hormonal**. Algunas hormonas inducen o reprimen la expresión de los genes de diferentes enzimas.

▶ **Retroactivo**. Un exceso de producto frena la velocidad de la reacción.

▶ **Por modificación estructural**. Es una regulación muy rápida de la actividad enzimática. Puede ser:

  ▷ Covalente por **fosforilación-desfosforilación**.

  ▷ Regulación por **cofactores**. Sin la unión al cofactor la enzima es inactiva.

  ▷ Regulación por **modificación alostérica**. Las enzimas alostéricas presentan diferentes conformaciones dependiendo de su unión a unas moléculas diferentes del sustrato que reciben el nombre de *moduladores alostéricos* (se unen a la enzima por medio del centro alostérico).

  Tienen una cinética diferente a la de Michaelis-Menten y dan lugar a una curva sigmoidea, de manera que pequeñas variaciones en la concentración de sustrato cercana a la K_m originan grandes cambios en la velocidad. Los moduladores alostéricos pueden ser activadores o inhibidores.

Documento 6.4.
Isoenzimas

Las diferentes isoenzimas de una enzima pueden expresarse en el mismo tejido o en tejidos diferentes, e incluso dentro de una misma célula:

▶ Ciertas isoenzimas de una enzima pueden ser específicas de un determinado órgano. Por ejemplo, la CK presente en el corazón es distinta a la proteína existente en el músculo.

▶ Pueden tener distinta localización subcelular como por ejemplo la AST presente en la mitocondria difiere de la citosólica.

Al tener diferentes afinidades por un mismo sustrato, la existencia de isoenzimas permite el ajuste del metabolismo para satisfacer las necesidades particulares de un determinado órgano o tejido, o de una determinada etapa del desarrollo.

Las diferencias que existen entre las diferentes isoenzimas de una determinada enzima son utilizadas como base de los ensayos para su determinación:

▶ Las **diferencias de carga** que presentan las diferentes isoenzimas hacen que se puedan separar por *electroforesis* o mediante *cromatografía de intercambio iónico*.

▶ Las **diferencias en termoestabilidad** permiten inactivar selectivamente algunas isoenzimas.

▶ La **diferente capacidad para fijar inhibidores** de cada isoenzima permite utilizar técnicas de inhibición selectiva.

▶ La **especificidad de sustrato**. A veces cada isoenzima posee un sustrato específico,

▶ La **especificidad de anticuerpos**. Son técnicas que aprovechan las diferencias inmunológicas y utilizan anticuerpos que reaccionan exclusivamente con determinadas isoenzimas. Por ejemplo, las técnicas de inmunoinhibición.

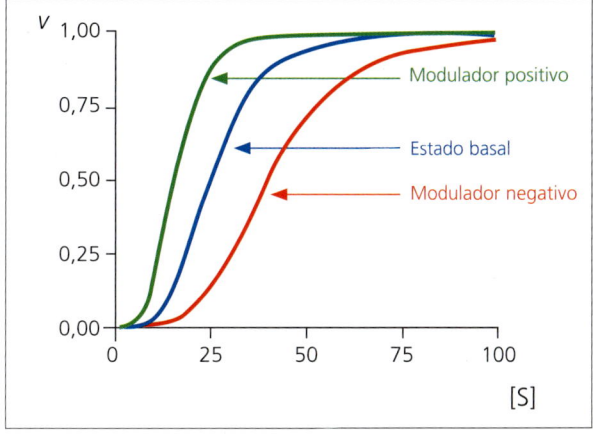

Fig. 6.10. Cinética de las enzimas alostéricas.

6.2. Actividad enzimática y diagnóstico clínico

Dentro de los análisis enzimáticos, el estudio de la actividad enzimática en el suero proporciona una información muy útil sobre las posibles patologías que pueden existir en distintos órganos o tejidos cuando los niveles enzimáticos se encuentran alterados.

La **enzimología clínica** es la aplicación del conocimiento de las enzimas al diagnóstico, tratamiento y pronóstico de la enfermedad.

Las enzimas se encuentran ampliamente distribuidas por el organismo y generalmente no pueden ser asociadas a una patología concreta. No obstante, la combinación de los resultados obtenidos para distintas enzimas permite realizar una aproximación diagnóstica con mayor exactitud. Por ejemplo, una elevación de gamma-glutamil transferasa acompañada de una fosfatasa alcalina también aumentada, indica con gran probabilidad que existe colestasis.

¡Tenlo en cuenta!

La determinación de las enzimas se realiza a través del cálculo de la actividad enzimática, es decir, midiendo la velocidad de la reacción mediante espectrofotometría de absorción molecular. (UNIDAD DIDÁCTICA 1).

En el uso diagnóstico de la actividad enzimática se deben tener en cuenta las siguientes características de las enzimas:

- La **vida media**. Para que una enzima sea útil en el diagnóstico debe tener una vida media adecuada.

- El **rango de normalidad**. Varía con múltiples factores como la edad, el sexo, el estrés, el ejercicio, aspectos fisiológicos, tratamientos farmacológicos, etc.

- La **existencia de isoenzimas**. La determinación de las isoenzimas proporciona información adicional. Por ejemplo, la separación electroforética o por cromatografía de las isoenzimas muscular y cardiaca de la CK permite distinguir si los niveles alterados de la enzima se asocian con una patología muscular o cardiaca.

La **estabilidad de la actividad**. La mayoría de las enzimas son estables 2-7 días a 4 °C.

Además, para la correcta determinación de la actividad se deberá tener en cuenta:

- Que la muestra de partida para realizar el análisis debe ser suero porque evita la mayoría de las interferencias:

  - El plasma heparinizado también se puede usar aunque puede inhibir algunas enzimas como la amilasa.

  - El plasma citratado inhibe la FA y la CK.

  - El plasma con EDTA inhibe la mayoría de las enzimas aunque se usa para determinar la actividad de la renina, puesto que inhibe la conversión de la prerrenina en renina.

- La optimización del sistema reactivo. La medida de la actividad enzimática debe realizarse en condiciones estandarizadas de pH, temperatura, presencia de cofactores, etc., para poder dar validez a los resultados obtenidos.

¡Tenlo en cuenta!

En el laboratorio no solo se determinan las enzimas con interés clínico como tales, sino que también es muy frecuente utilizar las propias enzimas para la determinación de otras sustancias de interés clínico.

Un análisis enzimático es aquel que implica de alguna forma la intervención de las enzimas. Según sea esta intervención, se pueden distinguir tres tipos de análisis enzimáticos:

- Determinaciones de la concentración de un sustrato por medio de la acción de las enzimas. Por ejemplo, es el caso de la determinación de la glucosa empleando glucosa oxidasa.

- Determinación de las enzimas propiamente dichas. Se determina la actividad catalítica de las enzimas en los líquidos biológicos. Por ejemplo, la determinación de la amilasa en el suero, la orina u otros líquidos biológicos.

- Determinación de la concentración de sustancias con la ayuda de reactivos marcados con enzimas. Esto constituye la base del enzimoinmunoensayo (EIA), que consiste en determinar sustancias por medio de antígenos o anticuerpos marcados con enzimas, midiendo la actividad enzimática resultante de la reacción.

6.2.1. Enzimas presentes en el plasma

El plasma sanguíneo se puede considerar como un compartimento pasivo que recibe las enzimas procedentes de los tejidos y de las células de la sangre. Por esto, conocer la procedencia o localización de las enzimas tiene gran interés desde el punto de vista diagnóstico.

La clasificación de Bücher agrupa las enzimas en dos grandes grupos: *enzimas específicas del plasma* y *enzimas no específicas del plasma*.

Enzimas específicas del plasma

Son aquellas cuya función fisiológica o actividad enzimática se realiza en el propio plasma sanguíneo. Se encuentran, por tanto, en concentraciones superiores a las que se pueden encontrar en otros tejidos y su nivel se mantiene constante por secreción activa de los órganos o tejidos que la sintetizan (principalmente el hígado).

A este grupo pertenecen entre otras, la ceruloplasmina, la lipoproteinlipasa y las enzimas que intervienen en la coagulación sanguínea.

La alteración más frecuente en este grupo de enzimas es la disminución de la actividad enzimática, indicadora de una alteración de su síntesis (alteración de la funcionalidad hepática).

Enzimas no específicas del plasma

Son enzimas que desarrollan su actividad en el interior de las células u órganos de destino y, en condiciones normales, mantienen una actividad muy pequeña en el plasma debido a la propia renovación celular o a pequeños traumatismos espontáneos.

Cuando se detectan en concentraciones superiores a las habituales, es consecuencia de un aumento de la entrada de la enzima a la circulación sanguínea, lo que sugiere una destrucción celular y tisular superior al recambio celular normal.

Según su origen, se pueden distinguir dos tipos:

▶ **Enzimas de secreción**. Son las enzimas que realizan su actividad fuera de las células, órganos o tejidos que las originan, como por ejemplo las enzimas procedentes de las células exocrinas del páncreas, de la próstata, de la mucosa gástrica o de los huesos. Unos niveles elevados de estas enzimas en plasma se producen por un aumento patológico de su secreción (procesos tumorales, inflamatorios) o por entrada a la circulación sanguínea (obstrucción de la secreción, menor degradación o eliminación, etc.).

▶ **Enzimas asociadas al metabolismo celular**. Son las enzimas que realizan su actividad dentro de la célula. La cantidad de estas enzimas en el plasma es mínima, pero cuando hay una alteración en la estructura celular pueden ser liberadas y llegar al plasma desde el espacio intersticial.

Algunos ejemplos de estas enzimas son las AST, ALT, LDH, CK, amilasa, γ-GT, 5'nucleotidasa.

Conocer la distribución de estas enzimas en el interior celular aporta información de la intensidad del daño celular. Así, en el interior de la célula hay enzimas que solo se encuentran en el citoplasma (por ejemplo, la LDH o la ALT), otras enzimas que están en un cierto porcentaje en una organela y otro porcentaje en el citoplasma (por ejemplo, la AST con un 60% en citoplasma y un 40% en mitocondria).

6.2.2. Enzimas presentes en otros líquidos biológicos

La determinación de la actividad enzimática también puede realizarse en otros líquidos biológicos. Algunos ejemplos son:

▶ En **orina**, principalmente se determina la amilasa. Valores muy elevados de amilasuria se utilizan para el diagnóstico y el seguimiento de la *pancreatitis aguda*.

▶ En **heces**, se determina tripsina y quiotripsina para descartar fibrosis quística o pancreatitis.

▶ En **líquido cefalorraquídeo**, valores aumentados de la LDH es indicadora de tumores cerebrales, meningitis bacteriana y traumas cerebrales.

▶ En **líquido sinovial**, las enzimas proceden de las propias células y leucocitos sinoviales. Valores de LDH están aumentados en las artritis agudas.

▶ En el **líquido pleural**, se determina la enzima adenosina desaminasa (ADA). Sus niveles se elevan en los líquidos biológicos en el curso de enfermedades con una respuesta inmune de tipo celular, como la tuberculosis y otras enfermedades infecciosas.

▶ En el **líquido ascítico** se determina la amilasa para descartar pancreatitis.

‣ En el **semen**, tiene importancia la determinación de la fosfatasa ácida como medida de la función prostática. Como la próstata es muy rica en fosfatasa ácida, unos niveles bajos de la enzima se relacionan con una baja secreción prostática. También se usa como prueba de agresión sexual en investigación forense.

6.2.3. Principales enzimas de interés clínico

Las principales enzimas de interés clínico se recogen de forma resumida en la siguiente tabla:

Nombre	Principales órganos o tejidos de procedencia	Utilidad diagnóstica
Fosfatasa alcalina	Hígado, hueso, intestino	Enfermedad hepática y ósea
γ-GT	Hígado	Enfermedad hepática
ALT	Hígado, músculos esqueléticos, corazón	Enfermedad hepática
AST	Hígado, músculos esqueléticos, corazón	Enfermedad hepática
LDH	En todas las células	Necrosis
α-Amilasa	Glándula salival Páncreas	Pancreatitis aguda
Lipasa	Páncreas	Pancreatitis
CK	Músculos esqueléticos Músculo cardiaco	Miopatías Infarto de miocardio

Para su estudio en los siguientes apartados las agruparemos de la siguiente forma:

‣ Enzimas asociadas a las principales patologías hepáticas.

‣ Enzimas asociadas a las patologías pancreáticas.

‣ Enzimas asociadas a patologías cardiacas y musculares.

‣ Otras enzimas.

6.3. Enzimas asociadas a patologías hepáticas

Las enzimas más afectadas por las patologías de origen hepático son las aminotransferasas aspartato aminotransferasa (AST) y alanino aminotransferasa (ALT), la fosfatasa alcalina (FA), la gamma-glutamil transferasa (γ-GT) y la lactato deshidrogenasa (LDH):

‣ En las hepatitis víricas se encuentran elevadas la AST y la ALT, con mayor aumento de esta última.

‣ En las hepatitis crónicas y en la cirrosis también se encuentran elevadas la AST y la ALT, con valores discretamente inferiores en la cirrosis.

‣ En los carcinomas hepáticos se elevan la γ-GT y la FA.

‣ En las obstrucciones hepáticas se elevan la FA, la γ-GT y la LDH.

6.3.1. Fosfatasa alcalina

Las fosfatasas alcalinas, FA o ALP, (del inglés *alkaline phosphatase*) son un grupo de enzimas situadas en la membrana celular. Son hidrolasas, eliminan grupos fosfato de varios tipos de moléculas como nucleótidos o proteínas y requieren un ambiente de pH alcalino para realizar su función.

Están presentes en muchos tejidos y en el suero se encuentran las isoenzimas hepática, ósea, intestinal, renal, leucocitaria (fosfatasa alcalina granulocítica) y placentaria, siendo las más significativas las dos primeras.

Una elevación de FA en el suero puede deberse a diversas patologías pero también se presenta en procesos fisiológicos como el embarazo (último tercio) o en el periodo de crecimiento óseo (infancia-adolescencia).

Alteraciones de la FA

Se producen importantes aumentos de la fosfatasa alcalina en el caso de:

‣ Enfermedad hepatobiliar:

  ‣ Obstrucción biliar de cualquier causa (colestasia extrahepática), como por ejemplo coledocolitiasis, tumor de páncreas, estrechez de la vía biliar, etc.

La FA hepática se ubica principalmente en la membrana canalicular del hepatocito. Su síntesis está estimulada por la presencia de sales biliares, que además facilitan su liberación a través de la membrana del hepatocito. Cuando hay colestasis, el aumento en la concentración de sales biliares estimula la síntesis de FA y de su liberación, y se produce en consecuencia una elevación notable de su actividad plasmática.

▶ Alteración de los procesos celulares de secreción biliar (colestasia hepatocelular), como es el caso de las colestasias por drogas, la cirrosis biliar primaria, etc.

▶ Patologías infiltrativas del hígado como tumores primarios, metástasis, linfomas, sarcoidosis o enfermedades granulomatosas. Los valores de FA pueden alcanzar hasta diez veces el valor normal.

▶ Los procesos asociados con patologías del hueso con actividad osteoblástica aumentada como la enfermedad de Paget, el osteosarcoma o las metástasis.

Niveles bajos de FA se encuentran en pacientes sometidos a transfusiones sanguíneas debido a que el citrato quela los iones calcio necesarios para la actividad enzimática.

Determinación de la actividad de la FA

La concentración en suero de la FA se determina mediante métodos cinéticos.

La medición de su actividad se lleva a cabo siguiendo la hidrólisis del 4-nitrofenil fosfato, que en presencia de la enzima y de iones magnesio se hidroliza liberando 4-nitrofenol según la siguiente reacción:

$$O_2N-\text{C}_6\text{H}_4-O-\overset{\displaystyle O}{\underset{\displaystyle OH}{\overset{\|}{P}}}-OH \xrightarrow{H_2O} O_2N-\text{C}_6\text{H}_4-OH + O-\overset{\displaystyle O}{\underset{\displaystyle OH}{\overset{\|}{P}}}-OH$$

4-nitrofenil fosfato   4-nitrofenol

El 4-nitrofenol absorbe luz entre 400 y 420 nm.

Considerando que la fosfatasa alcalina no es órgano-específica, para conocer el origen de una elevación de sus valores (enfermedad hepática, ósea, intestinal, etc.) deberá tenerse en cuenta el contexto clínico, otros exámenes de laboratorio

(particularmente, la γ-GT) y la discriminación por métodos electroforéticos de las diferentes isoenzimas de la FA. (Fig. 6.11.)

Los valores normales de FA en personas adultas es de 40-130 U/l en hombres y 35-105 U/l en mujeres. Pero cabe considerar el factor edad:

▶ Durante el periodo de crecimiento, en la infancia y adolescencia, las elevaciones deben considerarse normales hasta 3-4 veces por encima del valor de referencia. Este incremento es debido a la actividad osteoblástica en el hueso.

▶ En personas mayores de 60 años, elevaciones de la isoenzima ósea hasta un 30% pueden considerarse normales y se deben al proceso de involución ósea.

6.3.2. Gamma-glutamil transferasa

La gamma-glutamil transferasa (γ-GT) es una enzima de la membrana canalicular del hepatocito cuya función está vinculada a la degradación del glutatión y a la desintoxicación de drogas y xenobióticos.

Es una enzima transferasa que cataliza la transferencia de un grupo glutamilo del glutatión a un aminoácido.

Se encuentra en el hígado, el riñón y el páncreas y predomina en las vías biliares. Puede encontrarse elevada en la enfermedad hepática (se considera un indicador sensible de esta pero inespecífico), en la insuficiencia renal, en el infarto de miocardio, en las enfermedades pancreáticas y en la diabetes mellitus.

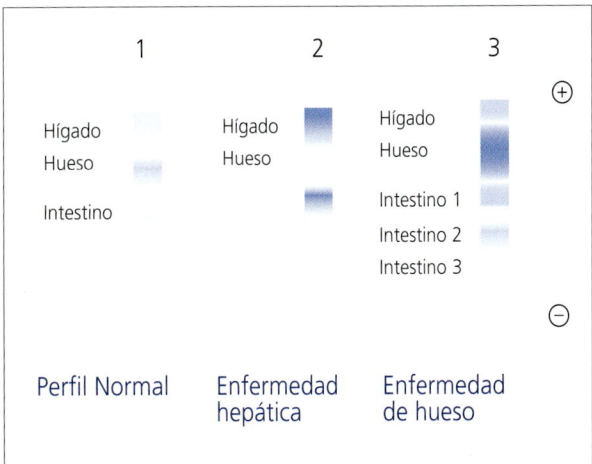

Fig. 6.11. En las enfermedades hepatobiliares se observa una elevación de las isoenzimas de FA presentes en el hígado. En una enfermedad ósea se ven aumentadas las isoenzimas óseas.

Alteraciones de la γ-GT

Niveles elevados de γ-GT generalmente se observan:

▶ En colestasis. La mayor utilidad clínica de la γ-GT es excluir el origen óseo de la elevación de fosfatasa alcalina. Un valor elevado de γ-GT otorga especificidad (origen hepático) a las elevaciones de fosfatasas alcalinas orientando hacia el diagnóstico de colestasis.

▶ En personas que reciben medicación con anticonvulsionantes y en personas consumidoras habituales de alcohol. Por el efecto inductivo de síntesis enzimática de la γ-GT que producen estas sustancias.

Determinación de la actividad γ-GT

La γ-GT se determina por medio de métodos cinéticos:

L–γ–glutamil– –3–carboxi– – 4–nitroanilida + glicilglicina → (γ–GT) → L–γ–glutamil –glicilglicina + 5–amino– –2–nitrobenzoato

La gamma-glutamil transferasa transfiere el grupo γ-glutamílico de L-γ-glutamil-3-carboxi-4-nitroanilida a la glicilglicina. La cantidad de 5-amino-2-nitrobenzoato liberada es proporcional a la actividad de la γ-GT y puede medirse fotométricamente.

Los valores normales de γ-GT en personas adultas son de 8-61 U/l en hombres y de 5-36 U/l en mujeres.

6.3.3. Aminotransferasas: ALT y AST

La ALT y la AST están presentes en la mayoría de las células pero su determinación informa sobre la integridad de los hepatocitos, ya que su concentración en el interior de estas células es muy elevada.

Niveles moderadamente elevados de aminotransferasas (3-15 veces el valor normal) sugieren procesos inflamatorios crónicos asociados a virus o al consumo de alcohol. Las alteraciones pueden ser fluctuantes en el tiempo, lo que a veces puede inducir a confusión.

Ocasionalmente, la obstrucción biliar aguda puede asociarse a una elevación significativa de los niveles de AST y ALT. Característicamente, estos niveles bajan rápidamente (24-48 horas) permitiendo hacer el diagnóstico diferencial con otros cuadros.

En general se considera que pueden detectarse niveles elevados de AST en lesiones hepáticas de poca entidad, mientras que es necesario que la lesión sea más grave para que se encuentren elevados los niveles de ALT:

▶ Si la relación ALT/AST es > 1 nos indica enfermedad hepática aguda.

▶ Si la relación ALT/AST < 1 nos indica enfermedades crónicas, como cirrosis, tumores o hepatopatía alcohólica (en el alcoholismo, el déficit de vitamina B6 afecta más a la actividad de ALT y además favorece la liberación de AST desde las mitocondrias).

¡Tenlo en cuenta!

La determinación de las transaminasas, aunque tiene un escaso valor pronóstico, es de gran utilidad a la hora de determinar la actividad de las enfermedades hepáticas que cursan con lisis celular.

Aspartato aminotransferasa

La aspartato aminotransferasa, AST, también denominada glutámico-oxalacética transaminasa (GOT), está presente en las células del corazón, los músculos y el hígado. Su emplazamiento celular corresponde al citoplasma y a la mitocondria.

Es una transferasa que cataliza la transferencia de un grupo amino, utilizando piridoxal fosfato (PLP), derivado de la vitamina B_6, como cofactor.

Aspartato α-cetoglutarato   Oxalacetato Glutamato

En lesiones tisulares menores, la mayor parte de la AST liberada proviene del citoplasma y en una pequeña parte de las mitocondrias. En el caso de daños celulares graves, la cantidad de enzimas mitocondriales liberada aumenta.

Alteraciones de la AST

Altas concentraciones de AST pueden indicar:

▶ Lesiones hepáticas. La elevación de AST en las patologías hepáticas se asocia a un fenómeno de necrosis de los hepatocitos, que puede ser:

  ▸ Secundario a un fenómeno de daño celular agudo, como por ejemplo hepatitis virales, hepatitis por drogas o tóxicos, isquemia hepatocelular, etc.

  ▸ Un proceso inflamatorio crónico de etiologías diferentes: hepatitis crónica viral, autoinmune, etc.

En las hepatitis agudas los niveles aumentan muchísimo, incluso más de 3.000 U/l y en las hepatitis crónicas hay aumento pero más moderado.

▶ Necrosis del miocardio (infarto de miocardio).

▶ Distrofia muscular. Procesos que afectan a las células musculares como rabdiomiolisis, triquinosis.

▶ Necrosis tisulares, como embolia pulmonar o infarto pulmonar.

Esta enzima es muy difícil que se vea disminuida y si esto ocurre indica desaparición del parénquima hepático.

Determinación de AST

Se determina por medio de métodos cinéticos:

$$\text{L-aspartato} + \alpha\text{-cetoglutarato} \xrightarrow{\text{AST}} \text{Glutamato} + \text{oxalacetato}$$

$$\text{Oxalacetato} + \text{NADH} + H^+ \xrightarrow{\text{Malato deshidrogenasa}} \text{Malato} + \text{NAD}^+$$

Los valores normales de AST en personas adultas son de ≤ 40 U/l en hombres y ≤ 32 U/l en mujeres. Cabe tener en cuenta que la relación de la actividad de la enzima en los glóbulos rojos respecto a la actividad en suero es de 40:1, por lo que en una muestra hemolizada la AST se encontrará aumentada.

Alanino aminotransferasa

La alanino aminotransferasa (ALT), también denominada glutamato-piruvato transaminasa (GPT), es una transferasa que cataliza la transferencia de un grupo amino, utilizando PLP) como cofactor.

Alanina α-cetoglutarato   Piruvato   Glutamato

Es una enzima intracelular presente solo en el citoplasma, y se encuentra mayormente en los hepatocitos, lo que le otorga una mayor especificidad que la AST.

Alteraciones de la ALT

Sus alteraciones son básicamente las mismas que las de la AST, es decir, se eleva marcadamente en fenómenos de necrosis celular aguda y en menor grado cuando existe un proceso crónico destructivo de los hepatocitos.

Determinación de ALT

Se determina por medio de métodos cinéticos:

$$\text{L-alanina} + \alpha\text{-cetoglutarato} \xrightarrow{\text{ALT}} \text{Glutamato} + \text{piruvato}$$

$$\text{Piruvato} + \text{NADH} + H^+ \xrightarrow{\text{LDH}} \text{Lactato} + \text{NAD}^+$$

Los valores normales de ALT en personas adultas son de ≤ 40 U/l en hombres y ≤ 32 U/l en mujeres.

6.3.4. Lactato deshidrogenasa

La lactato deshidrogenasa, LDH, es una enzima oxidorreductasa que cataliza la reducción del piruvato a lactato de forma reversible y dependiente de una coenzima:

Piruvato   Lactato

Se trata de una enzima intracelular presente en todas las células del organismo con un nivel de actividad muy superior al que se encuentra en el plasma en una situación fisiológica. Esto hace que un aumento de su actividad sea un indicador de daño tisular, tanto lesiones pequeñas como necrosis celular severa.

La LDH tiene una estructura de tetrámero constituido por dos tipos de cadenas, H (*heart*) y M (*muscle*), cuya combinación da lugar a sus cinco isoenzimas con distinta presencia en los tejidos:

▶ LDH 1 (H4), se encuentra en el corazón, la musculatura y los eritrocitos.

▶ LDH 2 (H3M), en el sistema reticuloendotelial y en los leucocitos.

▶ LDH 3 (H2M2), en los pulmones.

▶ LDH 4 (HM3), en los riñones, la placenta y el páncreas.

▶ LDH 5 (M4), en el hígado y en los músculos esqueléticos.

Alteraciones de la LDH

Dada la amplia distribución celular de la LDH, existe un gran número de situaciones que aumentan la actividad de esta enzima: anemias megaloblásticas, infarto de miocardio y pulmonar, lesiones musculares, renales, etc., y resulta relativa su utilidad diagnóstica, al no ser determinante de lesión de ningún órgano en particular.

Además, hay que tener en cuenta que la hemolisis del suero en la muestra afecta sensiblemente a su correcta medición.

Sin embargo, la determinación de la actividad de LDH tiene una gran variedad de aplicaciones clínicas:

▶ Un aumento de actividad de LDH total se registra en pacientes con necrosis hepática, producida por agentes tóxicos, por metástasis o por infección aguda como la hepatitis viral.

▶ Incrementos importantes de LDH sérica tienen utilidad en el diagnóstico y pronóstico de determinadas enfermedades neoplásicas (leucemia linfoblástica, melanoma, neoplasias de células germinales, etc.).

Además, es muy útil en el seguimiento de la quimioterapia del cáncer, puesto que la respuesta en la terapéutica se acompaña por una disminución del nivel sérico de LDH.

Determinación de la actividad LDH

Se determina por medio de métodos cinéticos:

$$\text{Piruvato} + \text{NADH} + \text{H}^+ \xrightarrow{\text{LDH}} \text{L-lactato} + \text{NAD}^+$$

La identificación de isoenzimas de LDH se realiza mediante electroforesis y se emplea para el diagnóstico y seguimiento de ciertas enfermedades y procesos neoplásicos. Por ejemplo, un aumento plasmático notable de la LDH-5 que tiene un mayor predominio hepático es indicativo de necrosis hepatocelular o de carcinoma metastático de hígado.

Los valores normales de LDH son de 230 a 460 U/L.

6.3.5. Otras enzimas para la valoración hepática

Nucleotidasa y leucina aminopeptidasa

La 5-nucleotidasa, 5-NT, y la leucina aminopeptidasa, LAP, son enzimas cuya determinación tiene poca especificidad diagnóstica, pero resultan de utilidad a la hora de aumentar la especificidad diagnóstica de la fosfatasa alcalina, ya que se encuentran elevadas en las enfermedades hepáticas pero no en los trastornos de tipo óseo.

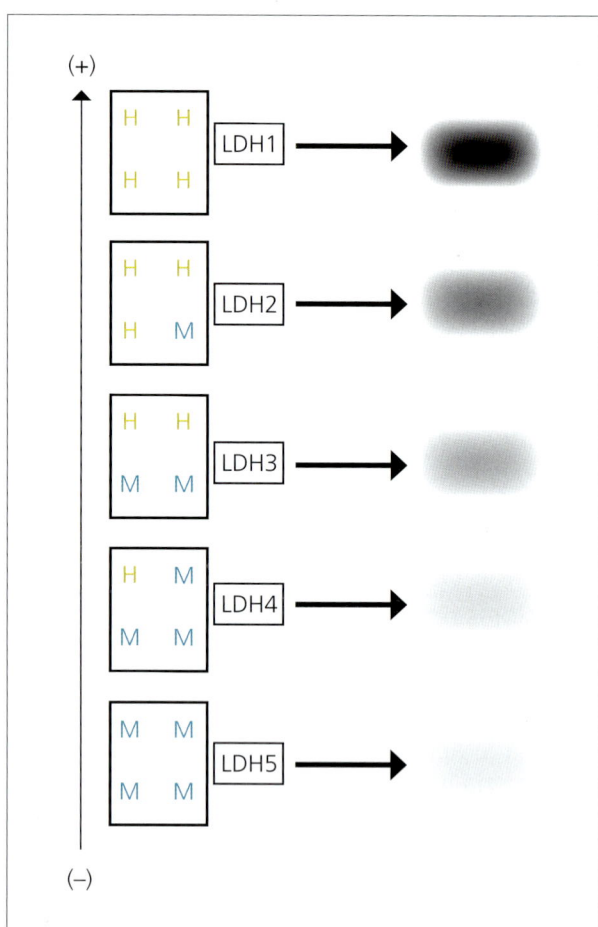

Fig. 6.12. Separación electroforética de las isoenzimas de la LDH. En los patrones electroforéticos normales se observan las cinco bandas, identificadas de ánodo a cátodo de acuerdo con su movilidad electroforética como LDH 1, LDH 2, LDH 3, LDH 4 y LDH 5.

Un aumento de la fosfatasa alcalina acompañado de un aumento de 5-nucleotidasa y de leucina aminopeptidasa indica una alteración hepática. Pero si los niveles de estas dos enzimas son normales, hay que inferir que el aumento tiene otro origen.

Colinesterasa

La colinesterasa plasmática o pseudocolinesterasa es una enzima sintetizada en el hígado.

Su actividad se encuentra disminuida en estados de malnutrición, cirrosis y hepatitis aguda, pero es normal en las hepatitis crónicas.

La determinación de la actividad colinesterasa resulta útil en los estudios en pacientes preoperatorios y como indicador de intoxicación por insecticidas organofosforados (las personas expuestas de forma intensa a estos insecticidas presentarán una actividad disminuida de la colinesterasa).

Determinación de la colinesterasa en los estudios preoperatorios

La colinesterasa metaboliza la succinilcolina, un relajante muscular que se utiliza en las intervenciones quirúrgicas. Existen variantes de la enzima, codificadas por genes mutados, que no destruyen la succinilcolina y esto puede tener graves complicaciones como parálisis muscular y apnea.

Para evitar estas complicaciones en los pacientes, se determina la actividad colinesterasa tanto en presencia de nibucaína, un inhibidor competitivo, como sin ella, y se calcula el número de dibucaína, ND .

$$ND = 100 \cdot \left(\frac{1 - \text{actividad con D}}{\text{actividad sin D}} \right)$$

▶ Un valor del ND de 80-90 indica la presencia de formas normales de colinesterasa (genes normales en homocigosis).

▶ Un valor del ND de 60-70 indica la presencia de formas anormales y normales (genes en heterocigosis).

▶ Un valor del ND de 15-20 indica la presencia de formas anormales (genes en homocigosis).

¡Tenlo en cuenta!

La verdadera colinesterasa es sintetizada principalmente en el SNC.

6.4. Enzimas asociadas a patologías pancreáticas

Para el diagnóstico y la monitorización de la pancreatitis aguda se solicita la determinación de las enzimas lipasa y amilasa séricas y a veces la amilasa en orina.

Si la lipasemia se multiplica por más de 3 o la amilasemia por más de 4, tienen una alta sensibilidad y especificidad en la clínica de la pancreatitis aguda.

La pancreatitis aguda se define como inflamación del páncreas y del tejido peripancreático en forma aguda. Las causas más frecuentes de pancreatitis aguda son en primer lugar la obstrucción del colédoco por cálculos biliares, y el consumo abusivo de alcohol en segundo lugar. En ambas situaciones, la activación del tripsinógeno en las células acinares del páncreas, y no en el duodeno, favorece la activación de otras enzimas pancreáticas que inician el proceso de autodigestión del páncreas.

El hecho de evaluar los resultados de ambas pruebas de manera conjunta es de utilidad para diagnosticar o descartar una pancreatitis o alguna otra enfermedad. La lipasa es más específica que la amilasa para el diagnóstico de pancreatitis aguda, y concretamente la de origen alcohólico.

También son útiles para diagnosticar y monitorizar las pancreatitis crónicas y otros trastornos que pueden afectar al páncreas, aunque su relevancia clínica es menor ya que los niveles en sangre se mantienen elevados por más tiempo (pueden no reflejar una progresión de la enfermedad).

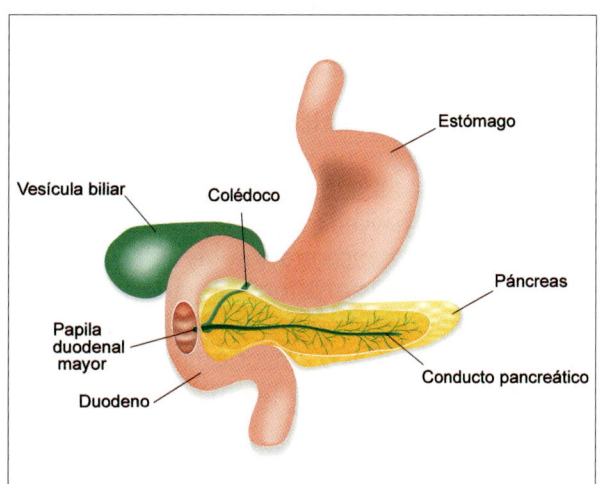

Fig. 6.13. Relación del páncreas con los órganos adyacentes.

6.4.1. α-amilasa

La α-amilasa es una enzima pancreática con actividad hidrolasa que rompe moléculas de glucógeno y almidón para formar azúcares simples. Es totalmente dependiente del calcio para poder realizar su función y existen dos isoenzimas, una de origen salival y otra de origen pancreático.

Alteraciones de la α-amilasa

En la pancreatitis aguda, los valores normales en plasma de α-amilasa se ven elevados entre 2 y 12 veces. Esta alza es un evento precoz y transitorio: se eleva al comienzo del proceso y dura hasta el tercer o quinto día de evolución.

El hallazgo de valores normales de α-amilasa no excluye el diagnóstico de una pancreatitis aguda, y la magnitud de la amilasemia que se alcanza tampoco guarda relación con la gravedad de la pancreatitis aguda.

Otras patologías que también provocan la elevación de la actividad α-amilasa en plasma son las obstrucciones del conducto pancreático, el cáncer de páncreas, la cirrosis, la insuficiencia renal o la obstrucción intestinal.

Un aumento de la concentración de amilasa en sangre junto a una concentración de amilasa en orina normal o disminuida pueden estar indicando la presencia de una macroamilasa, un complejo de amilasa e inmunoglobulinas que no puede ser excretado de forma normal por el riñón. La macroamilasa causa un aumento de la actividad enzimática en suero sin que exista alteración de la función pancreática.

Determinación de la actividad α-amilasa

Existen más de 200 métodos analíticos con diferentes valores de referencia que se pueden agrupar en:

▶ **Ensayos amiloclásticos**. Se fundamentan en la monitorización de la disminución de la concentración de almidón usado como sustrato de la amilasa. El procedimiento empleado es la valoración de la concentración de almidón aprovechando que este se une al yodo molecular para formar un complejo almidón-yodo de color azul. Los ensayos amiloclásticos son procedimientos anticuados y pocos laboratorios los usan actualmente.

▶ **Ensayos sacarogénicos**. Emplean pequeños oligosacáridos como sustrato y monitorizan la cantidad de glucosa generada.

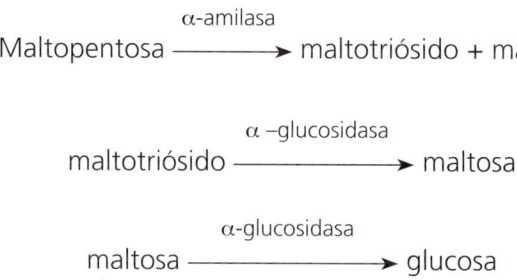

Estos métodos deben realizar correcciones debido a las concentraciones séricas de glucosa.

▶ **Ensayos cromogénicos**. Estos procedimientos emplean sustratos que contienen un cromógeno que es liberado directamente por la actividad de la amilasa. Este procedimiento evita pasos adicionales para medir la glucosa.

El cromógeno más empleado es el 2-cloro-4-nitrofenol. La α-amilasa hidroliza el 2-cloro-4-nitrofenil-α-D-maltotriósido (CNPG3) a 2-cloro-4-nitrofenol (CNP) y forma 2-cloro-4-nitrofenil-α-D-maltosido (CNPG2), maltotriosa (G3) y glucosa (G), según la siguiente reacción:

$$10\ CNPG_3 \xrightarrow{\text{amilasa}} 9\ CNP + 1\ CNPG_2 + G_3 + G$$

En este ensayo la reacción puede ser monitorizada midiendo la absorbancia del CNP a 405 nm.

Existen ensayos comerciales para la determinación de amilasa pancreática que se emplean para diferenciar la amilasa de origen pancreático de la salivar. Entre los numerosos métodos que existen, los más empleados se basan en la inhibición selectiva y la precipitación con lectinas o en el empleo de anticuerpos monoclonales que inactivan la isoenzima salivar.

6.4.2. Lipasa

Las lipasas son enzimas que hidrolizan los ésteres de glicerol de cadena larga, entre ellas se encuentra la lipasa pancreática que necesita la presencia de un cofactor, la colipasa, y sales biliares para poder actuar.

Alteraciones de la lipasa

En las pancreatitis agudas, las concentraciones de lipasa aumentan durante las 4-8 horas que siguen al ataque pancreático agudo y pueden permanecer elevadas entre 7 y 14 días. También durante las primeras horas suelen estar aumentados simultáneamente los valores de la amilasa, sin embargo, los niveles de lipasa permanecen aumentados durante más tiempo que los de la amilasa.

La determinación de valores elevados de actividad de la lipasa presenta una mayor especificidad (96%) y sensibilidad (94%) para pancreatitis.

Una disminución de los niveles de lipasa en sangre puede observarse en enfermedades pancreáticas crónicas, como la fibrosis quística.

Determinación de la lipasa

Las condiciones óptimas de los procedimientos no están bien definidas para los ensayos de lipasa, prácticamente todos los métodos emplean sustratos de triglicéridos. Algunos de los métodos más utilizados son:

▶ **Métodos turbidimétricos**. Las emulsiones de grasas en agua tienen un aspecto lechoso, ya que las micelas que contienen absorben y dispersan la luz.

Cuando la lipasa hidroliza los triglicéridos, se produce un aclaramiento de la emulsión, y el índice de desintegración micelar se puede cuantificar midiendo la disminución de la turbidez o midiendo la luz dispersada.

▶ **Métodos espectrofotométricos.** Están basados en la hidrólisis de los triglicéridos y la obtención de un compuesto susceptible de ser valorado por espectrofotometría.

Un ejemplo es la hidrólisis del sustrato 1-2-O-dilauril-rac-glicerol-3-glutárico-(6'-metilresorufina)-éster por parte de la lipasa pancreática en presencia de colipasa, iones calcio y desoxicolato. Las secuencias de las reacciones para la determinación directa de la lipasa son:

1-2-O-dilauril-rac-glicerol-
-3-glutárico-(6-metiresorufina)-éster

↓ Lipasa

1-2-O-dilauril-rac-glicerol
+
Ác. glutárico-6-etilresorufina-éster (no estable)

↓ OH⁻

Ácido glutárico
+
Metilresorufina

La velocidad de formación de metilresorufina es proporcional a la concentración catalítica de lipasa.

6.5. Enzimas asociadas a patologías cardiacas y musculares

Hasta el año 2000, para el diagnóstico del síndrome coronario agudo se utilizaban como marcadores bioquímicos la actividad de enzimas como CK, CKMBm, AST y LDH, pero su amplia distribución tisular reducía mucho su especificidad. Solo la CK-MB cuantificada como masa mantiene actualmente una utilidad diagnóstica si no está disponible la medida de la troponina T (cTn) y en el seguimiento del infarto de miocardio subagudo.

En el infarto agudo de miocardio, las enzimas que pueden ver afectada su concentración son la CK total, CK-MB, AST y LDH.

▶ La CK es la primera enzima en elevar sus valores a las 6 horas de producirse un infarto agudo de miocardio, hasta alcanzar valores máximos transcurridas 24 horas. También es la primera en comenzar a descender, presentando valores normales a partir del tercer día.

▶ La CK-MB es una isoenzima de la CK total y es la fracción más abundante en el miocardio (40%). En el infarto agudo de miocardio, la CK-MB se ve aumentada hasta superar el 5% del valor de la CK total.

▶ La AST alcanza su máximo valor algo después que la CK y desciende algo más tarde.

▶ La LDH tarda más en aumentar sus valores pero desciende más gradualmente, permaneciendo elevada durante más tiempo.

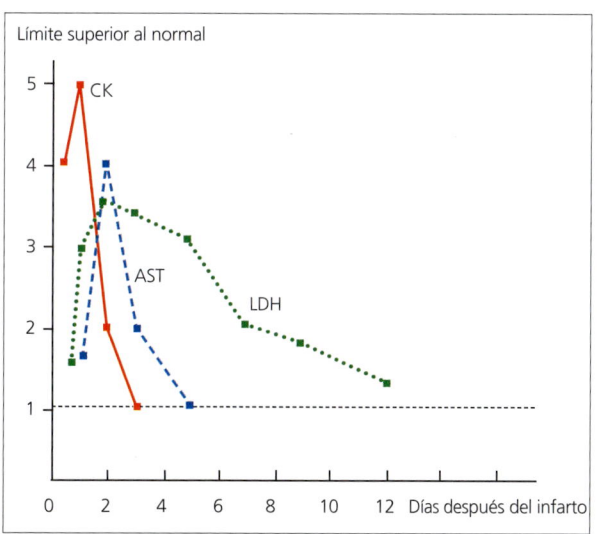

Fig. 6.14. Evolución de la variación de la concentración de las enzimas CK, AST y LDH tras producirse un infarto agudo de miocardio.

6.5.1. Creatina quinasa total

El principal componente fosforilado del músculo es la fosfocreatina, que está ocho veces en exceso sobre el ATP. Cuando el músculo se contrae, el ATP se consume y la creatina quinasa cataliza la refosforilación del ADP para formar ATP usando fosfocreatina.

La CK Está constituida por dos cadenas de polipéptidos, dos subunidades: B y M. Estas subunidades, B y M, se combinan de tres maneras diferentes para formar las distintas isoenzimas: CK-1 (BB), CK-2 (MB) y CK-3 (MM).

▶ CK-BB, es la predominante en el tejido cerebral y en el intestino.

▶ CK-MB es de origen cardiaco aunque solo representa el 20% del total. También se puede encontrar en bajas cantidades en los músculos esqueléticos (2%).

▶ CK-MM que es de origen muscular esquelético (98%) y cardiaco (80%).

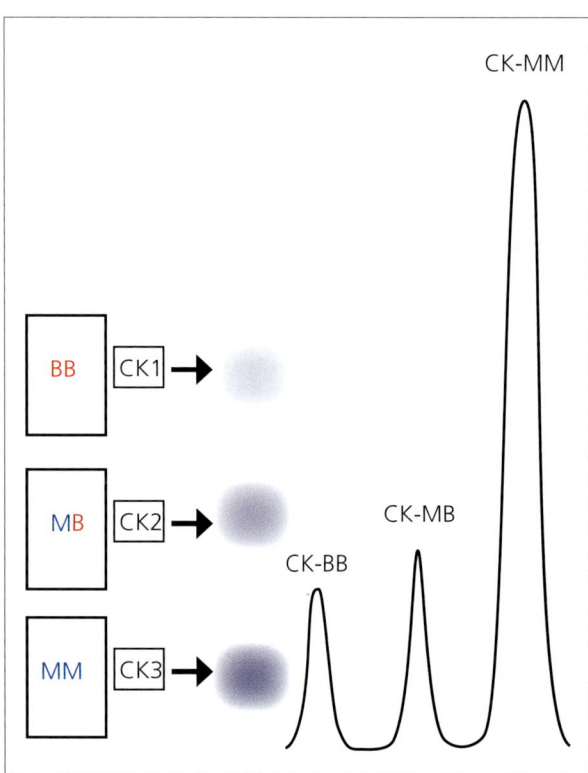

Fig. 6.15. Separación electroforética o por cromatografía de las isoenzimas de CK.

> **¡Tenlo en cuenta!**
>
> La creatina quinasa también se denomina creatín-fosfoquinasa (CPK), creatín-cinasa (CK), CK total y también creatín-quinasa.

Alteraciones de la CK total

La aparición de CK elevada en el suero sugiere lesiones en el corazón, en el cerebro o en los músculos esqueléticos. Dependiendo de la isoenzima que se encuentre elevada podemos saber cuál es el tejido afectado.

En el infarto agudo de miocardio, la CK total empieza a elevarse a las 3-6 horas tras la aparición de los síntomas, alcanza un valor máximo entre las 18-20-30 horas y retorna a la normalidad hacia el tercer o cuarto día.

La enzima más sensible al aumento en las miopatías es la CK, que presenta valores especialmente elevados en las distrofias musculares. Entre las causas que llevan a un aumento de la CK están el infarto agudo de miocardio, daño muscular (traumático, inflamatorio, rabdomiólisis, convulsiones, ejercicio extremo e inyecciones intramusculares), procedimientos quirúrgicos, insuficiencia renal, hipo e hipertermia, hipo e hipertiroidismo, intoxicación alcohólica, embolia pulmonar y enfermedades del colágeno.

Determinación de la actividad CK total

La CK cataliza la transferencia reversible de un grupo fosfato de la fosfocreatina al ADP. Esta reacción se acopla con otras catalizadas por la hexoquinasa (HK) y por la glucosa-6-fosfato deshidrogenasa (G6P-DH):

$$\text{Fosfocreatina} + \text{ADP} \xrightarrow{\text{CK}} \text{Creatina} + \text{ATP}$$

$$\text{ATP} + \text{Glucosa} \xrightarrow{\text{HK}} \text{ADP} + \text{glucosa} - 6 - \text{P}$$

$$\text{Glucosa-6-P} + \text{NADP}^+ \xrightarrow{\text{G6P-DH}} \text{6-fosfogluconato} + \text{NADPH} + \text{H}^+$$

La CK se localiza preferentemente en la musculatura estriada; por ello, sus valores de referencia dependen de la masa muscular, son superiores en varones que en mujeres y también varían con la edad (disminuyen al aumentar esta), la raza (su actividad es más elevada en las personas negras) y la actividad física (aumenta tras su práctica, en relación directa con duración e intensidad). Los valores normales son, aproximadamente, hasta 190 U/l en hombres y hasta 160 U/l en mujeres.

6.5.2. **Creatina quinasa MB**

La CK-MB se encuentra principalmente en el tejido cardiaco. Si bien solo entre el 15-20% de la CK del tejido cardíaco es CK-MB (el 80%-85% restante es de tipo MM), el miocardio es el principal origen de la isoenzima MB.

Alteraciones de la CK-MB

El aumento de la concentración de la CK-MB se produce durante las 3-6 horas que siguen a la aparición de los síntomas de una lesión miocárdica, y se alcanzan las máximas concentraciones durante las 12-24 horas siguientes.

Generalmente, las concentraciones de CK-MB vuelven a la normalidad al cabo de 24-72 horas.

Determinación de CK-MB

Existen dos variantes de ensayos para CK-MB disponibles:

- **CK-MB masa**. Se utilizan técnicas enzimoinmunológicas mediante el uso de anticuerpos monoclonales específicos. En este tipo de ensayo se evitan las interferencias por hemolisis y es el método de elección para la determinación de la CK-MB. El resultado se presenta en relación con la masa y se expresa en ng/ml.

- **Actividad de CK-MB**. Se utilizan métodos de inmunoinhibición, donde un anticuerpo monoclonal contra el monómero CK-M inhibe completamente la actividad de CK-MM y una mitad del CK-MB, lo que permite medir la actividad del monómero CK-B. Para el cálculo de la actividad CK-MB se debe determinar el índice de CK-MB sobre la CK-total (relación CK-MB/CK), de manera que:

  - Si es superior al 4-5% evidencia daño muscular cardiaco.

  - Si es superior al 20% puede ser debido a la presencia de macro-CK-BB, resistente a la inhibición.

¡Tenlo en cuenta!

Algunas veces se solicita la aldolasa junto con la CK porque en una minoría de personas con lesión muscular la aldolasa puede aumentar mientras que los valores de CK permanecen dentro de la normalidad.

6.6. **Otras enzimas**

Otras enzimas con interés diagnóstico son:

- **Fosfatasa ácida**. Se encuentra principalmente en la próstata, el bazo y muchas células como osteoclastos, macrófagos y eritrocitos. Cataliza la fosforilación en medio ácido; se han identificado 5 isoenzimas, siendo de utilidad clínica la 1 y la 5:

  - La **isoenzima 1** es específica de la próstata. Sus niveles de actividad en el suero están elevados en pacientes con carcinoma de próstata. Hasta la aparición de las determinaciones del antígeno prostático específico (PSA) ha sido utilizada como indicador de dicho carcinoma.

  - La **isoenzima 5** se encuentra en los osteoclastos. Niveles elevados se dan en enfermedades óseas.

Ante un valor elevado de la actividad de fosfatasa ácida total, ambas enzimas se pueden diferenciar según su inhibición por tartrato, ya que la isoenzima 1 es inhibida por tartrato, mientras que la 5 no.

La fosfatasa ácida también se emplea en medicina forense como indicador de la presencia de semen para evidenciar agresiones sexuales.

- **Enzima convertidora de la angiotensina** (ACE). Se encuentra en los capilares pulmonares. La medida de la ACE se utiliza para:

  - El diagnóstico de sarcoidosis pulmonar clínicamente activa, así como el control de la efectividad de la terapia.

  - El control de los efectos de los inhibidores ACE en el tratamiento de la hipertensión y el fallo cardiaco.

- **Adenosindeaminasa** (ADA). Valores elevados se observan en casos de cirrosis y tuberculosis.

- **Glucosa-6-fosfato deshidrogenasa** (G6P-DH). Dentro de las deficiencias enzimáticas humanas, la de la G6P-DH es una de las más comunes. Aunque la mayoría de las personas con deficiencia de G6P-DH son asintomáticas, pueden mostrar anemia hemolítica inducida por infecciones o ciertos medicamentos, y anemia hemolítica esferocítica crónica.

- **Actividad de renina plasmática**. Se mide junto con la aldosterona para hacer el diagnóstico diferencial entre síndrome de Conn, hiperaldosteronismo secundario y enfermedad de Addison.

Ejercicios

1. ¿Qué es una enzima, y por qué se caracteriza?

2. Relaciona en tu cuaderno los grupos principales de enzimas de la clasificación internacional con el tipo de reacción que catalizan y la enzima o enzimas que sirven de ejemplo.

Óxido-reductasas	Catalizan reacciones de óxido-reducción.	LDH
Transferasas	Catalizan reacciones en las que hay transferencia de grupos funcionales de unas moléculas a otras.	ALT y AST Creatina quinasa
Hidrolasas	Catalizan reacciones de hidrólisis (ruptura del sustrato por el agua).	Fosfatasa ácida
Liasas	Catalizan reacciones en las que se elimina un grupo funcional del compuesto con formación de un doble enlace.	Desaminasas
Isomerasas	Catalizan reacciones de isomerización (cambios en la geometría de las moléculas).	Glucosa fosfato isomerasa (GPI)
Ligasas	Catalizan la unión de dos moléculas con formación de enlaces mediante la escisión de ATP como fuente de energía.	Piruvato carboxilasa

3. Define los siguientes conceptos:

    a) Centro activo.   *c)* Holoenzima.   *e)* Coenzima.
    b) Centro alostérico.   *d)* Apoenzima.   *f)* Isoenzima.

4. Explica desde el punto de vista cinético por qué una reacción metabólica en presencia de una enzima se desarrolla con mayor rapidez.

5. Cita los factores más importantes que pueden influir sobre la actividad de una enzima.

6. Explica por qué las isoenzimas pueden actuar como mecanismos de regulación de la actividad enzimática.

7. Relaciona en tu cuaderno las siguientes gráficas de cinética enzimática con el mecanismo de inhibición reversible que corresponda.

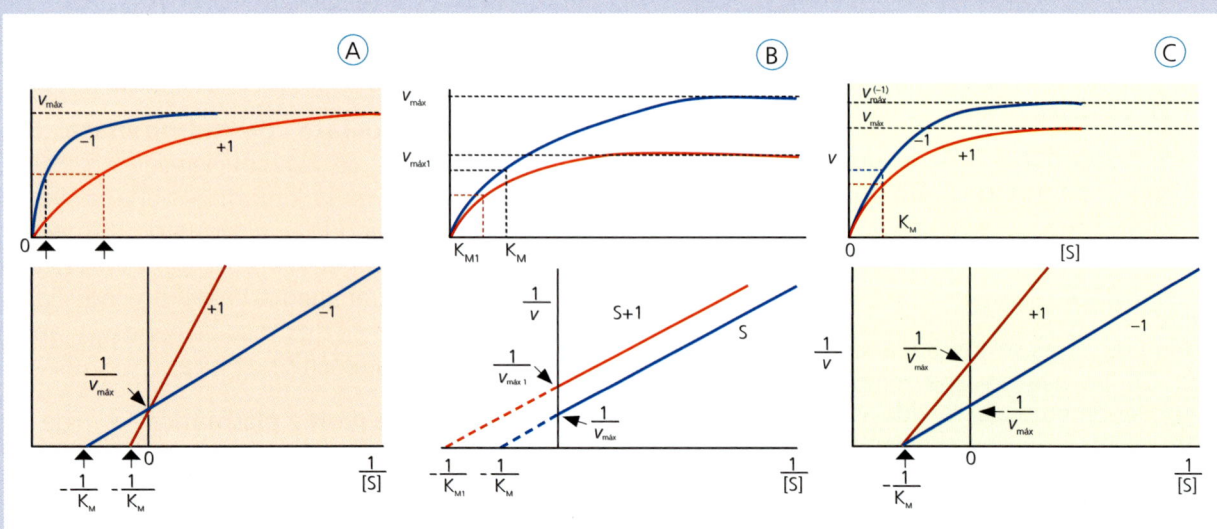

8. Cita cinco posibles causas del incremento de la actividad enzimática en el plasma.

9. Completa en tu cuaderno una tabla como la siguiente: (si es necesario, busca información en bibliografía contrastada).

Nombre	Órganos o tejidos de procedencia	Utilidad diagnóstica	Método de determinación
α-amilasa			
ACE			
ADA			
ALT			
AST			
CK			
FA			
G6P-DH			
LDH			
Lipasa			
Renina plasmática			
γ-GT			

10. Di si son verdaderas o falsas las siguientes afirmaciones sobre las enzimas relacionadas con las principales enfermedades hepáticas. Razona la respuesta en las falsas.

a) La relación ALT/AST > 1 indica enfermedad hepática aguda.

b) ALT y AST se elevan marcadamente en fenómenos de necrosis celular aguda y en menor grado cuando existe un proceso crónico destructivo de los hepatocitos.

c) En la obstrucción biliar, los niveles elevados de ALT y AST se mantienen prolongadamente (5 a 7 días) por lo que se debe hacer un diagnóstico diferencial con otros cuadros.

d) Un valor elevado de γ-GT le otorga especificidad (origen óseo) a las elevaciones de fosfatasas alcalinas orientando hacia el diagnóstico de osteosarcoma.

11. Di si son verdaderas o falsas las siguientes afirmaciones sobre las enzimas relacionadas con las enfermedades pancreáticas. Razona la respuesta en las falsas.

a) Para el diagnóstico y la monitorización de la pancreatitis aguda se solicita la determinación de las enzimas 5-nucleotidasa, 5-NT, y la leucina aminopeptidasa, LAP.

b) La lipasa es más específica que la amilasa para el diagnóstico de pancreatitis aguda, y concretamente la de origen alcohólico.

c) En las pancreatitis agudas, los valores normales en plasma de lipasa se ven altamente elevados de forma rápida y transitoria.

d) Un aumento de los niveles de amilasa y lipasa en sangre puede observarse en enfermedades pancreáticas crónicas, como la fibrosis quística.

12. Di si son verdaderas o falsas las siguientes afirmaciones sobre las enzimas relacionadas con las enfermedades cardiacas y musculares. Razona la respuesta en las falsas.

a) La determinación de las isoenzimas de la LDH es ampliamente utilizada para el diagnóstico y monitorización de infartos agudos de miocardio.

b) La CK-MB cuantificada como masa mantiene actualmente una utilidad diagnóstica si no está disponible la medida de la troponina T (cTn).

c) La CK-MB es la isoenzima de origen cardiaco, aunque solo representa el 20% del total.

d) En el infarto agudo de miocardio, la CK total empieza a elevarse 3-6 horas después del inicio de los síntomas, alcanza un valor máximo a las 18-20-30 horas, y retorna a la normalidad hacia el tercer o cuarto día.

⬡ **¡Tenlo en cuenta!**

Para el desarrollo de las actividades prácticas de esta unidad deberéis seguir las mismas pautas generales que se han dado en la página 77.

Actividad 6.1.

Determinación de AST y ALT

Objetivos

Medir la actividad de AST y ALT mediante método cinético.

Desarrollo

Seguid el método explicado en el texto para la determinación de ALT y AST, procediendo de la siguiente manera para cada una de las determinaciones:

1. Preparad el reactivo de trabajo (RT) disolviendo 1 volumen de sustrato (R2) en 4 volúmenes de tampón (R1).

2. Preparad el espectrofotómetro y las condiciones del ensayo: longitud de onda, 340 nm; temperatura, 25 °C, 30 °C o 37 °C. Después, ajustad a cero frente a agua destilada.

3. Pipetead en la cubeta:
  – 1 ml RT
  – 100 μl muestra

4. Mezclad e incubad 1 minuto.

5. Leed la absorbancia inicial, poned en marcha el cronómetro y leed la absorbancia cada minuto durante 3 minutos.

6. Realizad el cálculo de la media del incremento de absorbancia por minuto (ΔA/min).

7. Multiplicad ΔA/min × 1.750 para obtener la actividad enzimática en U/l.

Actividad 6.2.

Determinación de γ-GT y FA

Objetivos

Medir la actividad de γ-GT y FA mediante método cinético.

Desarrollo

Seguid el método explicado en el texto para la determinación de γ-GT y FA, procediendo de la siguiente manera para cada una de las determinaciones:

1. Preparad el reactivo de trabajo (RT) disolviendo 1 comprimido de sustrato (R2) en un vial de tampón (R1). Tapad y mezclad suavemente hasta disolver.

2. Preparad el espectrofotómetro y las condiciones del ensayo: longitud de onda, 405 nm, temperatura, 25 °C, 30 °C o 37 °C. Después, ajustad a cero frente a agua destilada.

3. Pipetead en la cubeta:

– En la determinación de γ-GT:

- 1,0 ml RT

- 100 µl Muestra

– En la determinación de FA:

- 1,2 ml RT

- 20 µl Muestra

4. Mezclad e incubad 1 minuto.

5. Leed la absorbancia inicial, poner en marcha el cronómetro y leed la absorbancia cada minuto durante 3 minutos.

6. Realizad el cálculo de la media del incremento de absorbancia por minuto (ΔA/min).

7. Multiplicad:

– En γ-GT: ΔA/min × 1.190 para obtener la actividad enzimática en U/l.

– En FA: ΔA/min × 3.300.

Actividad 6.3.

Determinación de LDH

Objetivos

Medir la actividad de LDH mediante método cinético.

Desarrollo

Seguid el método explicado en el texto, procediendo de la siguiente manera:

1. Preparad el reactivo de trabajo (RT) disolviendo 1 volumen de R2 en 4 volúmenes de R1.

2. Preparad el espectrofotómetro y las condiciones del ensayo: longitud de onda, 340 nm; temperatura, 25 °C, 30 °C o 37 °C, y ajustad a cero frente a agua destilada.

3. Pipetead en la cubeta:

– A 25-30 °C:

- 3,0 ml RT

- 100 µl Muestra

– A 37 °C:

- 3,0 ml RT

- 50 µl Muestra

4. Mezclad e incubad 1 minuto.

5. Leed la absorbancia inicial, poned en marcha el cronómetro y leed la absorbancia cada minuto durante 3 minutos.

6. Realizad el cálculo de la media del incremento de absorbancia por minuto (ΔA/min).

7. Multiplicad ΔA/min × 4.925 para obtener la actividad enzimática en U/l a 25-30 °C, y por 9.690 si se realiza a 37 °C.

UD 7. Técnicas de estudio en muestras de orina

Contenidos

▶ Examen físico de la orina.

▶ Examen bioquímico de la orina.

▶ Análisis microscópico del sedimento urinario.

▶ Determinaciones en orinas minutadas.

▶ Análisis de cálculos urinarios.

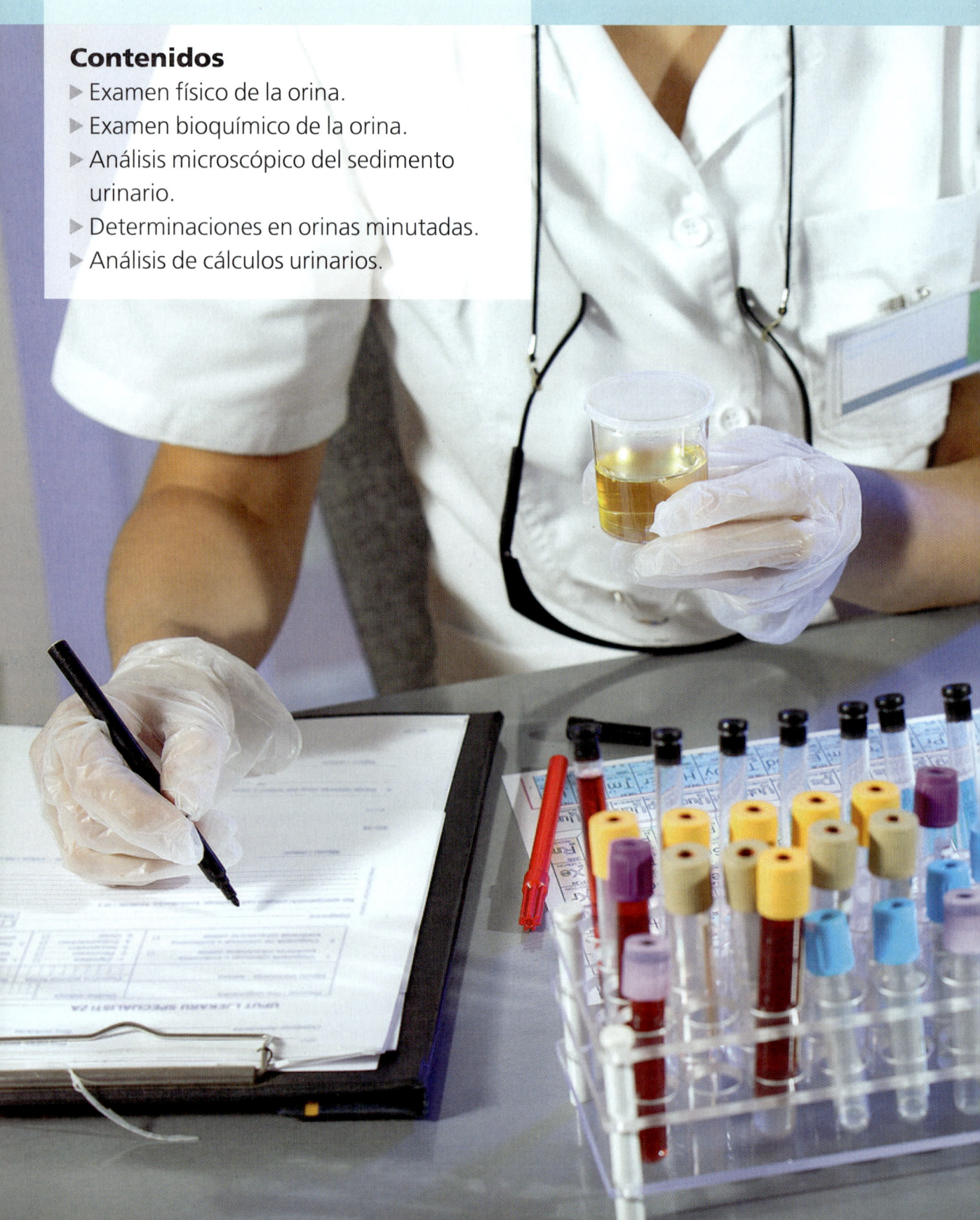

7.1. Estudio de la orina

La orina es un líquido biológico producido en los riñones y excretado a través de los uréteres, la vejiga urinaria y la uretra.

Es de color amarillo-ámbar más o menos acentuado y se puede considerar una solución acuosa de urea, creatinina, cloruro sódico, potasio, alcaloides, ácido úrico y otros ácidos como el fosfórico o el oxálico, urobilina y otros pigmentos, etc.

En una persona adulta con un régimen alimentario habitual, el volumen de orina producido en 24 h está entre 700 y 1.500 ml, la densidad, entre 1,005 y 1,030 y el pH entre 5,0 y 6,5.

La secreción urinaria cumple con las funciones de eliminar los productos finales del metabolismo nitrogenado y mantener el equilibrio hidroelectrolítico. Por esto, el análisis de la orina es un procedimiento imprescindible para el estudio y seguimiento de los trastornos renales, metabólicos y del tracto urinario.

El **análisis de orina** o *urianálisis*, también conocido como *sistemático de orina*, es el examen básico de la orina y comprende un estudio fisicoquímico de la muestra mediante química seca y el estudio microscópico del sedimento urinario, si procede.

Así, un análisis urinario puede abarcar los siguientes procesos:

▶ **Examen físico**. Trata de determinar las características físicas de la orina, como son el aspecto, el color, la densidad, el pH, la osmolalidad y la diuresis en orinas de 24 h.

▶ **Examen bioquímico**. Consiste en realizar las determinaciones químicas de los analitos cuya presencia puede ser anormal o estar alterada. Estos analitos son, entre otros: glucosa, proteínas, cuerpos cetónicos, bilirrubina, hemoglobina, porfirinas, fármacos y drogas, test de embarazo, etc.

▶ **Examen del sedimento urinario**. Es el análisis microscópico del sedimento urinario: células, agentes patógenos (bacterias, hongos, tricomonas), cilindros y cristales. Para un buen estudio del sedimento es imprescindible conocer los resultados del examen fisicoquímico.

▶ **Análisis de cálculos urinarios**. La precipitación de cristales puede dar lugar a la formación de cálculos urinarios.

▶ **Cultivo microbiológico de la orina**. Permite confirmar la presencia de una infección urinaria y consiste en la cuantificación, aislamiento e identificación del agente infeccioso y la realización del antibiograma.

Para el examen fisicoquímico y microscópico rutinario de la orina (anormales y/o sedimento) se emplea una *muestra de una sola micción*. Estos análisis tienen un carácter cualitativo o semicuantitativo, pues para saber con exactitud la concentración de una sustancia excretada es preciso conocer el volumen de orina emitido en un determinado número de horas, debiendo recogerse en estos casos *orina de 24 horas* (análisis cuantitativo).

Es importante tener en cuenta las condiciones preanalíticas y los aspectos fundamentales de cada una de las etapas del análisis (obtención, recepción, transporte, conservación y análisis) para llevar a cabo un procedimiento correcto.

⬡ **¡Tenlo en cuenta!**

El cultivo microbiológico de la orina se trabaja en el módulo de Microbiología clínica.

⬡ **¡Tenlo en cuenta!**

La composición de la orina no es la misma a lo largo de todo el día, pues depende de la ingesta de agua y de la actividad física del paciente. Por ejemplo, las proteínas aumentan después de la actividad y tras estar en posición de pie (proteinuria ortostática) y la glucosa aumenta después de las comidas.

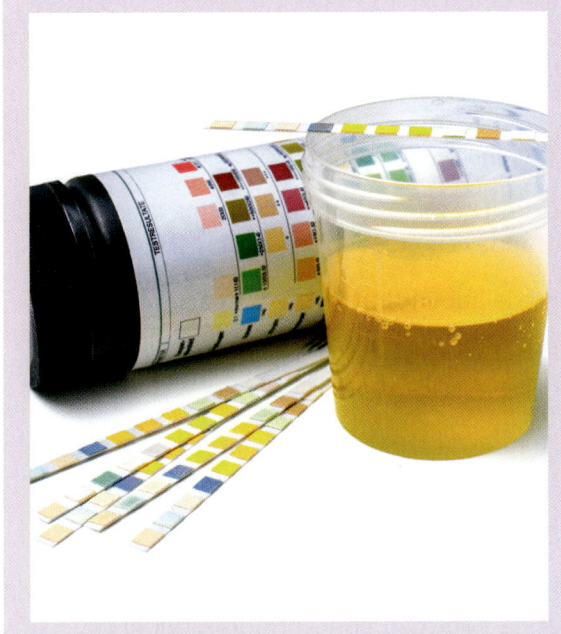

7.2. Examen macroscópico y físico de la orina

En el examen macroscópico y físico de la orina se estudian principalmente: el volumen de orina recogida, su aspecto, el color, el olor, la densidad y la osmolaridad/osmolalidad.

7.2.1. Volumen de orina

El volumen normal de orina excretado durante un día por una persona adulta es de 600-2.000 ml, con un volumen medio de 1.500 ml. En edad infantil, en proporción a su masa corporal, orinan un volumen relativo muy superior (hasta tres veces).

El volumen urinario depende fundamentalmente de la ingesta de líquidos. Aunque el agua también se elimina a través del sudor, de la respiración y de las heces, es el riñón el órgano que mantiene el equilibrio hídrico dentro del organismo.

El volumen total de orina excretada en un determinado intervalo de tiempo recibe el nombre de **diuresis** y generalmente, se aplica a un periodo de 24 horas.

Alteraciones del volumen

Poliuria

Es la excreción de orina en cantidades superiores al promedio normal, se habla de poliuria cuando el volumen es superior a 2.000 ml/24 h.

La poliuria se presenta en los siguientes casos:

▶ Como respuesta fisiológica por la ingesta de grandes cantidades de líquidos.

▶ Por la administración de fármacos diuréticos.

▶ Por la ingesta de sustancias con efecto diurético como el café, el té y el alcohol.

▶ Durante la administración intravenosa de suero fisiológico y líquidos.

▶ En la diabetes.

▶ En trastornos renales que causen una pérdida en la habilidad concentradora del riñón. Estos trastornos cursan con un aumento del volumen de orina para intentar que la excreción de sustancias se equilibre.

▶ En trastornos con déficit de aldosterona. La reabsorción del sodio se disminuye y, como consecuencia, también la del agua.

Oliguria y anuria

Se considera **oliguria** una excreción menor de 500 ml de orina en 24 h y **anuria**, la falta, prácticamente total, de emisión de orina.

La oliguria se manifiesta en las siguientes situaciones:

▶ Deshidratación por vómitos, diarrea o sudoración intensa. En estas situaciones, se retiene el agua y se produce una orina más concentrada.

▶ Reacciones hemolíticas transfusionales.

▶ Insuficiencia renal crónica.

▶ Glomerulonefritis aguda.

▶ Como consecuencia de una obstrucción en el tracto urinario.

La anuria se produce en la insuficiencia renal terminal.

7.2.2. Aspecto

Se refiere a su claridad o grado de turbidez. La orina recién emitida es clara y trasparente, y la observación de un aspecto turbio puede deberse a:

▶ La **presencia de sales en suspensión**. En estos casos, la turbidez desaparece con la sedimentación de las sustancias suspendidas y el color del sedimento orienta acerca del tipo de sales que habrán precipitado:

  ▶ Un sedimento blanco se debe a la precipitación de fosfatos y carbonatos. Estas sales se disuelven si se acidifica la muestra.

  ▶ Un sedimento rojizo o rosado se debe a la precipitación de uratos (orinas ácidas). Los uratos se disuelven con calor.

▶ La **presencia de pus en la orina** o **piuria**. En este caso, la turbidez no desaparece con la sedimentación ni con la acidificación ni tampoco calentando a 60 °C. Las orinas con piuria tienen pH básico debido a la acción de las ureasas bacterianas que rompen la urea generando amoniaco.

▶ La **presencia de proteínas**. Al agitar aparece espuma.

- La **presencia de espermatozoides** y **líquido prostático**. La turbidez tampoco desaparece al calentar ni al acidificar.

- La **observación de texturas que recuerdan a filamentos**. Esta alteración se debe a la presencia de moco urinario o genital sin importancia clínica.

7.2.3. Color

La orina normal presenta un color amarillo-ámbar traslúcido y se debe a la presencia de un pigmento amarillo llamado urobilina (urocromo).

La intensidad del color normal depende de la concentración de la orina; es más clara en las orinas menos concentradas (alta ingesta de líquidos) y más oscura en las más concentradas (retención de líquidos).

El color orienta sobre la posible patología y la ingesta de ciertos medicamentos o alimentos:

- **Incolora**. En personas con diabetes mellitus.

- **Amarillo, amarillo verdoso o marrón**. Sugieren ictericia debido a la presencia de bilirrubina. Las tonalidades verdosas se deben a la oxidación de la bilirrubina a biliverdina. En la agitación de la muestra se produce una espuma de color amarillo-verdoso o pardo.

- **Amarillo oscuro**. La concentración de urobilina puede verse aumentada en los procesos febriles.

- **Naranja**. Se asocian con niveles elevados de urobilinógeno, que aunque es incoloro se convierte en urobilina (naranja) por la acción de la luz a un pH ácido de la orina. También lo producen algunos antibióticos y alimentos.

- **Lechoso o blanquecino**. Se asocia a piuria, pero si el color lechoso solo es en la parte superior, indica presencia de quilomicrones (quiluria).

- **Rojo intenso a marrón**. Indica la presencia de hematíes (hematuria). Los tonos rojos transparentes se relacionan con la presencia de hemoglobina (hemoglobinuria). En la mujer fértil debe descartarse una posible contaminación con el flujo menstrual.

- **Azul-verdoso**. Se debe a la eliminación de fármacos que contienen colorantes (azul de metileno, índigo).

7.2.4. Olor

La orina normal es inodora o tiene un olor ligeramente amoniacal. Alteraciones en el olor pueden ser indicadoras de posibles patologías. Así, podemos encontrar:

- Olor **pútrido**. Indica infección.

- Olor **amoniacal**. Puede ser debido a una infección o a una orina almacenada durante mucho tiempo.

- Olor **afrutado**. Indicativo de la presencia de acetona.

- Olores **característicos de enfermedades** debidas a errores innatos del metabolismo. Por ejemplo, caramelo quemado en la enfermedad urinaria del jarabe de arce.

Olor	Enfermedad metabólica
Sudor de pies	Acidemias isovalérica y glutárica
Jarabe de arce (caramelo quemado)	Enfermedad urinaria del jarabe de arce
Col, lúpulo	Malabsorción de metionina
Ratón, establo, moho	Fenilcetonuria
Pescado podrido	Trimetilaminuria
Rancio	Hipermetioninemia, tiroxemia

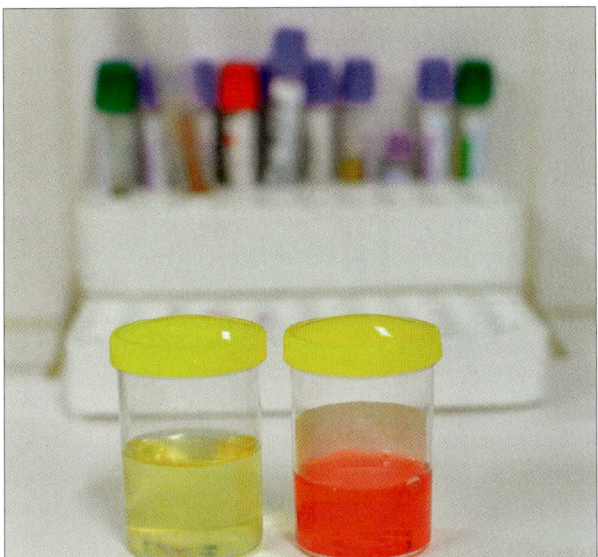

Fig. 7.1. Muestras de orina de color amarillo-ámbar (normal) y rojo (hematuria).

Tabla 7.1. Olores de orina característicos de algunas enfermedades metabólicas.

7.2.5. Densidad

La densidad urinaria informa sobre la capacidad concentradora del riñón. Para medirla se utiliza la expresión *masa volumétrica relativa*, que se define como la relación, en condiciones normales, entre la masa de 1 ml de orina (en gramos) y la masa de 1 ml de agua (en gramos) y, por tanto, no tiene unidades.

Los valores de densidad urinaria fluctúan entre 1,003 y 1,030, y varían dependiendo del momento del día en que se toma la orina, de la cantidad de alimentos y líquidos consumidos y de la cantidad de ejercicio que se haya hecho recientemente. Los valores más bajos se dan en orinas pálidas formadas durante máxima diuresis acuosa y los más altos en las orinas concentradas en respuesta a deshidratación.

Si es la primera de la mañana el rango se acota entre 1,020-1,025. En condiciones extremas la orina puede ser concentrada hasta una densidad de 1,040.

Las sustancias que más contribuyen al aumento de densidad son la urea, la creatinina, el sodio, el potasio, el cloruro y los fosfatos, y en condiciones patológicas, la glucosa y las proteínas.

Las altas y bajas densidades pueden alertar sobre ciertas patologías:

▶ Densidad >1,025. Se da en estados de deshidratación, diabetes mellitus, insuficiencia cardiaca congestiva e insuficiencia adrenal.

▶ Densidad < 1,010. En pacientes tratados con diuréticos o en estados de hipotermia y enfermedad renal. En estas orinas se rompen los hematíes y los leucocitos por fenómenos osmóticos.

El análisis de la densidad urinaria basado en controles repetidos durante un periodo determinado resulta útil para:

▶ Monitorizar la ingesta de líquidos.

▶ Realizar un seguimiento del tratamiento de pacientes con riesgo de litiasis.

¡Tenlo en cuenta!

Para referirse a la densidad urinaria se usan las expresiones «peso específico» y «gravedad específica», además de «masa volumétrica relativa».

▶ Detectar la manipulación de la muestra en el control de drogodependencia y dopaje.

La densidad urinaria se mide mediante tiras reactivas pero clásicamente se han usado el densitómetro o urinómetro y el refractómetro.

En las tiras reactivas, la zona reactiva para la determinación de la densidad está compuesta por un polielectrolito junto con un indicador de pH. Cuanto mayor es la concentración de sales disueltas en la orina, fundamentalmente iones Na^+ y K^+, mayor es la liberación de iones H^+ del polielectrolito en la orina, lo cual da lugar a un cambio del pH que es medido por la presencia del indicador.

Cabe tener en cuenta que el resultado tiende a estar falsamente elevado en orinas con pH por debajo de 6 y falsamente disminuido en orinas con pH por encima de 7. También, cuando hay pequeñas cantidades de proteínas (100 a 500 mg/día) o cetonuria, los valores obtenidos son un poco más altos que los reales.

Cuando la determinación está por debajo de 1,005 habría muchos motivos para sospechar que la orina ha sido diluida.

7.2.6. Osmolaridad/ osmolalidad

La determinación de la osmolalidad en orina se debe realizar con el osmómetro, ya que las fórmulas teóricas que funcionan en la determinación en suero no son fiables en orina debido a que tienen una composición más variable. La osmolalidad tiene relación lineal directa con la densidad.

En personas adultas se pueden encontrar oscilaciones entre 50 y 1.300 mOsm/kg, aunque los valores normales son de 300 a 1200 mOsm/kg.

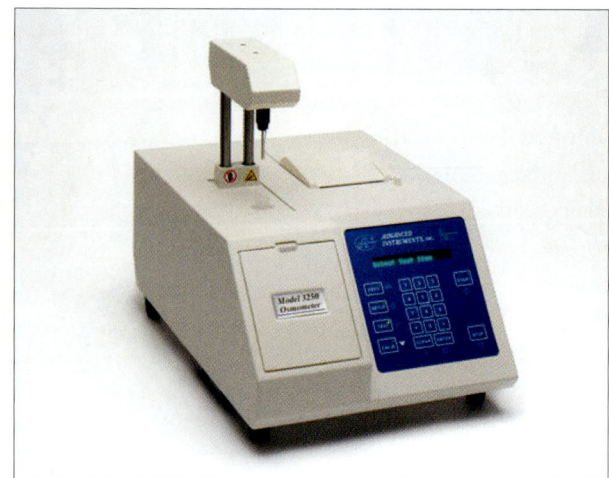

Fig. 7.2. Osmómetro.

7.3. Examen bioquímico de la orina

Para el examen bioquímico de la orina tanto en los laboratorios de rutina como en los de urgencia y en los POCT, está muy extendido el uso de las tiras reactivas.

Las tiras reactivas ofrecen un resultado semicuantitativo de hasta once determinaciones de forma rápida, sencilla y con alta sensibilidad diagnóstica y moderada especificidad.

La lectura de los resultados se puede hacer de forma automática con un espectrofotómetro de reflectancia o de forma manual comparando las coloraciones obtenidas con la carta de colores que se suministra junto a las tiras. La lectura automatizada tiene la ventaja de evitar los errores debidos a la subjetividad de la percepción del color, la iluminación usada o a los tiempos de lectura de cada determinación.

De forma general las tiras reactivas utilizadas disponen de diferentes zonas reactivas que tomarán

> **¡Tenlo en cuenta!**
>
> La oferta comercial de tiras reactivas es muy amplia pero los reactivos que llevan a cabo las reacciones enzimáticas son muy similares.

coloraciones diferentes y cuya intensidad dependerá de la concentración del componente a medir.

Agrupando la información que proporcionan, orientan sobre diferentes patologías:

▶ Enfermedades renales y del tracto urogenital. Por medio de las áreas reactivas para proteínas, sangre, leucocitos, nitritos, densidad y pH.

▶ Enfermedades metabólicas. A través de las áreas reactivas para glucosa, cetonas y pH.

▶ Enfermedades hepáticas y trastornos hemolíticos. Gracias a las áreas reactivas para bilirrubina y urobilinógeno.

En los siguientes apartados analizaremos la determinación de cada uno de estos anormales y su significado.

Documento 7.1. Modo de empleo de las tiras reactivas

Las tiras se suministran en un envase con material desecante para evitar la humedad y garantizar el funcionamiento de los reactivos hasta más allá de la fecha de caducidad.

Para obtener resultados válidos es muy importante cumplir con las indicaciones de manejo suministradas por cada fabricante en cuanto a conservación, impregnación, tiempo de lectura, sensibilidad analítica e interferencias debidas a medicamentos o condiciones de lectura.

Algunas indicaciones generales en el uso de forma manual de la tira reactiva son:

▷ La orina debe estar a temperatura ambiente (hay que tener cuidado con las orinas refrigeradas).

▷ Se debe sumergir en la orina respetando el nivel máximo indicado en la tira y durante unos 10 segundos.

▷ Una vez retirada la tira, se debe secar el exceso de orina sobre papel de filtro.

▷ La lectura debe efectuarse respetando los tiempos indicados y comparando con la carta de colores del recipiente de tiras; se empieza con la glucosa a los 30 segundos y se acaba con los leucocitos a los dos minutos.

▷ Las concentraciones obtenidas se anotan mediante cruces, números ordinales o concentraciones aproximadas.

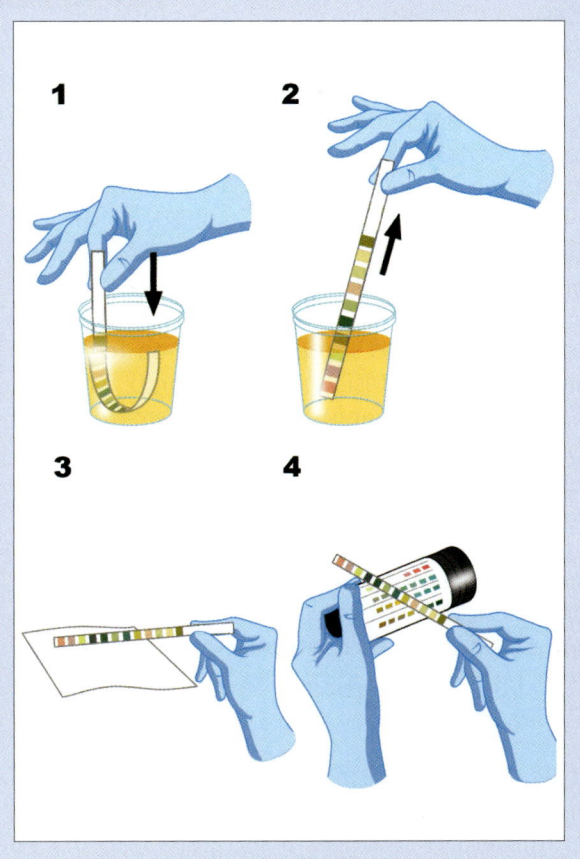

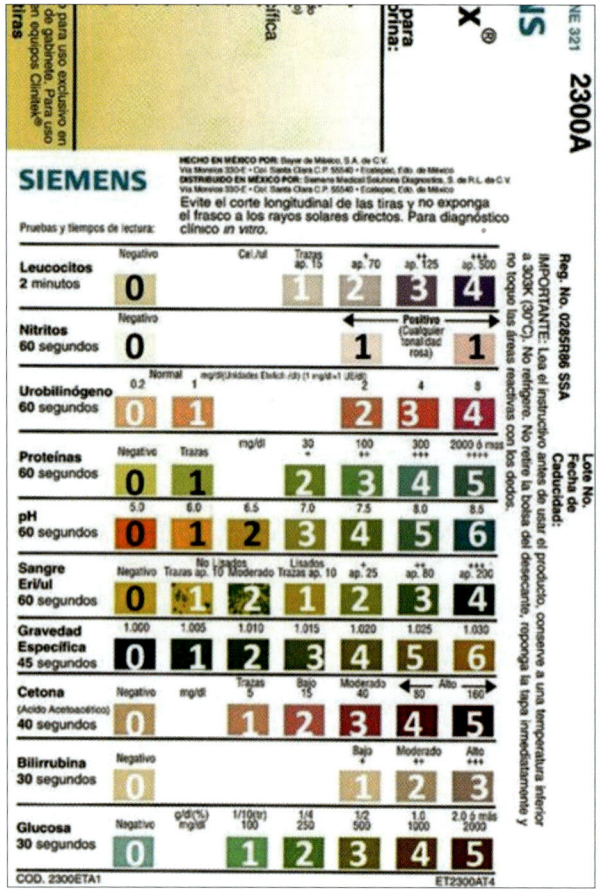

Fig. 7.3. Carta de colores de un recipiente de tiras reactivas.

7.3.1. Determinación del pH

El pH urinario es una medida de la capacidad de los riñones para regular la excreción de los ácidos resultantes de los procesos metabólicos y que no pueden ser excretados por la vía respiratoria. De esta forma, la orina se acidifica con la excreción de ácido clorhídrico, fosfórico y sulfúrico y, en menor medida, cuerpos cetónicos y ácidos orgánicos como los ácidos láctico, pirúvico y cítrico.

Todos estos ácidos son eliminados en forma de sales de sodio, potasio, calcio y amonio. También se eliminan hidrogeniones al ser intercambiados por el sodio retenido durante el filtrado de la orina.

El pH normal oscila entre 4,6 y 8,0, y lo más habitual es encontrar pH entre 5,5 y 6,5. Después de las comidas disminuye la acidez de la orina (se torna más alcalina) como consecuencia de la excreción de HCl por la mucosa gástrica y es más ácida en estados de ayuno.

El pH de la orina refleja el pH sérico excepto en pacientes con acidosis tubular renal tipo I, en los que el pH sérico es ácido pero la orina es alcalina.

Principio de la prueba

La prueba se basa en la combinación de tres indicadores: el rojo de metilo, el azul de bromotimol y la fenolftaleína, que reaccionan con los iones de hidrógeno, presentes en la muestra de orina. Las reacciones producen cambios cromáticos, que van del naranja al amarillo, al verde y al azul.

Utilidad clínica

La determinación del pH de la orina es útil en la evaluación del estado ácido-básico.

Se considera una **orina ácida** cuando su pH es inferior a 6 y puede deberse a:

▸ Consumo de dietas altas en proteínas.

▸ Pacientes con diabetes mellitus o en casos de acidosis metabólica o respiratoria (mecanismo de compensación).

▸ Algunos medicamentos como el cloruro de amonio o el ácido mandélico.

Una orina se considera **alcalina** cuando su pH es superior a 7 y puede tener como causas:

▸ Dietas vegetarianas, consumo elevado de cítricos y leche.

▸ En la alcalosis metabólica o respiratoria (mecanismo de compensación).

▸ Algunos medicamentos como el bicarbonato sódico o el citrato potásico.

▸ En la acidosis tubular renal y en el síndrome de Fanconi los túbulos renales no excretan hidrogeniones aunque exista acidosis.

▸ Las infecciones del tracto urinario debidas a bacterias productoras de ureasa que forman amoniaco (*Proteus*).

Consideraciones sobre el resultado

▸ Si la muestra no se procesa en el tiempo adecuado, la orina puede tornarse alcalina como consecuencia de la descomposición bacteriana de la urea y, en este caso, la determinación del pH carecería de valor diagnóstico.

▸ Se deben tener en cuenta los hábitos nutricionales del individuo, pues influyen en el pH.

▸ Cuando el pH urinario se encuentra en los extremos, alto o bajo, puede haber destrucción prematura de leucocitos y eritrocitos, lo que explica la combinación de resultados negativos en el sedimento con una reacción positiva para alguna de estas células en la tira.

7.3.2. Determinación de proteínas

En condiciones normales, la concentración de proteínas excretadas oscila entre 130 y 150 mg/día. Entre las proteínas urinarias normales se incluyen la albúmina (un tercio del total), las globulinas séricas y la proteína de Tamm-Horsfall.

Principio de la prueba

La prueba se basa en el denominado *error de proteína de los indicadores de pH*. Este principio se fundamenta en el hecho de que algunos indicadores de pH cambian de color ante la presencia de proteínas. En el área de reacción se encuentra un indicador como el azul de tetrabromofenol más un tampón que mantiene el pH igual a 3. En ausencia de proteínas ambos indicadores aparecen de color amarillo, al aumentar la concentración de proteína el color progresa por varias tonalidades de verde, hasta llegar a azul oscuro, según la siguiente reacción:

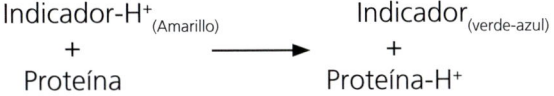

$$\text{Indicador-H}^+_{(Amarillo)} + \text{Proteína} \longrightarrow \text{Indicador}_{(verde-azul)} + \text{Proteína-H}^+$$

Utilidad clínica

La reacción es particularmente sensible a la albúmina, y es positiva a partir de concentraciones superiores a de 6 mg/dl.

El valor de referencia es negativo (< 10 mg/dl), con una sensibilidad y especificidad mayor del 99% para detectar la albuminuria.

Es importante aclarar que la presencia de proteínas en orina no constituye una prueba de nefropatía, ni su ausencia la excluye. En todos los casos en que se encuentre en la orina se deberán realizar los estudios complementarios para diagnosticar: proteinuria benigna, proteinuria extrarrenal, proteinuria renal y proteinuria posrenal (determinaciones en orinas de 24 h).

Consideraciones sobre el resultado

▶ Se pueden dar resultados falsos positivos en estos casos:

  ▸ Con orinas muy alcalinas que anulan el sistema amortiguador ácido y producen un color no relacionado con la presencia de proteínas.

  ▸ Con tratamientos antibióticos.

  ▸ Por presencia de desinfectantes en los recipientes de las muestras.

▶ Los reactivos de la mayoría de las pruebas de tira son sensibles a la albúmina pero no detectan bajas concentraciones de gammaglobulinas ni de proteína de Bence-Jones.

7.3.3. Determinación de glucosa

La orina normal carece casi por completo de glucosa, puesto que esta es reabsorbida en el túbulo proximal. Ocurre glucosuria cuando se excede el umbral renal, es decir la capacidad del túbulo proximal para reabsorber la glucosa, que está alrededor de 180 mg/dl.

Principio de la prueba

La detección de la glucosa se basa en una reacción específica de la glucosa oxidasa/peroxidasa que hace cambiar de color a un indicador. La reacción es específica para glucosa y no depende del pH ni de la densidad de la orina, ni se ve afectado significativamente por la presencia de cuerpos cetónicos.

El valor de referencia es negativo (< 30 mg/dl) y un cambio de color indica un intervalo de concentraciones que puede superar hasta los 2.000 mg/dl.

Utilidad clínica

Entre las diferentes causas de glucosuria están la diabetes mellitus, el síndrome de Cushing, la enfermedad pancreática, las enfermedades hepáticas y el síndrome de Fanconi. La ausencia de glucosuria no excluye un trastorno del metabolismo de la glucosa ni se opone al diagnóstico de diabetes mellitus.

¡Tenlo en cuenta!

La medición de rutina de la glucosuria con las tiras convencionales puede ser mejorada con el uso de tiras especialmente diseñadas para controlar la glucosa en la orina de pacientes diabéticos con intervalos de medición más amplios.

Consideraciones sobre el resultado

▶ Durante el embarazo se observa glucosuria por reducción del umbral renal (tras el parto desaparece).

▶ En ausencia de diabetes mellitus o de algún tipo de daño renal, una ingesta excesiva de hidratos de carbono puede dar lugar a glucosuria (glucosuria alimentaria).

▶ La presencia de peróxido de hidrógeno u otros oxidantes fuertes en los recipientes utilizados para tomar o manejar la muestra puede inducir resultados falsos positivos.

▶ Los productos de degradación de los salicilatos pueden influir levemente, dando falsos negativos.

7.3.4. Determinación de cuerpos cetónicos

Los cuerpos cetónicos son excretados en la orina (cetonuria) cuando se encuentran en niveles elevados en la sangre (cetosis) como consecuencia de la metabolización incompleta de ácidos grasos. Este proceso se acompaña de acidosis.

El predominio de la lipolisis sobre la lipogénesis produce un aumento de los niveles de ácidos grasos libres en el suero y, por su descomposición en el hígado, se forma más acetilcoenzima A. Este exceso se convierte en ácido acetoacético, que a su vez se transforma parcialmente en ácido β-hidroxibutírico y acetona.

Las proporciones de los cuerpos cetónicos en orina son de 20% de ácido acetoacético, 2% de acetona y 78% de ácido β-hidroxibutírico.

Principio de la prueba

El test se basa en el principio de la prueba de Legal o el reactivo de Rothera. El ácido acetoacético y la acetona reaccionan con nitroprusiato sódico y glicina en un medio alcalino para formar un complejo color violeta.

$$Na_2[Fe(CN)_3NO] \ + \ CH_3-\overset{\overset{\textstyle O}{\|}}{C}-R \ + \ NaOH \longrightarrow$$

Nitroprusiato sódico   Acetona

$$\longrightarrow Na_3[Fe(CN)_5 \ N=CH-\overset{\overset{\textstyle O}{\|}}{C}-R] \ + \ H_2O$$

OH

Complejo colorante (violeta)

La reacción es específica para el ácido acetoacético y la acetona. No es interferida por el ácido betahidroxibutírico ni por la presencia de glucosa, proteínas y ácido ascórbico en la muestra. El valor de referencia es negativo (< 5 mg/dl).

Utilidad clínica

Desde el punto de vista clínico, la detección de cetonuria, sin ser exclusiva, es particularmente útil en el diagnóstico de pacientes con diabetes mellitus.

La cetonuria se encuentra muy asociada a la diabetes descompensada, pero también puede ocurrir en situaciones de deshidratación, ayuno, dietas libres de carbohidratos, inflamación intestinal, hiperémesis o embarazo.

7.3.5. Determinación de sangre

Las orinas normales no deben contener sangre ni hemoglobina.

Principio de la prueba

La prueba detecta sangre completa (eritrocitos), sangre lisada (hemoglobina) y mioglobina. Se basa en la actividad pseudoperoxidasa de la hemoglobina o la mioglobina, que catalizan la oxidación del indicador para producir un color azul verdoso sobre el papel amarillo de la tira.

En las zonas de reacción, de acuerdo al patrón de coloración es posible distinguir eritrocitos intactos de hemolizados:

▶ Los eritrocitos intactos se hemolizan sobre el papel reactivo y la hemoglobina liberada inicia la reacción de color, formando puntos verdes visibles.

▶ Por el contrario, la hemoglobina disuelta en la orina (eritrocitos lisados) y la mioglobina dan lugar a un color verde uniforme.

El valor de referencia es negativo (0 a 3 eritrocitos por ml).

Utilidad clínica

Un resultado positivo de la prueba puede indicar:

▶ **Hematuria**. Se considera hematuria la presencia de tres o más eritrocitos por campo 40x. En condiciones fisiológicas, puede presentarse hematuria en la menstruación o tras un ejercicio extenuante.

▶ **Hemoglobinuria**. La tira es reactiva y en el sedimento no se observan eritrocitos. Las tiras reactivas detectan la presencia de hemoglobina libre en la orina a partir de 100 mg/dl.

Entre las causas que la producen se encuentran las asociadas con situaciones de hemolisis, hemoglobinas inestables, reacciones transfusionales, intoxicaciones o quemaduras de grandes extensiones corporales.

▶ **Mioglobinuria**. La presencia de mioglobina en lugar de hemoglobina debe sospecharse en patologías asociadas con destrucción muscular (rabdomiólisis).

Consideraciones sobre el resultado

Se debe tener en cuenta que la presencia de restos de detergentes procedentes de los recipientes utilizados para la recolección de la muestra de orina pueden ocasionar falsos positivos.

7.3.6. Determinación de bilirrubina

La bilirrubinuria es la presencia de bilirrubina en orina. La bilirrubina conjugada es soluble en agua y en consecuencia puede encontrarse en la orina. La bilirrubina no conjugada, la que resulta de procesos hemolíticos, es insoluble en agua y no pasa a través del glomérulo, por lo que no aparece en la orina.

Principio de la prueba

La prueba se basa en la unión de la bilirrubina con una sal de diazonio estable en medio ácido del papel reactivo. Las reacciones que se presentan en la tira son muy sensibles (detectan cantidades de 0,05 mg/dl de bilirrubina) y la más leve coloración rosada indica un resultado positivo.

El valor de referencia es negativo (< 0,2 mg/dl).

Utilidad clínica

La prueba resulta positiva en pacientes con ictericia obstructiva, daño hepático, cáncer de páncreas o neoplasias de conductos biliares, y en las ictericias hereditarias de Dubin-Johnson y de Rotor.

Consideraciones sobre el resultado

▶ La bilirrubina en orina debe confirmarse con su determinación en suero.

▶ Se pueden presentar falsos negativos:

  ▶ En orinas con presencia de cantidades elevadas de ácido ascórbico y nitritos.

  ▶ En muestras que se procesan después de varias horas de permanecer expuestas a la luz, por la degradación de la bilirrubina ante esta.

▶ Se pueden obtener falsos positivos:

  ▶ En contaminaciones con materia fecal.

  ▶ Por medicamentos que tiñen la orina.

7.3.7. Determinación del urobilinógeno

El urobilinógeno es el producto final del metabolismo de la bilirrubina. Normalmente la orina contiene solo pequeñas cantidades de urobilinógeno. Se encuentra aumentado en pacientes con:

▶ Alteraciones en que aumenta la producción de bilirrubina por destrucción de eritrocitos: hemolisis, anemia hemolítica, malaria.

▶ Enfermedades hepatocelulares que impiden la eliminación del urobilinógeno por el hígado: hepatitis infecciosa, hepatitis tóxica, cirrosis.

Y se encuentra en cantidades muy pequeñas o no se excreta en:

▶ Neonatos que no han desarrollado la flora bacteriana intestinal.

▶ Pacientes con antibioterapia que inhibe la flora intestinal.

▶ Obstrucciones del conducto biliar que impiden que la bilis o la bilirrubina lleguen al intestino.

Es importante tener en cuenta que la excreción del urobilinógeno tiene variación diurna, lo que supone una razón para estandarizar la muestra a primera hora de la mañana.

Principio de la prueba

Una sal de diazonio estable presente en la tira reactiva, reacciona casi inmediatamente con el urobilinógeno, dando lugar a la formación de un colorante rojo. El valor de referencia es negativo (< 1 mg/dl).

Utilidad clínica

Es un indicador temprano de daño del parénquima hepático, usualmente antes de que se presenten manifestaciones clínicas, y junto con la determinación de la bilirrubina permite diferenciar trastornos hepáticos o hemolíticos y obstrucciones biliares, tal como se muestra en la TABLA 7.2.

	Bilirrubina urinaria	Urobilinógeno urinario
Valor de referencia	Negativa	Negativo
Enfermedad hemolítica	Negativa	Positivo
Daño hepático	Positiva o Negativa	Positivo
Obstrucción biliar	Positiva	Negativo

Tabla 7.2. Diagnóstico diferencial a partir de la detección de bilirrubina y urobilinógeno urinario en tiras reactivas de orina.

Consideraciones sobre los resultados

▶ Se pueden presentar resultados falsos negativos:

  ▸ Con la antibioterapia por reducción del número de bacterias que degradan la bilirrubina en la luz intestinal.

  ▸ Cuando la muestra se procesa más allá del tiempo óptimo, debido a la oxidación del urobilinógeno expuesto a la luz.

▶ Se pueden presentar resultados falsos positivos en orinas alcalinas ya que este pH hace aumentar la cantidad de urobilinógeno.

7.3.8. Determinación de nitritos

Los nitritos normalmente no se encuentran en la orina, se producen cuando las bacterias reducen los nitratos urinarios a nitritos (la mayoría de los organismos gramnegativos y algunos grampositivos son capaces de realizar esta conversión). Por tanto, la presencia de nitritos en la orina indica crecimiento bacteriano (bacteriuria).

Principio de la prueba

La prueba se basa en el principio del ensayo de Griess y es específica para el nitrito. La reacción revela la presencia de nitrito y por lo tanto, indirectamente, la presencia en la orina de las bacterias que lo forman, coloreando la zona reactiva de color rosa rojizo:

El valor de referencia es negativo. Un resultado positivo indica que los microorganismos capaces de realizar la conversión de los nitratos en nitritos están presentes en una cantidad considerable (más de 10.000 por ml).

Utilidad clínica de la prueba

La prueba es muy específica pero poco sensible, por lo que un resultado positivo es útil, pero un resultado negativo no descarta una infección del tracto urinario. La detección de nitrito es específica de la presencia de bacteriuria y en todos los casos debe ser confirmada por un cultivo.

Un resultado de nitrito negativo no excluye una infección del tracto urinario porque el recuento bacteriano y el contenido de nitratos pueden variar ampliamente, o la bacteria presente en la orina puede no contener la enzima reductasa, que convierte el nitrato en nitrito.

Consideraciones sobre los resultados

La prueba puede dar un resultado falso negativo por una de las siguientes circunstancias:

▶ Presencia de microorganismos que no reducen los nitratos, como puede ocurrir con *Neisseria gonorrhoeae*, *Streptococcus faecalis* y otros cocos gramnegativos.

- Bajo nivel de nitrato en la orina como resultado de una dieta baja en nitratos (dieta pobre en vegetales).

- Estar en ayunas o recibiendo alimentación parenteral.

- Inadecuada retención de orina en la vejiga. Se necesita que la orina permanezca más de cuatro horas para que el nitrato se convierta en nitrito.

- Almacenamiento prolongado de la muestra a temperatura ambiente en el laboratorio clínico, situación que puede llevar a degradar los nitritos presentes originalmente en la muestra de orina.

- La presencia en la orina de altos niveles de ácido ascórbico que puedan inhibir la conversión de nitratos en nitritos.

- Estar recibiendo tratamiento con antibióticos que pueden reducir significativamente la carga de bacterias hasta niveles no detectables.

Los nitritos pueden tener resultados falsos positivos:

- Cuando hay contaminación bacteriana y la prueba se realiza varias horas después de tomada la muestra.

- Por inadecuada conservación de las tiras reactivas. El reactivo para nitritos es sensible al contacto con el aire, por lo que los recipientes se deben cerrar inmediatamente.

7.3.9. **Determinación de leucocitos**

Los leucocitos excretados en la orina son casi exclusivamente polimorfonucleares neutrófilos y la tira reactiva detecta su presencia mediante la actividad de la esterasa que poseen.

Principio de la prueba

La tira tiene una zona que contiene un éster de indoxilo que es disociado por la esterasa leucocitaria. El indoxilo libre reacciona con una sal de diazonio para formar un colorante violeta.

El valor de referencia es negativo (< 10 leucocitos por ml). La prueba detecta la presencia de 5 células por campo de 40x tanto íntegras como lisadas. Esto explica por qué un resultado positivo en la tira puede ser negativo para leucocitos en el sedimento.

Éster de indoxilo

Indoxilo

Indoxilo   Sal de diazonio

Tinción (violeta)

Utilidad clínica

La leucocituria puede deberse a causas infecciosas y/o inflamatorias como cálculos y tumores.

La prueba es muy buena cuando hay infecciones urinarias con recuentos mayores de 10^5 UFC/ml y cuando se combina con la prueba de nitrito.

Los microorganismos como *Chlamydia* y *Ureaplasma urealyticum* se deben considerar en pacientes con piuria y con cultivos negativos.

Consideraciones sobre los resultados

- La contaminación de la muestra con secreciones vaginales o uretrales puede dar lugar a falsos positivos.

- Cuando en la muestra de orina hay grandes cantidades de albúmina, ácido ascórbico y glucosa, así como cuando la densidad específica es muy elevada, se pueden presentar falsos negativos.

- La prueba tiene la limitación de que aun con piuria al microscopio, la esterasa leucocitaria es un mal predictor de urocultivo positivo debido a que los procesos inflamatorios cursan con leucocituria pero sin bacteriuria.

¡Tenlo en cuenta!

Hay tiras reactivas de orina que incluyen la determinación de ácido ascórbico con la finalidad de valorar las posibles interferencias que originan falsos positivos o negativos.

7.4. Examen del sedimento urinario

El análisis microscópico del sedimento se realiza tras la centrifugación de una muestra de orina y proporciona una información importante sobre los elementos formes presentes en la orina.

Los elementos formes que podemos encontrar en el sedimento urinario son *células*, *cilindros*, *cristales*, *contaminantes* y *artefactos*.

El estudio del sedimento urinario se realiza después de conocer los datos de la tira reactiva y la muestra debe examinarse antes de transcurridas 3-4 horas desde su recogida. Si esto no es posible, se deberá guardar refrigerada porque algunas estructuras como células y cilindros se lisan fácilmente.

7.4.1. Procedimiento del estudio

De forma general la obtención del sedimento y su estudio puede seguir los siguientes pasos:

1. Se homogeneiza bien la muestra y se vierten 10-12 ml en un tubo de centrífuga (fondo cónico).

2. Se centrifuga a 400 g durante 5-10 minutos y se decanta el sobrenadante de forma que quede solo 1 ml.

3. Se resuspende el sedimento residual.

4. Se monta un fresco (una gota entre porta y cubreobjetos, evitando la formación de burbujas).

5. Se observa con objetivo 10x sobre todo en el perímetro del cubre buscando cilindros y luego a 40x.

6. Por último, se reporta el resultado de los elementos encontrados que clásicamente ha sido:

▶ Los hematíes y leucocitos se indican como un intervalo de células por campo 40x, los cilindros por campo 10x. Este intervalo corresponde al número medio de células o cilindros observados al recorrer varios campos.

▶ Los demás elementos, células epiteliales, bacterias, levaduras, cristales y espermatozoides se indican de forma relativa como «escasos», «discretos», «abundantes» o «intensos».

Documento 7.2.

Guías de estandarización del análisis de orina

Para evitar errores en el procedimiento y conseguir reproductibilidad de los resultados, los laboratorios intentan seguir *Guías de estandarización del análisis de orina* elaboradas por las sociedades científicas. En ellas se define:

▶ Cuándo se hace la prueba y en qué pacientes.

▶ El control del tipo de muestra.

▶ El procedimiento de obtención del sedimento.

▶ El volumen de sedimento que se analiza.

▶ El procedimiento de observación.

▶ La forma de comunicar los resultados.

En la ACTIVIDAD 7.1. al final de la unidad, se desarrolla un ejemplo de guía de estandarización para la realización de la prueba.

7.4.2. Células del sedimento urinario

Las células halladas en el sedimento urinario pueden ser células epiteliales, hematíes, leucocitos, espermatozoides, pero también agentes patógenos como bacterias, levaduras o protozoos.

Células epiteliales

Según su origen o procedencia, se clasifican en los siguientes grupos:

▶ **Células epiteliales descamativas**. También denominadas células epiteliales planas, son el revestimiento del tracto genital femenino o del último tramo de la uretra masculina. Son las células más grandes que se pueden encontrar en la orina (45-65 μm), aplanadas y con formas irregulares, frecuentemente triangulares, con un núcleo central pequeño y redondo. La presencia de más de 5 células por campo 40x es indicativa de contaminación vaginal o uretral. Aparecen con mucha frecuencia en los sedimentos y carecen de importancia diagnóstica.

▶ **Células epiteliales de transición**. La presencia de 1 célula/campo 40x procedente del urotelio puede considerarse normal. Estas células presentan pleomorfismo dependiendo de la zona y de la capa de la que procedan:

  ▶ **De las capas profundas**. Son de forma redonda u oval, con un núcleo redondo en el centro, y de tamaño inferior al de las células descamativas (13-20 µm). Pueden indicar procesos cancerígenos o litiasis.

> **Células de capas más superficiales**. Presentan gran variedad de formas: redondeadas, en forma de corazón, piriformes, en forma de raqueta, en forma de huso o al menos con uno de sus extremos apuntados.

> Su tamaño oscila entre 20 y 40 µm de diámetro y pueden presentar dos núcleos.

> **Células epiteliales redondas**. También llamadas células epiteliales tubulares. Tapizan los túbulos renales y tienen un tamaño algo más grande que los leucocitos (11-15 µm), con forma redondeada y un núcleo redondo grande, centrado y a veces con nucleolos observables.

En la orina normal pueden encontrarse unas pocas células tubulares (menos de 2 por campo) debido a la descamación. A veces tienen gotas lipídicas adheridas a su superficie que presentan una birrefringencia en contraste de fases y se tiñen de rojo con Sudán III.

La presencia de un número más elevado de estas células es señal de lesiones o necrosis tubulares renales. También puede ser un signo de rechazo en el trasplante renal.

Otras células epiteliales encontradas con menor frecuencia:

> **Células del epitelio prostático**. Son células redondeadas, 2-3 veces mayores que los leucocitos, y contienen pequeñas vacuolas. Se pueden encontrar en orina de pacientes con prostatitis y después de un masaje prostático o tacto rectal.

> **Células del epitelio intestinal**. Estas células se presentan única y exclusivamente en pacientes a los que se les han trasplantado segmentos intestinales en la vía urinaria.

> **Células malignas**. Nunca pasan inadvertidas, presentan gran pleomorfismo, aumento de la relación núcleo/citoplasma, etc. y al teñir el sedimento con Papanicolaou se hacen más evidentes. La identificación definitiva debe hacerla un citopatólogo.

Hematíes

La orina normal solo contiene hematíes aislados (1-2/campo). Se observan como células circulares, sin núcleo, trasparentes, bicóncavas y con un tamaño de entre 4 y 7µm.

En las orinas hipertónicas pueden presentar un aspecto más pequeño con bordes dentados (crenados). En las orinas hipotónicas o diluidas aparecen hinchados.

Los eritrocitos pueden proceder de cualquier parte del sistema renal y, en la mujer, de una contaminación menstrual.

Cuando proceden de hematuria glomerular se caracterizan por ser dismórficos. El paso a través de la barrera de filtración glomerular y los cambios de osmolaridad en los tubos renales provocan alteraciones en su morfología. Esta dismorfia tiene importancia en el diagnóstico clínico, pues no se presenta en los eritrocitos que proceden de otras partes del aparato urinario.

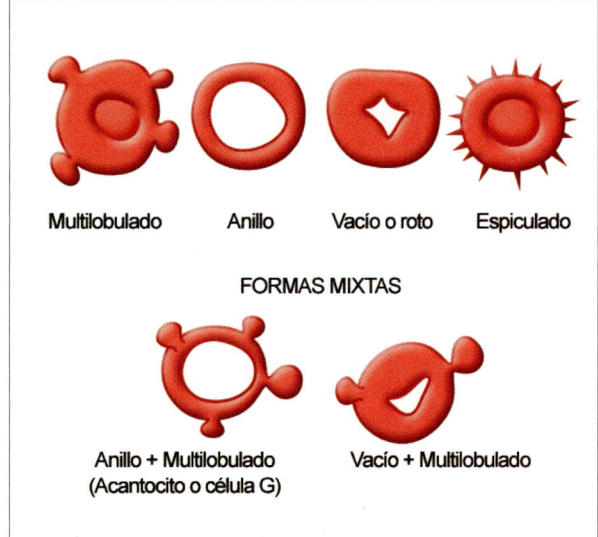

Fig. 7.4. Tipos de eritrocitos dismórficos.

% de eritrocitos dismórficos en el sedimento	Importancia clínica
≥ 80% dismórficos	hematuria glomerular
≤ 20% dismórficos	hematuria no glomerular
> 20% y < 80% dismorficos	dudoso
≥ 4-5% acantocitos (protrusiones de la membrana celular)	hematuria glomerular
La observación de distintos tipos de dismorfias en la misma muestra sugiere mayor probabilidad de hematuria glomerular.	

Tabla 7.3. Valores de referencia para los eritrocitos dismórficos.

Se habla de macrohematuria cuando la orina presenta un color rojo y puede ser debida a la presencia de eritrocitos o hemoglobina, que se reconocen porque el color rojizo de la hemoglobina permanece al centrifugar el sedimento. La microhematuria indica que se detectan al microscopio más de 2-3 eritrocitos/campo 40x en hombres o más de 5 eritrocitos/campo 40x en mujeres.

Las causas de la hematuria pueden ser:

▶ **Hematuria glomerular**. Se produce por daño glomerular. Típicamente está asociada con proteinuria significativa, cilindros eritrocitarios y eritrocitos dismórficos.

▶ **Hematuria renal**. Se produce por daño renal no glomerular. También se encuentra asociada a proteinuria significativa; sin embargo, no está asociada a eritrocitos dismórficos o cilindros eritrocitarios.

▶ **Hematuria urológica**. Se produce por daño en otras zonas del tracto urinario diferentes al riñón. Las causas incluyen los tumores, los cálculos y las infecciones. Se diferencia de otras hematurias por la ausencia de proteinuria significativa, eritrocitos dismórficos y cilindros eritrocitarios.

Leucocitos

Se observan como células redondeadas algo mayores que los hematíes (8-15 µm) y con un núcleo que puede variar según el tipo de leucocito de que se trate. Llegan a la orina por diapedesis y los más frecuentes son los **polimorfonucleares neutrófilos**. Para diferenciar bien los otros leucocitos se debe teñir el sedimento.

Cuando fagocitan bacterias dan lugar a piocitos caracterizados por una gran vacuola fagocitaria que comprime al resto del leucocito contra la membrana citoplasmática. Los leucocitos pueden deformarse e incluso romperse, sobre todo en orinas hipotónicas y a pH alcalino.

Los valores normales son 1-2/campo en el varón y 1-3/campo en la mujer. La presencia de > 2 leucocitos/campo 40x en varones y > 5 leucocitos/campo 40x en mujeres indica leucocituria (piuria cuando se presentan en gran número).

El aumento del número de leucocitos en la orina se asocia a:

▶ Infecciones bacterianas agudas del tracto urinario, como la causa más frecuente: cistitis, uretritis y prostatitis.

▶ Abscesos renales o del tracto urinario.

▶ Trastornos renales, como la glomerulonefritis aguda que puede ir acompañada de cilindros leucocitarios.

▶ Cálculos renales por proceso infeccioso o inflamatorio.

Los otros leucocitos se pueden observar en patologías muy concretas, como los eosinófilos en procesos alérgicos y los monocitos y linfocitos en infecciones crónicas.

Espermatozoides

Se observan fácilmente por su morfología característica de cabeza y cola. El hallazgo de uno o dos espermatozoides por campo se puede considerar casual (contaminación uretral) y no tiene importancia patológica.

En varones, siempre es conveniente informar la presencia de espermatozoides en el sedimento. Un hallazgo importante en número de espermatozoides se produce raramente y puede ayudar a hacer un diagnóstico diferencial entre una eyaculación retrógrada (reflujo del eyaculado hacia la vejiga) de una aneyaculación verdadera.

En la mujer nunca se deben informar, excepto cuando se sospeche de abuso sexual, en cuyo caso se informará confidencialmente al médico solicitante.

Bacterias

Las bacterias con forma de bacilos, más aún si son móviles, se reconocen con más facilidad que los cocos, que pueden confundirse con cristales amorfos. Con el microscopio de contraste de fases se observan oscuras sobre fondo claro y con la tinción de Gram se diferencian entre sí y de las sales amorfas.

La presencia de bacterias en gran cantidad en la orina, *bacteriuria*, junto con un elevado número de leucocitos es indicativo de infección del aparato urinario. Esta es la patología que con más frecuencia aparece en el sedimento urinario y debe ser confirmada por cultivo bacteriano.

Respecto a la presencia de bacterias en orina hay que tener en cuenta estas cuestiones:

▶ Es importante que la orina haya sido recogida en condiciones de asepsia y sin que haya trascurrido mucho tiempo desde su recogida, ya que la orina es un excelente medio de crecimiento y unas pocas bacterias contaminantes se pueden multiplicar y originan intensa bacteriuria.

▶ Hay infecciones que cursan con leucocituria, pero sin bacteriuria en la orina, como sucede en la tuberculosis.

▶ Se debe prestar atención a la presencia de microorganismos que no reducen los nitratos.

▶ Es necesario informar de la presencia de un tipo de morfología bacteriana, las formas «L». Son bacterias que presentan alteraciones en su pared celular como alargamientos exagerados, abultamientos, deformaciones y roturas. Las formas «L» son resistentes a algunos tratamientos antibióticos.

Levaduras

Las levaduras son hongos que suelen observarse al microscopio como:

▶ Elementos aislados o en gemación de forma ovoide y del tamaño de un hematíe, por lo que pueden confundirse con hematíes o cabezas de espermatozoides.

▶ Pseudohifas y pseudomicelios; los últimos se pueden confundir con formas «L» bacterianas.

Añadiendo una gota de ácido acético al sedimento se lisan los hematíes pero no las levaduras y al teñir con Gram o con azul de metileno se observan las levaduras de color azul.

Las levaduras observadas con más frecuencia son los géneros *Candida* (sobre todo *C. albicans*) y *Torulopsis*. Su presencia en el sedimento se asocia a:

▶ Contaminación vaginal en mujeres con vaginitis por hongos.

▶ Personas con diabetes mellitus, ya que la glucosuria favorece el crecimiento micótico.

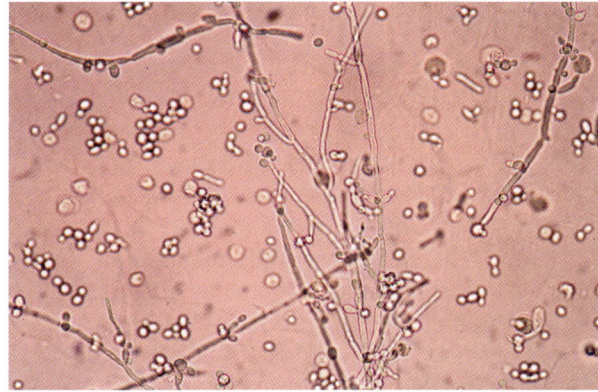

Fig. 7.5. Levaduras en orina.

▶ Personas inmunocomprometidas (VIH, procesos hematológicos, en tratamiento quimioterápico o radioterápico). Además, pueden aparecer otros hongos como *Aspergyllus niger* y *A. fumigatus*.

Protozoos

Normalmente se trata de *Trichomonas vaginalis*, causante de la tricomoniasis. Tiene un aspecto piriforme, de mayor tamaño que los leucocitos y se caracteriza por tener una gran motilidad (posee tres flagelos). Cuando su motilidad está mermada, puede resultar más complicada la identificación y se corre el riesgo de confundirlos con leucocitos.

Con frecuencia, la piuria que acompaña a una tricomoniasis puede hacer pensar en una infección bacteriana, cosa que se descartará al obtener urocultivos negativos.

La aparición de otros parásitos como huevos de *Schystosoma haematobium* o *Enterobius vermicularis* es siempre el resultado de una contaminación con materia fecal.

7.4.3. Cilindros

Son el resultado de la coagulación de proteínas que engloban el material presente donde se forman (túbulos distales y colectores de la nefrona), también presentan material que se adhiere a su superficie durante el paso por la vía urinaria.

La cilindruria siempre se presenta con proteinuria puesto que la proteína es su principal componente. La presencia de cilindros hialinos sin proteinuria no se suele informar.

La matriz de todos los cilindros está constituida por la proteína de Tamm-Horsfall. Se sintetiza en el segmento proximal del asa de Henle y da lugar a un gel que queda distribuido por todo el aparato urinario.

Cuando el glomérulo o la función tubular están alterados, las proteínas plasmáticas y otros elementos pueden coagularse conjuntamente con la proteína Tamm-Horsfall, formando un cilindro.

Los cilindros se pueden clasificar:

▶ Según la apariencia de la matriz, en hialinos, granulosos, céreos y grasos.

▶ Según su contenido interior, en hemáticos, leucocitarios y celulares, debido a una precipitación de estas células sobre la proteína precursora del cilindro.

En condiciones normales, no deben aparecer cilindros en orina, aunque en algunos casos fisiológicos aparecen cilindros hialinos e incluso granulosos.

Cilindros hialinos

Son traslúcidos y se pueden encontrar en orinas normales (1-2/campo). Cuando aparecen en grandes cantidades puede ser:

▶ Debido a deshidratación o ejercicio físico intenso. Están asociados a proteinurias bajas, aparecen de forma transitoria y no tienen significación clínica.

▶ Debido a enfermedad renal; se asocian a proteinuria.

Para visualizarlos hay que evitar un exceso de iluminación; normalmente sus contornos se aprecian con suficiente nitidez y uno de sus extremos es romo (en dedo de guante). Se observan mejor con contraste de fase.

Cilindros granulosos

Predomina la estructura granular originada a partir de restos celulares o de la acumulación de fosfatos. Pueden aparecer tanto en situaciones no patológicas como en enfermedades glomerulares y tubulares. Se distingue un tipo intermedio con los hialinos: el cilindro hialino-granuloso.

Cilindros celulares

La presencia de ellos en la orina nunca es normal. Pueden ser:

▶ **Epiteliales**. La matriz del cilindro engloba células epiteliales que se han desprendido de la luz tubular. Se asocian a nefropatías debidas a tóxicos industriales, medicamentos y virus.

▶ **Hemáticos** (eritrocitarios). Aparecen en sedimentos con hematuria; son un signo de lesión a nivel glomerular. La cantidad de estos cilindros suele ser escasa porque se destruyen con facilidad.

▶ **Leucocitarios**. Son de fácil reconocimiento porque los leucocitos presentes en su matriz se conservan estables durante el trayecto por los túbulos.

Su presencia normalmente está acompañada por piuria intensa e indica infección localizada en el parénquima renal (pielonefritis) o lesiones de tipo inflamatorio (glomerulonefritis aguda).

▶ **Bacterianos**. Se parecen a los granulosos; generalmente se presentan acompañados de piuria y con mucha probabilidad son indicadores de pielonefritis.

Cilindros grasos

Son cilindros granulosos o celulares con pequeñas inclusiones lipídicas (gotitas de grasa), muy refringentes y de tonalidad amarillenta. Indican una nefropatía todavía no manifestada.

Cilindros céreos

Son muy refringentes, rígidos, de apariencia dura, superficie rugosa y brillante (como la cera), de extremos angulados y generalmente de gran tamaño. Su presencia es indicadora de una alteración renal grave.

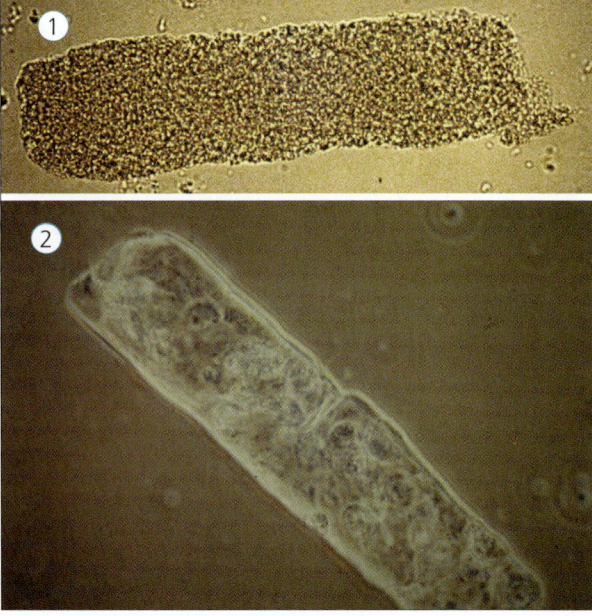

Fig. 7.6. Aspecto de un cilindro granuloso (1) y cilindro céreo (2) a 400x.

¡Tenlo en cuenta!

En el sedimento también se pueden encontrar estructuras parecidas a los cilindros hialinos pero compuestos por mucopolisacáridos polimerizados llamados cilindroides, que forman un gel. No presentan un grosor uniforme como los cilindros y, al menos uno de sus extremos es en punta y no redondeado, además, no se acompañan de proteinuria. Aparecen sobre todo en orinas procedentes de sondajes, ya que los mucopolisacáridos protegen el urotelio de agresiones.

7.4.4. **Cristales**

Ciertos compuestos de la orina en condiciones de solubilidad alteradas o de sobresaturación precipitan y dan lugar a la formación de cristales.

Existe una gran variedad de cristales que se pueden formar, pero la mayoría de ellos no tienen relevancia diagnóstica. Sin embargo, sí que son importantes para el seguimiento de los pacientes con litiasis urinaria.

Los cristales del sedimento urinario se identifican por:

▶ Su aspecto (forma y color). La mayoría de ellos son birrefringentes bajo luz polarizada.

▶ Sus características de solubilidad y pH de la orina.

Así, en orinas ácidas es habitual encontrar cristales de:

▶ **Ácido úrico**. Presentan un color amarillo o marrón con formas variadas en rombo, rectángulos, rosetas y prismas. Es soluble en álcalis y polariza la luz. Puede ser normal o producido por trastornos de gota o quimioterapia. Puede producir cálculos uretrales. Por encima de pH 5,5 todo el ácido úrico se transforma en uratos.

▶ **Uratos amorfos**. Son incoloros o amarillentos en forma de pequeños gránulos o polvo, que a simple vista se presentan como un precipitado de color naranja-rojizo como «polvo de ladrillo». Al microscopio se presentan bajo formas amorfas de color pardo. Son solubles en álcalis y su formación se favorece con el descenso de la temperatura.

▶ **Oxalato cálcico monohidratado** (o whewellita). Son incoloros, con forma de agujas gruesas o pesas. Son solubles en HCl diluido. Aparecen en la orina tras la ingesta de algunos alimentos (espárragos, repollo). Su presencia se asocia a hiperoxaluria y riesgo litogénico.

▶ **Oxalato cálcico dihidratado** (o weddellita). Su forma típica es la de una bipirámide tetragonal en forma de sobre. Su presencia es la más frecuente y no tiene interés clínico.

▶ **Cristales de bilirrubina**. Se encuentran en orinas ácidas en pacientes con bilirrubinemia. Tienen forma de agujas de color marrón-rojizo.

Y en orinas alcalinas se pueden encontrar cristales de:

▶ **Fosfato cálcico**. Existen varias formas, las más importantes son:

  ▶ **Fosfatos amorfos** de aspecto semejante a los uratos amorfos, están formados por hidroxiapatita.

  ▶ **Fosfato de calcio o brushita**. Aparecen como prismas delgados a veces en rosetas o en forma de lápices.

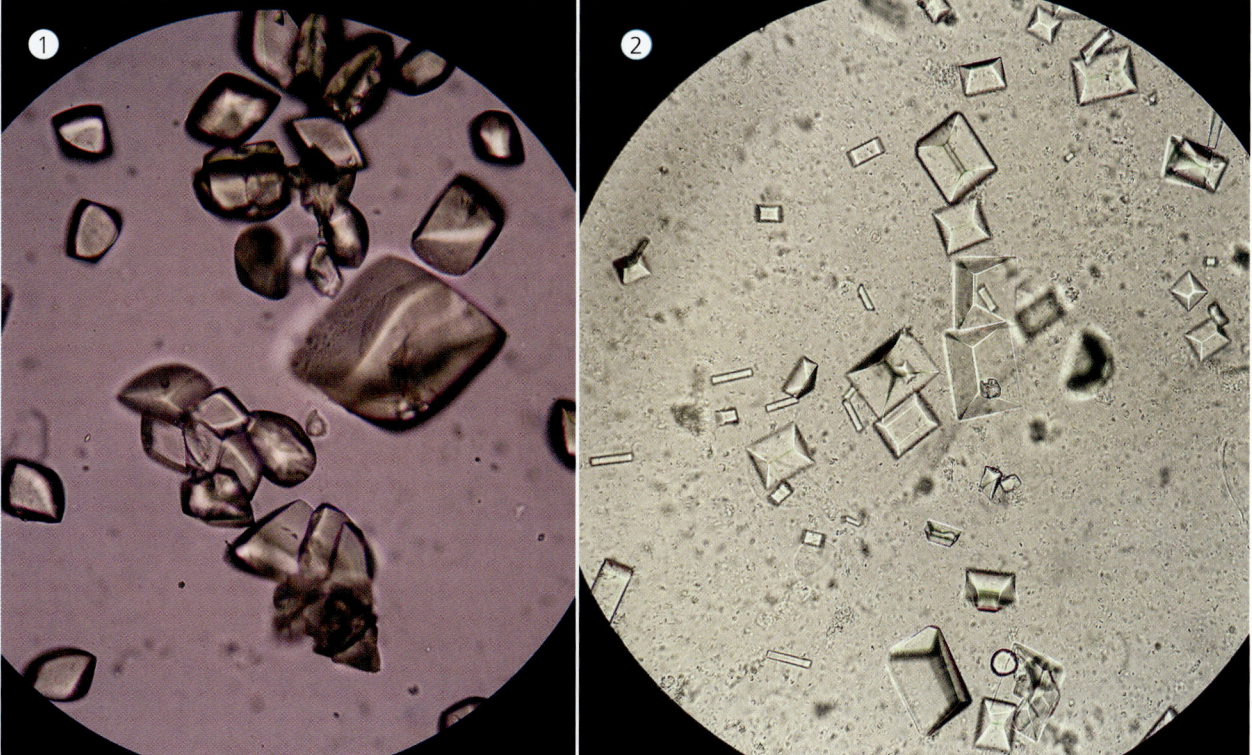

Fig. 7.7. Cristales de ácido úrico (1) y de triple fosfato (2).

▶ **Fosfato amónico-magnésico** (estruvita o triple fosfato). Son incoloros y tienen una típica forma en «tapa de ataúd» o como prismas de 5 o 6 lados. La ingesta de frutas puede causar su aparición en la orina. Son solubles en ácido acético diluido. Indican la presencia de bacterias urealíticas y la posibilidad de formar cálculos coraliformes.

▶ **Urato amónico**. Son de color marrón con una forma característica de esfera con estriaciones radiales o como esferas espiculadas. Estas últimas están asociadas a infección por gérmenes urealíticos.

▶ **Carbonato cálcico**. Son incoloros con forma esférica o de pesas. Solubles en ácido acético.

Cristales con importancia clínica

Los principales cristales con relevancia diagnóstica por su significado patológico son los de:

▶ **Cistina**. Su aspecto es plano, en forma de hexágono, incoloros y refractantes. Son solubles en álcalis (amoniaco) y no polarizan la luz. Su presencia es específica de la cistinuria, un trastorno congénito en el que no se produce la reabsorción tubular de cistina.

▶ **Leucina**. Es un aminoácido cristalizado de color amarillo y forma esferoide con estrías radiales concéntricas. Es soluble en alcohol. Aparecen con trastornos hepáticos graves y aminoaciduria.

▶ **Tiroxina**. Son aminoácidos cristalizados amarillentos o incoloros, con forma de agujas entrelazadas en gavillas o rosetas. Son solubles en álcalis. Su presencia es sintomática de daño hepático.

▶ **Colesterol**. Se presentan como placas prismáticas transparentes y birrefringentes que presentan unas irisaciones inconfundibles con luz polarizada. Su presencia siempre indica patología de los conductos linfáticos, que puede deberse a obstrucción (tumores, adenopatías) o a rotura (cirugía, traumatismo).

¡Tenlo en cuenta!

También es frecuente observar cristales debidos a la eliminación de muy diversos fármacos o sustancias de contraste radiográfico con diferentes formas, predominando las aciculares.

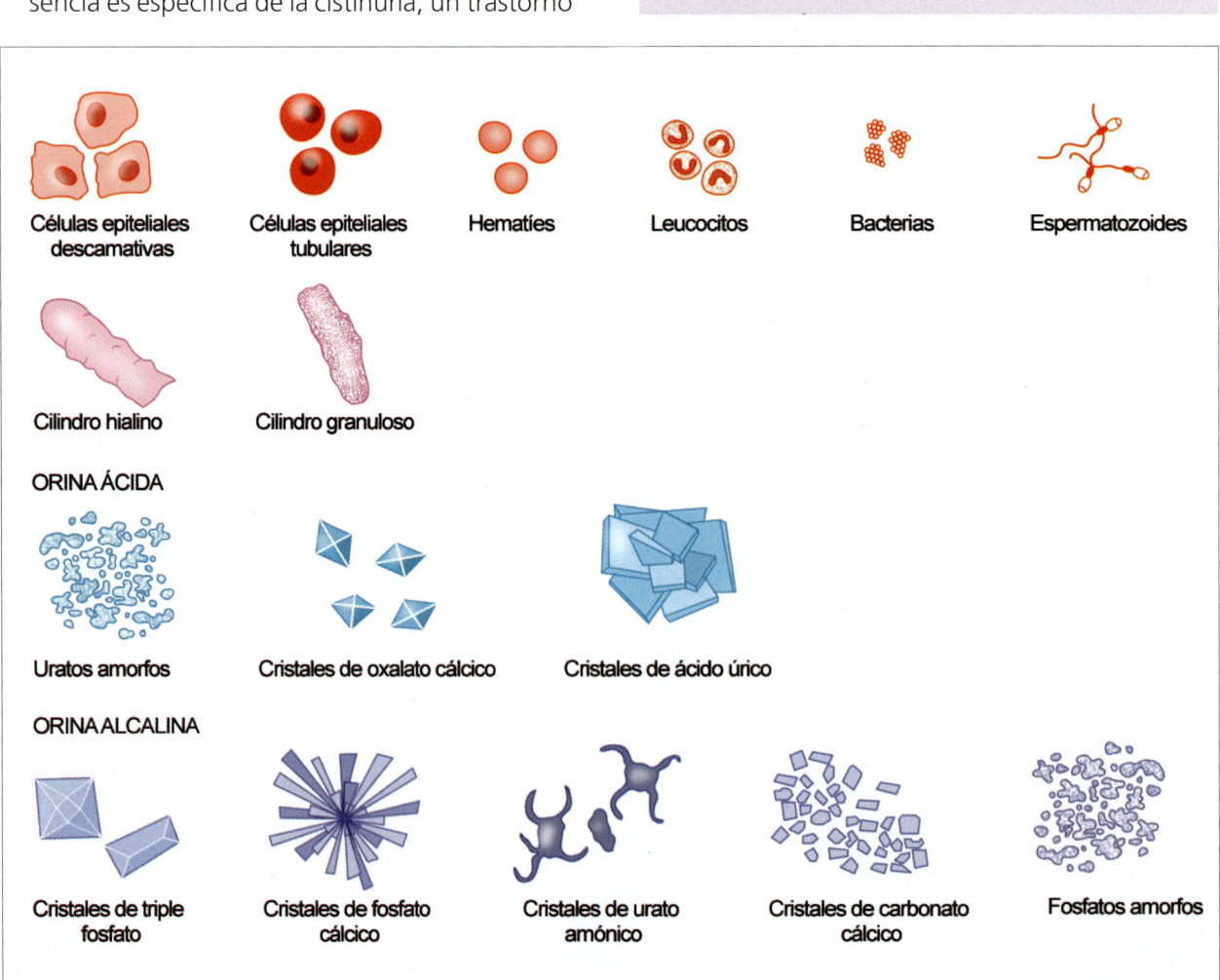

| Células epiteliales descamativas | Células epiteliales tubulares | Hematíes | Leucocitos | Bacterias | Espermatozoides |

| Cilindro hialino | Cilindro granuloso |

ORINA ÁCIDA

| Uratos amorfos | Cristales de oxalato cálcico | Cristales de ácido úrico |

ORINA ALCALINA

| Cristales de triple fosfato | Cristales de fosfato cálcico | Cristales de urato amónico | Cristales de carbonato cálcico | Fosfatos amorfos |

Fig. 7.8. Representación de los elementos formes del sedimento urinario.

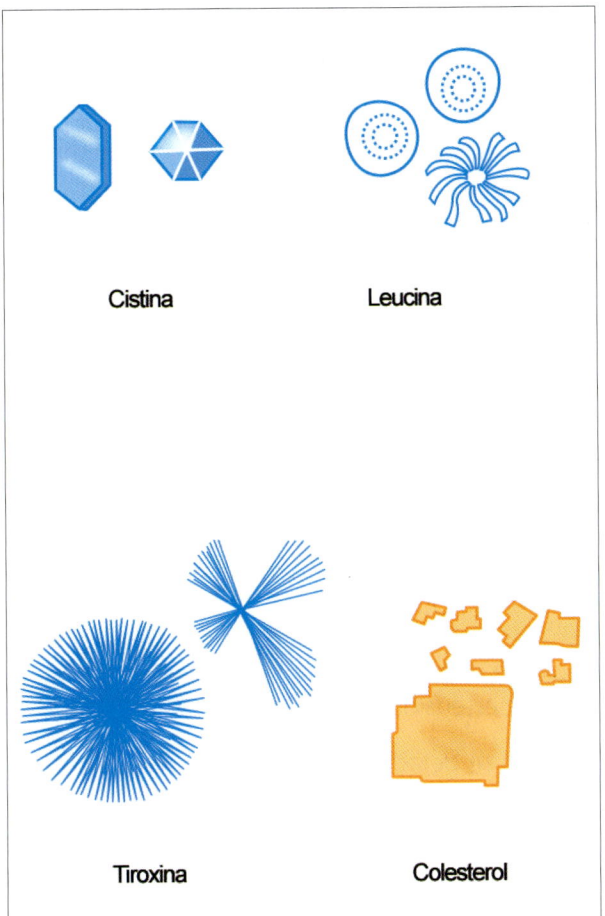

Cistina   Leucina

Tiroxina   Colesterol

Fig. 7.9. Representación de los cristales de importancia clínica.

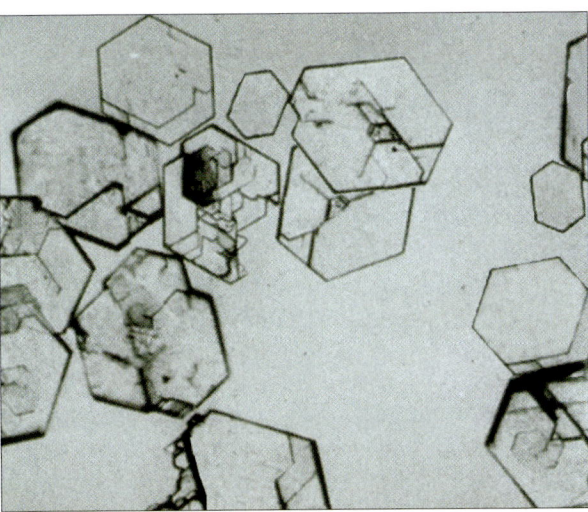

Fig. 7.10. Sedimento urinario con presencia de cristales de cistina.

7.4.5. Contaminantes y artefactos

La contaminación fecal de la orina da lugar a la observación de fibras musculares o restos celulares vegetales digeridos. También pueden hallarse, en orinas recogidas de forma poco aséptica, pelos, fibras de algodón y de lana, y gránulos de almidón.

La bacteriuria encontrada en este tipo de orinas contaminadas no tiene valor diagnóstico.

Documento 7.3. Automatización del análisis de orina: anormales y sedimento

Las solicitudes de anormales y sedimento han aumentado tanto que muchos laboratorios, sobre todo los de los grandes centros hospitalarios, han implementado la automatización de estos análisis.

Para el análisis de anormales existen en el mercado multitud de espectrofotómetros de reflectancia adaptados a las necesidades de los laboratorios, desde tira a tira en los POCT a velocidades de cientos de tiras a la hora y conectados al SIL. Estos autoanalizadores se pueden conectar a otros diseñados para el análisis del sedimento urinario.

Existen en el mercado tres tecnologías para la lectura automatizada del sedimento urinario:

▶ **Citometría de flujo (Sysmex).** La muestra de orina es aspirada, diluida, teñida y obligada a pasar por una cámara de lectura, de modo que las células y las partículas pasan de una en una. La muestra se ilumina con un láser y las partículas, según sus propiedades, pueden emitir dos tipos de señales luminosas: luz dispersa y fluorescente que son medidas por un fotodetector y transformadas en señales eléctricas. Un *software* analiza estas señales y clasifica la célula o partícula.

▶ **Microscopía automática sobre orina centrifugada** (SediMAX® de Menarini Diagnostics). El sistema tiene una centrífuga integrada que genera el sedimento que es aspirado, atraviesa una célula de flujo y se orienta frente al objetivo de un microscopio con capacidad para actuar tanto con campo claro como con contraste de fases. La célula se ilumina con luz estroboscópica para que una cámara digital obtenga imágenes. Las imágenes son comparadas con las presentes en un banco de datos y clasificadas automáticamente, también se permite la visualización y edición manual.

▶ **Microscopía automática sobre muestra de orina nativa** (Iris® de Iris Diagnóstica). Utiliza un *software* de flujo de imágenes de microscopía y de reconocimiento de partículas para identificar las imágenes generadas al paso de la muestra de orina nativa. Estas imágenes son clasificadas para generar un informe.

7.5. Determinación en orinas minutadas

Se conoce como **orinas minutadas** aquellas muestras de orina recogidas durante un tiempo específicamente determinado para diferenciarlas de las orinas de primera micción o de micción aislada en las que no se controla con exactitud el tiempo.

Las orinas minutadas más comunes corresponden a un periodo de 24 horas y los resultados se expresan en mg/día pero también puede recogerse durante 6, 8 o 12 horas y los resultados se pueden expresar como μg/min.

En estas orinas se determinan sustancias que se excretan de forma inconstante a lo largo del día. Las principales determinaciones en orinas minutadas (además de creatinina, iones, osmolalidad y densidad) son: la proteinuria, la microalbuminuria, la proteinuria de Bence-Jones, las mucopolisacaridosis, las porfirias, el cortisol en orina y los marcadores de remodelado óseo en orina.

En la recogida de orina minutada se producen numerosos errores preanalíticos. Debido a estos errores, se tiende a usar el cociente analito/creatinina en una muestra aislada de orina como estimación fiable de la excreción urinaria de dicho analito o, cuando es posible, periodos de recogida más cortos (la determinación de creatinina en orina de 24 horas se ha sustituido en la rutina diaria por expresiones matemáticas).

7.5.1. Proteinuria

Normalmente se excretan diariamente en la orina hasta 150 mg de proteínas, con un promedio de entre 2 y 10 mg/dl, dependiendo del volumen de orina. Existen más de 200 proteínas urinarias, derivadas tanto del plasma como del tracto urinario.

▷ Las proteínas plasmáticas con peso molecular inferior a 50.000 daltons, pasan a través de la membrana basal glomerular y son reabsorbidas por las células tubulares proximales.

▷ La albúmina, con un peso molecular de 69.000 daltons se filtra en pequeñas cantidades.

▷ Otras proteínas más pequeñas, como la beta-2-microglobulina, las cadenas ligeras de las inmunoglobulinas y la lisozima son filtradas libremente, y tras su reabsorción en el túbulo renal, se excretan en pequeñas cantidades.

La albúmina supone un tercio de las proteínas de la orina, otro tercio está formado por pequeñas globulinas filtradas y no reabsorbidas junto con la glucoproteína de Tamm-Horsfall, secretada por el túbulo distal y parte del asa de Henle. El último tercio está formado por numerosas proteínas como inmunoglobulina A, procedente de las secreciones del tracto urinario, y las enzimas y proteínas de las células descamadas del urotelio.

La **proteinuria** se define como una excreción de proteínas mayor de 150 mg/día en adultos, o de 100 mg/día en niños menores de 10 años. La proteinuria es clínicamente significativa cuando supera los 300 mg/día.

El hallazgo de un incremento persistente de la excreción de proteína en orina es un indicador de daño renal. Un aumento en la excreción de albúmina es marcador de enfermedad renal crónica debida a diabetes mellitus, enfermedad glomerular o hipertensión.

Cuando se detectan globulinas de bajo peso molecular, se plantea la presencia de afectación renal tubular.

El primer indicio para detectar la proteinuria es la tira reactiva aunque tenga una baja sensibilidad analítica (30 mg/dl).

Para el análisis cuantitativo de las proteínas urinarias se usan la orina de 24 h y el cociente proteína/creatinina.

El cociente proteína/creatinina en muestra aislada tiene como valor de referencia inferior a 100 mg de proteínas por gramo de creatinina urinaria, se correlaciona bien con los valores obtenidos en orina de 24 horas y su uso no está influenciado por el grado de hidratación, ya que tanto las proteínas como la creatinina son solubles en agua.

Clasificación de las proteinurias

Las proteinurias se pueden clasificar en:

▷ **Proteinuria funcional**. Suele ser inferior a 150 mg/día y se puede observar en situaciones de deshidratación, de ejercicio intenso por fallo cardiaco congestivo, exposición al frío, y fiebre. Se resuelve en dos o tres días con el tratamiento adecuado y reposo.

▷ **Proteinuria transitoria**. Se puede observar ocasionalmente en pacientes sin antecedentes previos de alteraciones renales y se hace seguimiento controlando cada seis meses la hipertensión u otras anormalidades. El pronóstico suele ser benigno. También se puede producir una proteinuria transitoria durante el embarazo, que debe controlarse para evitar la eclampsia.

- **Proteinuria ortostática o postural**. Afecta al 3-5% de los adultos jóvenes; se observa solo durante el día y en la mayoría de los casos no se desarrolla ningún tipo de enfermedad renal.

- **Proteinuria persistente**. Es la proteinuria que se mantiene a lo largo del tiempo. Según la cantidad de proteína excretada podemos establecer la siguiente clasificación:

  - Proteinuria mínima. Cuando se excretan menos de 0,5 g de proteína al día. Se puede observar en la pielonefritis crónica.

  - Proteinuria moderada. Se excretan entre 0,5 y 4 g de proteína al día. Se encuentra en la mayoría de las enfermedades renales.

  - Proteinuria severa. La proteinuria es superior a 4 g al día.

También se pueden clasificar dependiendo de su origen en el tracto urinario:

- **Proteinurias prerrenales**. Presencia de proteínas de Bence-Jones, mioglobina o lisozima.

- **Proteinurias renales**. En este caso es conveniente clasificarlas como *tubulares*, *glomerulares* o *mixtas*.

  - **Patrón glomerular**. La concentración de albúmina es mayor de 30 mg/24 horas y de alfa-1-microglobulina menor de 17 mg/24 horas. A su vez puede ser de dos tipos:
    - **Selectiva**. La albúmina pasa hacia el espacio de Bowman en grandes cantidades, mayores de las que pueden ser reabsorbidas por las células tubulares proximales. La función tubular sigue siendo normal y muchas proteínas del plasma, las pequeñas, son reabsorbidas en gran medida, por lo que no están presentes en la orina. Se da en lesión renal leve debida a diabetes mellitus y a enfermedad por inmunocomplejos.
    - **No selectiva**. El glomérulo permite el paso de proteínas de mayor peso molecular, lo que indica un mayor daño glomerular. Se produce en glomerulonefritis.

  - **Patrón tubular**. Está asociado con la pérdida de una pequeña cantidad de proteínas urinarias, que no son reabsorbidas por el túbulo renal. Se trata normalmente de

> **¡Tenlo en cuenta!**
>
> Los análisis cuantitativos en orina de 8, 12 o 24 horas se abordan en la UNIDAD DIDÁCTICA 5.
>
> Otras determinaciones en orinas minutadas, como la detección de enfermedades metabólicas hereditarias, los marcadores tumorales en orina (acidurias, aminoacidurias, catecolaminas y sus metabolitos) y los elementos traza en orina se trabajan en la UNIDAD DIDÁCTICA 9.

proteínas de bajo peso molecular (alfa-1-microglobulina, beta-globulinas, cadenas ligeras de las inmunoglobulinas y lisozima). La concentración de albúmina es menor de 30 mg/24h y de alfa-1-microglobulina mayor de 17 mg/24 h.

Se encuentra en el síndrome de Fanconi, la cistinosis, la enfermedad de Wilson y la pielonefritis; y en el rechazo del trasplante renal. La proteinuria tubular puede no ser detectada por las tiras reactivas, ya que estas reaccionan principalmente con la albúmina que suele estar ausente o en cantidades muy pequeñas en esta patología.

  - **Patrón mixto**. Se da en la enfermedad renal avanzada que afecta a toda la nefrona, como ocurre en la insuficiencia renal crónica y en la pielonefritis crónica.

- **Proteinurias posrenales**. Se origina por lesiones en las vías urinarias. En estos casos es frecuente la aparición de macro o microhematuria.

7.5.2. Microalbuminuria

La **microalbuminuria** se define como una excreción urinaria de albúmina mayor de 30 mg/24 h. Cuando la excreción de albúmina supera los 300 mg/día, se habla de macroalbunuria (proteinuria). (TABLA 7.4)

La excreción patológica de albúmina precede a la aparición de hipertensión y de diabetes, además de ser un factor de riesgo de enfermedad cardiovascular. El uso de tiras reactivas para proteínas es suficiente para el cribado poblacional. También existen tiras reactivas específicas para albúmina que pueden detectar concentraciones de 4 mg/dl.

Si se obtienen dos resultados positivos en una semana, se debe cuantificar la albuminuria. Para ello, la muestra de elección es una orina aislada, y la albúmina se debe referir a la excreción de creatinina mediante el cociente albúmina/creatinina.

Para determinar la albuminuria se emplean la turbidimetría o la nefelometría, también por HPLC que es capaz de medir la presencia de albúmina no reconocida por los anticuerpos usados en las otras técnicas.

7.5.3. Proteinuria de Bence-Jones

La proteinuria de Bence-Jones es la excreción urinaria de cadenas ligeras de inmunoglobulinas. Las cadenas ligeras κ o λ libres son proteínas de bajo peso molecular que son filtradas libremente por el glomérulo, reabsorbidas en el túbulo proximal (en un proceso de endocitosis mediado por receptores específicos) y degradadas intracelularmente.

Por tanto, para que las cadenas ligeras aparezcan en la orina es necesario un exceso de cadenas ligeras, un defecto tubular o ambas cosas.

La detección de proteinuria de Bence-Jones implica generalmente un mieloma múltiple, macroglobulinemia o linfomas malignos.

La proteinuria de Bence-Jones no puede detectarse mediante tiras reactivas. Se emplean electroforesis capilares y de alta resolución, pero la identificación del tipo de cadena ligera requiere

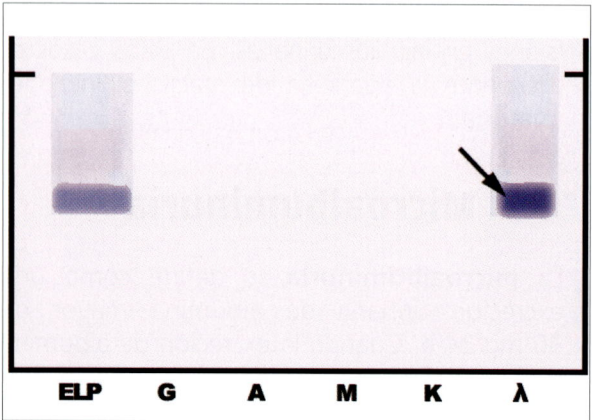

ELP   G   A   M   K   λ

Fig. 7.11. Identificación de cadenas ligeras de Ig por inmunofijación.

inmunoelectroforesis o la inmunofijación, siendo necesaria una concentración previa de la orina, dada su escasa cantidad respecto al volumen de orina.

7.5.4. Detección urinaria de mucopolisacaridosis

> Las **mucopolisacaridosis** es una enfermedad metabólica hereditaria debida a trastornos en la degradación lisosomal de los glucosaminoglicanos (GAG) por la deficiencia o ausencia de alguna de las enzimas implicadas.

Estas deficiencias enzimáticas conducen al depósito intralisosomal de GAG (dermatán sulfato, heparán sulfato, queratán sulfato y condroitín sulfato) en diferentes tejidos y a la excreción de altas cantidades de dichos compuestos en orina.

Ante una sospecha de mucopolisacaridosis se lleva a cabo un test de *screening* para la detección de una excreción aumentada de GAG en orina. A continuación, si el test resulta positivo, hay que conocer el patrón de GAG excretados por una electroforesis o por una cromatografía en capa fina y por último confirmar la deficiencia enzimática en leucocitos de sangre periférica o en cultivo de fibroblastos, también mediante la detección de las mutaciones implicadas.

Dentro de los test de *screening* para la determinación de GAG en orina encontramos:

▶ El **test de azul de dimetilmetileno**. Es probablemente el más usado en la actualidad. Los GAG presentes en la orina forman un complejo con el dimetilmetileno, que puede ser leído espectrofotométricamente a 520 nm. Los resultados se expresan corregidos por la concentración de creatinina. El espécimen de elección es orina de una micción de primera hora de la mañana.

▶ El **test de Berry**. Los GAG reaccionan con azul de toluidina para dar lugar a un compuesto de

	Orina 24 h (mg)	Orina minutada (cociente albúmina/creatinina) (µg/min)	Muestra aislada ajustada a la creatinina (mg/l o µg/mg)	Muestra aislada no ajustada a creatinina mg/l o µg/ml
Normal	< 30	< 20	< 30	< 20
Microalbuminuria	30-299	20-199	30-299	20-199
Proteinuria	≥ 300	≥ 200	≥ 300	≥ 200

Tabla 7.4. Definiciones de microalbuminuria y proteinuria según el tipo de muestra utilizada.

color rosa. Unas gotas de la primera orina de la mañana se aplican sobre papel de filtro y se dejan secar; una vez seco, el papel se baña en azul de toluidina durante dos minutos y se deja secar. Por último, se lava con ácido acético y agua desionizada, y si aparece color rosa nos indica la presencia de GAG. El test de Berry ha sido muy utilizado por su sencillez, pero proporciona bastantes falsos positivos y negativos.

Existen varios tipos de mucopolisacaridosis; entre los más representativos están las tipo I (también denominada gargolismo o enfermedad de Hurler), tipo II o enfermedad de Hunter, tipo III o síndrome de Sanfilippo, tipo IV o síndrome de Morquio, tipo VI o síndrome de Maroteaux-Lamy y tipo VII o síndrome de Sly.

7.5.5. **Porfirias**

Las **porfirias** son enfermedades metabólicas que tienen su origen en deficiencias en las enzimas implicadas en la ruta biosintética del grupo hemo que dan lugar a una sobreproducción de sus intermediarios, las porfirinas, y de sus precursores, los porfobilinógenos.

Los tipos de porfirias y sus principales características son:

▶ **Porfiria de Doss**. Porfiria hepática extremadamente rara producida por la deficiencia autosómica recesiva de la segunda enzima de la vía, la ALA deshidratasa.

▶ **Porfiria aguda intermitente**. Enfermedad hepática que tiene su origen en la deficiencia de la tercera enzima de la vía, la hidroximetibilano

sintasa. Se transmite de forma autosómica dominante. El diagnóstico bioquímico se basa en la detección de niveles elevados de ácido δ-aminolevulínico y porfobirinógeno en orina.

▶ **Porfiria eritropoyética congénita**. También llamada enfermedad de Günther. Es poco frecuente y su herencia es autosómica recesiva, originada por una reducida actividad de la cuarta enzima de la ruta, la uroporfilinógeno III sintasa.

▶ **Porfiria cutánea tarda**. Constituye la forma más común de todas las porfirias. Se origina por una baja actividad en la quinta enzima de la vía, la uroporfobilinógeno descarboxilasa. Se han descrito tres tipos de porfiria cutánea tarda, la tipo I o esporádica, la tipo II o familiar y la tipo III, poco frecuente. El estudio de las porfirinas en orina de 24 horas demuestra niveles incrementados de uro- y coproporfirinas.

▶ **Coproporfiria hereditaria**. Porfiria poco frecuente, de herencia autosómica dominante, definida por un déficit en la actividad de la sexta enzima de la vía, la coproporfirinógeno oxidasa mitocondrial.

▶ **Porfiria variegata**. Enfermedad autosómica dominante, frecuente en la población caucásica de Sudáfrica y en el norte de Europa. Tiene su origen en un descenso de la actividad de la séptima enzima de la vía, la protoporfirinógeno oxidasa. Es típica la elevación en heces de coproporfirinas I y III y de uroporfirinógenos I y III, habiéndose observado además marcados incrementos de ALA y PBG en orina durante las crisis agudas.

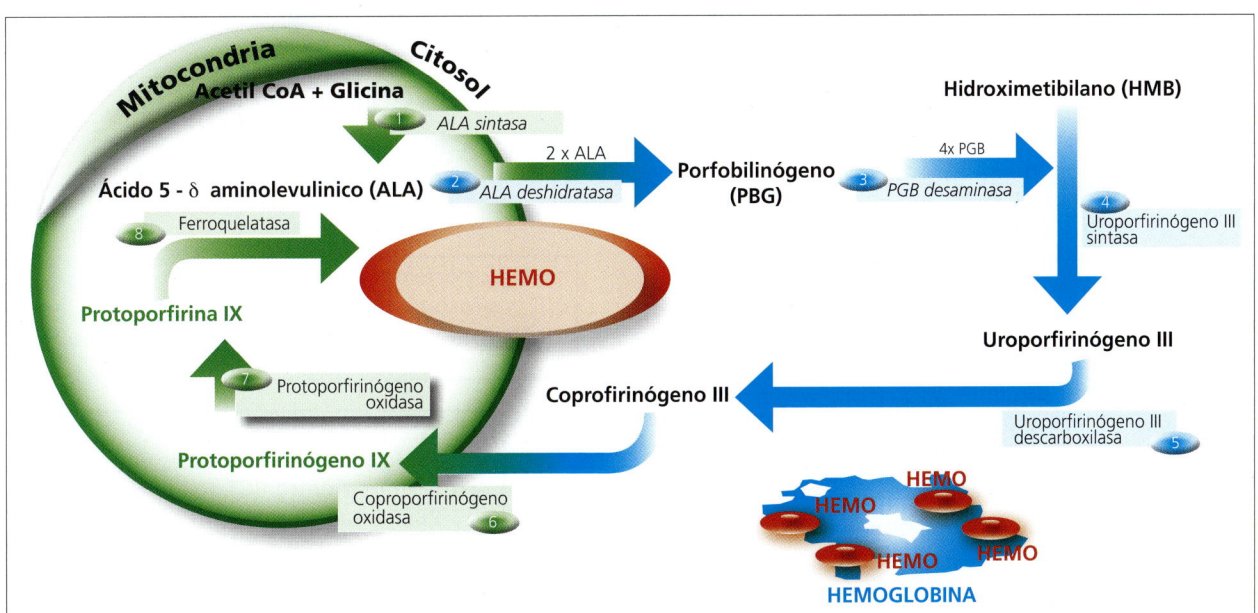

Fig. 7.12. Ruta biosintética del grupo hemo.

▶ **Protoporfiria eritropoyética**. Enfermedad congénita de transmisión autosómica dominante. La deficiencia se produce por una deficiencia incompleta, del 10% al 50%, en la última enzima de la vía, la ferroquelatasa. El diagnóstico bioquímico se fundamenta en un masivo incremento de protoporfirina III en eritrocitos, siendo frecuente además una elevación en los niveles de esta molécula en heces y bilis.

Determinación de las porfirias en orina

Con la única excepción de la protoporfiria eritropoyética, las porfirias muestran niveles elevados de porfirinas y/o sus precursores en orina de 24 horas.

Hay que proteger de la luz la muestra desde el momento en que comienza la recogida, por lo que los recipientes deben ser opacos y de color topacio. El conservante utilizado dependerá del pH al que el metabolito es estable:

▶ **Ácido δ-aminolevulínico**. Presenta su máxima estabilidad a pH inferior a 5,5, por lo que se usan 15 ml de ácido acético glacial como conservante. En la práctica clínica habitual suele solicitarse junto con porfobilinógeno y porfirinas, las cuales son inestables a pH ácido. En estos casos, se recomienda el empleo de 5 g de carbonato sódico como conservante.

▶ **Porfobilinógeno**. Su pH óptimo se encuentra en el intervalo de 8 a 9, por lo que el conservante es 5 g de carbonato sódico.

▶ Porfirinas. Al igual que el porfobilinógeno, presenta su máxima estabilidad y solubilidad a un pH comprendido entre 8 y 9. Se recomienda por tanto alcalinizar la orina con 5 g de carbonato sódico.

Existen diferentes métodos para la detección (*screening*) y cuantificación de los precursores ácido δ-aminolevulínico y porfobilinógeno, y de las porfirinas URO y COPRO en orina de pacientes con sospecha de porfiria.

▶ **Determinación cualitativa de porfobilinógeno**. La mayoría de los métodos para la detección del porfobilinógeno se basan en la reacción del reactivo de Ehrlich (2 g de 4-dimetilaminobenzaldehído en 100 ml de HCl 6 M).

Esta prueba consiste en la adición de 1 o 2 gotas de orina recién emitida a 1 ml de la solución reactiva. Tras la agitación, en presencia de concentraciones elevadas de porfobilinógeno, la muestra toma una coloración rosada muy característica. La sensibilidad de esta prueba no es elevada, por lo que se hace necesaria la posterior confirmación mediante cuantificación en columnas de intercambio iónico en orina de 24 horas.

▶ **Determinación cuantitativa de ácido δ-aminolevulínico** y **porfobilinógeno**. El análisis cuantitativo de ácido δ-aminolevulínico y porfobilinógeno se basa en la utilización de columnas de intercambio iónico disponibles en forma de kits comerciales.

▶ **Determinación cualitativa de porfirinas**. La presencia de porfirinas en una muestra de orina

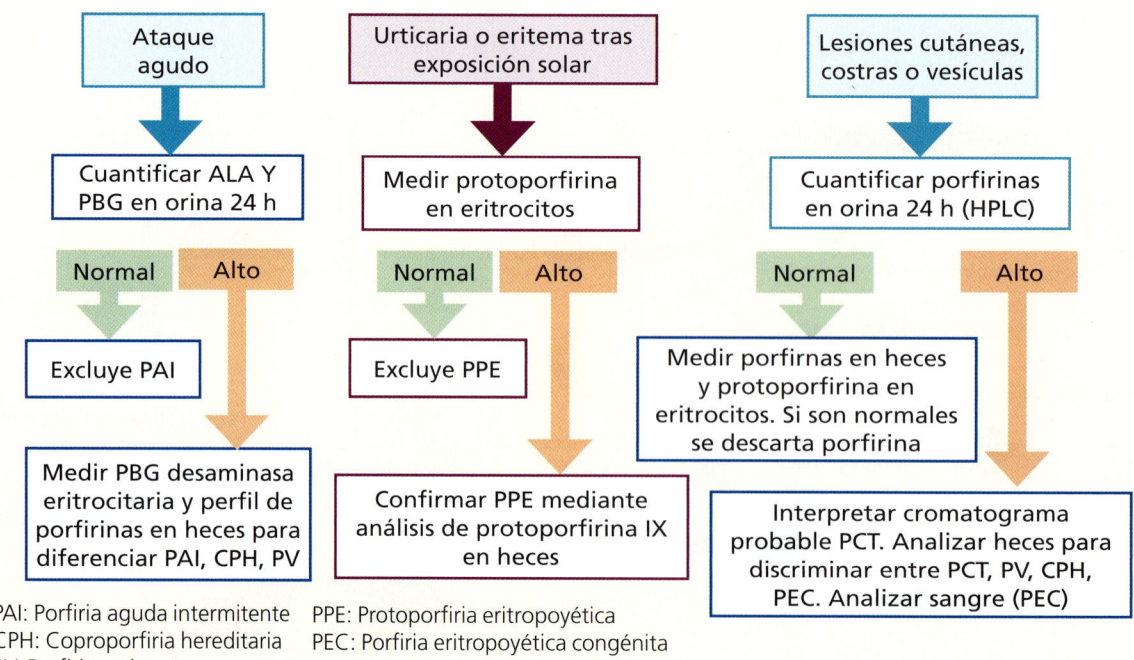

PAI: Porfiria aguda intermitente   PPE: Protoporfiria eritropoyética
CPH: Coproporfiria hereditaria   PEC: Porfiria eritropoyética congénita
PV: Porfiria variegata

Fig. 7.13. Algoritmo diagnóstico de las porfirias.

se pone de manifiesto por la emisión de fluorescencia rosa cuando la muestra es expuesta a radiación de longitud de onda ultravioleta, en torno a los 400 nm (banda de Soret). La baja sensibilidad de este método hace recomendable la realización de pruebas semicuantitativas o cuantitativas.

▶ **Determinación semicuantitativa de porfirinas**. Es posible determinar las porfirinas totales en orina de 24 horas acidificada mediante la utilización de un espectrofotómetro que permita realizar mediciones en la banda de Soret.

La acidificación de la orina intensifica la absorbancia, facilitando la conversión de los porfobilinógenos en porfirinas, y disociando las porfirinas queladas por metales.

Para efectuar la determinación se adiciona 1 ml de ácido clorhídrico concentrado a 4 ml de orina, tras lo cual se procede a su centrifugación y a la posterior medición del sobrenadante en un espectrofotómetro, a 350-450 nm.

▶ **Determinación cuantitativa de porfirinas**. Las diferentes fracciones de las porfirinas libres, incluyendo sus isómeros, pueden ser separadas y medidas mediante el uso de un sistema de HPLC.

7.5.6. Cortisol

La medición de la concentración de cortisol en orina de 24 horas se usa para el estudio del síndrome de Cushing. Sin embargo, no tiene utilidad para el diagnóstico de la enfermedad de Addison, ya que las concentraciones bajas se superponen ampliamente con los valores en individuos sanos.

Para la recogida de la orina no es necesario utilizar ningún conservante. Sin embargo, se acepta el uso de ácidos como estabilizadores ya que el pH óptimo de conservación es inferior a 7,5.

El que se usa más a menudo es el ácido bórico, aunque también sirven para ese fin el ácido acético glacial y el ácido clorhídrico.

Los inmunoensayos son los más empleados para determinar el cortisol en orina, pero son susceptibles de presentar interferencias. Para evitar estas interferencias se usa la cromatografía líquida acoplada a un espectrómetro de masas en tándem (LC-MS/MS).

7.5.7. Marcadores de remodelado óseo en orina

El tejido óseo sufre un proceso de recambio constante denominado *remodelado óseo*. Los marcadores de remodelado óseo sirven para evaluar este proceso y se utilizan para valorar el riesgo de sufrir osteoporosis y la eficacia de los tratamientos.

La osteoporosis es un importante trastorno óseo que afecta sobre todo a mujeres posmenopáusicas (disminución de los estrógenos) y que implica una disminución de la masa ósea y en consecuencia un aumento del riesgo de fractura.

La mayoría de las personas que pierden masa ósea desconocen que la padecen, ya que no suele ocasionar signos ni síntomas hasta que se produce una fractura ósea inesperada.

La determinación de los marcadores óseos no está del todo estandarizada y los resultados pueden diferir entre los distintos laboratorios. Los que se determinan en orina de 24 h o en segunda orina de la mañana son los **marcadores de resorción** (también se pueden determinar en suero por métodos inmunológicos). Su aumento indica destrucción ósea y son:

▶ **Piridolina** y **deoxipiridinolina**. La formación de puentes de piridolina (Pir) y deoxipiridolina (Dpir) es esencial en la estabilización de las formas maduras de colágeno, las Dpir son específicas del hueso. La medida de las concentraciones urinarias de Dpir se puede realizar en orina de 24 h o en la segunda orina de la mañana.

▶ **Telopéptido aminoterminal de colágeno tipo I** y **telopéptido carboxiterminal de la cadena alfa-1 del colágeno tipo I**. Son marcadores específicos de la degradación de tejido óseo porque se forman por la actuación de los osteoclastos.

¡Tenlo en cuenta!

Los marcadores óseos se solicitan junto con otras pruebas como calcio, vitamina D y parathormona. Los marcadores óseos de formación indican formación de hueso, se miden en suero y son la isoenzima ósea de la fosfatasa alcalina, la osteocalcina (hormona secretada por los osteoblastos) y el propéptido aminoterminal del procolágeno tipo I (PINP).

Los marcadores de remodelado óseo son utilizados habitualmente para diagnosticar otras patologías óseas como la osteomalacia y la enfermedad de Paget.

7.6. Análisis de cálculos urinarios

Los cálculos urinarios se forman generalmente a partir de sustancias presentes en el filtrado glomerular normal (más del 80% de los cálculos urinarios son de origen renal) que precipitan debido a cualquier alteración en la orina (sobresaturación de un producto, cambios de pH, etc.) en forma de cristales.

Estos cristales se van depositando en la superficie de las papilas renales, formándose agregados cristalinos que van aumentando de tamaño, se fragmentan y emigran al uréter pudiendo quedar en la vejiga o salir al exterior.

Así, la estructura de un cálculo está constituida por una matriz de naturaleza orgánica que forma un núcleo central alrededor del cual se disponen varias capas concéntricas de naturaleza cristalina que constituyen el auténtico cálculo.

El estudio del cálculo urinario es necesario para conocer las alteraciones que causan su formación y para poder tomar las medidas correctoras necesarias para evitar su repetición.

Este estudio comienza con un análisis macroscópico seguido por la determinación de los componentes del cálculo. Pero antes de entrar en su desarrollo conviene saber cómo se clasifican y qué tipo de alteraciones favorecen su formación.

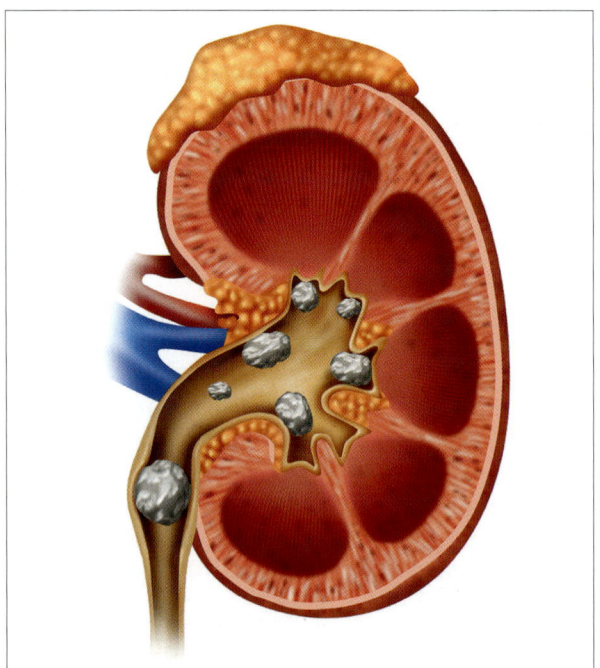

Fig. 7.14. Formación de cálculos en las papilas renales y emigración por el uréter.

7.6.1. Clasificación de los cálculos urinarios

Los cálculos urinarios se pueden clasificar atendiendo a diversos criterios:

▶ Según el tamaño:

  ▸ Arenillas.

  ▸ Arenas gruesas.

  ▸ Cálculos.

  Normalmente, los cálculos que tienen un mayor tamaño se encuentran en la vejiga y los menores en el riñón.

▶ Según el número de componentes:

  ▸ Cálculos simples. Son los constituidos por un único componente.

  ▸ Cálculos mixtos. Cuando tienen dos o más constituyentes.

  La mayoría de los cálculos son mixtos con uno de los componentes en mayor cantidad.

▶ Según su componente principal:

  ▸ Cálculos que contienen calcio:

    – Oxalato cálcico.

    – Oxalato-fosfato cálcico.

    – Fosfato cálcico.

  Los de mayor incidencia en la población son los formados por oxalato cálcico simple o mixtos.

  ▸ Cálculos de fosfato amónico-magnésico. Después de los de oxalato son los que se presentan con mayor frecuencia.

  ▸ Cálculos que contienen ácido úrico.

  ▸ Cálculos que contienen cistina.

  ▸ Otros cálculos: cálculos que contienen xantina, cálculos formados por fármacos, etc.

¡Tenlo en cuenta!

La xantinuria hereditaria es un trastorno del metabolismo de las purinas causado por un déficit hereditario de la enzima xantina deshidrogenasa/oxidasa, y se caracteriza por una concentración muy baja de ácido úrico en sangre y orina y una concentración muy alta de xantina en orina, lo que provoca una urolitiasis.

7.6.2. Alteraciones que favorecen su formación

La formación de cálculos puede ser consecuencia de diversos factores. Los principales son:

▷ Aumento de la **concentración urinaria de las sustancias constituyentes**. Esta situación se puede producir por reducción del volumen urinario (estados de deshidratación) o por una excreción aumentada de la sustancia generadora del cálculo (excesos en la dieta).

▷ Cambios en el **pH urinario**. La precipitación de los cristales está favorecida por el pH de la orina:

  ▷ Una orina ácida aumenta la probabilidad de formación de cálculos de uratos y de oxalatos.

  ▷ Una orina alcalina favorece la formación de cálculos de fosfatos.

▷ **Infecciones** por microorganismos con actividad ureasa (*Proteus*, *Klebsiella*, *Pseudomonas*). Al desdoblar la urea, elevan el pH y la concentración de amoniaco en la orina que favorece la formación de cálculos mixtos de amonio y fosfatos.

▷ **Estasis urinaria**. La parada o enlentecimiento de la excreción urinaria por malformaciones u obstrucciones en el tracto urinario proporcionan un mayor tiempo de reposo que favorece la cristalización.

▷ **Trastornos metabólicos**, como la cisturia (defecto genético) y la gota (uricemia), que pueden dar lugar a cálculos de cistina y ácido úrico, respectivamente.

▷ Por ciertos tipos de **endocrinopatías**. Por ejemplo el hiperparatiroidismo favorece la formación de cálculos urinarios de calcio al aumentar la excreción del calcio.

▷ **Presencia de promotores** o **ausencia de inhibidores** de la cristalización en la orina. Por ejemplo la presencia de restos celulares favorece la formación de cálculos y la presencia de citrato y magnesio la inhiben.

7.6.3. Estudio macroscópico de los cálculos urinarios

El cálculo puede ser expulsado por el paciente, obtenerse por medios quirúrgicos o por litotricia extracorpórea.

Los cálculos pueden tener diferentes tamaños y formas, los grandes y redondeados son característicos de la vejiga y las coraliformes o en asta de ciervo son características de la pelvis renal.

Para la realización del examen macroscópico se pone en práctica el siguiente procedimiento:

1. Se lava el cálculo para eliminar los restos de sustancias que hubiera podido arrastrar en su salida al exterior (pus, tejidos, sangre y moco).

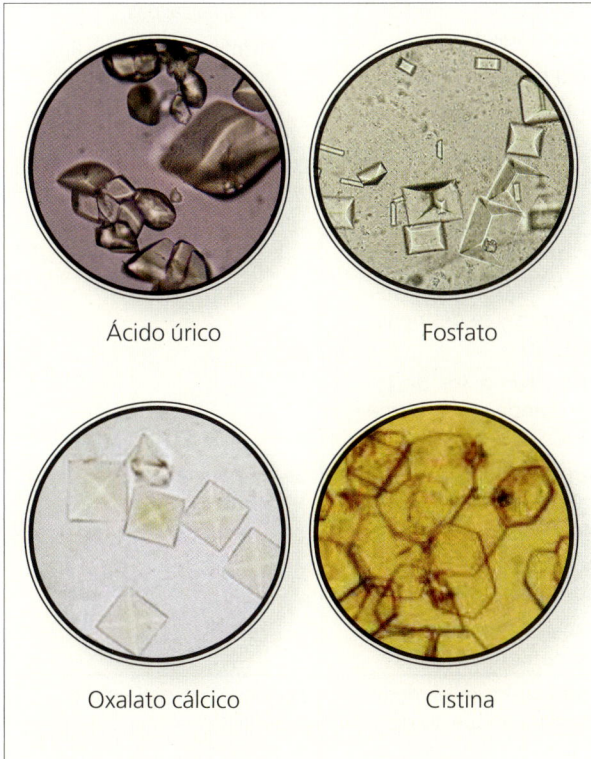

Ácido úrico

Fosfato

Oxalato cálcico

Cistina

Fig. 7.15. Composición de los cálculos renales.

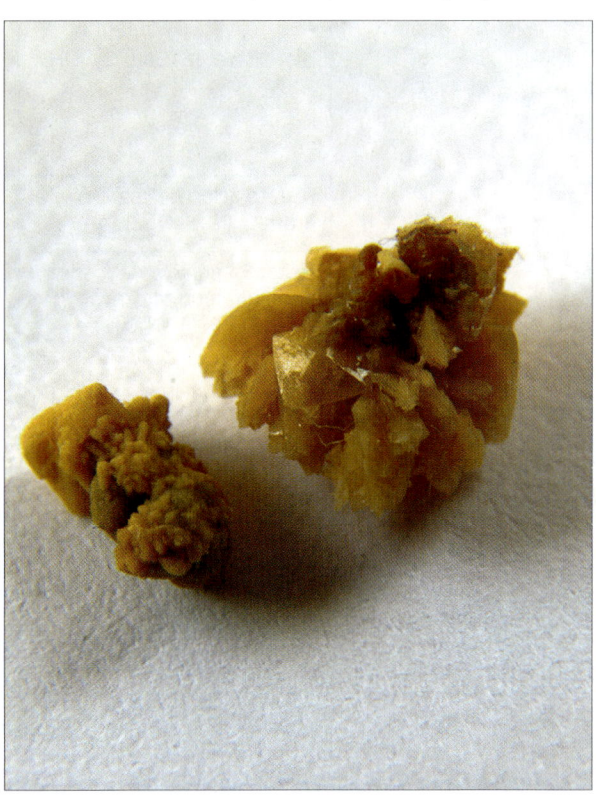

Fig. 7.16. Cálculo renal.

2. Se toman sus dimensiones en centímetros.

3. Se describen sus características macroscópicas: aspecto (poroso, compacto, brillo o no), peso color y forma.

4. Se corta y observa su aspecto interno, buscando cualquier cuerpo extraño que haya podido servir de núcleo.

Las características físicas de los cálculos más frecuentes se recogen en la TABLA 7.5.

7.6.4. Determinación de la composición química

Los componentes del cálculo se pueden averiguar por varias técnicas:

▶ **Espectroscopía infrarroja**. Es la técnica más utilizada.

▶ **Microscopía óptica**. Se utilizan microscopios estereoscópicos o de polarización para identificar los cristales minerales. Necesita personal muy especializado.

▶ **Difracción por rayos X**. Se obtienen difractogramas característicos de cada cristal. Esta técnica tiene un coste muy elevado.

▶ **Análisis químico cualitativo**, también llamado *marcha analítica del cálculo*, consiste en provocar sobre alícuotas de cálculo pulverizado una serie de reacciones químicas que informan sobre la presencia o ausencia de las sustancias que lo componen.

Se lleva a cabo mediante kits comerciales que contiene los diferentes reactivos. Tiene el inconveniente de no diferenciar la estructura cristalina y de tener un alto porcentaje de falsos positivos y negativos.

Cálculo	Composición química	Características físicas	Causas
Oxalato cálcico	Monohidratado (o whewellita) $CaC_2O_4 \cdot H_2O$	▶ Color pardo y muy duro.	▶ Hiperparatiroidismo. ▶ Oxalato ingerido en la dieta (espárragos, espinacas, alimentos con vitamina C) con pH neutros o ácidos. ▶ El calcio también puede asociarse al fosfato en orinas con pH básico.
	Dihidratado (o weddellita) $CaC_2O_4 \cdot 2H_2O$ (se encuentran sobre los monohidratados)	▶ Color miel, frágil y espiculado generalmente de color oscuro y con brillo cristalino. ▶ Muy duros y con superficie rugosa característica. ▶ Al aplastarlos aparece un polvo grisáceo.	
Cálculos de fosfatos	Fosfato cálcico o apatita: Hidroxiapatita ($Ca_5(PO_4)_3OH$)	▶ Son cálculos de grano fino, pálidos y frágiles. ▶ Aspecto parecido al yeso. ▶ Tiene forma de bolas o de la cavidad que los contiene.	▶ Orinas alcalinas. ▶ En infección urinaria (los amónico-magnésico).
	Fosfato ácido de calcio o brushita ($CaHPO_4 \cdot 2H_2O$)	▶ Color blanco. ▶ Muy duro y de superficie lisa.	
	Fosfato amónico magnésico hexahidratado o estruvita ($Mg(NH_4)(PO_4) \cdot 6H_2O$)	▶ Color gris en el exterior y blanco en el interior. ▶ Son blandos y se desmenuzan al tacto. ▶ Acostumbran a ser de tamaño grande y en forma de coral.	
Cálculos de ácido úrico	$C_5H_4N_4O_3$	▶ Suelen ser amarillos pero también naranjas, rojos o pardos. ▶ Normalmente lisos, redondeados y sin brillo. ▶ Consistencia entre moderada y dura.	Se asocian a hiperuricemias y a pH urinario ácido.
Cálculos de cistina	$S_2C_6H_{12}O_4$	Son de color amarillo-pardo, tacto grasiento y aspecto de jabón.	Personas con cistinuria o cisturia.

Tabla 7.5. Características físicas y químicas de los cálculos urinarios más frecuentes y alteraciones asociadas.

Ejercicios

1. Define urianálisis y describe brevemente los estudios que comprende.

2. Di si son verdaderas o falsas las siguientes afirmaciones. Razona la respuesta en las falsas.

a) Una poliuria se presenta en la diabetes mellitus.

b) Una anuria se produce cuando la excreción de orina es menor de 500 ml/24 h.

c) Un aspecto turbio de la orina puede indicar presencia de sales en suspensión cuando la turbidez no desaparece con la sedimentación ni con la acidificación ni calentándola a 60 °C.

d) El color naranja de la orina se asocia a niveles elevados de urobilinógeno.

e) Un olor afrutado de la orina es indicativo de infección o de una orina almacenada durante mucho tiempo.

f) Una densidad de la orina de > 1,025 puede alertar sobre ciertas patologías como deshidratación, diabetes mellitus o insuficiencia cardiaca congestiva.

3. Relaciona en tu cuaderno las siguientes determinaciones bioquímicas en orina con el principio de la prueba.

	Actividad pseudoperoxidasa de la hemoglobina
Bilirrubina	Azul de tetrabromofenol
Cuerpos cetónicos	Formación de un complejo de color rojo al reaccionar con una sal de diazonio
Glucosa	
Leucocitos	Glucosa-oxidasa/peroxidasa
Nitritos	Formación de complejos con una sal de diazonio
pH	Actividad esterasa leucocitaria
Proteínas	Las bacterias Gram- reducen los nitratos a nitritos, que se detectan con el reactivo de Griess
Sangre	Indicadores de pH: rojo de metilo, el azul de bromotimol y la fenolftaleína
Urobilinógeno	
	Nitroprusiato sódico reacciona con el acetoacetato y la acetona

4. Completa en tu cuaderno una tabla como la siguiente en la que se relacionan los diferentes tipos de cilindros que pueden aparecer en el sedimento con el aspecto y las alteraciones en que están presentes.

Cilindros	Aspecto	Alteraciones en que están presentes en el sedimento
Céreos		
Epiteliales		
Granulosos		
Grasos		
Hemáticos		
Hialinos		
Leucocitarios		

5. Cita los cristales habituales que se pueden encontrar en las orinas ácidas.

6. Describe el aspecto de los cristales habituales que se pueden encontrar en las orinas alcalinas.

7. Completa en tu cuaderno una tabla como la siguiente sobre los principales cristales con relevancia diagnóstica por su significado patológico.

Cristal	Aspecto	Alteraciones en las que aparece
Cistina		
Colesterol		
Leucina		
Tiroxina		

8. Cita las principales determinaciones que se realizan en las orinas minutadas (24 h).

9. Define:

a) Microalbuminuria.   *b)* Proteinuria de Bence-Jones.   *c)* Mucopolisacaridosis.   *d)* Porfiria.

10. ¿Qué técnicas se utilizan para la determinación química de los cálculos urinarios?

Actividad 7.1.

Análisis de orina: anormales y sedimento

Objetivo

Realizar un análisis de orina de anormales y sedimento.

Materiales y equipo

Microscopio óptico

Porta y cubreobjetos

Pipeta pasteur

Productos

Orina

Desarrollo

- Llevaréis a cabo la actividad en grupos de tres o cuatro personas. Antes de comenzar, planificad el trabajo que se debe realizar teniendo en cuenta el material que se va a necesitar y distribuíos las tareas.

- Trabajad en todo momento cumpliendo las normas de seguridad y prevención de riesgos. No olvidéis los criterios de calidad y de uso eficiente de los recursos que deben regir en el laboratorio, normas para la manipulación del material y los reactivos, protocolos de trabajo, procedimientos para la eliminación de residuos generados, etc.

- Proceded siguiendo las indicaciones que se dan en el texto y en la siguiente guía de estandarización del sedimento:

Control del tipo de muestra

– El tipo de muestra más adecuado es la primera orina emitida por la mañana, por tratarse de la más concentrada. Se requieren 10-12 ml de orina fresca. Una muestra escasa o poco concentrada puede ser poco representativa del estado real del paciente. Ante muestras escasas hay que indicar el volumen recibido.

– Si la orina no puede analizarse recién emitida o dentro de las dos horas posteriores a su recolección, es recomendable conservarla refrigerada a 4-8 °C. La refrigeración puede dar lugar a la precipitación de sales amorfas; deberéis llevar la muestra a temperatura ambiente antes de su análisis.

Procedimiento de obtención del sedimento.

– Homogeneizad y atemperad la muestra de orina por agitación suave.

– Poned 10-12 ml de orina en un tubo de centrífuga. Los tubos más utilizados son de plástico con fondo cónico, graduados y con tapón. El fondo cónico facilita la separación del sedimento sobrenadante, la graduación facilita el enrasado de la muestra y la decantación del sedimento y el tapón evita vertidos y formación de aerosoles durante el centrifugado.

– Centrifugad a una fuerza centrífuga relativa (FCR) de 400 g durante 3-5 minutos. Esta FCR se corresponde en la mayoría de las centrífugas a 1.500 rpm durante 5 min. El uso de mayores tiempos o FCR lleva a la destrucción de elementos formes.

– Decantad el sobrenadante y resuspended el sedimento en el resto líquido que se conserva en el fondo del tubo.

– Tendréis un factor de concentración del sedimento de 1/10 si obtenéis 1 ml de sedimento a partir de 10 ml de muestra.

– Realizad el decantado con pipetas pasteur de un solo uso y no por inversión porque puede llevar a pérdidas de sedimento.

– La resuspensión la realizaréis por agitación suave o con una pipeta desechable.

Volumen de sedimento que se va a analizar

– Este procedimiento es el de más difícil estandarización puesto que el volumen que queda entre porta y cubreobjetos varía según el formato del cubre y de la cantidad de sedimento depositado en el porta. Procederéis de la siguiente forma:

  - Por medio de una pipeta pasteur, colocad una gota del sedimento sobre un portaobjetos y poned un cubreobjetos encima. Los cubre y portas son de un solo uso.

  - Existen dispositivos estandarizados para albergar un volumen determinado. Son cámaras construidas en material plástico transparente que admiten hasta diez sedimentos en compartimentos aislados de una altura fija y que se llenan por capilaridad, de tal manera que el volumen en todos los compartimentos es siempre el mismo.

Procedimiento de observación

– Visualizad al microscopio con baja intensidad de luz y objetivos secos, primero con bajo aumento (x100) para localizar cilindros que tienen tendencia a situarse cerca de los bordes del cubre, y después con mayor aumento (x400) para identificar el resto de los elementos formes.

– Realizad un barrido por varios campos y haced recuento de leucocitos, hematíes, cristales y células en 10 campos de 40x.

– Exminar, si es posible, con microscopía de contraste de fases o de polarización, o bien realizar tinciones como las de Gram o Papanicolaou.

Comunicación de los resultados

– Expresad los resultados de los anormales de todas las formas posibles.

Valoraciones

● Argumentad la necesidad de seguir la guía de estandarización.

● Describid las dificultades con las que os habéis encontrado.

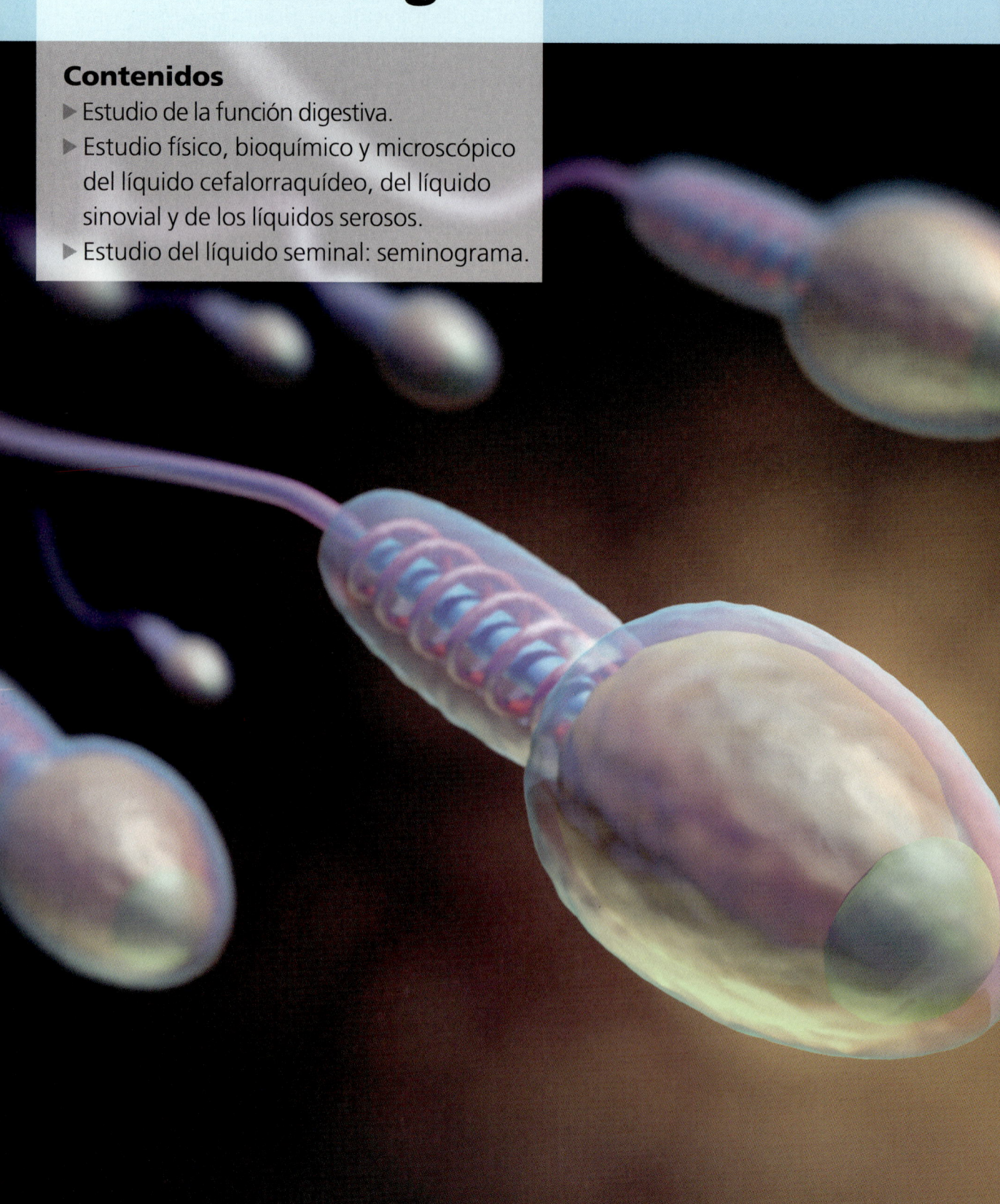

UD 8. Estudio bioquímico de otras muestras biológicas

Contenidos

▶ Estudio de la función digestiva.

▶ Estudio físico, bioquímico y microscópico del líquido cefalorraquídeo, del líquido sinovial y de los líquidos serosos.

▶ Estudio del líquido seminal: seminograma.

8.1. Muestras relacionadas con la función digestiva

El estudio bioquímico de la función digestiva se realiza fundamentalmente sobre las alteraciones de las funciones gástrica e intestinal a partir de la determinación de magnitudes bioquímicas en varios tipos de muestras: sangre, heces, aire expirado y jugo gástrico.

8.1.1. Alteraciones de la función gástrica

Los estudios de laboratorio relacionados con la función gástrica buscan patologías relacionadas con el *déficit de factor intrínseco* y con las *infecciones por Helicobacter pylori*.

Déficit de factor intrínseco

El **factor intrínseco** es una proteína secretada por las células parietales del estómago que interviene en la absorción de la vitamina B_{12} o cianocobalamina.

En la absorción de la cianocobalamina, además del factor intrínseco, son necesarias otras dos proteínas: las *proteínas R o cobalofilinas* y los *receptores específicos*. El proceso tiene lugar de la manera siguiente:

▶ En el estómago, por acción de las enzimas gástricas, la cianocobalamina se libera de los alimentos que la contienen y se une a la **cobalofilina** secretada por las glándulas salivares y la mucosa gástrica, lo que da lugar al *complejo cianocobalamina-cobalofilina*, que pasa al duodeno.

▶ En el duodeno, el complejo se rompe por la acción de una proteasa pancreática y se libera la cianocobalamina que se une al **factor intrínseco** sintetizado por las células parietales del fundus y del cardias gástrico.

¡Tenlo en cuenta!

La anemia perniciosa es una anemia megaloblástica caracterizada por deficiencia de vitamina B_{12} provocada por la incapacidad de secretar factor intrínseco debido a una gastritis atrófica.

▶ Finalmente, la absorción de la cianocobalamina se produce en el yeyuno y en el íleon, gracias a los **receptores específicos** para el complejo cianocobalamina-factor intrínseco que están situados en los enterocitos de estos tramos del intestino.

Entre otras situaciones, un déficit de factor intrínseco puede darse en:

▶ La **gastritis crónica atrófica**. Este tipo de gastritis se caracteriza por una disminución del número de células secretoras de la mucosa gástrica, con déficit de ácido clorhídrico, pepsina y factor intrínseco. En adultos se considera una enfermedad autoinmune y se asocia con la presencia de anticuerpos antifactor intrínseco y anticélulas parietales gástricas.

▶ El síndrome de **Zollinger-Ellison** es causado por tumores localizados en la cabeza del páncreas y en el intestino delgado. Estos tumores producen la hormona gastrina y se denominan *gastrinomas*.

La gastrina es una hormona liberada por las células G del antro estomacal ante la presencia de alimentos y la distensión gástrica. En el estómago estimula la liberación de ácidos y la secreción de pepsinógeno y factor intrínseco. Además, aumenta la motilidad intestinal, retrasa el vaciado gástrico y en el páncreas estimula la secreción enzimática y de insulina.

Determinaciones

Para el diagnóstico de las situaciones que cursan con déficit de factor intrínseco se miden los niveles séricos de vitamina B_{12}, ácido fólico, ácido metilmalónico y homocisteína, y gastrina.

▶ La **vitamina B_{12}** y el ácido fólico forman parte del complejo de las vitaminas B y se determinan por medio de inmunoanálisis. Valores bajos son indicativos de anemia perniciosa y también de malnutrición o malabsorción. Los valores normales para vitamina B_{12} son de 200-900 pg/ml, para ácido fólico 2,7-17,0 ng/ml.

▶ La determinación del ácido **metilmalónico** y la **homocisteína** se aconseja cuando los resultados de vitamina B_{12} y ácido fólico se encuentran en el límite inferior de sus valores de referencia. La vitamina B_{12} es un cofactor imprescindible para el metabolismo del metilmalonil-CoA y junto con el ácido fólico también interviene en el metabolismo de la homocisteína. Valores altos de estos dos analitos indican deficiencia de vitamina B_{12} y folato.

> **¡Tenlo en cuenta!**
>
> Entre las enfermedades endocrino-metabólicas congénitas se incluyen la homocisteinuria y la acidemia metilmalónica.

▶ La determinación de la **gastrina** se realiza en plasma por métodos inmunoenzimáticos. Los niveles normales están entre 28 y 115 pg/ml en condiciones de ayuno y entre 95 y 140 pg/ml en condiciones posprandiales.

Como unos niveles altos de gastrina se dan en el síndrome de Zollinger-Ellison, pero también en gastritis atróficas (anemia perniciosa) e hiperplasia de células G, es necesario realizar un diagnóstico diferencial, realizando:

▶ Pruebas de estímulo con comida. La estimulación con comida lleva a un aumento superior al 300% de la secreción de gastrina en la hiperplasia de células G, a un aumento moderado en la gastritis crónica y a una falta de respuesta en el síndrome de Zollinger-Ellison.

▶ La medición del pH del jugo gástrico. Informa sobre la capacidad de las células parietales de producir ácido: pH superiores a 6 podrían corresponder a una gastritis atrófica y pH inferiores a 2, al síndrome de Zollinger-Ellison.

Detección de *Helicobacter pylori*

Helicobacter pylori es un bacilo gramnegativo que coloniza la mucosa gástrica. Habitualmente se adquiere en la infancia y entre un 30% y un 80% de la población adulta está infectada, por lo general sin síntomas.

Puede vivir en el estómago bajo condiciones ácidas porque dispone de una enzima, la ureasa, que metaboliza la urea generando amoniaco. Este proporciona un ambiente menos ácido, en el que la bacteria puede desarrollarse.

$$CO(NH_2)_2 + H_2O \xrightarrow{\text{ureasa}} 2\ NH_3 + CO_2$$

Cuando *H. pylori* coloniza la mucosa gástrica humana produce una gastritis superficial que puede permanecer así durante el resto de la vida o bien, al cabo de años, desarrollar una úlcera péptica (duodenal o gástrica) o una gastritis atrófica y podría ser un factor de riesgo importante en su evolución a cáncer gástrico.

La asociación de *H. pylori* con la úlcera duodenal es clara ya que el 90-95% de los pacientes con úlcera duodenal presentan este microorganismo y la úlcera cicatriza al erradicar la bacteria. En el caso de la úlcera gástrica también existe una clara relación aunque solo un 70% de este tipo de úlcera está asociado con la presencia de la bacteria, debido a que el resto de ellas están producidas por consumo de antiinflamatorios no esteroideos.

Para la detección de la presencia de *H. pylori* se usan métodos histológicos basados en biopsias y microbiológicos basados en pruebas de la ureasa, cultivo y serología.

En el laboratorio de bioquímica se detecta con el *test del aliento* o su *antígeno en heces*.

Test del aliento

También conocido como test de la ^{13}C-urea o UBT (del inglés *urea breath test*), se basa en la capacidad del *Helicobacter pylori* de transformar la urea.

Para realizar la prueba se administra al paciente una solución con urea marcada con un isótopo no radioactivo: el carbono 13 (^{13}C-urea). La presencia del *Helicobacter pylori* transformará la ^{13}C-urea en amoniaco y dióxido de carbono marcado ($^{13}CO_2$), que pasará a la sangre una vez absorbido y será eliminado en forma de aire espirado a través de los pulmones. El $^{13}CO_2$ se detecta en el aire espirado mediante espectrometría de masas.

Se realiza una determinación basal, en la que se sopla de forma continua en el interior del contenedor de muestras, que se cerrará inmediatamente. Posteriormente se ingiere la dosis de ^{13}C-urea y transcurridos 20 minutos se recoge la segunda muestra respiratoria.

Los resultados se miden como unidades delta (δ) que se obtienen con la siguiente expresión matemática:

$$\frac{^{13}CO_2}{^{12}CO_{2\ basal}} - \frac{^{13}CO_2}{^{12}CO_{2\ pos\ ^{13}C\text{-}Urea}} = delta\ (\delta)$$

El punto de corte para los valores δ está en 2,5, valores por encima indican presencia activa de *H. pylori*.

Esta prueba tiene una sensibilidad, especificidad, VPP y VPN cercanos al 100%.

Antígeno en heces

La detección de la presencia de antígeno de *H. pylori* en heces se realiza con diversos sistemas inmunocromatográficos de tipo POCT que no necesitan la colaboración del paciente y resultan muy útiles en niños y niñas de corta edad.

Puede utilizarse tanto para el diagnóstico de colonización por *H. pylori* como para el seguimiento después del tratamiento.

8.1.2. Alteraciones de la función intestinal: síndromes de malabsorción

Un síndrome de malabsorción intestinal se define como la dificultad o pérdida de la capacidad del intestino delgado para la normal absorción de uno o más nutrientes. Esta deficiencia puede ser causada por *motivos intrínsecos* o *extrínsecos* al intestino delgado:

▶ **Motivos intrínsecos**. Son por ejemplo las lesiones de la mucosa intestinal por enfermedad inflamatoria intestinal o por enfermedad celiaca, el déficit de enzimas intestinales como la lactasa o la disminución de la superficie de absorción intestinal tras una cirugía (por ejemplo, una ileoctomía implicará una malabsorción de lípidos).

▶ **Motivos extrínsecos**. Principalmente son los déficits de enzimas pancreáticas como en la pancreatitis crónica y en la fibrosis quística, los déficits de bilis como en colestasis o los déficits de factor intrínseco.

El síndrome de malabsorción puede ser asintomático o pasar inadvertido en las fases iniciales. Las manifestaciones clínicas más frecuentes del síndrome de malabsorción son síntomas inespecíficos derivados de la incapacidad de absorber nutrientes como diarrea, distensión abdominal, meteorismo, malnutrición, pérdida de peso, astenia, alteraciones del crecimiento en edad infantil, etc. A veces, los síntomas pueden orientar sobre el tipo de nutriente que no puede ser absorbido:

▶ Una malabsorción de hidratos de carbono suele cursar con diarrea crónica, meteorismo y distensión abdominal.

▶ Una malabsorción de grasas da lugar a heces voluminosas y malolientes y provoca déficit de absorción de vitaminas liposolubles como vitamina K, A, D o E.

▶ Una malabsorción de proteínas cursa con pérdida de peso, pérdida de masa muscular, ascitis y edemas.

▶ Una malabsorción de vitamina B_{12} provoca déficit de esta vitamina y da lugar a anemias megaloblásticas.

El diagnóstico del síndrome de malabsorción incluye un análisis de heces, además de otras pruebas bioquímicas, hematológicas, inmunológicas, anatomopatológicas y de imagen.

Enfermedad inflamatoria intestinal

Agrupa los procesos idiopáticos del intestino (colitis indeterminada), la colitis ulcerosa, y la enfermedad de Crohn. Se caracteriza por la inflamación crónica del tracto digestivo y tiene un gran impacto en la calidad de vida de los pacientes con manifestaciones clínicas como diarreas pastosas o semilíquidas, con sangre si hay afectación del colon, dolores abdominales de tipo cólico, fiebre, malabsorción intestinal, adelgazamiento, etc.

El diagnóstico diferencial de estas patologías es complejo, y generalmente requiere un gran número de pruebas de laboratorio para descartar otros procesos o confirmar el diagnóstico. La determinación de la *calprotectina fecal,* una proteína relacionada con los mecanismos de defensa en la mucosa intestinal, resulta muy útil en la práctica clínica, pues su presencia en heces está muy elevada en pacientes con enfermedad inflamatoria intestinal.

Enfermedad celiaca

La enfermedad celiaca es un trastorno autoinmune crónico provocado por la ingesta de gluten, una proteína que se encuentra en algunos cereales como el trigo, el centeno, la cebada y la avena.

La ingesta de gluten en personas celiacas produce en la mucosa del intestino delgado una reacción de hipersensibilidad retardada y causa una inflamación crónica que deriva en la atrofia de las vellosidades intestinales y en consecuencia una dificultad en la absorción de los nutrientes.

Esta enfermedad tiene una marcado carácter hereditario, pero para que una persona con predisposición genética desarrolle la enfermedad es necesario que, además de consumir alimentos con gluten, se den determinados factores que la pueden activar como pueden ser estrés, trauma y posiblemente infecciones virales.

Los síntomas clásicos son los relacionados con la malabsorción, pero pueden darse otros como migrañas, infertilidad y depresión. Muchas personas con enfermedad celiaca no tienen síntomas clásicos gastrointestinales y algunas de ellas no tienen ni un síntoma obvio, sin embargo, en todas ellas se producirá daño intestinal cada vez que ingieran alimentos que contienen gluten.

El diagnóstico de la enfermedad celiaca se realiza mediante pruebas inmunológicas para detectar anticuerpos de tipo IgA como la antitransglutaminasa tisular, el antiendomisio o los antipéptidos desaminados de gliadina. Si estas pruebas son positivas, se hará una biopsia del intestino delgado, que proporcionará el diagnóstico definitivo si evidencia daño de las microvellosidades intestinales.

Esta enfermedad no tiene tratamiento médico, por lo que la persona celiaca deberá eliminar los alimentos con gluten, o cualquier ingrediente que lo pueda contener, de su dieta.

La enfermedad celiaca tiene un componente genético, está relacionada con los haplotipos HLA-DQ2 y/o HLA-DQ8. El estudio de estos haplotipos tiene un valor predictivo negativo del 99%, es decir, un resultado negativo casi excluye la enfermedad celiaca. Sin embargo, es una prueba poco específica, ya que el 30-40% de la población general es portadora de HLA-DQ2 y la mayoría no desarrolla la enfermedad. Se aconseja que los individuos asintomáticos positivos para HLA-DQ2 o HLA-DQ8 y que sean familiares de celiacos realicen un seguimiento ya que pueden desarrollar la enfermedad.

Intolerancia a la lactosa

La intolerancia a la lactosa se produce en las personas con deficiencia de lactasa, la enzima específica que permite digerir este azúcar.

La lactosa, principal azúcar de la leche, es un disacárido compuesto por glucosa y galactosa. La enzima lactasa presente en las microvellosidades intestinales permite la descomposición de la lactosa de manera que glucosa y galactosa pueden ser absorbidas por el enterocito mediante transportadores transmembranales específicos.

Cuando falta lactasa, la lactosa llega íntegra hasta el colon. Allí es fermentada por bacterias y da lugar a agua, ácidos y gas. Esta fermentación es la responsable de los síntomas clínicos asociados, que consisten fundamentalmente en distensión,

> **¡Tenlo en cuenta!**
>
> Las pruebas diagnósticas que implican extracción de sangre o análisis de orina como la prueba de tolerancia oral de la lactosa y la prueba de absorción de xilosa están siendo sustituidas por la prueba funcional del H_2 espirado.

dolor abdominal, flatulencia, meteorismo, ruidos y movimientos intestinales, y en algunos pacientes diarrea crónica.

Es una patología frecuente en personas adultas y mal conocida, pero una dieta pobre en lactosa evita su sintomatología.

Se diagnostica mediante un **test de hidrógeno espirado**, que permite medir la concentración de H_2 producido por las bacterias al fermentar la lactosa no digerida. Este test también se utiliza para medir la tolerancia a la fructosa-sorbitol y la absorción de xilosa, y también para informar sobre la capacidad absortiva del intestino y en concreto del estado de los transportadores específicos que se encargan de la internalización de estos azúcares.

Déficit de enzimas pancreáticas

El déficit en la secreción exocrina del páncreas tiene como consecuencia una disminución en el duodeno de la presencia de enzimas como la lipasa, la amilasa, la tripsina, las carboxipeptidasas, etc., que son las encargadas de digerir los principios inmediatos.

Este déficit enzimático conocido como insuficiencia pancreática exocrina lleva a la aparición de malabsorción, y entre las causas que lo originan están las patologías que afectan al páncreas como el cáncer de páncreas, las pancreatitis crónicas y agudas y la fibrosis quística (por obstrucción de los conductos excretores al duodeno).

Los síntomas más frecuentes de la insuficiencia pancreática exocrina son el dolor abdominal de variable intensidad y frecuencia, la esteatorrea, la diarrea, la flatulencia, la malnutrición, la pérdida de peso y la astenia.

Para su diagnóstico se emplean:

▷ La cuantificación de la lipasa en suero y en líquido duodenal.

▷ La cuantificación de la grasa fecal (la esteatorrea no se produce hasta que la producción de lipasa es menor del 10%), la quimotripsina y la elastasa fecal.

▶ El test del aliento para triglicéridos marcados con ^{13}C. Este test permite evaluar la capacidad funcional pancreática y se basa en la capacidad de la lipasa pancreática para desdoblar y digerir los triglicéridos. La lipasa pancreática digiere los triglicéridos liberando $^{13}CO_2$, que es absorbido y eliminado en el aliento.

8.1.3. Análisis de heces

Entre los análisis que se realizan a partir de muestras de heces para detectar alteraciones relacionadas con la función gastrointestinal están los *fecalogramas*, el *estudio de la sangre oculta en heces*, la *determinación de la calprotectina* y otras como la determinación de la *alfa-1-antitripsina*, la *elastasa pancreática* y la *quimotripsina*.

Fecalograma

El **fecalograma** es la cuantificación de nutrientes en heces y se usa para el diagnóstico de síndromes como insuficiencia pancreática, fibrosis quística, enfermedad celiaca o enfermedad inflamatoria intestinal.

Un fecalograma consiste en:

▶ La cuantificación de la grasa presente en las heces. Es el método más directo y preciso para diagnosticar la malabsorción grasa.

▶ La medición del nitrógeno de origen proteico. Es útil en el diagnóstico de numerosas enfermedades gastrointestinales, para valorar el estado nutricional y ante la sospecha de maldigestión proteica.

▶ La medición del contenido de agua en las heces. Es de especial interés ante un caso de estreñimiento o diarrea crónicos.

▶ La cuantificación de carbohidratos. La valoración de la pérdida fecal de carbohidratos ayuda al diagnóstico de los síndromes de malabsorción.

Para llevar a cabo el fecalograma se usa la espectrofotometría de reflectancia en el infrarrojo cercano entre 1.400 y 2.600 nm. La cantidad de energía absorbida a determinadas longitudes de onda por las moléculas de los nutrientes sólidos contenidos en las heces permite cuantificar su composición química.

La muestra de heces de 24 o 72 horas se fracciona en tres placas de Petri que se colocan en la ventana del analizador. El equipo obtiene los resultados cuantitativos medios de las tres placas expresados en porcentaje (g/100 g de heces).

Los resultados también se pueden expresar en gramos por 24 o 72 horas en función de la masa de las heces.

Sangre oculta en heces

La prueba de sangre oculta en heces determina la presencia de hemoglobina humana y se usa como cribado poblacional del cáncer colorrectal a partir de los 50 años con carácter anual o bianual.

Se recomienda:

▶ Realizar la prueba en heces de tres días consecutivos para detectar las hemorragias intermitentes.

▶ Conservar la muestra refrigerada porque la hemoglobina se destruye fácilmente a temperatura ambiente.

▶ Analizarla lo antes posible.

Las pruebas de sangre oculta en heces utilizan métodos inmunológicos que detectan de forma específica la hemoglobina humana y pueden ser:

▶ **Métodos cualitativos**. Utilizan immunocromatografía de un solo paso para identificar la presencia o ausencia de hemoglobina humana. Son técnicas POCT.

▶ **Métodos cuantitativos**. Se basan en técnicas inmunoturbidimétricas.

Estos métodos no resultan útiles en sangrados del tracto digestivo superior, ya que la hemoglobina se metaboliza antes de llegar al tracto digestivo inferior. Existen POCT que detectan **transferrina en heces**. La transferrina se utiliza como marcador de sangrado del tracto digestivo superior.

> **¡Tenlo en cuenta!**
>
> Los métodos químicos para la determinación de sangre oculta (basados en la actividad pseudoperoxidasa del grupo hemo de la hemoglobina) han sido sustituidos por los inmunológicos debido a que presentan:
>
> ▶ Interferencias con la dieta. Posibles falsos positivos por hemoglobina de origen animal o por frutas y vegetales con alto contenido en peroxidasa (brócoli, rábano, plátano, etc.). Es necesaria una restricción dietética durante los tres días previos al análisis.
>
> ▶ Subjetividad en la lectura. Las pruebas débilmente positivas pueden negativizarse si se demora la lectura o si la temperatura ambiental es elevada.

Determinación de calprotectina

La **calprotectina** es una proteína derivada de los gránulos de los neutrófilos (y en menor medida de los monocitos y macrófagos) que presenta actividad bacteriostática y fungistática.

La calprotectina fecal está muy elevada en pacientes con enfermedad inflamatoria intestinal, y es una prueba con elevada sensibilidad (100%) y especificidad (97%), por lo que es de gran ayuda en el diagnóstico diferencial de esta enfermedad y ayuda a evitar las colonoscopias.

El método analítico para cuantificar calprotectina en heces consiste en un enzimoinmunoanálisis, la muestra es de heces aislada y necesita una extracción de la calprotectina previa a su análisis.

La calprotectina en heces es muy estable y las muestras pueden almacenarse hasta cinco días a temperatura ambiente.

Los valores de referencia varían pero de forma general un valor inferior a 50 mg/kg se considera negativo y es positivo a partir de 200 mg/kg.

Otras determinaciones en heces

▶ **Determinación de quimotripsina**. La quimotripsina es una enzima proteolítica secretada por el páncreas durante la digestión y, aunque en pequeña concentración, se encuentra en heces en condiciones normales. Una concentración inferior al valor de referencia sería indicativa de insuficiencia pancreática exocrina.

▶ **Determinación de elastasa pancreática**. La elastasa pancreática es una enzima proteolítica pancreática que no se degrada durante su tránsito intestinal, por lo que su concentración en heces es 5-6 veces superior a la que se presenta en el aspirado duodenal. Por eso se considera un excelente marcador de la insuficiencia pancreática exocrina, y es particularmente útil en la valoración de la fibrosis quística.

▶ **Determinación de alfa-1-antitripsina**. La alfa-1-antitripsina tiene un peso molecular similar al de la albúmina, pero a diferencia de esta, no la degradan las proteasas intestinales ni es reabsorbida. Es un marcador de la pérdida entérica

¡Tenlo en cuenta!

La lactoferrina es una glicoproteína de los gránulos de los neutrófilos y su detección en heces es también un marcador de inflamación intestinal.

de proteínas y de alteraciones de la permeabilidad intestinal, y además sirve para monitorizar la enfermedad inflamatoria intestinal.

8.1.4. Estudio de cálculos biliares

La litiasis biliar es una de las patologías digestivas más frecuentes. El síntoma característico es el dolor biliar que se produce por la obstrucción intermitente del conducto cístico por un cálculo y se manifiesta como un episodio de dolor visceral, localizado en el epigastrio-hipocondrio derecho. Se diagnostica mediante ecografía abdominal y se trata mediante colecistectomía.

Se habla de *colelitiasis* si la litiasis se produce en la vesícula y de *coledocolitiasis* si ello ocurre en el árbol biliar.

Los cálculos biliares pueden ser:

▶ De colesterol, los más frecuentes (75%).

▶ De pigmento marrón, formados por sales de calcio de bilirrubina no conjugada (20%).

▶ De pigmento negro, formados por bilirrubinato cálcico y asociados a hemolisis, cirrosis y pancreatitis.

▶ Mixtos, con colesterol y pigmento marrón.

El análisis del cálculo biliar no ofrece ninguna relevancia clínica en cuanto a la prevención de nuevas litiasis.

No existen pruebas específicas para el diagnóstico de litiasis biliar. La obstrucción biliar da lugar a elevaciones de la bilirrubina directa, la fosfatasa alcalina y la γ-GT, permaneciendo la AST, ALT, LDH, las proteínas totales y la albúmina en valores normales.

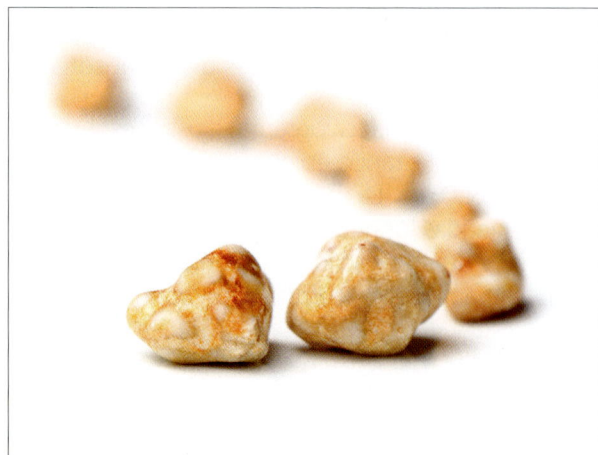

Fig. 8.1. Cálculos biliares.

8.2. Líquido cefalorraquídeo

El **líquido cefalorraquídeo** (LCR) es el líquido acuoso contenido en los ventrículos cerebrales, en los espacios subaracnoideos y en el conducto medular.

El análisis bioquímico del LCR consta esencialmente de un estudio macroscópico, microscópico y bioquímico, pero también se deben realizar estudios microbiológicos y a veces citopatológicos.

Habitualmente el LCR es una muestra que se recibe en el laboratorio de urgencias para su análisis inmediato. Una vez efectuado el estudio macroscópico, se separan alícuotas para el recuento celular y para el estudio bioquímico.

8.2.1. Estudio macroscópico

El examen macroscópico se basa en el aspecto o el color que pueda presentar la muestra.

Un LCR normal es incoloro, inodoro y con una viscosidad similar a la del agua (por lo que se compara con el agua de roca).

Como consecuencia de diversas patologías, puede presentar:

▶ **Alteraciones del aspecto o turbidez**. Alerta de la presencia de altas concentraciones de leucocitos, eritrocitos, microorganismos o proteínas.

▶ **Alteraciones del color**. Según el color se clasifican en:

  ▸ **LCR hemático o hemorrágico**. Sugiere la presencia de sangre y puede ser el resultado de una punción traumática o de una hemorragia subaracnoidea o intracerebral, o de un traumatismo. Si la punción es traumática, el tercer tubo de los cuatro que se adquieren en la punción presentará un menor tono rojizo.

  ▸ **LCR xantocrómico**. Hace referencia a la coloración rosada o anaranjada del sobrenadante del LCR después de haberlo centrifugado. La xantocromía aparece entre 2-4 horas después de producirse una hemorragia subaracnoidea y debido a que los hematíes se rompen y liberan su hemoglobina. Pasadas 12 horas tras la hemorragia, aparece un color amarillento que alcanza una intensidad máxima entre las 24 y las 36 horas y desaparece entre los cuatro y los ocho días, pudiendo estar presente hasta cuatro semanas. El sobrenadante de las muestras de punción traumática es transparente.

8.2.2. Estudio bioquímico

En el estudio bioquímico se determinan principalmente la presencia de glucosa, proteínas, enzimas y lactato.

Glucosa

La glucosa puede atravesar la barrera hematoencefálica y su concentración en el LCR depende de su concentración plasmática. Por ello es necesario hacer las mediciones en suero y LCR de forma simultánea. Los valores normales de glucosa en el LCR están entre un 50% y un 80% de la concentración de la glucosa en el suero.

Los valores elevados no tienen significación clínica importante y pueden ser debidos a diabetes o perfusión de suero glucosado.

Los valores bajos se asocian en un 50% a meningitis bacterianas, y las demás causas son tumorales, toxoplasmosis, meningitis fúngicas, etc. Las concentraciones bajas se deben al consumo de la glucosa por las bacterias, parásitos y células tumorales.

Proteínas

Las proteínas pueden atravesar la barrera hematoencefálica dependiendo de su carga y tamaño pero también de su concentración y del estado de la barrera.

La proteína que se encuentra en mayor concentración en el LCR es la albúmina, pero se pueden encontrar muchas otras.

Los valores normales de proteína están comprendidos entre 15 y 45 mg/dl, pero estos valores aumentan con la edad y se encuentran aumentados en recién nacidos (30-140 mg/dl).

De forma general, en las meningitis bacterianas se obtienen valores de proteínas de más de 150 mg/dl, lo cual ayuda a distinguir las meningitis bacterianas de las no bacterianas. Otras causas de aumento de las proteínas son tumores, traumatismos, esclerosis múltiple, punción traumática, etc.

¡Tenlo en cuenta!

Un LCR traumático es aquel que incluye volúmenes de sangre debido a una mala praxis en su obtención. Esta sangre puede incluso formar coágulos.

Valores de proteínas inferiores a 15 mg/dl se dan en casos de hipertensión intracraneal o por pérdida de LCR debido entre otras causas a punción lumbar previa.

Enzimas

Se determinan las enzimas:

▶ **Lactato deshidrogenasa**. Su valor normal es el 10% del valor plasmático. Concentraciones elevadas sugieren meningitis bacteriana.

▶ **Adenosina desaminasa**. Valores superiores a 10 U/l sugieren meningitis tuberculosa.

Lactato

El lactato no pasa la barrera hematoencefálica y su presencia es indicadora de:

▶ Un incremento del metabolismo anaeróbico del SNC.

▶ Un aumento de la actividad de los leucocitos significativa de las meningitis bacterianas y fúngicas.

8.2.3. Estudio microscópico

El estudio microscópico del LCR consiste en la realización de un recuento de células nucleadas antes de dos horas de la recepción para evitar que se produzca la lisis celular.

Los valores normales están entre 0 y 5 células/μl, un número mayor a 10 células/μl se denomina **pleocitosis**.

El recuento se hace sin diluir y las cámaras más usadas son las de Fuchs-Rosenthal o las Neubauer improved.

Si el LCR presenta muchas células se puede usar como diluyente el líquido de Turk. El líquido de Turk es una disolución de ácido acético al 3% con azul de metileno que lisa los hematíes y permite la diferenciación entre los neutrófilos y las células mononucleares. También se pueden usar analizadores hematológicos como alternativa al método manual.

Después se puede hacer el recuento diferencial usando una citocentrífuga o centrifugando a 1.000 rpm durante 10 minutos y realizando un frotis con el sedimento.

Los tipos celulares más frecuentes son los linfocitos y los monocitos, aproximadamente en un 60% y 40%.

Existe una correlación entre la concentración de células y la clínica:

▶ **Pleocitosis ligera** (10-30 células/μl) o **moderada** (30-100 células/μl). Se pueden encontrar en meningitis tuberculosa (con predominio linfocitario y una concentración de glucosa en LCR muy disminuida), encefalitis, poliomielitis o tumores cerebrales.

▶ **Pleocitosis marcada** (> 100 células/μl). Se puede encontrar en meningitis bacteriana (con predominio de polimorfonucleares), meningitis tuberculosa grave (con linfocitos y monocitos) y en meningitis víricas (con linfocitos y células plasmáticas).

Otros tipos de células que se pueden observar en el LCR son las células neoplásicas y las células blásticas por infiltración de leucemias o linfomas en el SNC.

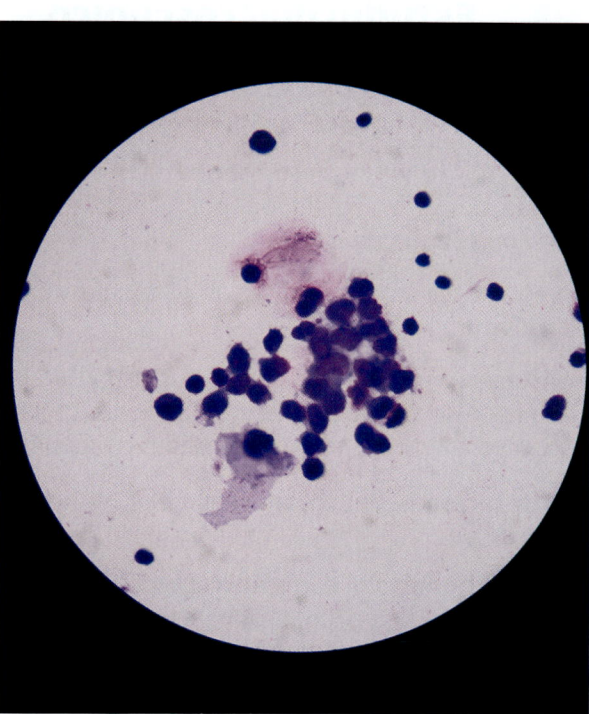

Fig. 8.2. Presencia de leucocitos en una muestra de líquido cefalorraquídeo.

¡Tenlo en cuenta!

En ocasiones puede ser necesaria la realización de un estudio microbiológico del LCR. Se realiza mediante tinción de Gram, Zielh-Nielsen o Auramina para *Mycobacteriun tuberculosis* o Tinta China para *Cryptococcus* y cultivo en medios adecuados.

También se pueden realizar pruebas serológicas rápidas cuando el resultado de la tinción de Gram es negativo sobre todo en pacientes tratados con antibióticos.

8.3. Líquido sinovial

El líquido sinovial es un líquido viscoso que rellena el interior de todas las articulaciones diartroidales y está presente en pequeños volúmenes.

Este líquido se compone de ácido hialurónico secretado por células de la membrana sinovial y plasma dializado a través de dicha membrana. El ácido hialurónico confiere la viscosidad característica del líquido sinovial.

Los trastornos de la membrana sinovial, la alteración en los elementos de sostén articular y la presencia de cuerpos extraños pueden producir acumulación de grandes cantidades de líquido sinovial en las articulaciones. Mediante artrocentesis se obtienen muestras para microbiología en tubo seco, para bioquímica y recuento en tubo heparinizado o con EDTA y para estudio de cristales en tubo seco.

La finalidad del estudio del líquido sinovial es ayudar a diagnosticar este tipo de alteraciones, así como de las enfermedades reumatológicas e infecciosas que están relacionadas con ellas.

8.3.1. Examen macroscópico

El examen macroscópico incluye el análisis de la viscosidad, el color y el aspecto.

▶ **Análisis de la viscosidad**. El líquido sinovial tiene una viscosidad alta y forma filamentos de 4-6 cm de longitud. Si el filamento se rompe antes de alcanzar los 3 cm, su viscosidad es baja, y se asocia a procesos inflamatorios como la artritis séptica, la artritis gotosa y la artritis reumatoide (esta es una prueba en desuso).

▶ **Análisis del color**. Es de color amarillo claro y su observación debe realizarse en un tubo de vidrio sobre un fondo blanco.

  ▸ Coloraciones pardo-rojizas son indicativas de presencia de sangre en la muestra; en caso de ser debida a una punción traumática se obtendrá un sobrenadante transparente amarillo claro después de la centrifugación. Si la coloración es debida a una hemartrosis no habrá variación del color tras la centrifugación.

  ▸ Coloraciones amarillo verdosas son sugestivas de proceso séptico.

▶ **Análisis del aspecto**. En condiciones normales es un líquido transparente y la presencia de turbidez se asocia a leucocitosis o a la presencia de lípidos. El centrifugado de la muestra permite diferenciar uno de otro, pues los lípidos formarán una capa superficial. En condiciones fisiológicas la membrana sinovial no deja pasar proteínas de elevado peso molecular, por lo que el líquido sinovial no coagula espontáneamente.

8.3.2. Concentración celular

La concentración celular se mide en cámara de Neubauer, Fuchs-Rosenthal, Thoma o Bürker.

Algunas indicaciones que se deben tener en cuenta son:

▶ En los casos de elevada celularidad, se debe diluir el líquido con suero fisiológico.

▶ Si el líquido es hemorrágico, se diluirá la muestra con suero salino hipotónico (0,3 mol/l).

▶ No debe usarse ácido acético como agente lisante porque precipita el ácido hialurónico y dificulta la medición de la concentración de leucocitos.

▶ No es recomendable utilizar un contador automático debido a que la viscosidad de la muestra dificulta su aspiración y se obtendrían resultados falseados.

La medición de la concentración de leucocitos permite la clasificación del líquido sinovial en diferentes grupos (TABLA 8.1).

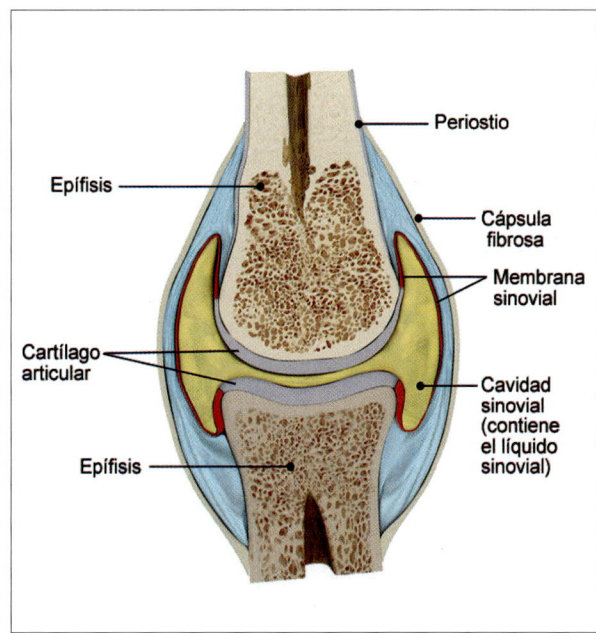

Fig. 8.3. Esquema anatómico de una articulación diartroidal.

Fórmula diferencial de leucocitos

En líquidos con escasa celularidad, la concentración de células mediante citocentrifugación permite la obtención de extensiones de buena calidad para su tinción y posterior interpretación mediante la tinción de May-Grünwald Giemsa. El líquido sinovial contiene alrededor de un 20% de neutrófilos, el resto de las células son linfocitos y leucocitos mononucleares.

8.3.3. Estudio bioquímico

La elevada viscosidad del líquido sinovial puede ser un factor limitante para el estudio de las magnitudes bioquímicas y se aconseja la digestión previa del líquido con hialuronidasa para disminuir su viscosidad, incubando la mezcla a 37 °C durante 15 minutos.

Posteriormente se centrifuga y el sobrenadante obtenido se utiliza para el estudio bioquímico. El sedimento se utilizará para el análisis de microcristales.

La mayoría de las magnitudes bioquímicas que se han estudiado en el líquido sinovial son de escaso interés clínico.

8.3.4. Análisis de cristales

La observación microscópica de los cristales debe efectuarse lo antes posible tras la artrocentesis. Para el estudio de cristales se usa un microscopio de luz polarizada. La muestra puede ser observada directamente al microscopio, aunque la observación del sedimento puede mejorar el rendimiento del estudio.

A continuación se enumeran los tipos de cristales que se pueden apreciar y su significación diagnóstica:

▶ **Cristales de urato monosódico**. Tienen forma de agujas y bastones y se caracterizan por su fuerte birrefringencia. Se detectan en el 90% de los pacientes afectados de crisis de gota.

▶ **Cristales de pirofosfato cálcico dihidratado**. Pueden presentar forma de bastones cortos, de paralelepípedo o de rombo. Son responsables de los episodios agudos de la artritis por condrocalcinosis.

▶ **Cristales de hidroxiapatita**. Se requieren técnicas de microscopía electrónica para su detección. Se observan en artropatías degenerativas.

▶ **Cristales de lípidos**. Se identifican por su birrefringencia característica en forma de cruz de Malta y pueden ser observados en episodios de artritis aguda. Los cristales de colesterol tienen forma cuadrangular o rectangular con muescas cortadas en ángulo recto en alguna esquina. Son altamente birrefringentes y se encuentran en derrames de larga evolución; indican cronicidad.

▶ **Cristales de oxalato cálcico**. La forma dihidratada es fácil de identificar con microscopía de contraste de fases por su aspecto bipiramidal o en badajo de campana. Se encuentran en pacientes sometidos a hemodiálisis.

Si el primer análisis para cristales es negativo, el examen podrá repetirse pasadas 24 horas, ya que la maduración *in vitro* de los cristales puede revelar su presencia en un 5% más. Estas afecciones se reúnen bajo la denominación de **artropatías por microcristales**.

	No patológico	Grupo 1 Mecánico	Grupo 2 inflamatorio leve	Grupo 3 inflamatorio	Grupo 4 séptico	Hemorrágico
Aspecto	Transparente	Transparente	Transparente	Turbio	Purulento	Turbio
Color	Amarillo claro	Amarillo claro	Amarillo	Amarillo	Amarillo verdoso	Pardo oscuro
Viscosidad	Alta	Alta	Alta	Baja	Baja	–
Leucocitos x 10⁹/l	< 0,2	0,2-2	2-5	5-50	50-100	–
% neutrófilos	–	< 25	< 50	50-90	> 90	–
Cultivo	Negativo	Negativo	Negativo	Negativo	Positivo	Negativo
Glucosa (% respecto al suero)	100%	100%	50-100%	50-100%	< 50%	100%

Tabla 8.1. Características de los diversos tipos de líquidos sinoviales.

8.4. Líquidos serosos

Son líquidos corporales provenientes del ultrafiltrado del plasma y se encuentran en las cavidades pleural, pericárdica y peritoneal. En la formación del líquido seroso intervienen la presión hidrostática, la presión coloidosmótica y la permeabilidad capilar.

En condiciones fisiológicas hay una pequeña cantidad de líquido en cada una de estas cavidades corporales que permite el movimiento de las vísceras. El incremento del líquido se llama *derrame*.

Clásicamente, según su contenido proteico, los líquidos serosos se clasifican en *trasudados* y *exudados*.

Los **trasudados** son líquidos no inflamatorios que se originan por alteración de la presión hidrostática o coloidosmótica. Su concentración de proteínas es baja.

Los **exudados** son líquidos inflamatorios cuya formación depende de un aumento de la permeabilidad capilar debido a alteraciones del mesotelio, los vasos linfáticos y los capilares. Su concentración de proteínas es alta.

Actualmente, para establecer esta clasificación se tienen en cuenta otros criterios que se aplican en función del tipo de líquido seroso (pleural, pericárdico o peritoneal).

La obtención de la muestra se realiza por toracocentesis, pericardiocentesis o paracentesis con aspiración del líquido mediante una jeringa heparinizada y separación inmediata en diferentes tubos para recuento celular y estudio bioquímico, microbiológico y anatomopatológico.

El examen macroscópico, la concentración celular, la glucosa, las proteínas y el pH deben medirse de forma urgente:

▶ En el examen macroscópico se valora el color y el aspecto. Un líquido seroso normal es de color amarillo claro y de aspecto transparente. Colores anaranjados, verdosos, hemáticos o hemorrágicos serán indicadores de procesos patológicos.

La turbidez puede ser debida a la presencia de células o de lípidos y se pueden definir como turbios, purulentos, opalescentes, lechosos o quilosos.

▶ La concentración celular se mide en contadores hematológicos si la muestra no está coagulada.

▶ El estudio de otras magnitudes puede diferirse en función de la organización del laboratorio.

8.4.1. Líquido pleural

En condiciones fisiológicas, el espacio pleural contiene 1-10 ml de fluido. Se considera patológico un volumen de líquido pleural que pueda ser detectado radiológicamente y la causa más frecuente de su aparición es la insuficiencia cardiaca congestiva.

El primer objetivo en el estudio del líquido pleural es diferenciar entre trasudado y exudado, y los criterios bioquímicos que permiten establecer esta diferenciación son:

▶ Criterio clásico: > 3 mg/dl de proteínas totales, es un exudado.

▶ Criterios de Light. Está basado en cocientes. Es un exudado si:

▸ Proteínas totales en líquido pleural/suero > 0,5.

▸ LDH en líquido pleural/suero > 0,6 y la LDH sérica está aumentada en suero en más de 2/3 de su límite superior.

▶ Criterios de Light ampliados:

▸ Albúmina sérica-albúmina en líquido pleural < 1,2 g/dl.

▸ Bilirrubina total en líquido pleural/suero > 0,6.

▸ Colesterol en líquido pleural/suero > 0,3 o colesterol en líquido pleural > 60 mg/dl.

Si el derrame pleural es un trasudado, no son necesarios otros estudios bioquímicos. Si, por el contrario, el derrame pleural es un exudado, se debe investigar su etiología.

Estudio de los exudados pleurales

Concentración celular

Se puede medir en cámara de recuento o en autoanalizador hematológico.

Los valores normales para los eritrocitos oscilan entre 0 y 400 hematíes/µl. Si el líquido es hemorrágico y el hematocrito es superior al 50% del hematocrito en sangre, se sospecha hemotórax.

El recuento de leucocitos normal es de 0-250 leucocitos/µl.

Fórmula diferencial de leucocitos

Se realiza mediante tinciones hematológicas, los valores normales son de 0-25% de neutrófilos y de 0-10% de eosinófilos. En casos de inflamación predominan los neutrófilos, en la tuberculosis crónica predominan los linfocitos, porcentajes mayores del 10% de eosinófilos indican la presencia de aire o sangre en el espacio pleural, también infección parasitaria. Se requiere estudio anatomopatológico para la búsqueda tumoral.

Estudio bioquímico

Se realizan las siguientes pruebas y determinaciones:

▶ **Pruebas para la clasificación como exudado**:

	Valores normales
Proteínas totales	0,0-1,2 g/dl
LDH	0-333 UI/l
Albúmina	0,0-1,2 g/dl
Colesterol	0-60 mg/dl
Bilirrubina total	0,0-1,0 mg/dl

▶ **Glucosa**. Los valores normales en adultos son de 70-110 mg/dl. Las concentraciones menores a 50 mg/dl orientan a tuberculosis, neoplasia, artritis reumatoidea o derrame paraneumónico.

▶ **α-amilasa**. Valores mayores al límite de referencia en suero (100 UI/l) indican pancreatitis, neoplasia o rotura esofágica.

▶ **pH**. El normal es de 7,65 o mayor en trasudados. Si el pH es < 7,2 es indicativo de varias enfermedades como tuberculosis pleural, si el pH es < 7,0 está indicado el drenaje.

▶ **Otras magnitudes**. Se realizan de forma diferida: adenosina desaminasa, triglicéridos, lactato, PCR, colinesterasa, ácido hialurónico, marcadores tumorales, complemento y factor reumatoide.

Estudio microbiológico

Se realiza tinción de Gram y cultivo.

8.4.2. Líquido pericárdico

El aumento de líquido en la cavidad pericárdica puede estar provocado por procesos inflamatorios, neoplásicos o hemorrágicos.

El estudio de los líquidos pericárdicos se limita a la observación del aspecto, medición de la concentración de leucocitos, fórmula diferencial, y concentración de glucosa, careciendo de interés otras magnitudes.

Para su clasificación como exudado o trasudado se usa el mismo protocolo que para el líquido pleural.

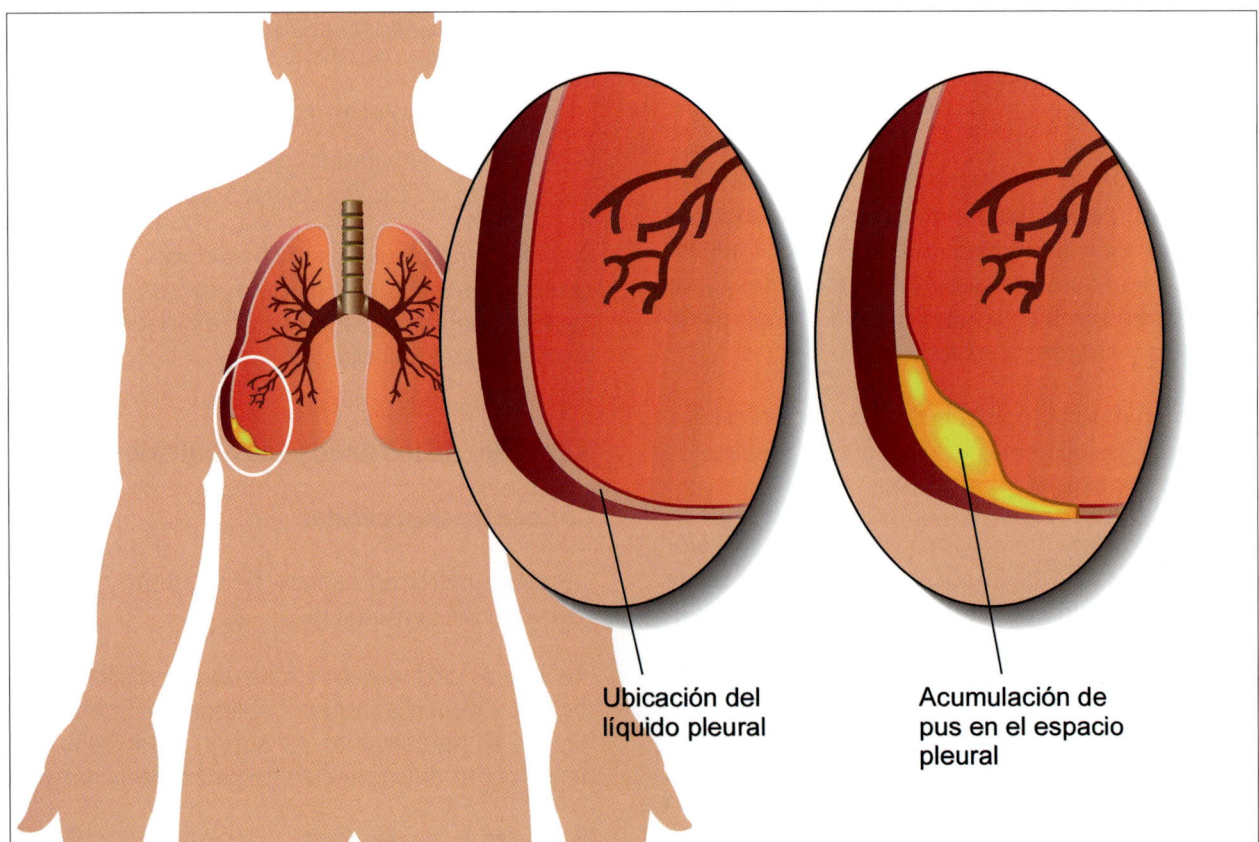

Fig. 8.4. Localización del líquido pleural y presencia de pus en la cavidad pleural (empiema).

8.4.3. Líquido peritoneal

El líquido peritoneal se produce por ultrafiltración del plasma hacia la cavidad peritoneal. Cuando excede de 25 ml y además aumenta progresivamente se denomina *ascitis*.

En el líquido ascítico la diferenciación entre exudado y trasudado tiene menor importancia clínica y su estudio se centra en el gradiente de albúmina.

El estudio del líquido ascítico se realiza en dos etapas, estudio inicial y estudio adicional.

La mayoría de los líquidos ascíticos proceden de pacientes con ascitis cirrótica no complicada y el estudio adicional generalmente no es necesario.

Examen macroscópico

Se estudia el color y el aspecto.

Concentración celular

Para el cálculo de leucocitos en las paracentesis traumáticas se tiene en cuenta la relación existente entre leucocitos y hematíes en sangre periférica. En la ascitis cardiaca o quilosa pasan hematíes a través del hígado y de la linfa.

Fórmula diferencial de leucocitos

Aumentan los neutrófilos en ascitis bacteriana y los linfocitos en peritonitis crónica y tuberculosa.

Gradiente de albúmina

Es el dato más importante en el estudio del líquido ascítico porque permite clasificar a los pacientes con hipertensión portal. Si la diferencia entre la albúmina en suero y en líquido ascítico es superior a 11 g/l, ello sugiere la presencia de hipertensión portal con un 90% de probabilidad.

Las causas más frecuentes de ascitis con hipertensión portal son: hepatopatía crónica o cirrosis, cardiopatía, síndrome de Budd-Chiari, metástasis hepáticas masivas y mixedema.

La ascitis sin hipertensión portal se observa con mayor frecuencia en el carcinoma peritoneal, tuberculosis, ascitis pancreática, ascitis quilosa, síndrome nefrótico, ascitis biliar, ascitis de las conectivopatías y ascitis por obstrucción o infarto intestinal.

Estudio bioquímico

▶ **Proteínas totales**. Una concentración de proteína superior a 10 g/l orienta hacia el diagnóstico de perforación intestinal frente a peritonitis bacteriana espontánea.

▶ **Glucosa**. En el líquido ascítico de la cirrosis no complicada la concentración de glucosa es similar a la del suero. La concentración de glucosa disminuye moderadamente en la peritonitis bacteriana espontánea y de forma más intensa en la perforación intestinal.

▶ **Cociente de lactato deshidrogenasa en líquido ascítico/suero**. En la ascitis cirrótica no complicada es de 0,40. En la peritonitis bacteriana espontánea es de 0,85. Un cociente superior a 1 indica producción o liberación de enzima en la cavidad peritoneal debida a infección o neoplasia.

Un valor de LDH en líquido ascítico mayor que el límite superior del intervalo de referencia en suero es otro criterio diagnóstico de perforación intestinal.

▶ **Cociente de amilasa en líquido ascítico/suero**. En cirrosis no complicada es de 0,44. Cuando el origen de la ascitis es pancreático aumenta hasta 5,59.

Estudio microbiológico

En un 10% de las ascitis cirróticas se produce una peritonitis bacteriana espontánea por lo que se aconseja inocular 10-20 ml de líquido en frascos de hemocultivo a la cabecera del enfermo para detectar e identificar la presencia bacteriana.

Para completar el diagnóstico etiológico del líquido ascítico son de utilidad otras pruebas que pueden realizarse de forma diferida, entre ellas se cuentan: tinción y cultivo de micobacterias, concentración de triglicéridos, concentración de bilirrubina y marcadores tumorales.

¡Tenlo en cuenta!

Se pueden solicitar estudios de líquidos de origen desconocido para que el laboratorio los identifique, los más frecuentes son: LCR procedente de rinorrea u otorrea debida a fístula y orina en un drenaje abdominal. También de otros líquidos como dializados peritoneales, sudor o aspirado gástrico.

8.5. Líquido seminal

El semen o esperma es un líquido blanquecino, muy viscoso, emitido en el momento de la eyaculación, compuesto de los espermatozoides en suspensión en el líquido seminal.

El líquido seminal se forma con la secreción de distintas glándulas de las vías genitales:

▶ Las vesículas seminales (60%) cuya secreción aporta ácido ascórbico, fructosa y factores procoagulantes. Su función está relacionada con la movilidad de los espermatozoides y con la viscosidad y alcalinidad del semen.

▶ La próstata (30%) que secreta componentes fundamentales para la función del espermatozoide como el zinc, el citrato, la fosfatasa ácida o el antígeno prostático específico.

▶ El epidídimo y las glándulas de Cowper (10%). El epidídimo secreta carnitina glucosidasa neutra y las glándulas de Cowper secretan un líquido alcalino cuya misión es neutralizar la acidez de la uretra antes de la llegada de los espermatozoides.

La emisión del eyaculado se produce en diferentes fracciones:

▶ La primera fracción es principalmente secreción prostática, es fluida y ácida.

▶ La segunda fracción deriva del epidídimo y contiene los espermatozoides móviles.

▶ La última fracción procede de las vesículas seminales, es gelatinosa y alcalina, y contiene espermatozoides inmóviles. En contacto con la primera, esta fracción acelera la licuefacción.

El estudio del esperma, espermiograma o seminograma, informa sobre las características de los espermatozoides y es fundamental dentro del estudio de la fertilidad de una pareja y de las técnicas de reproducción asistida. También se utiliza para controlar la efectividad de una vasectomía.

Según la importancia de la información que proporcionan el estudio del semen se puede dividir en tres tipos de análisis: básico, opcionales (estudio bioquímico) y específicos (Doc. 8.2).

¡Tenlo en cuenta!

En la Unidad didáctica 9 se recogen las pruebas bioquímicas, que se realizan en suero dentro de los tratamientos de infertilidad.

8.5.1. Estudio básico del semen, el espermiograma

La muestra debe llegar al laboratorio antes de pasada una hora de su recogida y se habrá mantenido a una temperatura de 37 °C durante su transporte y en estufa antes del análisis. El estudio básico consiste en un examen macroscópico y microscópico.

Examen macroscópico

Incluye *licuefacción*, *apariencia*, *volumen*, *viscosidad* y *pH*.

Licuefacción

El semen una vez eyaculado es una masa semisólida coagulada, pero se transforma, tras 15-60 minutos y a temperatura ambiente, en una masa líquida y homogénea. Este cambio de estado del semen se conoce como **licuefacción**. Una muestra normal debe estar licuada, homogénea, sin grumos ni coágulos. Existe un trastorno llamado de *hiperviscosidad seminal* asociado a infecciones o defectos en las glándulas secretoras caracterizado por la no licuefacción.

La presencia de moco o cuerpos gelatinosos no tiene importancia clínica pero hay que separarlos o proceder a su licuefacción para recoger alícuotas válidas. (Doc. 8.1)

Viscosidad

Una vez que la muestra está licuada, se procede al estudio de su viscosidad mediante la **filancia**, que es la propiedad de formar filamentos (hilos de semen).

Documento 8.1.
Procedimiento para la licuefacción del semen

Si el semen no licua en 60 minutos, se deberá proceder a su licuefacción. Algunos de los métodos que se pueden utilizar son:

▶ Pasar la muestra por una aguja de 18-19 G, evitando la formación de burbujas.

▶ Diluir la muestra con igual volumen de PBS.

▶ Si solo se quiere calcular la concentración espermática se puede añadir una solución de bromelina, que es una enzima proteolítica que produce la licuefacción.

La filancia se considera normal cuando no se forma hilo o este es de menos de 2 cm. Una filancia mayor a 2 cm hace que la viscosidad interfiera de forma apreciable en todas las determinaciones debido a la dificultad de pipetear los volúmenes adecuados. Para evitar este problema, se deberá proceder a su licuefacción.

Apariencia

La apariencia de un semen normal es homogénea de un color gris opalescente o ligeramente amarillento. Otras coloraciones son indicativas de diferentes procesos:

▶ Traslúcido: baja concentración de espermatozoides.

▶ Marrón: sangrado antiguo en conductos genitales, de horas o días.

▶ Rojo: sangrado reciente, en el momento de la recogida.

▶ Amarillo: ictericia, presencia de altos niveles de vitaminas, altos niveles de flavoproteínas oxidadas (elevada abstinencia sexual), leucospermia.

Volumen

El manual de la OMS (Doc. 8.5) considera que el volumen de referencia es > 1,5 ml, y no considera un límite superior porque pueden intervenir diferentes factores como el volumen de secreción de las diferentes glándulas.

Un volumen bajo puede ser debido a ausencia u obstrucción de conductos seminales, pérdida de alguna fracción de la muestra en el momento de la recogida o eyaculación retrógrada (el eyaculado se vierte en la vejiga y se elimina junto con la orina).

pH

El pH se mide usando tiras de papel pH con graduación 6-10. Se coloca una gota sobre el papel y se hace la lectura antes de 30 segundos. El pH

obtenido es el resultado de la mezcla de las diferentes secreciones, principalmente entre el pH alcalino de las vesículas seminales y el ácido de la próstata.

El límite inferior de referencia establecido es de 7,2. Un pH inferior, junto con la observación de oligo o azoospermia y un volumen bajo, es indicativo de agenesia u obstrucción de vesículas seminales y/o conductos deferentes (no pueden salir espermatozoides ni secreciones alcalinas).

Examen microscópico

El microscopio idóneo para el estudio microscópico es el de contraste de fases con pletina termostatizada a 37 °C.

La alícuota que se usa para este análisis debe proceder de una muestra licuada, homogenizada, con filancia menor a 2 cm y sin moco, coágulos ni grumos. La OMS sugiere colocar un agitador orbital dentro de la estufa o aspirar 10 veces la muestra con una pipeta de plástico de 1,5 mm de diámetro.

Una vez preparada la muestra, el examen microscópico consiste en las siguientes observaciones: existencia de *agregaciones* y *aglutinaciones, movilidad, recuento de espermatozoides, morfología, vitalidad* y *detección de anticuerpos antiespermatozoides y recuento de células no espermáticas.*

Para poder observar la movilidad de los espermatozoides es necesario que la profundidad de campo sea de 20 µm. Esta separación entre porta y cubreobjetos se logra mediante la combinación de diferentes volúmenes de muestra y cubreobjetos con distintas áreas.

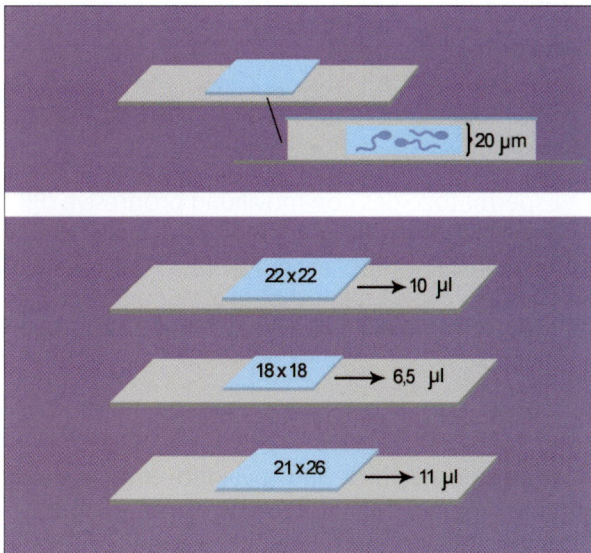

Fig. 8.5. Profundidad de campo: volúmenes y medidas de los cubreobjetos.

La observación de agregaciones, aglutinaciones y células no espermáticas se realiza a 100x. El resto de observaciones se realiza a 200x, 400x.

Los resultados se evalúan estadísticamente usando gráficas y tablas que permiten aceptar o rechazar la media de los dos recuentos con un intervalo de confianza del 95%; si la media es rechazada se tiene que repetir todo el proceso.

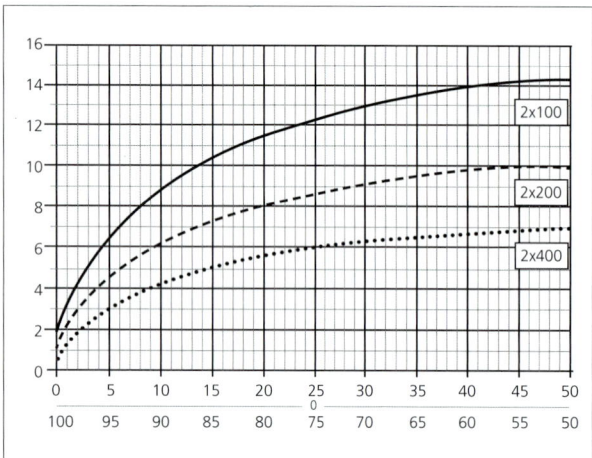

Fig. 8.6. Gráfica del intervalo de confianza del 95% para dos porcentajes.

Agregaciones

Se producen al unirse espermatozoides inmóviles o móviles a células no espermáticas o detritos celulares. No tienen ninguna significación clínica.

Aglutinaciones

Se producen al unirse espermatozoides móviles a otros espermatozoides móviles. Su presencia sugiere la existencia de anticuerpos antiespermatozoides.

Movilidad

La clasificación de los tipos de movilidad según la OMS es:

▶ Espermatozoides con movilidad progresiva (PR): lineal o en círculos amplios, independientemente de la velocidad.

▶ Espermatozoides con movilidad no progresiva (NP).

▶ Espermatozoides inmóviles (IM).

Para la valoración de la movilidad la muestra se deja en reposo 1 minuto a 37 °C, se sitúa en el microscopio y a continuación se procede a evaluar la movilidad de 200 espermatozoides por preparación.

Un ejemplo de una valoración puede ser la siguiente:

	%PR	%NP	%IM
1.ª Preparación	28	22	50
2.ª Preparación	35	29	36
Media	32	25	43
Diferencia	7	7	14
Valoración	√	√	No válido

Observa que son válidas las medias obtenidas para los espermatozoides móviles progresivos (PR) y no progresivos (NP) puesto que la diferencia entre las medias es de 7 y los puntos correspondientes se sitúan por debajo del valor máximo; pero no es aceptable para los inmóviles (IM) puesto que el punto se sitúa encima del valor máximo aceptable (10) de la gráfica de la FIGURA 8.6.

Para considerar una muestra con movilidad normal, los espermatozoides móviles deben representar un 40% del total, como mínimo, y además, el 32% debe presentar movilidad progresiva.

Concentración o recuento de espermatozoides

Se debe realizar una estimación del recuento a la vez que se hace el estudio de movilidad y elegir una dilución de 1/2, 1/5, 1/20 o 1/50. Luego se preparan dos diluciones con el medio de Weigman (50 g de bicarbonato sódico, 10 ml de formol al 35% y agua c.s.p. 1 l), que al llevar formol inmovilizará los espermatozoides.

Según las recomendaciones de la OMS, la mejor cámara para efectuar el recuento de espermatozoides es la Neubauer improved.

El recuento se hace por duplicado y se aplican los métodos estadísticos de aceptación o rechazo.

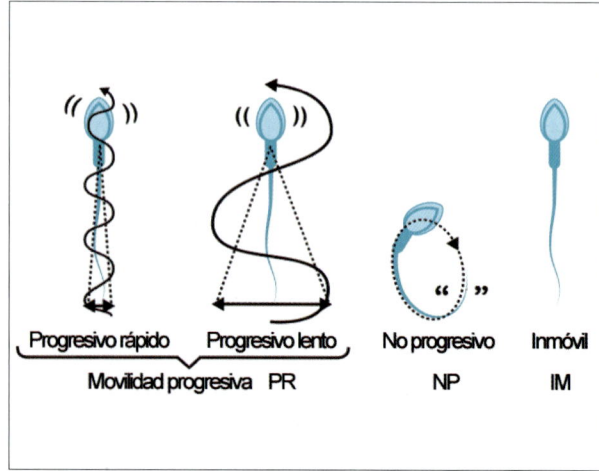

Fig. 8.7. Tipos de movilidad de los espermatozoides.

El cálculo de la concentración de espermatozoides (spz) se calcula de la siguiente manera:

▶ Para diluciones 1/5, 1/20 y 1/50:

$$Concentración = \frac{N° \ spz}{N° \ filas} \cdot \frac{1 \ fila}{20 \ ml} \cdot f.dilución =$$

$$= C \cdot 10^6 \ spz/ml$$

▶ Para diluciones 1/2:

$$Concentración = N° \ spz \cdot \frac{1}{1.800 \ ml} \cdot 2 =$$

$$= C \cdot 10^6 \ spz/ml$$

Para expresar la concentración se emplean números enteros y si el resultado es menor a 10 millones se usa un solo decimal.

Cuando no se visualizan espermatozoides en el eyaculado pero sí tras centrifugación se habla de **criptozoospermia** y cuando no se observan incluso después de centrifugar la muestra se habla de **azoospermia**. Existe un protocolo de trabajo específico para poder hacer esta distinción. De forma general, si el recuento de espermatozoides por campo 400x es menor de 4 se habla de criptozoospermia y se informa una concentración < $2 \cdot 10^6$ spz/ml.

Clínicamente, las criptozoospermias son válidas para técnicas de fecundación *in vitro* por microinyección intracitoplasmática (ICSI) en reproducción asistida, no así las azoospermias que necesitarían una biopsia testicular para aislar espermatozoides válidos.

Morfología

La OMS define un espermatozoide normal como aquel perteneciente a una subpoblación de espermatozoides potencialmente fertilizadores seleccionados naturalmente en el moco cervical.

Documento 8.2.
Estudio de semen posvasectomía

La vasectomía es un método anticonceptivo que consiste en el corte y ligadura de los conductos deferentes. El estudio del semen posvasectomía permite controlar la efectividad de la operación quirúrgica y, por tanto, confirmar la ausencia de espermatozoides.

El estudio consta de dos exámenes: un análisis en fresco y un análisis de la muestra centrifugada. El semen posvasectomía es considerado azoospérmico cuando se confirma la ausencia de espermatozoides en la muestra centrifugada.

El límite inferior para considerar una muestra normal para la morfología es que más de un 4% de los espermatozoides observados se incluyan en la categoría «normal».

Para el estudio de la morfología se deben teñir dos extensiones, hacer una comparación de las medias obtenidas utilizando porcentajes de espermatozoides normales y anormales. Una vez secada al aire se procede a teñir con Diff-Quik y a observar al menos 200 spz por portaobjeto y a 1.000x.

Para considerar un espermatozoide como normal, este debe cumplir unos criterios morfológicos de cabeza, pieza intermedia, flagelo y restos citoplasmáticos muy estrictos, llamados de Kruger.

Una técnica muy usada para clasificar un espermatozoide como normal es mediante el descarte de defectos, en la FIGURA 8.8. se listan los distintos defectos morfológicos.

Los flagelos y cabezas sueltas no se cuentan, a menos que sean muy abundantes.

Existe una anomalía morfológica, la globozoospermia, cabezas sin acrosoma que debe destacarse en el informe porque no son capaces de fertilizar ovocitos *in vivo* pero sí *in vitro*.

Vitalidad

El test de vitalidad debe hacerse de forma rutinaria en todas las muestras pero especialmente cuando la movilidad progresiva es menor del 40%. El porcentaje de espermatozoides viables siempre debe ser igual o superior al de espermatozoides móviles.

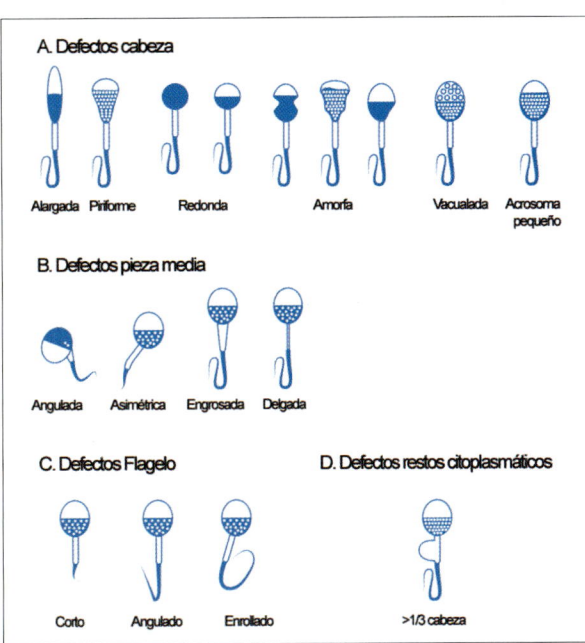

Fig. 8.8. Clasificación de los defectos morfológicos de los espermatozoides.

El límite inferior para muestras normales se sitúa en el 58%. La vitalidad también sirve para poner de manifiesto errores preanalíticos. Si el 100% de los espermatozoides son inmóviles hay que valorar los siguientes supuestos:

▶ Que haya habido problemas en la obtención de la muestra por el uso de detergentes o espermicidas. Descartar el que se haya usado un preservativo en la recogida.

▶ Que se trate de un transporte inadecuado de la muestra, bien por la temperatura o por el tiempo.

▶ Que sea un síndrome de Kartagener. En este caso habría un 100% de espermatozoides inmóviles pero con resultados de vitalidad aceptables. La ausencia de la proteína dineína incapacitaría la movilidad de los espermatozoides.

Para el estudio de la vitalidad se usan técnicas basadas en colorantes supravitales, como las técnicas eosina y eosina/negrosina, y el test hipoosmótico:

▶ Los colorantes no pueden atravesar una membrana plasmática intacta. En un espermatozoide vivo no se tiñe el núcleo, puesto que la membrana plasmática es funcional y el colorante no pasa. En un espermatozoide muerto el núcleo estará teñido de rosa/rojo pues su membrana estará dañada y dejará pasar el colorante.

▶ En un medio hipoosmótico se observan dos tipos de espermatozoides, unos hinchados y con el flagelo rizado y otros sin hinchar. Los primeros corresponden a espermatozoides vivos, puesto que su membrana plasmática es funcional y semipermeable.

Dado que una membrana citoplasmática puede mantener su estructura sin ser funcional, el resultado del test de vitalidad con colorantes siempre ha de ser superior al test hipoosmótico:

▶ Un espermatozoide no teñido con el colorante, podrá tener el test hipoosmótico positivo o negativo (ser funcional o no).

▶ Un espermatozoide muerto debe tener siempre el test hipoosmótico negativo.

Anticuerpos antiespermatozoides

Los anticuerpos antiespermatozoide son anticuerpos generados frente a antígenos específicos del espermatozoide. La presencia de estos anticuerpos dificulta la penetración de espermatozoides en moco cervical y por tanto la fertilización *in vivo*.

Varias patologías como traumas, varicoceles, criptorquidias, etc. pueden causar alteración de la barrera hematotesticular (defensa frente a la autoinmunidad) y, por tanto, la aparición de anticuerpos antiespermatozoides.

En un eyaculado con anticuerpos antiespermatozoide hay IgG e IgA o solo IgG. Las IgA tienen mayor importancia clínica. Habitualmente se usan técnicas que detectan los Ac-Anti IgG como cribaje poblacional y en caso positivo se busca los Ac Anti-IgA.

La importancia clínica de los anticuerpos antiespermatozoide depende de su localización en la membrana plasmática:

▶ La alteración funcional más grave se produce cuando se fijan a nivel de la cabeza o de la pieza intermedia, alterándose los procesos de capacitación espermática.

▶ Cuando se fijan en el flagelo se producirán alteraciones de la movilidad.

▶ Por último, no tienen ninguna relevancia clínica y por tanto no deben ser considerados los anticuerpos adheridos a la punta del flagelo.

Es obligatorio estudiar la presencia de estos anticuerpos, y especialmente cuando se observan aglutinaciones o movilidad baja.

La detección de anticuerpos antiespermatozoides unidos a la superficie de los espermatozoides se realiza mediante pruebas funcionales como la **reacción mixta de antiinmunoglobulinas** o **MAR test**, que consiste en añadir esferas de látex revestidas con IgG o IgA al semen completo y posteriormente anticuerpos anti-IgG o A.

Se considera que un espermatozoide es positivo (contiene anticuerpos antiespermatozoide en su superficie) si es móvil y tiene esferas adheridas. Los espermatozoides negativos nadarán libremente entre las partículas.

Cuando más del 50% de los espermatozoides móviles tienen adheridas esferas de anticuerpos, se considera positiva la existencia de anticuerpos antiespermatozoides.

Células no espermáticas

En el semen, además de los espermatozoides, se pueden encontrar células epiteliales, sin interés clínico y las llamadas *células redondas* que pueden ser leucocitos o células de la espermatogénesis.

Si la concentración de células redondas supera el millón por ml se tiene que hacer un recuento de leucocitos tiñendo con el test de la peroxidasa y contándolos de forma semejante a la usada para calcular la concentración de espermatozoides. Si el recuento de leucocitos es alto, se asocia a infección.

Las células de la espermatogénesis que se pueden encontrar en el semen son las espermátides y los espermatocitos. La presencia de estas células es indicativa de alteraciones de la espermatogénesis. Se pueden distinguir de los leucocitos mediante tinción de Papanicolaou.

Documento 8.3. Test de recuperación de espermatozoides móviles

Se necesita un estudio funcional llamado de *recuperación de espermatozoides móviles* (REM) o *test de capacitación* para comprobar la capacidad fecundante del semen, ya que esta información no se puede obtener del estudio básico de semen.

La **capacitación espermática** se define como la serie de cambios bioquímicos y fisiológicos que le ocurren al espermatozoide en su tránsito por el aparato genital y que le confieren las características con que puede fecundar al óvulo (capacitación): reacción acrosómica, unión espermatozoide-óvulo e hiperactivación espermática.

Los espermatozoides durante su maduración presentan proteínas que inhiben la capacitación y también tras la eyaculación están expuestos a factores discapacitantes en el plasma seminal. Si el espermatozoide permanece más de dos horas en el plasma seminal, puede perder su capacidad fecundante.

Con las **técnicas de recuperación de espermatozoides móviles** (REM) es posible obtener espermatozoides con capacidad de fertilizar para ser utilizados en la reproducción asistida.

El objetivo del procedimiento de capacitación es doble:

▶ Obtener una suspensión de espermatozoides móviles libres de plasma seminal.

▶ Establecer *in vitro* las condiciones adecuadas para que los espermatozoides sufran el proceso de capacitación (que *in vivo* ocurre cuando atraviesan el moco cervical en su recorrido por el tracto genital femenino).

El test REM efectuado a un seminograma anormal orienta sobre la posibilidad de realizar una inseminación intrauterina aunque es difícil establecer un número mínimo de espermatozoides recuperados para realizarla con éxito. En general se considera de buen pronóstico un REM por encima de 5 millones de espermatozoides móviles recuperados por mililitro de eyaculado.

Las técnicas de capacitación más utilizadas son la migración o *swim-up*, el gradiente de densidad y los métodos MACS.

▶ **Método de migración o *swim-up*.** Está basado en la capacidad de desplazamiento de los espermatozoides móviles. De la superficie del sobrenadante de la muestra después de centrifugada que contiene los espermatozoides móviles libres de plasma seminal y células no espermáticas, se evalúa el número de espermatozoides móviles recuperados por ml y se deja la muestra en el incubador hasta el momento de su utilización. Es un proceso fisiológico e independiente del volumen del eyaculado.

▶ **Método de gradiente discontinuo.** Selecciona los espermatozoides según su densidad, los espermatozoides maduros son las células más densas y al centrifugar se depositan en el fondo del tubo después de pasar por dos gradientes de 45% y de 90%. Estos gradientes actúan de filtro para que los espermatozoides inmaduros y los muertos, así como otras células, se queden entre ellos, y el plasma seminal como sobrenadante. Es un método menos fisiológico que el método de *swim-up* y se utiliza fundamentalmente para semen con pocos espermatozoides y semen criopreservado.

▶ **Método MACS.** Esta técnica selecciona los espermatozoides sanos mediante la selección celular inmunomagnética (MACS). Consiste en el uso de unas partículas magnéticas adheridas a un anticuerpo (la proteína anexina V), que tiene la capacidad de reconocer a los espermatozoides senescentes o inviables (apoptóticos). La muestra de semen incubada con las partículas magnéticas se hace pasar por una columna en presencia de un campo magnético. Los espermatozoides apoptóticos quedan retenidos en las paredes de la columna, y los espermatozoides sanos eluyen.

8.5.2. **Bioquímica seminal**

Mediante el estudio de la concentración de diferentes moléculas en el plasma seminal se obtiene información sobre el funcionamiento de las glándulas y zonas específicas donde se producen. Los principales marcadores bioquímicos son:

▶ Citrato, zinc y fosfatasa ácida para alteraciones de la próstata:

▶ Carnitina y glucosidasa neutra para alteraciones en el epidídimo:

▶ Fructosa para las vesículas seminales.

Se suele elegir un solo marcador de próstata, el citrato, y otro de epidídimo, la glucosidasa neutra, además de la fructosa. Los resultados se pueden expresar en cantidad por eyaculado y los valores de referencia varían según las técnicas utilizadas.

En la TABLA 8.2. se muestran los principales patrones bioquímicos en alteraciones de la función reproductiva.

Para obtener el plasma seminal se centrifuga una alícuota durante 10 minutos a 1,000 g y se decanta el sobrenadante. Si se debe conservar, se congela a –20 °C.

Determinación de citrato

Previamente es necesario realizar una desproteinización y una neutralización que eliminan las proteínas mediante ácido perclórico y luego se regula el pH.

El citrato se mide mediante una técnica a punto final con medida a 340 nm del consumo o formación de NADH. Primero se realiza una incubación a 37 °C con reactivo 1 y luego se añade el reactivo 2 que contiene la enzima desencadenante de la reacción.

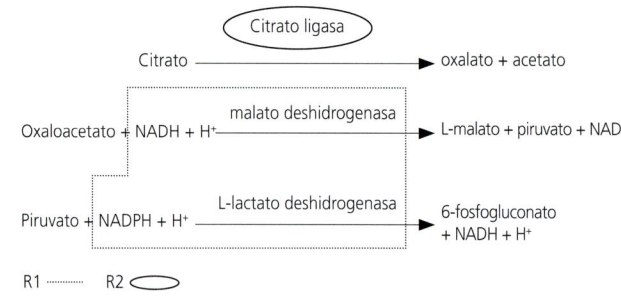

Determinación de zinc

Se puede utilizar una técnica colorimétrica. El zinc forma con el 5-Br-PAPS un complejo coloreado el cual se mide a punto final a 560 nm.

Determinación de fosfatasa ácida

Se puede utilizar una técnica cinética, modificación del método de Hillmann. Un sustrato específico de la fosfatasa ácida, el α-naftilfosfato, es hidrolizado a 37 °C, acabando en la formación de un compuesto coloreado. Se mide el aumento de la absorbancia por minuto a 405 nm durante tres minutos.

Determinación de la carnitina

Previamente es necesario realizar una desproteinización del plasma seminal. Se utiliza una técnica a punto final semejante a la del citrato:

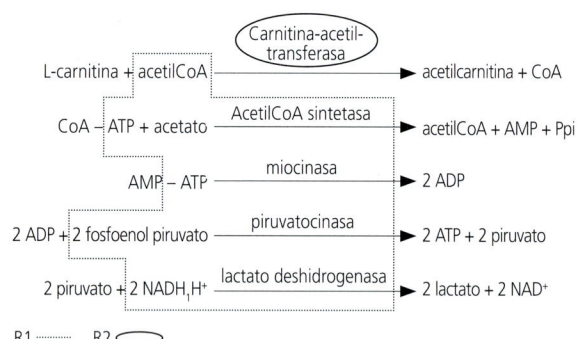

	Volumen	pH	Citrato	Fructosa	α-glucosidasa neutra
Obstrucción distal Agenesia deferentes	Muy bajo	Ácido	Bajo	Muy baja	Baja
Inflamación	Bajo	N-alcalino	N	Baja	N
Obstrucción proximal	N	N	N	N	Baja
Azoospermia secretora	N	N	N	N	N
Hipospermia funcional Recolección incompleta	Bajo	N	N	N	N

Tabla 8.2. Principales patrones bioquímicos en alteraciones de la función reproductiva.

Determinación de glucosidasa neutra

Se determina la isoenzima α-1,4 glucosidasa neutra, usando como inhibidores de otras actividades hidrolasas el dodecilsulfato de sodio (SDS) y la castanosermina.

La actividad enzimática es medida por hidrólisis a pH 6,8 y a 37 °C del p-nitrofenilglucopiranósido en p-nitrofenol, que al añadirle carbonato sódico se trasforma en un producto amarillo medible por su absorbancia a 405 nm.

Determinación de fructosa

También necesita desproteinización y además una reacción previa que elimine la glucosa presente en el plasma seminal.

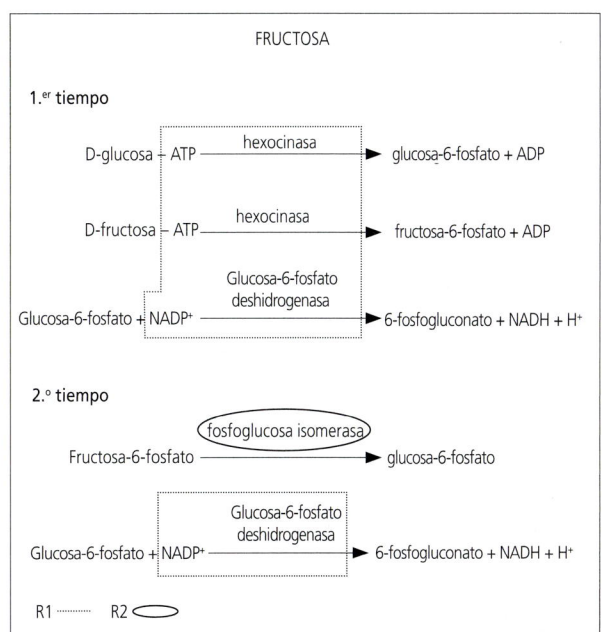

FRUCTOSA

1.er tiempo

D-glucosa + ATP → hexocinasa → glucosa-6-fosfato + ADP

D-fructosa + ATP → hexocinasa → fructosa-6-fosfato + ADP

Glucosa-6-fosfato + NADP+ → Glucosa-6-fosfato deshidrogenasa → 6-fosfogluconato + NADH + H+

2.º tiempo

Fructosa-6-fosfato → fosfoglucosa isomerasa → glucosa-6-fosfato

Glucosa-6-fosfato + NADP+ → Glucosa-6-fosfato deshidrogenasa → 6-fosfogluconato + NADH + H+

R1 ········ R2 ⬭

Documento 8.4.
Algoritmo analítico para el seminograma

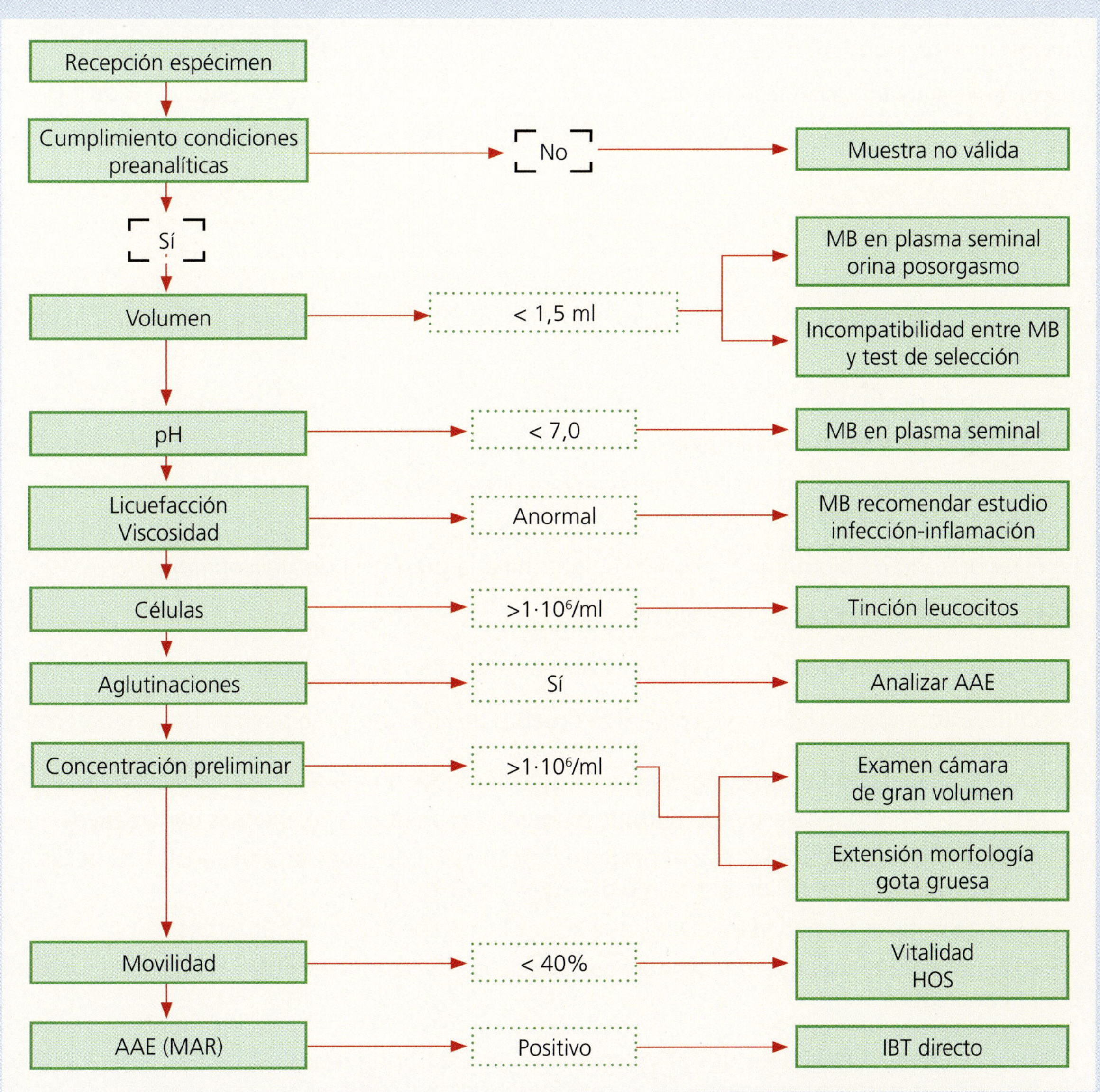

Recepción espécimen

Cumplimiento condiciones preanalíticas → No → Muestra no válida

Sí

Volumen → < 1,5 ml → MB en plasma seminal orina posorgasmo / Incompatibilidad entre MB y test de selección

pH → < 7,0 → MB en plasma seminal

Licuefacción Viscosidad → Anormal → MB recomendar estudio infección-inflamación

Células → >1·10^6/ml → Tinción leucocitos

Aglutinaciones → Sí → Analizar AAE

Concentración preliminar → >1·10^6/ml → Examen cámara de gran volumen / Extensión morfología gota gruesa

Movilidad → < 40% → Vitalidad HOS

AAE (MAR) → Positivo → IBT directo

Documento 8.5. **Evolución de los valores de referencia en los manuales de la OMS**

La evolución de los valores de referencia publicados en las distintas ediciones de los manuales de la OMS, se recoge en la siguiente tabla:

Edición	2.ª	3.ª	4.ª	5.ª
Año	1987	1992	1999	2010
Volumen (ml)	2	2	2	1,5
Concentración espermática (x10^6/ml)	20	20	20	15
Espermatozoides/eyaculado (x10^6)	40	40	40	39
Movilidad progresiva (%)	50	50	50	32
Vitalidad (%)	50	75	75	58
Morfología normal(%)	50	30	(15)	4
pH	7,2-7,8	7,2-7,80	≥7,2	≥7,1
Leucocitos (x 106/ml)	< 1	< 1	< 1	< 1
Anticuerpos (MAR, %)	< 10	< 10	< 50	< 50
Anticuerpos (IBT.%)	< 10	< 20	< 50	< 10
Zinc plasma seminal (µmol/eyaculado)	≥ 2,4	≥ 2,4	≥ 2,4	> 50
Fructosa (µmol/eyaculado)	≥ 13	≥ 13	≥ 13	≥ 13
Glucosidasa neutra (mU/eyaculado)	–	≥ 20	≥ 20	≥ 20

Ejercicios

1. Define factor intrínseco y describe alguna de las patologías o alteraciones de la función gástrica con que se relaciona.

2. Respecto a la gastrina:
   - Explica qué es y cómo se determina.
   - Ante unos valores elevados en plasma, ¿cómo se diferencia una gastritis atrófica crónica de un síndrome de Zollinger-Ellison?

3. En el laboratorio de bioquímica, ¿cómo se determina la presencia de *Helicobater pylori*?

4. Explica en qué consiste el test del aliento.

5. ¿Qué utilidad diagnóstica tiene la determinación de la calprotectina fecal?

6. Describe la enfermedad celiaca y explica qué pruebas de laboratorio se realizan para su determinación.

7. Di si son verdaderas o falsas las siguientes afirmaciones. Razona la respuesta en las falsas.
   a) El test de hidrógeno espirado permite diagnosticar un déficit de enzimas pancreáticas.
   b) En la intolerancia a la lactosa se produce una reacción de hipersensibilidad a nivel de las microvellosidades del primer tramo del intestino delgado.
   c) Una insuficiencia pancreática exocrina lleva a la malabsorción de nutrientes.
   d) El test del aliento para triglicéridos marcados con ^{13}C permite evaluar la capacidad funcional pancreática.

8. Describe al menos tres análisis que se pueden realizar a partir de muestras de heces para la detección de alteraciones gastrointestinales.

9. ¿Qué se entiende por pleocitosis? ¿Qué tipos celulares son los más frecuentes?

10. Cita algunas alteraciones o enfermedades con las que se asocia una pleocitosis marcada

11. Completa en tu cuaderno una tabla como la siguiente relacionada con el estudio bioquímico del LCR y su significado.

Estudio bioquímico del LCR	Alteración en sus valores de referencia	Indicativo de
Glucosa	Disminuido	
Proteínas	Aumentado (no relacionado con la edad)	
	Disminuido	
Lactato deshidrogenasa	Aumentado	
Adenosina desaminasa	Aumentado	
Lactato	Aumentado	

12. Di si son verdaderas o falsas las siguientes afirmaciones con relación al líquido sinovial. Razona la respuesta en las falsas.

   a) El ácido hialurónico le confiere su viscosidad característica.

   b) Su turbidez se asocia a leucocitosis o presencia de lípidos.

   c) La presencia de cristales de hidroxiapatita se asocia a crisis de gota.

   d) La presencia de cristales de oxalato cálcico es debida a pacientes con episodios agudos de artritis por condrocalcinosis.

   e) Para detectar los cristales de lípidos se requieren técnicas de microscopía electrónica.

13. Explica qué criterios se aplican para clasificar en exudado o trasudado una muestra de:

   a) Líquido pleural.

   b) Líquido ascítico.

   c) Líquido pericárdico.

14. Define espermiograma y explica en qué consiste.

15. Di si son verdaderas o falsas las siguientes afirmaciones con relación al líquido seminal. Razona la respuesta en las falsas.

   a) Un pH inferior a 7,2, junto con oligo o azoospermia y un volumen bajo, es indicativo de agenesia u obstrucción de vesículas seminales y/o conductos deferentes.

   b) Para el recuento de espermatozoides basta un solo contaje en cámaras de Neubauer improved.

   c) El porcentaje de espermatozoides viables siempre debe ser igual o superior al de espermatozoides móviles.

   d) MAR test son pruebas funcionales que resultan útiles para la detección de anticuerpos antiespermatozoides unidos a la superficie de los espermatozoides.

   e) Los marcadores bioquímicos que se utilizan para alteraciones de la próstata son la fructosa y la glucosidasa neutra.

16. Explica qué es el test de recuperación de espermatozoides móviles y para qué se utiliza.

17. Cita dos técnicas que se utilicen para la capacitación de los espermatozoides.

Actividad 8.1.

Realización de un seminograma

Objetivos

Realizar un espermiograma básico, sin anticuerpos antiespermatozoides.

Materiales y equipos

Microscopio óptico

Pipetas

Baño termostatizado

Estufa

Productos

Muestra de esperma

Agua destilada

Solución de eosina: 0,67 g eosina Y, 0,9 g NaCl, 100 ml (c.s.p.) agua.

Solución hipoosmótica: 0,675 g/l fructosa, 0,268g/l citrato de sodio en agua destilada.

Desarrollo

- Llevaréis a cabo la actividad en grupos de tres o cuatro personas. Antes de comenzar, planificad el trabajo que se debe realizar teniendo en cuenta el material que se va a necesitar y distribuíos las tareas.

- Trabajad en todo momento cumpliendo las normas de seguridad y prevención de riesgos. No olvidéis los criterios de calidad y de uso eficiente de los recursos que deben regir en el laboratorio, normas para la manipulación del material y los reactivos, protocolos de trabajo, procedimientos para la eliminación de residuos generados, etc.

- Repasad las características preanalíticas en cuanto a recolección de muestras. Una vez que la muestra esté en el laboratorio, se procederá a estudiar todos los apartados del texto teniendo en cuenta las indicaciones que se dan a continuación.

- Observad a 100x las células no espermáticas, agregaciones y las aglutinaciones, diferenciando el tipo (cabeza-cabeza, flagelo-flagelo, cabeza-flagelo) y el grado de aglutinación (aislados 10 spz, moderado 10-50 spz, alta > 50 spz y muy alta todos aglutinados).

Para el análisis microscópico inicial de movilidad

1. Imaginad un cuadrado en el centro del campo visual (Fig. 8.9., A).

2. Iniciad el recuento inmediatamente, como si los espermatozoides comenzaran a moverse en ese justo momento.

3. Primero contad los espermatozoides con movilidad progresiva, luego los espermatozoides con movilidad no progresiva y por último los inmóviles, siguiendo el sentido de las agujas del reloj.

4. Contad a una distancia de los bordes mayor de 5 mm (los puntos 2, 3 y 4 se intentarán hacer con un solo golpe visual).

5. Se contarán al menos 5 campos por portaobjeto y un número de espermatozoides por portaobjeto que puede oscilar entre 200 y 400.

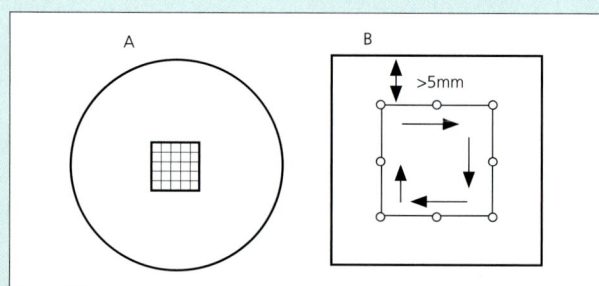

Fig. 8.9. Procedimiento para facilitar el contaje de la movilidad.

200x	400x	Dilución
< 64	< 16	1/2
64-400	16-100	1/5
> 400	> 100	1/20
N.º muy alto		1/50

6. Realizad la estimación del recuento y la dilución correspondiente.

Para la realización del recuento (se hacen dos recuentos usando las dos subcámaras)

1. Llenad las dos subcámaras con la dilución correspondiente.

2. Dejad cinco minutos de reposo en cámara húmeda.

3. Contad en la rejilla 5 hasta 200 espermatozoides.

4. Si no se completan los 200 espermatozoides contad en la 4, y si tampoco se completasen, seguid en la 6.

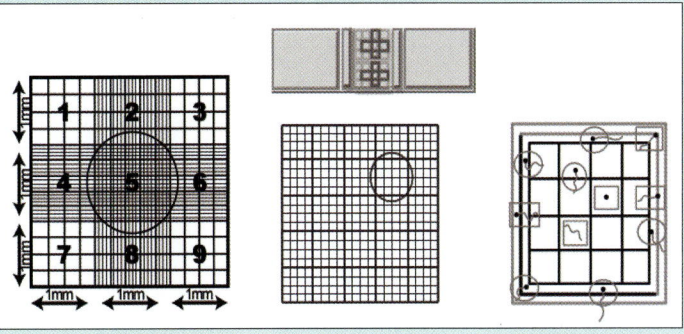

5. Contad siempre filas completas, si se sobrepasan los 200 espermatozoides continuad hasta acabar de contar toda la fila.

6. Para diluciones al 1/2 contad las 9 rejillas.

7. Apuntad el número de espermatozoides y las filas contados.

8. Respecto a la triple línea que separa los cuadrados grandes, tened en cuenta lo siguiente:
   – La línea media muestra el cuadrado relevante.
   – Contad todos los espermatozoides que estén dentro del cuadro central.
   – Contad cuando la cabeza cae dentro.
   – Si la cabeza está justo en la línea central, contad los de la línea vertical izquierda y horizontal inferior, y no contéis los de la vertical derecha y horizontal superior (estos se contarán en otro recuento).

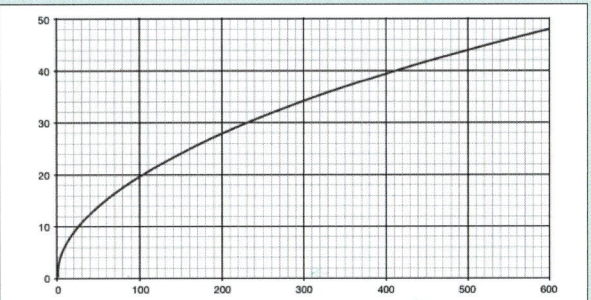

9. Evaluad estadísticamente los resultados según la gráfica adjunta.

Para la valoración de la vitalidad

Técnica de la eosina:
   – Preparad la solución disolviendo la eosina y NaCl en agua destilada y en caliente.
   – Mezclad 5 µl de semen con 5 µl de la solución de eosina, en un portaobjetos (hacedlo por duplicado).
   – Cubrid con un cubreobjetos 22x22.
   – Dejad la preparación 30 segundos en reposo.
   – Observad en microscopio a 400 aumentos. Contad al menos 200 spz/porta.

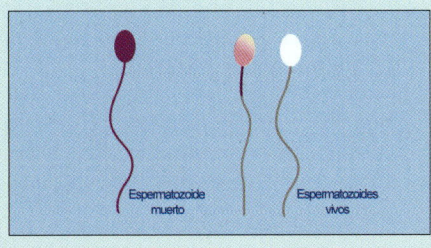

Test hipoosmótico:
   – Preparad la solución
   – Dispensad en un tubo 1 ml de la solución hipoosmótica y 0,1 ml de semen (hacedlo por duplicado).
   – Mezclad y dejad 30 minutos en estufa a 37 °C.
   – Depositad una gota de la preparación entre porta y cubreobjetos.
   – Observad en microscopio a 400 aumentos. Contad al menos 200 spz/preparación.

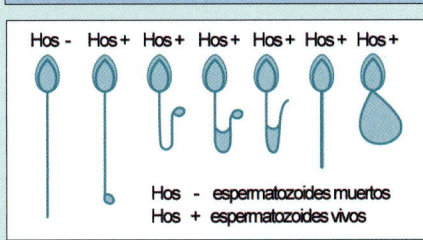

UD 9. Estudios bioquímicos especiales

Contenidos

▶ Determinación de hormonas.
▶ Diagnóstico bioquímico de embarazo y neonatología.
▶ Estudios de infertilidad.
▶ Determinación de marcadores tumorales.
▶ Monitorización de fármacos y toxicología.

9.1. Determinación de hormonas

Una hormona es una sustancia que actúa como mensajero químico en el sistema endocrino para regular la homeostasis y la fisiología del organismo.

Por lo general, en la determinación de las hormonas se usan varios tipos de inmunoanálisis en suero y a veces en orina. Dado que los valores de referencia dependen de muchos factores como la edad, el sexo, el estado fisiológico (pubertad, embarazo, menopausia) o el momento del día o del ciclo menstrual, así como del método que se use, no es posible indicar un intervalo de referencia estándar para estos análisis. Es habitual solicitar determinaciones seriadas, de ahí que para poder comparar los resultados, las determinaciones deben hacerse con el mismo método y a ser posible en el mismo laboratorio.

Para el diagnóstico de las enfermedades endocrinas se usan varias estrategias:

▶ Determinaciones hormonales puntuales para aquellas hormonas con una concentración constante.

▶ Determinaciones hormonales cíclicas para aquellas hormonas con una concentración variable según el momento del día (cortisol) o mensual (FSH, LH).

▶ Determinación de anticuerpos antihormona o antirreceptor.

▶ Pruebas dinámicas de inducción o inhibición.

▶ Determinación de receptores en biopsias de tejidos.

¡Tenlo en cuenta!

La melatonina es una hormona secretada por la glándula pineal y responsable de la adaptación circadiana y estacional.

9.2. Hormonas hipofisarias

Las hormonas hipofisarias son segregadas por la hipófisis, que es considerada la glándula más importante del sistema endocrino. Esta glándula está formada por tres lóbulos:

▶ El lóbulo anterior o adenohipófisis, es la porción de mayor tamaño y segrega las hormonas: *adrenocorticotropa* (ACTH), la *hormona del crecimiento* (GH), la *prolactina* (PRL), la *tirotropina* (TSH), la *luteotropina* (LH) y la *hormona estimulante del folículo* (FSH).

▶ El lóbulo posterior o neurohipófisis, tiene como función el almacenamiento y liberación a la circulación de la *vasopresina* (ADH) y de la *oxitocina*, secretadas desde el hipotálamo.

▶ El lóbulo medio segrega la *hormona estimulante de los melanocitos* o *melanotropina* (MSH), que estimula la síntesis de la melanina de las células de la piel.

La regulación de la producción de las hormonas hipofisarias viene determinada por las células neurosecretoras del hipotálamo que producen dos tipos de polipéptidos:

▶ **Factores estimuladores** de la producción de las hormonas correspondientes en la hipófisis. Son las *hormonas liberadoras* (RH, del inglés *releasing hormone*). (TABLA 9.1)

▶ **Factores inhibidores**. Son la *somatostatina* y la *dopamina*.

¡Tenlo en cuenta!

El eje hipotálamo-hipófisis es el principal centro endocrino y por lo general se regula por retroalimentación negativa, es decir, la hormona secretada por el órgano diana inhibe la secreción de sus hormonas liberadoras.

Factor/Hormona	Abreviatura	Tipo efecto ↑ = Estimulación ↓ = Inhibición	Hormonas hipofisarias afectadas
H. liberadora de tirotropina	TRH	↑	TSH, GH, PRL, FSH
H. liberadora luteinizante	LH-RH o GnRH	↑	LH, FSH
F. liberador de prolactina	PRF	↑	PRL
F. liberador de h. del crecimiento	GH-RF	↑	GH
H. liberadora de corticotropina	CRH	↑	ACTH
Somatostatina (f. inhibidor de GH)	GH-IF	↓	GH
Dopamina		↓	PRL

Tabla 9.1. Principales factores u hormonas liberadoras e inhibidoras del hipotálamo.

9.2.1. Hormona del crecimiento

La **hormona del crecimiento** (GH) o **somatotropina** es una proteína que tiene un efecto de activación del metabolismo celular, principalmente sobre los huesos, los cartílagos y los tejidos blandos.

La GH también estimula la producción del factor de crecimiento insulínico tipo 1 (IGF-1), que se produce principalmente en el hígado pero también en células de otros órganos con receptores para GH.

La liberación de GH se produce en picos pulsátiles, que se corresponden con las primeras horas del sueño y en situaciones de estrés y ejercicio. En individuos normales, los niveles plasmáticos de GH durante la mayor parte del día son muy bajos.

La liberación pulsátil de la GH hace que su medida única y aislada no sea clínicamente útil. Así, se han desarrollado dos tipos de análisis: *pruebas de supresión* y pruebas de *estimulación* para su estudio bioquímico.

La determinación de las concentraciones de IGF-1 se utiliza como parámetro bioquímico, pues son un reflejo de las de GH. Se suelen hacer determinaciones seriadas de IGF-1 porque el rango de normalidad es muy amplio, además de variable según el estado de desarrollo y del sexo.

Alteraciones de la GH y pruebas diagnósticas

Hipersecreción de GH

La hipersecreción de GH suele deberse a la aparición de un tumor hipofisario, que provoca un exceso secretor de esta hormona y la hiposecreción de otras hormonas. Sus consecuencias son:

▶ *Gigantismo*, si se produce antes del fin del crecimiento (edad infantil antes de la pubertad), o *acromegalia*, si se produce en personas adultas.

▶ Hiperproducción de IGF-1.

El estudio de la hipersecreción de GH se realiza mediante **pruebas de supresión**. Se obtiene una muestra de sangre basal, a continuación, el paciente ingiere una solución de glucosa y se extraen muestras de sangre a intervalos regulares. En cada una de estas muestras se mide la GH para ver si la dosis de glucosa administrada ha conseguido inhibir la glándula hipofisaria. En una hipersecreción de GH no se produce inhibición.

Hiposecreción de GH

La hiposecreción de GH produce en edad infantil *enanismo*. Puede deberse a un déficit del factor liberador de GH hipotalámico (GH-RF) o a una lesión hipofisaria que provoque su hiposecreción.

Para su estudio bioquímico se realizan **pruebas de estimulación** con un protocolo semejante al de supresión. En una hiposecreción no se produce aumento de la GH.

En pacientes con déficit de GH que se someten a tratamiento hormonal, se determina la IGF-1 para monitorizar el tratamiento y valorar su eficacia.

9.2.2. Prolactina

La hormona **prolactina** (PRL) es una proteína cuyo principal efecto es estimular la producción de leche materna por las glándulas mamarias. Durante el embarazo, la prolactina, los estrógenos y la progesterona estimulan la formación de leche en las mamas. Tras el parto, la prolactina ayuda a iniciar y mantener el suministro de leche materna. Existe un mecanismo de retroalimentación positiva entre la frecuencia con la que se amamanta al bebé y la cantidad de prolactina secretada.

Las concentraciones varían a lo largo de las 24 horas, aumentando durante las horas de sueño con un pico por la mañana. Idealmente, la extracción de la muestra debería realizarse aproximadamente dos horas después de despertarse.

Alteraciones de la prolactina

La causa principal de **hiperprolactinemia** son los prolactinomas, que son los tumores más frecuentes de la hipófisis. También puede estar asociada al hipotiroidismo, al ovario poliquístico, a la insuficiencia renal y al uso de medicamentos.

Los síntomas clínicos de la hiperprolactinemia son: producción de leche no asociada a embarazo ni a lactancia (galactorrea) tanto en la mujer como en el hombre, amenorrea y esterilidad en mujeres y disfunción eréctil e infertilidad en varones.

9.2.3. Tirotropina

La **tirotropina** (TSH) es una glucoproteína con una parte de su estructura semejante a la LH, la FSH y la hCG, ya que todas ellas están constituidas por dos cadenas polipeptídicas (α y β), siendo la cadena α idéntica para todas y la cadena β la que les confiere su distinta especificidad.

Se encuentra regulada por el hipotálamo por la acción positiva de la *hormona liberadora de tirotropina* (TRH) y por la retroalimentación de las hormonas tiroideas (T4 y T3).

La determinación de TSH junto con la FT4 son las pruebas básicas para detectar alteraciones tiroideas.

9.2.4. Corticotropina

La **corticotropina** u **hormona adrenocorticotropa** (ACTH) es un polipéptido que actúa sobre la corteza suprarrenal para activar la producción de hormonas esteroides (cortisol y aldosterona). La secreción de la ACTH está modulada por la hormona liberadora de corticotropina (CRH) desde el hipotálamo.

La liberación de la ACTH no es constante a lo largo del día sino que sigue un ritmo circadiano; su nivel más bajo se da alrededor de la medianoche y el más elevado hacia las 8 de la mañana.

Existe un mecanismo de retroalimentación negativa entre la ACTH y el cortisol, ambas hormonas se regulan mutuamente dentro de unos márgenes muy estrechos.

En aquellos casos en que exista una alteración de la hipófisis que impida la adecuada producción de ACTH, los niveles de cortisol se verán reducidos. Cuando la lesión afecta a la glándula suprarrenal y le impide responder al estímulo de la ACTH, los niveles de cortisol serán también bajos.

La ACTH se degrada rápidamente por la acción de enzimas proteolíticas, por lo que la muestra se debe conservar inicialmente en un baño de hielo, centrifugar a 4 °C y analizar de inmediato o congelar a −20 °C.

9.2.5. Gonadotropinas

Las gonadotropinas son la **hormona luteinizante** (LH) y la **hormona foliculoestimulante** (FSH). Ambas son glucoproteínas y su producción por la adenohipófisis es inducida por la misma hormona secretada por el hipotálamo: la *hormona liberadora de gonadotropinas* (GnRH).

La LH y la FSH provocan la producción de las hormonas sexuales (andrógenos, estrógenos) y progestágenos en las gónadas. Su secreción tiene diferentes ciclos pulsátiles en el hombre y en la mujer:

▸ En el hombre, el ciclo de liberación es variable a lo largo de todo el día, con mayores oscilaciones de la LH. Las concentraciones de FSH y LH son relativamente constantes después de la pubertad.

▸ En la mujer, los niveles de FSH y LH dependen del ciclo menstrual, quedando dividido el ciclo en dos fases: una *fase folicular* que se corresponde con la primera mitad del ciclo en que se produce la maduración del folículo y la secreción de estradiol, y una *fase lútea* que abarca la segunda mitad del ciclo menstrual, en la que se produce la liberación del óvulo con la formación del *cuerpo lúteo* y la secreción de progesterona. Durante la fase folicular los niveles de FSH se mantienen elevados y los niveles de LH están disminuidos, para desarrollar los folículos y producir estrógenos.

Cuando se alcanza la menopausia, los ovarios dejan de funcionar y la FSH y la LH aumentan.

Hormona foliculoestimulante

En mujeres, la FSH estimula el crecimiento y maduración de los folículos ováricos durante la fase folicular del ciclo menstrual. Durante la fase folicular, la FSH promueve el inicio de la producción de estradiol por el folículo, y las dos hormonas colaboran en el posterior desarrollo del óvulo. Hacia el final de la fase folicular, se produce un pico de FSH y LH. La liberación del óvulo por el ovario (ovulación) ocurre justo después de este pico hormonal. La inhibina, el estradiol y la progesterona contribuyen a regular la cantidad de FSH que se libera desde la hipófisis.

En varones, la FSH estimula los testículos para producir esperma maduro y también promueve la producción de las proteínas fijadoras de andrógenos.

Hormona luteinizante

Durante la fase lútea, la cavidad donde se localizaba el folículo ovárico se transforma en el cuerpo lúteo, cuya producción de progesterona es estimulada por la secreción de LH. A la vez que aumentan las concentraciones de estradiol y progesterona, se produce una disminución de las de LH y FSH. Si no se produce la fecundación del óvulo, las concentraciones de estradiol y progesterona disminuyen; empieza la menstruación y el ciclo se vuelve a iniciar al finalizar esta.

En varones, la LH estimula las células de Leydig para producir testosterona.

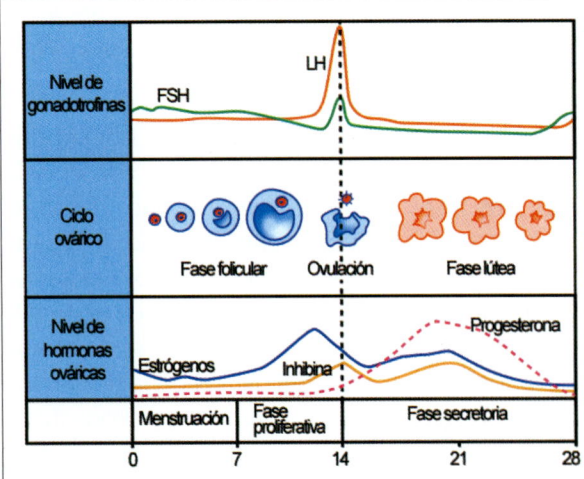

Fig. 9.1. En mujeres que desean quedarse embarazadas pueden realizarse múltiples medidas de LH para detectar el momento de la ovulación (pico de LH).

¡Tenlo en cuenta!

Para valorar los resultados de FSH y LH de una persona es necesario conocer su edad, su sexo y la fase del ciclo menstrual.

Alteraciones de las gonadotropinas

Los trastornos que afectan al hipotálamo, a la hipófisis y/o a los ovarios o testículos pueden ocasionar la producción de cantidades alteradas de FSH y LH, provocando infertilidad, alteraciones de los ciclos menstruales, pubertad tardía o pubertad precoz.

▶ **La disminución** en los niveles de LH, FSH o ambas a la vez, se debe a lesiones hipotalámicas o hipofisarias y se acompaña con niveles disminuidos de las hormonas sexuales. Este hipogonadismo secundario se diagnostica con el *test funcional de estimulación con GnRH*.

▶ **Niveles elevados** de las gonadotropinas se presentan en patologías que afectan a la producción de hormonas sexuales.

  ▶ **En niñas, niños y adolescentes**. LH y FSH elevadas, junto con el desarrollo de los caracteres sexuales secundarios, sugieren una pubertad precoz que podría estar causada por tumores del sistema nervioso central, traumatismos cerebrales, meningitis o encefalitis. La presencia de LH y FSH normales junto a cambios puberales indican pseudopubertad debida a tumores secretores de hormonas, suprarrenales, ováricos o testiculares, o bien a quistes ováricos.

  ▶ En la pubertad tardía, los niveles de LH y FSH pueden ser normales o inferiores a los

esperados. Entre las causas de pubertad tardía se encuentran: disfunción ovárica o testicular, déficit hormonal, síndrome de Turner, síndrome de Klinefelter y anorexia nerviosa.

▶ **En mujeres**. La LH y la FSH permiten discriminar entre un fallo ovárico primario (mala función de los ovarios o alteración de su desarrollo) y uno secundario (alteración hipotálamo-hipofisaria). Aumentos de LH y FSH son indicativos de un fallo ovárico primario causado por alteraciones del desarrollo (agenesia ovárica, síndrome de Turner, déficit de la enzima 17-alfa-hidroxilasa) y fallos ováricos (síndrome del ovario poliquístico, enfermedades suprarrenales, tiroideas o autoinmunes, tumores de ovario y quimioterapia).

▶ **En varones**. Aumentos de LH y FSH indican un fallo testicular primario, que puede ser debido a defectos en el desarrollo testicular (agenesia gonadal, síndrome de Klinefelter), paperas, traumatismos o tumores de células germinales. Valores bajos determinan la causa de un recuento espermático bajo, esterilidad, escaso deseo sexual o poca masa muscular.

9.2.6. Hormona antidiurética

La **hormona antidiurética** (ADH) o **vasopresina** produce la reabsorción del agua por los túbulos colectores de los riñones, provocando la concentración de la orina, y el consiguiente aumento de la presión sanguínea.

La hiposecreción de ADH tiene como causa más frecuente la diabetes insípida, que puede ser diabetes insípida central (asociada a falta de producción de ADH por parte del hipotálamo o a falta de secreción desde la hipófisis) o diabetes insípida nefrogénica (se asocia a una falta de respuesta a la ADH y, por lo tanto, a niveles altos de esta).

La hipersecreción de ADH da lugar al síndrome de secreción inadecuada de ADH (SIADH) que produce hiponatremia, debida a la excreción constante del sodio, aumento del sodio y de la osmolalidad urinaria con respecto a la plasmática.

La prueba de la ADH no suele practicarse en el diagnóstico de estas alteraciones, ya que con la historia clínica (poliuria y sed intensas) y otras pruebas de laboratorio (osmolalidad o electrolitos en sangre y en orina) se puede establecer el diagnóstico. Además existen pruebas funcionales como la *sobrecarga hídrica para SIADH* y la *deshidratación para diabetes insípida*.

9.3. **Hormonas tiroideas**

Las hormonas tiroideas están producidas por la glándula tiroides y son la **tiroxina** (T4) y la **triyodotironina** (T3). La tiroxina contiene 4 átomos de yodo y la triyodotironina contiene 3 átomos de yodo.

Una vez producidas las hormonas tiroideas, se liberan a la sangre, uniéndose a proteínas plasmáticas para ser transportadas hasta las células del organismo. Un porcentaje muy pequeño (inferior al 1%) queda como hormona libre en el plasma, FT3 o FT4, siendo estas las que producen las acciones biológicas.

Las cantidades de FT3 y FT4 son muy similares. La FT3 tiene mucha mayor actividad y rapidez metabólica pero es la FT4 la que se determina como rutina.

9.3.1. **Alteraciones de las hormonas tiroideas**

Hipotiroidismo

El hipotiroidismo es la enfermedad provocada por un déficit de hormonas tiroideas, los niveles de hormonas son bajos y no ejercen su acción sobre los tejidos.

El hipotiroidismo se clasifica según el origen de la alteración en el eje hipotálamo-hipófisis-tiroides como:

▶ **Hipotiroidismo primario**. Se debe a un fracaso del tiroides y causa bocio.

> **¡Tenlo en cuenta!**
>
> La dieta es la fuente de suministro de yodo al organismo, el cual lo demanda en cantidades que varían con la edad y aumentan durante el embarazo y la lactancia. El déficit de yodo puede provocar el bocio, pero también un aporte excesivo de yodo puede inhibir la secreción de las hormonas tiroideas causando bocio e hipotiroidismo.

> **¡Tenlo en cuenta!**
>
> Son tres las proteínas que intervienen en el transporte de las hormonas tiroideas: La TBG, globulina fijadora de tiroxina; la TBPA, prealbúmina fijadora de tiroxina y la albúmina.

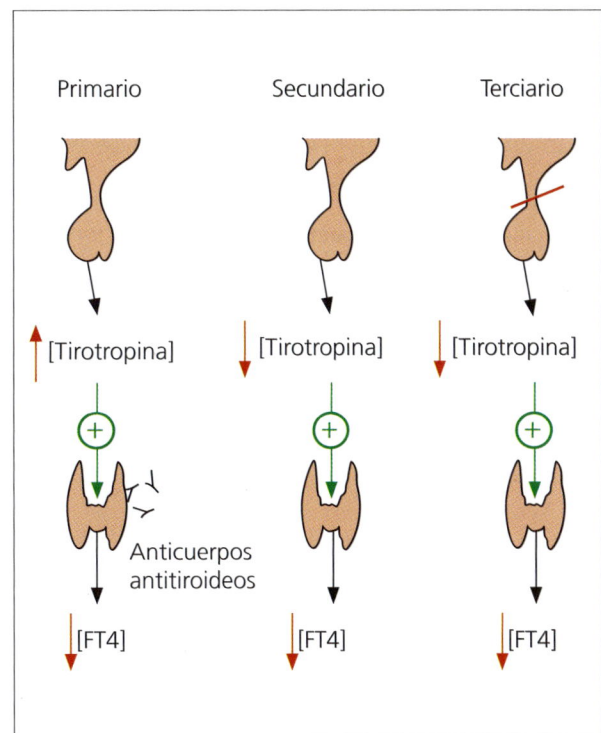

Fig. 9.2. Representación de los tipos de hipotiroidismo.

La FT4 disminuye, mientras que la TSH aumenta. El trastorno más importante de los que producen hipotiroidismo es la tiroiditis de Hashimoto (enfermedad autoinmune).

▶ **Hipotiroidismo secundario**. El fallo tiene lugar en la hipófisis. Disminuyen tanto la FT4 como la TSH. La inyección al paciente de TRH (*Test de TRH*) no consigue el aumento de la TSH.

▶ **Hipotiroidismo terciario**. El trastorno ocurre en el hipotálamo. Disminuye tanto la TSH como la FT4 y el test de TRH provoca el aumento de la TSH.

Hipertiroidismo

Es la enfermedad provocada por un aumento patológico en los niveles de las hormonas tiroideas circulantes, que ejercen en exceso su acción sobre los tejidos.

La enfermedad de Graves es el trastorno de tipo inmunológico más frecuente entre los que causan hipertiroidismo y da lugar a la aparición de bocio. En esta anomalía se producen anticuerpos séricos que se fijan a la membrana celular tiroidea y ocupan los receptores de TSH, lo que activa la hipersecreción hormonal del tiroides.

Otras causas de hipertiroidismo son las tiroiditis, los carcinomas de tiroides y los tumores de la hipófisis secretores de TSH.

Según la etiología del proceso, se clasifican como:

▶ **Hipertiroidismo primario**. Se debe a un exceso de actividad del propio tiroides, presentando un aumento de FT4 y disminución de la TSH (siendo negativo el test de TRH).

▶ **Hipertiroidismo secundario**. En el adenoma hipofisario productor de TSH se elevan tanto la FT4 como la TSH.

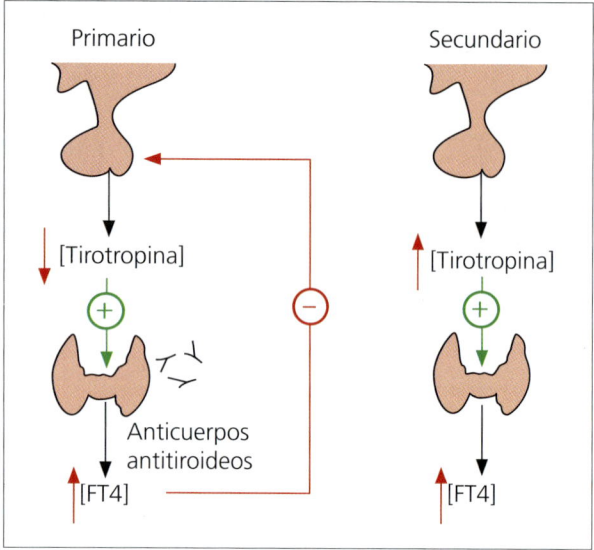

Fig. 9.3. Representación de los tipos de hipertiroidismo.

9.3.2. **Pruebas para el diagnóstico**

Para el diagnóstico de las alteraciones de la función tiroidea se miden la TSH y la FT4 y, si es necesario, se valora la tiroglobulina, los anticuerpos antitiroideos y los antirreceptores de la TSH, o bien se realiza un test funcional suministrando TRH.

▶ **TSH y FT4**. Los inmunoensayos utilizados tienen límites de detección muy bajos (de 0,1 mU/l para TSH). Los valores de referencia para TSH están entre 0,35-5,00 mUI/l. Los valores de referencia para FT4 están entre 0,70-1,98 ng/dl.

▶ **Tiroglobulina**. Es una proteína sintetizada por la glándula tiroides que interviene en el proceso de formación de T3 y T4. Se ve aumentada en el bocio endémico, la enfermedad de Graves y la tiroiditis subaguda, y también se utiliza como marcador tumoral.

▶ **Anticuerpos antitiroideos**. Se utilizan para diagnosticar la enfermedad tiroidea autoinmune (AITD) y se miden los anticuerpos antitiroideos, estos son: anticuerpos antiperoxidasa (TPOAc), anticuerpos antitiroglobulina (TgAc) y anticuerpos antirreceptor de tirotropina (TRAc).

▶ **Test de TRH**. Consiste en suministrar al paciente TRH por inyección intravenosa y permite diferenciar si un hipotiroidismo es de origen hipotalámico o hipofisario. En el primer caso, la TSH aumentará tras el estímulo con TRH. Si el origen es hipofisario, no habrá respuesta a la estimulación y los niveles de TSH no variarán. Los pacientes con hipotiroidismo primario responden con una acusada elevación de TSH tras la estimulación con TRH.

9.4. **Parathormona y calcitonina**

La PTH junto con la calcitonina y la vitamina D intervienen en la regulación del metabolismo de los iones calcio y fósforo y actúan sobre los huesos, el riñón y el intestino:

▶ La PTH y la vitamina D tienen acción sinérgica e hipercalcemiante.

▶ La calcitonina es hipocalcemiante.

El equilibrio entre las tres hormonas determina la concentración de calcio y fósforo en la sangre.

9.4.1. **Parathormona**

La **parathormona** o **paratitina** (PTH) es un polipéptido sintetizado por la glándula paratiroides, donde es almacenada para su posterior liberación a la sangre sin necesidad de ser transportada por otras proteínas.

Su secreción está regulada por la concentración plasmática de iones calcio (Ca^{2+}), de forma que si los niveles de calcio son elevados se inhibe la secreción de PTH y si, por el contrario, los niveles de calcio son bajos se estimula su secreción.

En el riñón, la PTH hace disminuir la absorción del fósforo por los túbulos renales, incrementando su excreción por la orina, mientras que provoca un aumento en la reabsorción del calcio y el magnesio. Además, incrementa la síntesis de la forma más activa de la vitamina D, que potencia la absorción intestinal de calcio. En el hueso, induce la liberación de calcio del hueso a la circulación.

¡Tenlo en cuenta!

Los osteoclastos eliminan tejido óseo y liberan calcio a la sangre mediante la reabsorción ósea. Los osteoblastos sintetizan hueso.

La hiposecreción de PTH o **hipoparatiroidismo** causa hipocalcemia. Este déficit de la hormona puede ser producido por tumores del tiroides, hipertiroidismo, bocio o radioterapia. También existen síndromes que provocan una falta de respuesta del riñón a la acción de la PTH, de tal forma que aunque los niveles de PTH sean normales no se reabsorbe adecuadamente el calcio en los túbulos y se produce una hipocalcemia (pseudohipoparatiroidismo).

La hipersecreción de PTH o **hiperparatiroidismo** puede ser causada por adenoma o hiperplasia de las glándulas. Se manifiesta con hipercalcemia, osteoporosis y cálculos renales. En los casos de hipocalcemia mantenida puede producirse un hiperparatiroidismo secundario como respuesta del organismo para intentar compensar el déficit de calcio.

9.4.2. Calcitonina

La **calcitonina** es una hormona polipeptídica secretada por las células C del tiroides. Está implicada en la regulación del calcio, es hipocalcemiante y el aumento de calcio iónico plasmático induce su liberación.

La calcitonina reduce la actividad reabsortiva de los osteoclastos, incrementa la excreción renal de calcio y fosfato e inhibe la absorción intestinal de calcio pero no de fosfato.

La determinación de calcitonina se usa principalmente como marcador tumoral.

9.5. Hormonas suprarrenales

Las hormonas suprarrenales son las **hormonas esteroideas** y las **catecolaminas**. Ambas son segregadas por las glándulas suprarrenales que se encuentran situadas sobre el vértice superior de cada riñón. Estas glándulas están constituidas por dos estructuras diferenciadas: la corteza, que segrega hormonas esteroideas, y la médula, que segrega las catecolaminas.

▶ La **corteza suprarrenal** está dividida en tres capas, cada una especializada en una función:

  ▶ Capa glomerular más externa. Sintetiza *mineralocorticoides*, principalmente *aldosterona*.

  ▶ Capa fascicular. Es la zona intermedia, secreta glucocorticoides, fundamentalmente *cortisol* y también *cortisona* y *corticosterona*.

  ▶ Capa reticular. Corresponde a la zona interna, produce pequeñas cantidades de *andrógenos* y *estrógenos*.

  La síntesis de las hormonas de la corteza suprarrenal se realiza a partir del colesterol y es estimulada por la acción de la ACTH.

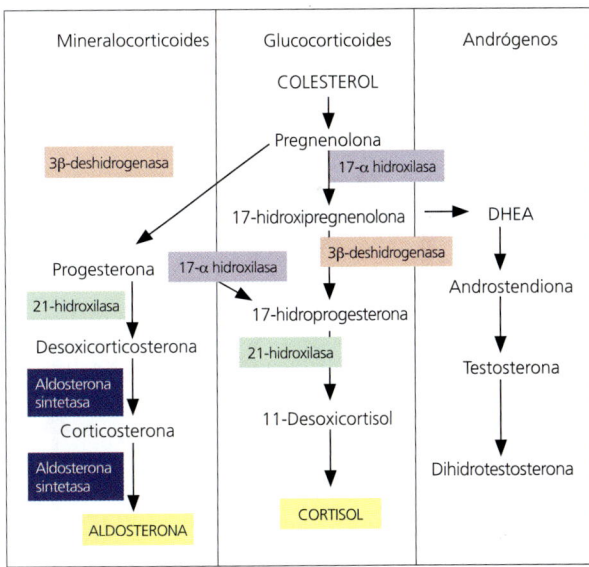

Fig. 9.4. Esquema de la síntesis de hormonas esteroideas.

▶ La **médula suprarrenal** sintetiza las moléculas *adrenalina* y *noradrenalina*. Estas moléculas junto con la *dopamina* se llaman *catecolaminas*. Actúan como neurotransmisores y son hormonas de respuesta ante situaciones de miedo o agresión, preparando al organismo para defenderse. La adrenalina y la noradrenalina tras ser liberadas son rápidamente inactivadas en el hígado para evitar un exceso de respuesta por su potente estímulo.

9.5.1. Aldosterona

La **aldosterona** es el principal mineralocorticoide y actúa en la regulación de las concentraciones del sodio y del potasio a nivel intra- y extracelular. En los túbulos renales favorece la reabsorción del sodio y la excreción del potasio.

Su síntesis está controlada por la acción de la ACTH y después depende estrechamente del equilibrio hidroelectrolítico del organismo, según el denominado *sistema renina-angiotensina-aldosterona*. Cuando disminuye la concentración plasmática de sodio y hay hipovolemia, se induce la secreción de renina que, a su vez, activa la formación de angiotensina. La angiotensina actúa estimulando la secreción de aldosterona, teniendo un potente efecto vasoconstrictor. La aldosterona provoca retención del sodio en los túbulos renales; y al aumentar la volemia, se inhibe la secreción de renina.

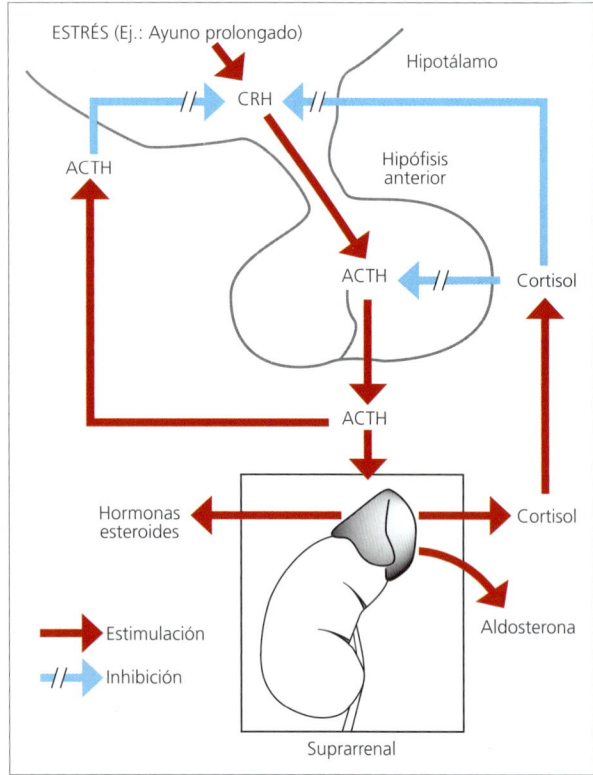

Fig. 9.5. Esquema de la regulación endocrina de la corteza suprarrenal.

Alteraciones de la aldosterona

El **hiperaldosteronismo** o **síndrome de Conn** cursa con aumento de la presión arterial, debilidad muscular y concentraciones disminuidas de potasio. Puede ser:

▶ **Primario**. Es una forma de hipertensión potencialmente curable; por este motivo, es importante detectarlo precozmente y tratarlo de forma adecuada.

▶ **Secundario**. Es más común y puede darse en cualquier situación que haga disminuir ya sea el flujo sanguíneo renal, la tensión arterial sanguínea o los niveles de sodio en sangre. La principal causa de que aparezca es el estrechamiento de las arterias renales o estenosis arterial renal.

El **hipoaldosteronismo** suelen asociarse a enfermedad de Addison; causa deshidratación, hipotensión arterial y niveles altos de potasio y bajos de sodio en sangre.

Pruebas diagnósticas

La valoración del eje renina-angiotensina-aldosterona se efectúa mediante la determinación de la aldosterona y la actividad de la renina plasmática, así como practicando pruebas de función renal y equilibrio hidroelectrolítico.

Determinación de la aldosterona

Los valores de aldosterona en la determinación en sangre dependen de la posición del paciente en la extracción:

▶ En decúbito supino. El paciente debe mantener reposo previo de 30 minutos en posición supina, siempre previa colocación de un catéter intravenoso.

▶ En posición erguida. La persona debe haber permanecido en esta posición durante dos o más horas.

Para evitar estas extracciones se puede determinar la aldosterona en orina de 24 horas.

Determinación de la actividad de la renina plasmática (ARP)

La renina es una enzima proteolítica producida por el aparato yuxtaglomerular del riñón. Esta enzima rompe el angiotensinógeno formando la angiotensina I, que es hidrolizada por la enzima convertidora de angiotensina (ECA). La ECA está ubicada en el tejido pulmonar y da lugar a la angiotensina II con actividad biológica.

¡Tenlo en cuenta!

En pacientes hospitalizados se puede medir la aldosterona en sangre obtenida directamente de la vena renal o de la suprarrenal mediante un catéter.

Los niveles de angiotensina I son directamente proporcionales a la actividad de la renina plasmática, por tanto, estos niveles se miden para evaluar el sistema renina-angiotensina.

▷ Una disminución de la ARP está asociada a hipoaldosteronismo y a hiperplasia suprarrenal congénita, entre otras patologías.

▷ Un aumento de la ARP se asocia a hipertensión y enfermedad de Addison, entre otras patologías.

9.5.2. Cortisol

El **cortisol** es un antagonista de la insulina y su función principal es favorecer la glucogenolisis y la gluconeogénesis manteniendo los niveles de glucosa en sangre. Así mismo, influye sobre el catabolismo de las proteínas y los lípidos para obtener energía. También ejerce efectos antiinflamatorios.

La secreción del cortisol depende de la de ACTH y ambas siguen un ritmo circadiano con una secreción máxima en las primeras horas de la mañana (8 a. m.), después van menguando hasta alcanzar su nivel más bajo alrededor de la medianoche. Este ritmo puede verse modificado si se producen alteraciones del ciclo sueño-vigilia. La medida de cortisol en saliva se usa principalmente para efectuar la medición a las 12 de la noche.

El cortisol es liberado en la circulación sanguínea y en su mayor parte lo transportan proteínas. El cortisol libre (10% del total) es la forma fisiológicamente activa y puede filtrarse por el glomérulo renal, aunque una parte se recupera por reabsorción tubular pasiva.

Alteraciones del cortisol y pruebas diagnósticas

Hipocortisolismo

Puede ser de tres tipos:

▷ **Hipocortisolismo primario** o enfermedad de Addison. La causa más común en el mundo desarrollado es la destrucción autoinmune de ambas cortezas suprarrenales y se encuentra hiponatremia en un 90% de los casos.

▷ **Hipocortisolismo secundario**. Producido por una lesión adenohipofisaria, con defecto en la síntesis de ACTH. Los mineralocorticoides son producidos en la zona glomerular, principalmente bajo el control del sistema renina-angiotensina. Por ello, en pacientes con insuficiencia suprarrenal secundaria la función mineralocorticoide está preservada.

▷ **Hipocortisolismo terciario**. Lo causan trastornos hipotalámicos.

La aproximación diagnóstica a la insuficiencia adrenal se realiza en tres etapas:

▷ Demostración de una concentración de cortisol en suero disminuida.

  ▷ Cortisol am < 3 µg/dl sugiere insuficiencia suprarrenal.

  ▷ Cortisol am 3-18 µg/dl indeterminado.

  ▷ Cortisol am > 18 µg/dl excluye insuficiencia suprarrenal.

▷ Determinación del nivel de disfunción adrenal (primario versus secundario): ACTH > 100 pg/ml disfunción primaria.

▷ Identificación de la causa específica de insuficiencia adrenal. Se realiza mediante pruebas funcionales de estimulación con análogos de ACTH y determinación de cortisol, ACTH y aldosterona en especímenes obtenidos a los 0, 30 y 60 minutos. En la enfermedad de Addison se obtiene una concentración basal elevada de ACTH superior a 100 pg/ml, y una respuesta anormal de cortisol y aldosterona. En la insuficiencia secundaria o terciaria la concentración basal de ACTH es baja, con una respuesta de cortisol anormal y una respuesta normal de aldosterona.

Hipercortisolismo

El principal cuadro clínico de una secreción excesiva del cortisol es el *síndrome de Cushing*. Son múltiples las causas que pueden desencadenar un hipercortisolismo, la más frecuente es la iatrogénica, por la administración prolongada de corticoides o ACTH. Puede tener un origen suprarrenal con valores de ACTH bajos y con desaparición del ritmo circadiano.

El diagnóstico bioquímico se basa en tres pruebas iniciales:

▷ **Cortisol en sangre o en saliva a medianoche**. Un aumento de la concentración de cortisol en la muestra de la noche es sugestivo de síndrome de Cushing.

▶ **Cortisol en orina de 24 horas**. En el síndrome de Cushing se alcanzan valores de cortisol en plasma superiores a 25 µg/dl a partir de los cuales la proteína transportadora del cortisol se satura, aumentando la cantidad de cortisol libre en suero y consecuentemente también sus niveles en orina. Los valores normales oscilan entre 20 y 100 µg/24 h.

  ▶ Valores inferiores a 100 µg/24h descartan el síndrome de Cushing.

  ▶ Entre 100 y 300 µg/24h se realizan test de supresión con dexametasona.

  ▶ > 300 µg/24h son confirmatorias del síndrome.

▶ **Prueba de supresión con dexametasona a dosis bajas**. La dexametasona es un esteroide sintético que mimetiza la acción del cortisol. La respuesta normal a la dexametasona consiste en la supresión de la secreción de cortisol.

Si se obtienen resultados de cortisol elevados, se practican otras pruebas funcionales como:

▶ **Estimulación con CRH**. Permite diferenciar entre una causa hipofisaria y una adrenal o ectópica (tumor productor de ACTH no hipofisario). Se miden los niveles de ACTH y de cortisol a distintos tiempos. La mayoría de las personas con síndrome de Cushing, ya sea por tumores adrenales o por tumores que generan una secreción ectópica de ACTH, no responden a la administración de CRH.

▶ **Pruebas de supresión con dexametasona a dosis elevadas**. Permite distinguir entre tumor hipofisario productor de ACTH y otras causas de síndrome de Cushing. En individuos con tumores hipofisarios, las dosis elevadas de dexametasona suprimen las concentraciones de cortisol; esto no se observa en personas con tumores productores-ectópicos de ACTH.

9.5.3. Andrógenos y estrógenos

Los andrógenos y estrógenos producidos en la capa reticular de las glándulas suprarrenales son hormonas sexuales que tienen las mismas funciones que las hormonas homólogas segregadas por los órganos genitales, aunque en pequeñas cantidades y con una actividad más débil.

▍ La **dehidroepiandrosterona sulfato** (DHEAS) es un andrógeno que se encuentra en sangre tanto en hombres como en mujeres, interviene en el desarrollo de los caracteres sexuales masculinos secundarios durante la pubertad y puede metabolizarse en el organismo a andrógenos más potentes como la testosterona o la androstenodiona, o puede transformarse en hormonas femeninas como los estrógenos. La DHEAS también se produce en pequeñas cantidades en los ovarios y en los testículos. La secreción de DHEAS está regulada por la ACTH.

La concentración de DHEAS suele estar elevada de manera fisiológica en recién nacidos (tanto niños como niñas). Disminuye de manera brusca justo después del nacimiento y vuelve a aumentar durante la pubertad. La concentración de DHEAS experimenta un pico después de la pubertad y más adelante, como sucede con la mayoría de las hormonas femeninas y masculinas, los niveles tienden a disminuir con la edad.

Alteraciones de la DHEAS

La hipersecreción de DHEAS se produce en tumores e hiperplasias de las glándulas suprarrenales (congénita o de aparición adulta). En mujeres produce amenorrea y síntomas visibles de virilización, y en hombres pasa inadvertido. En niños puede ocasionar una pubertad precoz y en niñas unos genitales externos ambiguos e hirsutismo (exceso de vello corporal).

Una hiposecreción de DHEAS puede deberse a una disfunción adrenal o a un hipopituitarismo.

La DHEAS se utiliza para evaluar la función suprarrenal y (junto con FSH, LH, prolactina, estrógenos y testosterona) para distinguir los trastornos suprarrenales de hipersecreción de andrógenos de aquellos que se originan en los ovarios o en los testículos y causan infertilidad.

¡Tenlo en cuenta!

Las mujeres asiáticas pueden tener la DHEAS y la testosterona elevadas sin presentar ningún signo externo de virilización.

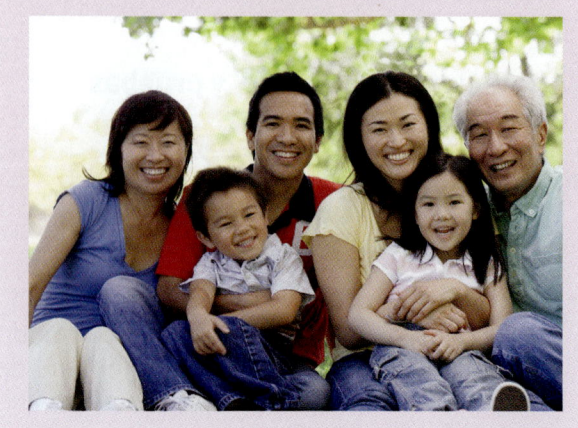

9.5.4. Catecolaminas

Las **catecolaminas** (adrenalina, noradrenalina y dopamina) son degradadas en el hígado por la acción de dos enzimas: la catecol-O-metiltransferasa (COMT) y la mono-amino-oxidasa (MAO). La acción de la COMT da lugar a las metanefrinas (*metanefrina, normetanefrina y metoxitiramina*) que a su vez son degradadas por la MAO dando como producto final el **ácido vanilmandélico** (AVM), la adrenalina y la noradrenalina, y el **ácido homovanílico** (AHV), la dopamina. El AVM y el AHV son excretados en la orina junto a pequeñas cantidades de metanefrinas.

Alteraciones de las catecolaminas y pruebas diagnósticas

La patología más importante de la médula suprarrenal es el **feocromocitoma**. Se trata de una hiperfunción de la médula producida por un tumor que produce y libera cantidades excesivas de catecolaminas. Se manifiesta con hipertensión arterial.

Catecolaminas tot.	< 100-150 µg/24 h
Adrenalina	< 25 µg/24 h
Noradrenalina	< 100 µg/24 h
Metanefrinas	< 1mg/24 h
AVM	< 7 mg/24 h

Tabla 9.2. Valores urinarios normales de las catecolaminas.

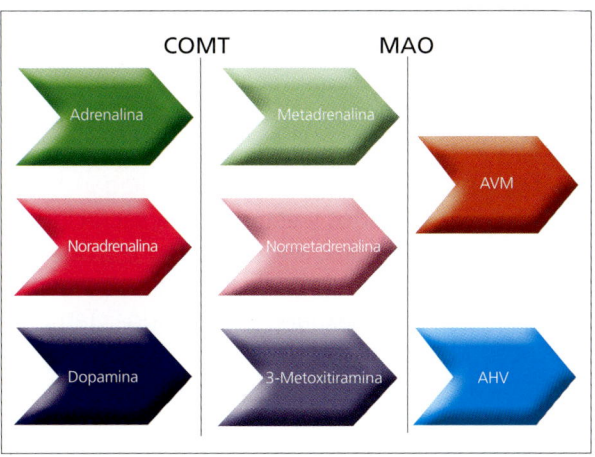

Fig. 9.6. Metabolismo de las catecolaminas.

La determinación de metanefrinas urinarias fraccionadas (metanefrina y normetanefrina) mediante HPLC está considerada la mejor prueba de cribado para el feocromocitoma por su elevada sensibilidad diagnóstica, cercana al 100%. Esta determinación se combina con la de catecolaminas libres y AVM urinarias, además de catecolaminas y metanefrinas en plasma, para incrementar la sensibilidad y especificidad diagnósticas. Todas estas determinaciones se hacen por HPLC.

El **neuroblastoma** es un tumor que deriva de las células de la cresta neural que emigran en el embrión para formar los ganglios simpáticos y la médula suprarrenal. Es el tumor más frecuente en menores de un año.

Para su diagnóstico se estudian el ácido homovanílico, el vanilmandélico y la dopamina en orina de 24 horas.

Documento 9.1. Condiciones preanalíticas en las determinaciones de las catecolaminas

Las condiciones preanalíticas en la obtención de la muestra de las determinaciones de catecolaminas son muy importantes para la fiabilidad y correcta interpretación de los resultados. Entre los factores que afectan a los niveles plasmáticos encontramos la baja vida media y su rápida variación inducida por factores como el estrés, la postura o el ejercicio. Además, numerosos fármacos y compuestos procedentes de la dieta pueden causar interferencias.

Esto obliga a obtener la muestra bajo unas condiciones perfectamente estandarizadas, especialmente en cuanto a restricciones dietéticas y farmacológicas en la recolección de orina, y con respecto a la postura y condiciones del paciente durante la extracción sanguínea.

Para la recogida de orina de 24 horas se deben seguir las siguientes recomendaciones:

▸ El paciente debe guardar reposo y abstenerse de tomar medicación que pueda interferir en la prueba.

▸ Para evitar la degradación del AVM, la orina debe conservarse acidificada a un pH < 3, para lo que se añade al recipiente de recogida 10 ml de HCl 6M.

▸ Hasta su análisis, la muestra debe conservarse en nevera (4 °C).

▸ Deben eliminarse de la dieta aromatizantes y estimulantes, vainilla, café, chocolate y plátanos.

9.6. Hormonas sexuales

Las hormonas hipofisarias LH y FSH llegan hasta los testículos y ovarios y estimulan la secreción de las hormonas sexuales, *andrógenos* y *estrógenos*, responsables del desarrollo de los órganos sexuales y de los caracteres sexuales secundarios. También provocan el mismo efecto sobre las glándulas suprarrenales, aunque en menor medida.

9.6.1. Andrógenos

La producción hormonal de andrógenos está controlada por la LH, que sintetiza sobre todo *testosterona*, mientras que la producción de esperma está estimulada por la FSH.

La **testosterona**, a su vez, estimula la producción y maduración de los espermatozoides. En los tejidos periféricos, la testosterona se convierte en estradiol si actúa la enzima aromatasa y en dihidrotestosterona (DHT) si actúa la 5-α-reductasa.

En los varones la testosterona se produce en las *células de Leydig* de los testículos y estimula el desarrollo de los caracteres sexuales secundarios. Se presenta en grandes cantidades durante la pubertad y en la edad adulta para regular el deseo sexual y mantener la masa muscular.

En las mujeres, la testosterona procedente de la glándula suprarrenal se convierte en estradiol.

La testosterona circula unida a una proteína, la SHBG (globulina transportadora de hormonas sexuales), y solo un pequeño porcentaje circula como testosterona libre. La SHBG es una glucoproteína sintetizada en el hígado, que une dihidrotestosterona, testosterona y estradiol.

La concentración de testosterona en varones presenta un rango de normalidad amplio y varía en función del grado de madurez y de la edad; a partir de la tercera década de la vida disminuye. En mujeres es baja.

Alteraciones de la testosterona

En mujeres, las concentraciones de testosterona pueden aumentar debido a tumores que se desarrollan en los ovarios o en la glándula adrenal, así como a otros trastornos, como el síndrome del ovario poliquístico. La hipersecreción de testosterona da lugar a menstruaciones irregulares, amenorrea, infertilidad e hirsutismo.

El **hipertestosteronismo** en niños, niñas y adolescentes provoca pubertad precoz y puede ser debido a tumores y a la hiperplasia suprarrenal congénita.

En hombres puede deberse a tumores testiculares o adrenales, o al uso de esteroides anabolizantes.

El hipotestosteronismo en hombres produce síntomas poco específicos y el umbral de testosterona a partir del cual aparecen los diversos síntomas es muy variable. Se clasifica en:

▶ **Hipogonadismo hipergonadotrófico** (primario). Las concentraciones de gonadotropinas están elevadas y las causas más frecuentes son el síndrome de Klinefelter, la criptorquidia y lesiones testiculares adquiridas (alcoholismo, traumatismos y parotiditis).

▶ **Hipogonadismos hipogonadotróficos** (secundarios). Presentan concentraciones de gonadotropinas bajas y las causas más frecuentes son la hiperprolactinemia (adquirido) y el síndrome de Kallman (congénito).

También se observan niveles bajos de testosterona en personas con pubertad tardía, con infertilidad y disfunción eréctil y en el síndrome de Prader-Willi.

Cuando las concentraciones de testosterona total parecen incompatibles con los signos clínicos se mide la SHBG para averiguar la testosterona libre usando el índice de testosterona libre (ITL)

$$ITL = \text{Testosterona total/SHBG}$$

Una disminución del ITL indica bajos niveles de testosterona libre e hipotestosteronismo.

Un aumento del ITL indica altos niveles de testosterona libre e hipertestosteronismo.

9.6.2. Estrógenos

Los principales estrógenos son la *estrona*, el *estradiol* y el *estriol*.

▶ **Estrona** (E1). Deriva directamente de la androstendiona o indirectamente de andrógenos. Puede también ser producida en ovarios y placenta, testículos y tejido adiposo. Cuando es necesario, la estrona puede convertirse en estradiol

¡Tenlo en cuenta!

Las mujeres que siguen un tratamiento con estrógenos pueden presentar concentraciones elevadas de testosterona.

y viceversa. La estrona es el principal estrógeno en los varones y en mujeres posmenopáusicas.

▶ **Estradiol** (E2). Se produce principalmente en los ovarios antes de la menopausia, y en varones en los testículos contribuyendo al desarrollo de los espermatozoides. En mujeres posmenopáusicas el estradiol procede de la estrona.

El estradiol es el estrógeno más potente y el que se encuentra a más alta concentración en mujeres premenopáusicas no embarazadas. Sus niveles varían en función de la edad de la mujer y de su estado reproductivo. El estradiol constituye un buen marcador de la función ovárica y se usa para monitorizar el desarrollo del folículo en el ovario durante los días previos a una fertilización *in vitro*.

▶ **Estriol** (E3). En mujeres no embarazadas y en varones, los niveles de estriol son muy bajos. Se usa para monitorizar embarazos de riesgo y para el cribado de cromosomopatías en el segundo trimestre de gestación.

El tipo y la cantidad de los estrógenos varían a lo largo de la vida de una mujer; en cada ciclo menstrual, durante el embarazo y a lo largo del día.

Alteraciones de los estrógenos

Un aumento de los niveles de estradiol o estrona indica en la mujer pubertad precoz o tumores de ovario o de glándulas suprarrenales.

En el hombre indica ginecomastia o tumores de testículo o de glándulas suprarrenales. Tanto en mujeres como en hombres también puede darse en casos de hipotiroidismo y cirrosis.

Una disminución de los niveles de estrógenos en mujeres se produce en el síndrome del ovario poliquístico, en el síndrome de Turner o en casos de hipopituitarismo, hipogonadismo o pubertad tardía, o bien por anorexia nerviosa o ejercicio intenso.

¡Tenlo en cuenta!

El síndrome del ovario poliquístico (SOP) es la endocrinopatía más frecuente en mujeres en edad reproductiva.

Se caracteriza por una hiperplasia ovárica con presencia de múltiples quistes foliculares, hiperandrogenismo y oligomenorrea o amenorrea e infertilidad. Otros signos son acantosis, resistencia a la insulina y obesidad.

9.7. Seguimiento del embarazo y neonatología

Si se produce la fecundación del óvulo, comienza la secreción de niveles crecientes de la hormona gonadotropina coriónica humana (hCG, del inglés *human chorionic gonadotrophin*) por parte del embrión. La hCG impide el comienzo de un nuevo ciclo menstrual manteniendo los niveles altos de estrógenos y progesterona.

A partir de la tercera semana, la placenta secreta *lactógeno placentario* que provoca cambios fisiológicos en la mujer, como el crecimiento de las mamas.

A partir de la semana 11, la placenta sustituye al cuerpo lúteo en la producción de esteroides.

El seguimiento del embarazo se realiza en el laboratorio mediante diferentes pruebas que varían según el trimestre de gestación:

▶ Primer trimestre. Se realiza un test de Coombs indirecto, hemograma, grupo y Rh, cribado de diabetes y de cromosomopatías, hormonas tiroideas, ácido úrico, proteinuria, serología (rubeola, toxoplasmosis, sífilis, hepatitis B y VIH), cultivo de orina y citología vaginal.

▶ Segundo trimestre. Se realiza un hemograma, una proteinuria y un cribado de diabetes entre las semanas 24 y 28. Este cribado se realiza en el 1.º y 2.º trimestre si existen factores de riesgo, o bien en el 3.º si no se ha estudiado previamente.

▶ Tercer trimestre. Hemograma, proteinuria y cultivo de *Streptococcus agalactiae* (semana 36).

9.7.1. Diagnósticos bioquímicos en el embarazo

Determinación de hCG

Como ya has estudiado en el APARTADO 9.2.3., la gonadotropina coriónica humana es una glucoproteína compuesta por dos cadenas de polipéptidos (α y β). Existen metodologías para detectar la hCG total, pero dado que la cadena β es la que le proporciona la especificidad, la mayoría de las metodologías determinan la β-hCG.

Los niveles de la hCG varían con la edad gestacional, y hasta las 9 semanas se duplican cada dos días, si bien luego descienden y se mantienen constantes durante el resto del embarazo.

Para el diagnóstico del embarazo es suficiente el **método cualitativo en orina** (POCT) que detecta niveles alrededor de 20 mU/ml de β-HCG. Estos niveles se alcanzan aproximadamente a los 10 días de la fecundación, por lo que suele hacerse la prueba cuando existe una falta en la menstruación.

Se pueden dar falsos negativos si la prueba se realiza antes de que se hayan alcanzado los niveles de 20 mU/ml; se aconseja repetir la prueba al cabo de unos días.

La determinación cuantitativa puede detectar valores 1mU/ml y se practica en casos de embarazos de riesgo; también se realizan determinaciones seriadas para comprobar el normal desarrollo de la gestación.

Se usan diversas **técnicas de inmunoanálisis** con diferentes valores normales y, por lo tanto, es importante realizar las determinaciones en el mismo laboratorio para poder comparar los incrementos.

▶ Si el aumento es menor que el esperado, indica embarazo ectópico.

▶ Si no hay aumento o existe disminución, indica aborto.

▶ Si se detecta después del aborto, indica la existencia de restos embrionarios y la necesidad de eliminarlos.

▶ Si el incremento es superior al esperado indica embarazo múltiple o enfermedad trofoblástica gestacional (mola hidatidiforme).

Determinación de progesterona

La **progesterona**, un gestágeno, es la hormona sexual femenina que actúa sobre el útero preparándolo para la implantación del ovocito y el mantenimiento del embarazo. Se forma en el cuerpo lúteo del ovario.

Los niveles de progesterona aumentan desde la ovulación y siguen aumentando si existe embarazo, o bien disminuyen cuando empieza la menstruación.

Si al inicio del embarazo los niveles de progesterona no van aumentando progresivamente, es posible que se trate de un embarazo ectópico o una mola hidatidiforme, o que exista un alto riesgo de aborto. Un embarazo con unos niveles bajos se puede observar en preeclampsia (hipertensión, edema y proteinuria).

La progesterona también se solicita:

▶ Como parte de un estudio de infertilidad.

▶ Para saber si se ha producido la ovulación y para evaluar la respuesta al tratamiento inductor de la ovulación.

▶ Para monitorizar la eficacia del tratamiento con progesterona en mujeres que necesitan este tratamiento para mantener el embarazo.

▶ Para monitorizar el estado de la placenta y del feto en un embarazo de riesgo.

▶ Cuando una mujer no embarazada tiene menstruaciones anormales.

Determinación de estrógenos

El estriol constituye el principal estrógeno durante el embarazo. Lo produce la placenta y su concentración empieza a aumentar durante la octava semana de la gestación y sigue aumentando durante todo el embarazo.

Normalmente, unas cuatro semanas antes de que la mujer se ponga de parto, los niveles de estriol se incrementan de manera muy marcada. El estriol se puede medir de manera seriada en embarazos de alto riesgo.

Durante el embarazo también aumenta la estrona, aproximadamente más de 10 veces entre las semanas 24 y 41. Después del parto, los niveles de estrona y estriol disminuyen.

9.7.2. Cribado prenatal del síndrome de Down

La Organización Mundial de la Salud (OMS) define el **cribado** o *screening* como la aplicación sistemática de una prueba para identificar a individuos con un riesgo suficientemente alto de sufrir un determinado problema de salud para beneficiarse de una investigación más profunda o de una acción preventiva directa, entre una población que no ha buscado atención médica por síntomas relacionados con esa enfermedad.

La detección precoz de los fetos con la trisomía 21 o síndrome de Down ha sido uno de los objetivos prioritarios del cribado prenatal por tratarse de la aneuploidía más frecuente en recién nacidos vivos y la causa más frecuente de retraso mental severo.

El diagnóstico se consigue al realizar un cariotipo fetal a partir de una biopsia de corion, en el primer trimestre, o una amniocentesis, en el segundo. Ambos son procedimientos invasivos y conllevan un riesgo de pérdida o daño fetal.

Si el ginecólogo determina con el diagnóstico prenatal que existe grave riesgo para la vida o la salud de la embarazada, o que existe riesgo de graves anomalías en el feto puede practicarse un aborto hasta la semana 22.

Con las pruebas de cribado prenatal se consigue seleccionar a las gestantes que presentan mayor riesgo de portar un feto con trisomía 21, a las que se les ofrece la prueba diagnóstica.

Existen varias estrategias de cribado prenatal del síndrome de Down, que se recogen en la TABLA 9.3. Siempre que sea posible, se aconseja realizar el cribado del primer trimestre del embarazo.

Cribado en el primer trimestre

Combina datos bioquímicos, ecográficos y epidemiológicos. Todos los datos obtenidos se introducen en programas informáticos que calculan el riesgo de que el feto sea portador de una trisomía 21.

▶ **Datos bioquímicos**. Se determinan entre las semanas 8 y 12 de gestación.

▶ La **proteína plasmática A asociada al embarazo** (PAPP-A) es una proteína producida inicialmente por el trofoblasto y posteriormente por la placenta. En un embarazo normal, los niveles de esta proteína aumentan hasta el momento del parto. Los niveles se encuentran disminuidos en cualquier anomalía cromosómica y en casos de aborto espontáneo y embarazo ectópico.

▶ La β-hCG. Puede utilizarse indistintamente la fracción libre de la β-hCG o la β-hCG total; los niveles de ambas aumentan rápidamente en el embarazo entre las semanas 8 y 10, y posteriormente disminuyen y se estabilizan. Los niveles están aumentados en la trisomía 21 y disminuidos en las trisomías 18 y 13.

▶ **Datos ecográficos**. Se mide ecográficamente la translucencia nucal, también llamada sonolucencia o pliegue nucal, que es una acumulación transitoria de líquido en la nuca y se encuentra aumentado en fetos portadores de trisomía 21 y otras alteraciones. Esta medición se lleva a cabo entre las semanas 12 y 13 de la gestación.

▶ **Datos epidemiológicos.** El principal dato es la edad materna pero también influyen otros como antecedentes familiares de trisomía 21, tabaquismo, etnia, embarazo múltiple, peso materno y diabetes.

Cálculo del riesgo

Es muy importante determinar con exactitud la edad gestacional del feto para poder aplicar bien los valores normales de PAPP-A y fβ-hCG.

En los embarazos múltiples el cálculo del riesgo es difícil puesto que la cantidad de PAPP-A y fβ-hCG está aumentada. Sin embargo, la medida de la translucencia nucal es única para cada feto.

Una vez procesados todos los datos por el sistema informático y obtenido el valor de riesgo, si este valor es superior a un valor de corte predefinido, se ofrece a la gestante la posibilidad de realizar una biopsia de corion.

Método de cribado	Trimestre	Marcadores	Tasa de detección	Falsos positivos
Ecográfico	1.º	TN	60-65%	~5%
Combinado	1.º	TN, fβ-hCG, PAPP-A	> 75%	~3%
Bioquímico (test doble)	2.º	fβ-hCG, AFP	~60%	~5%
Bioquímico (test triple)	2.º	fβ-hCG, AFP, uE3	~60%	~5%
Bioquímico (test cuádruple)	2.º	fβ-hCG, AFP, uE3, inhibina A	> 75%	~3%
Integrado	1.º	TN, PAPP-A y test cuádruple	~75%	~3%

Tabla 9.3. Estrategias de cribado para las aneuploidías fetales más comunes.

El punto de corte para recomendar un estudio invasivo es un riesgo entre 1/250 y 1/300, habiéndose fijado en muchos centros en 1/270 por motivos históricos, ya que es el riesgo asociado a la edad de 35 años, primer cribado poblacional que se utilizó.

Las recomendaciones de la SEGO establecen ofrecer el cribado en el primer trimestre a todas las gestantes, siguiendo una metodología, en uno o dos tiempos.

La mayoría de estos programas también informa sobre el riesgo de otras trisomías como el síndrome de Edwards (trisomía 18) o el síndrome de Patau (trisomía 13).

Cribado en el segundo trimestre

El cribado del segundo trimestre del embarazo no se practica en todos los casos, solo si no se ha hecho el del primer trimestre.

En este cribado, entre las semanas 15 y 20 del embarazo, se calcula el riesgo de que un feto presente trisomía 21 o defectos del tubo neural mediante la determinación de las siguientes sustancias:

▶ **Alfa-fetoproteína** (AFP). Es una proteína producida por el feto. Durante el embarazo, la concentración de AFP en la sangre fetal y en el líquido amniótico aumenta hasta la semana 12 y posteriormente va disminuyendo de forma gradual hasta el momento del nacimiento. Los incrementos de la AFP son indicativos de defectos del tubo neural, por lo que puede solicitarse de forma individual, además, en la ecografía de las 20 semanas se evalúa si existen signos de posible defecto del tubo neural.

▶ **hCG**. En fetos portadores de la anomalía cromosómica asociada al síndrome de Down la hCG suele estar aumentada mientras que en los portadores de la anomalía cromosómica asociada al síndrome de Edwards la hCG suele estar disminuida.

¡Tenlo en cuenta!

Los defectos del tubo neural son problemas congénitos graves en los que el cerebro o la médula espinal no se desarrollan completamente; los más frecuentes son la espina bífida y la anencefalia. Para prevenirlos se recomienda que las mujeres en edad de engendrar tomen 400 µg/día de ácido fólico.

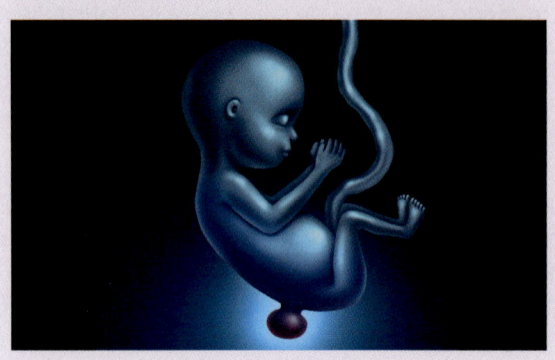

▶ El **estriol no conjugado** (uE3). Tiende a estar disminuido en los embarazos en los que el feto tiene un síndrome de Down o un síndrome de Edwards.

▶ La **inhibina A**. Es una hormona producida por la placenta. Los niveles en la sangre materna disminuyen ligeramente entre las semanas 14 y 17, y después vuelven a aumentar. Los niveles de inhibina A tienden a estar elevados en embarazos en los que la madre es portadora de un feto con síndrome de Down.

Si se miden las tres primeras se habla de *triple cribado* mientras que si se incluye la inhibina A se habla de un *cribado cuádruple*. Si un cribado resulta positivo se ofrece la posibilidad de realizar una amniocentesis y un cariotipo fetal.

¡Tenlo en cuenta!

El ADN fetal en sangre materna refleja la conformación genética del feto y puede utilizarse como cribado de cromosomopatías a partir de la décima semana del embarazo.

Riesgo aumentado de	hCG	uE3	AFP	Inhibina A
Espina bífida	Normal	Normal	Elevada	No aplicable
Anencefalia	Disminuida	Disminuida	Elevada	No aplicable
Síndrome de Down	Elevada	Disminuida	Disminuida	Elevada
Síndrome de Edwards	Disminuida	Disminuida	Disminuida	No aplicable

Tabla 9.4. Interpretación de los resultados del cribado del segundo trimestre del embarazo.

9.7.3. Detección precoz de enfermedades endocrino-metabólicas en el recién nacido

Los programas de cribado neonatal de enfermedades endocrino metabólicas (PCN), tienen su punto de partida en la obtención de una muestra de sangre capilar obtenida por punción del talón de todos los recién nacidos a partir de las 48 horas de vida y que, depositada sobre un papel absorbente, se utiliza para la detección precoz de trastornos que ponen en peligro la salud y las condiciones de vida personal y familiar e incluso pueden llegar a producir la muerte.

Las decisiones sobre qué enfermedades deben ser incluidas en los PCN están basadas en estos criterios:

▶ La enfermedad cursa con morbilidad mental o física severa y/o mortalidad si no se diagnostica en el periodo neonatal.

▶ La búsqueda clínica mediante un simple examen físico no es efectiva y no identifica la enfermedad en este periodo.

▶ Existe un tratamiento efectivo disponible.

▶ El tratamiento precoz mejora significativamente el pronóstico.

▶ La enfermedad tiene una incidencia relativamente elevada: > 1 por 10.000-15.000 recién nacidos.

▶ Existe un test analítico de cribado, rápido, sencillo, fiable y de bajo coste.

La espectrometría de masas y en concreto la MS/MS permite detectar en el mismo análisis la presencia de todos y cada uno de los aminoácidos y acilcarnitinas que se utilizan como marcadores de enfermedades congénitas.

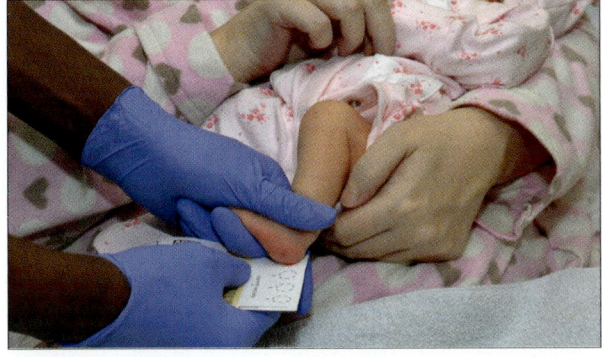

Fig. 9.7. Punción para la realización de los programas de cribado neonatal.

Las principales enfermedades endocrino-metabólicas congénitas son:

▶ **Hipotiroidismo congénito**. Es el trastorno más frecuente y se diagnostica por aumentos de la TSH.

▶ **Fibrosis quística**. Se detecta por aumentos del tripsinógeno, también llamado tripsina inmunorreactiva (TIR). El tripsinógeno es un precursor inactivo de la tripsina. Los neonatos con fibrosis quística tienen obstruidos los conductos pancreáticos y la TIR se encuentra elevada.

▶ **Aminoacidopatías**. Son enfermedades causadas por el trastorno del metabolismo de un aminoácido. Las más destacables son:

　▸ **Fenilcetonuria**. Aumento de fenilalanina.

　▸ **Enfermedad de la orina con olor a jarabe de arce**. Aumentos de leucina, isoleucina y valina.

　▸ **Homocisteinuria**. Aumento de metionina que origina la determinación de homocisteína.

　▸ **Tirosinema tipo 1**. El aumento de la succinilacetona que se produce debido al acúmulo de tirosina es patognomónico de la enfermedad.

▶ **Acidurias y acidemias orgánicas**. La mayoría son defectos en las rutas catabólicas de los aminoácidos valina, leucina, isoleucina y lisina. Los marcadores bioquímicos son las acilcarnitinas formadas por la coenzima A junto a un grupo acilo. Una vez puestas de manifiesto en sangre, es obligatorio comprobar la excreción en orina por cromatografía de gases acoplada a espectrometría de masas. La muestra de elección es orina impregnada en papel de filtro.

　▸ **Acidemia glutárica tipo 1**. Aumento de la glutarilcarnitina.

　▸ **Acidemia isovalérica**. Aumento de la isovalerilcarnitina.

　▸ **Acidemia 3-hidroxi 3-metil glutárica**. Aumento de 3-hidroxi-isovalerilcarnitina y de metilglutarilcarnitina.

　▸ **Deficiencia de β-cetotiolasa**. Aumento de 2-metil 3-hidroxibutirilcarnitina y de tiglilcarnitina.

　▸ **Acidemias metilmalónica** y **propiónica**. Aumentos de propionilcarnitina y de los cocientes propionil/acetilcarnitina y propionil/palmitoilcarnitina. Es necesario estudiar los ácidos orgánicos en orina para diferenciarlas.

▶ **Trastornos de la β-oxidación de los ácidos grasos**. Los marcadores de estas enfermedades son también las acilcarnitinas puesto que la carnitina es esencial para que los ácidos grasos puedan alcanzar la matriz mitocondrial para poder oxidarse.

> ▶ **Deficiencia de acil-CoA deshidrogenasa de cadena media**. Aumento de octanoilcarnitina y del cociente octanoilcarnitina/acetilcarnitina.

> ▶ **Deficiencia de acil-CoA deshidrogenasa de cadena muy larga**. Aumento de tetradecanoilcarnitina y del cociente tetradecanoilcarnitina/acetilcarnitina.

> ▶ **Deficiencia de L-3 hidroxiacil-CoA deshidrogenasa de cadena larga**. Aumento de la exadecanoilcarnitina y de la octodecanoilcarnitina.

> ▶ **Deficiencia de carnitina parmotoiltransferasa 1**. Aumento de carnitina libre.

> ▶ **Deficiencia de carnitina palmioiltransferasa 2**. Aumento de exadecanoilcarnitina y del cociente de la suma de exadecanoilcarnitina más octodecanoilcarnitina/acetilcarnitina.

> ▶ **Deficiencia primaria de carnitina**. Aumento de carnitina libre y del cociente de la suma de exadecanoilcarnitina más octodecanoilcarnitina/acetilcarnitina.

> ▶ **Deficiencia de carnitina/acilcarnitina translocasa**. Aumento de exadecanoilcarnitina y del cociente de la suma de exadecanoilcarnitina más octodecanoilcarnitina/acetilcarnitina.

▶ **Anemia falciforme**. Se determina la HbS.

▶ **Déficit de biotinidasa**. Disminución o ausencia de actividad de biotinidasa.

▶ **Galactosemia**. Aumento de la galactosa o disminución de la galactosa 1- fosfato.

▶ **Hiperplasia suprarrenal congénita**. Aumento de la 17-OH progesterona.

Actualmente el Sistema Nacional de Salud obliga al cribado de:

Hipotiroidismo congénito	Fibrosis quística
Acidemia glutárica tipo 1	Fenilcetonuria
Deficiencia de acil-CoA deshidrogenasa de cadena media	Deficiencia de L-3 hidroxiacil-CoA deshidrogenasa de cadena larga
Anemia falciforme	

Cada comunidad autónoma puede incluir, además, las que considere oportunas.

9.8. Estudios de infertilidad en reproducción asistida

La OMS define a la infertilidad como una enfermedad del sistema reproductivo que se caracteriza por la no consecución de un embarazo clínico tras 12 meses o más de relaciones sexuales habituales sin anticoncepción.

La ESHRE (European Society of Human Reproduction and Embryology) define la **esterilidad** como la incapacidad de la pareja para conseguir un embarazo tras un año de exposición regular al coito y la **fertilidad** como la capacidad para hacerlo.

Se estima que la infertilidad puede afectar a un 15% de las parejas y que de este 15%, un 21% se debe al factor masculino, el 33% al factor femenino, el 40% es mixto y el 6% idiopático.

Un plan de tratamiento de fertilidad debe implicar tanto al hombre como a la mujer y puede incluir cambios en los hábitos nutricionales, el estilo de vida y los factores ambientales. Dependiendo del problema y del diagnóstico, se pueden utilizar terapias farmacológicas u hormonales, intervenciones quirúrgicas o técnicas de reproducción asistida.

El estudio de infertilidad básico incluye, además de otros estudios, determinaciones hormonales en la mujer y un seminograma en el hombre.

En la mujer es fundamental conocer la reserva ovárica. La reserva ovárica hace referencia a la cantidad total de ovocitos que tiene una mujer. Este dato ayuda a determinar el potencial de fertilidad de una mujer y se consigue con técnicas ecográficas y con determinaciones hormonales (FSH basal y hormona antimulleriana). Los test de estimulación ovárica se usan en las técnicas de reproducción asistida para conseguir la ovulación.

¡Tenlo en cuenta!

Muchos profesionales diferencian entre esterilidad e infertilidad, entendiendo esta como incapacidad de finalizar la gestación con el nacimiento de un niño sano. No es lo mismo aquella pareja que no puede concebir, estéril, de la pareja que concibe pero no finaliza la gestación, infértil. Además, se habla de esterilidad o infertilidad secundaria cuando el problema surge después de un embarazo normal.

9.8.1. Infertilidad en la mujer. Determinaciones bioquímicas

Las causas de infertilidad en la mujer pueden deberse a diversos factores:

▶ **Factor tubárico**. Son obstrucciones parciales o totales de las trompas de Falopio que se estudian mediante histerosalpingografía.

▶ **Factor uterino**. Incluye anormalidades uterinas como malformaciones, miomas y endometriosis que se estudian mediante ecografía transvaginal.

▶ **Factor cervical**. Problemas anatómicos o del moco cervical (causa inusual de esterilidad).

▶ **Factor ovárico**. Se estudian mediante determinaciones hormonales.

Los problemas ovulatorios son el 15-25% de las causas de infertilidad. Las alteraciones menstruales son indicativas de una anovulación que se confirma mediante el fallo ante una inducción de la ovulación. Las principales patologías de este tipo son el síndrome de ovario poliquístico, la insuficiencia ovárica y la menopausia precoz.

El estudio hormonal para averiguar el origen patológico se debe realizar el día 2 o 3 del ciclo (exceptuando la progesterona que debe ser estudiada en día 21) y puede incluir:

▶ **FSH**. Permite estudiar la reserva ovárica. Los valores normales, que indican una buena reserva ovárica son de 3 a 9 mUI/ml. Valores de FSH por debajo de 6 indican una reserva ovárica excelente, de 6 a 9 buena, de entre 9-10 moderada y de 10 a 13 es indicativo de una reserva ovárica disminuida. Valores por encima de 13 mUI/ml. indican una reserva ovárica muy baja.

▶ **Estradiol** (E2). Sus valores al inicio de ciclo van desde los 27 pg/ml hasta los 161 pg/ml aproximadamente. Valores por debajo de los 50 pg/ml son ideales en una mujer fértil. Niveles anormalmente elevados pueden indicar presencia de quiste o baja reserva ovárica.

▶ **LH**. Sus valores deben situarse entre 2-10 mUI/ml. El aumento de LH por encima de las 20 mUI/ml es indicativo de que la ovulación está a punto de producirse. Junto con la progesterona ayuda a determinar si se produce la ovulación de forma normal.

▶ **Progesterona**. Los valores normales el día 21 del ciclo deben situarse entre 5 y 20 ng/ml para afirmar que se ha producido la ovulación. Lo ideal es que superen las 10 mUI/ml. El día 3, la progesterona debe ser de menos de 1,5 ng/ml.

▶ **Prolactina**. En mujeres no embarazadas, los valores oscilan entre 0 y 20 ng/ml y en mujeres embarazadas entre 10 y 300 ng/ml. Valores fuera del embarazo por encima de 80 ng/ml sugieren un mal funcionamiento de la hipófisis, que puede ser causado por un tumor o por SOP.

▶ **Hormona antimulleriana** (AMH). Glucoproteína producida en las células de la granulosa de los folículos preantrales y antrales y en las células de Sertoli testiculares. Es la hormona responsable de la regresión de los conductos mesonéfricos durante la diferenciación sexual de los embriones masculinos y se emplea como indicativo de la reserva ovárica. Valores por debajo de 0,7-1 ng/ml indican baja reserva ovárica y entre 0,7-1 y 3,5 ng/ml es lo normal. Valores por encima de 3,5 ng/ml pueden indicar un desarrollo ovárico excesivo.

▶ **Otras hormonas**. También pueden intervenir en el estudio de infertilidad: TSH, FT4, testosterona, DHEAS, Inhibina B, 17-OH-progesterona.

9.8.2. Infertilidad en el varón. Determinaciones bioquímicas

La evaluación inicial de la infertilidad masculina es sencilla y por ello la valoración andrológica, que incluye un semiograma con REM, precede a cualquier valoración invasiva de la mujer. En la actualidad no está indicada la realización sistemática de determinaciones hormonales en los varones de parejas estériles.

Las principales causas de infertilidad en el hombre son:

▶ Trastornos hormonales que causan hipogonadismo hipergonadotrópico. En general, las concentraciones de FSH se correlacionan con el número de espermatogonias.

▶ Cromosomopatías como el síndrome de Klinefelter y microdeleciones del cromosoma Y.

▶ Criptorquidia, varicoceles y obstrucciones de los conductos.

▶ Eyaculación precoz, retrógrada o aneyaculación.

▶ Infecciones.

9.8.3. La fecundación *in vitro*

La fecundación *in vitro* es un proceso de laboratorio que consiste en facilitar la unión del óvulo con el espermatozoide para obtener embriones fecundados que serán transferidos al útero materno.

La técnica más empleada es la **inyección intracitoplasmática de espermatozoides** o ICSI (del inglés *IntraCytoplasmic Sperm Injection*) que consiste en introducir un espermatozoide en el citoplasma de un óvulo.

Para llevar a cabo la fecundación *in vitro* se necesita poner en práctica los siguientes procedimientos:

1. **Estimulación ovárica**. Consiste en la administración de análogos de la FSH para conseguir que los ovarios produzcan más de un ovocito. Uno de los más usados es el citrato de clomifeno (test de Navot). El tratamiento comienza poco después de la menstruación y dura entre 10 y 20 días.

   Durante el tratamiento se realizan ecografías y se determina el estradiol en sangre para comprobar que el crecimiento y la evolución de los folículos es el adecuado. El tratamiento termina con la administración de β-hCG que provoca la ovulación.

2. **Extracción de ovocitos**. Treinta y seis horas después de la administración la â-hCG se realiza una punción transvaginal para obtener los folículos. La punción se realiza en quirófano y bajo sedación.

3. **ICSI**. Para realizar el ICSI se necesita preparar tanto los óvulos como los espermatozoides. La técnica se aplica usando un microscopio invertido dotado con sistemas antivibración, de control de temperaturas y de micromanipulación, además, la sala debe ser lo más aséptica posible.

   ▶ **Tratamiento de los óvulos**. Consiste en eliminar el *cumulus oophorus* y se sujeta con una micropipeta.

   ▶ **Tratamiento y elección del espermatozoide**. Mediante una micropipeta se aspira un solo espermatozoide seleccionado de la muestra procedente de la REM.

La micropipeta con el espermatozoide se introduce en el citoplasma del óvulo y se libera el espermatozoide (inyección del espermatozoide).

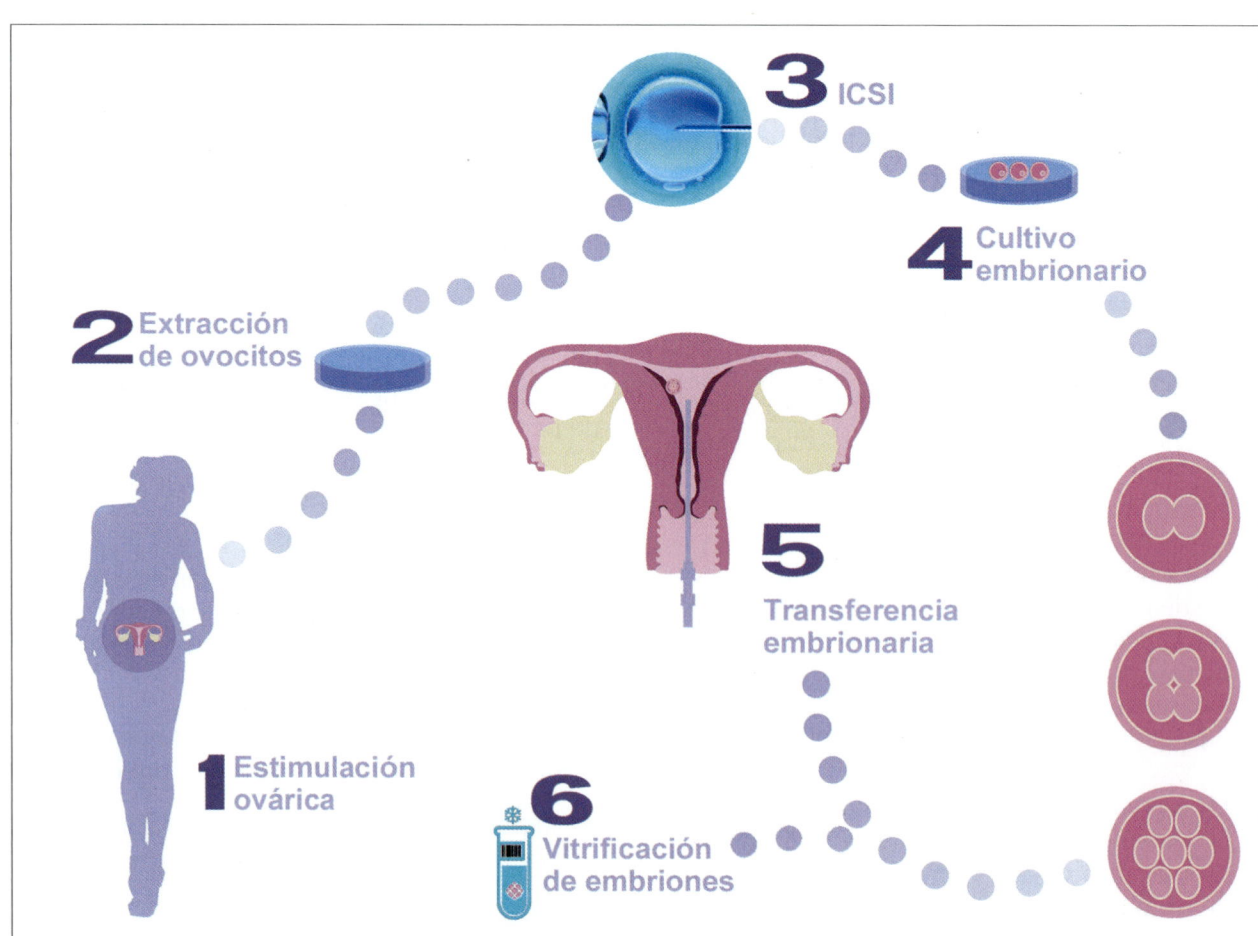

Fig. 9.8. Procedimientos de fecundación *in vitro* mediante la técnica ICSI.

4. **Cultivo embrionario**. El óvulo inoculado se lleva a incubación y a las 18 horas se comprueba si se ha producido la fecundación mediante la observación de dos pronúcleos. El desarrollo embrionario se deja evolucionar hasta alcanzar el estado de mórula con 16 blastómeros al cabo de dos o tres días. Algunos embriones pueden no llegar a completar su desarrollo.

5. **Transferencia embrionaria**. La transferencia embrionaria consiste en la introducción de los mejores embriones dentro del útero materno con la ayuda de una cánula especialmente diseñada para ello. El procedimiento se lleva a cabo en el quirófano, aunque en este caso no es preciso realizar sedación, ya que es un proceso rápido e indoloro. No se recomienda transferir más de tres embriones.

6. **Vitrificación de embriones**. Una vez realizada la transferencia embrionaria, se lleva a cabo la vitrificación de los embriones no transferidos para poder usarlos en un ciclo posterior sin necesidad de estimulación ovárica.

Las técnicas ICSI están indicadas en pacientes con oligozoospermias, astenozoospermias y teratozoospermias graves, además de en criptozoospermias y azoospermias con obtención de espermatozoides a partir de biopsias de testículo. También en pacientes con aneyaculación, eyaculación retrógrada o enfermedades infecciosas. Además, se realiza ICSI con semen congelado de varones sometidos a vasectomía, radioterapia y quimioterapia.

Otras causas son: diagnóstico genético preimplantacional (DGP) o fallos de otras técnicas reproductivas.

¡Tenlo en cuenta!

Existen incubadores con registro de imágenes que evitan la manipulación del embrión, lo que aumenta las posibilidades de embarazo.

¡Tenlo en cuenta!

La vitrificación es la técnica que permite la solidificación celular con bajas temperaturas y en poco tiempo sin que haya formación de hielo. Para lograrlo se utilizan grandes cantidades de crioprotectores celulares (evitan la rotura de membranas) y son sumergidos en nitrógeno líquido a una temperatura de −196 °C.

Documento 9.2. Bancos de semen y de ovocitos

Existen muchos casos en los que se necesita utilizar semen u óvulos de donantes como por ejemplo en mujeres sin pareja masculina o en mujeres con ovarios disfuncionales. Además, tanto hombres como mujeres pueden usar estos bancos para conservar sus gametos antes de un tratamiento de quimio- o radioterapia que afecte a sus gónadas.

▷ **Bancos de semen**. Son centros sanitarios debidamente registrados y autorizados que mantienen muestras de semen congelado para su utilización en técnicas de reproducción asistida.

La selección de los donantes de semen está regulada por ley e incluye a varones mayores de 18 años con un buen estado de salud físico y mental, con un estudio de enfermedades infecciosas de resultado negativo, cariotipo normal y, además, pruebas genéticas y anamnesis en referencia a él y a su familia, para prevenir el riesgo de transmisión de enfermedades genéticas a la descendencia.

La muestra de semen será lavada, capacitada y concentrada para poder introducir un máximo número de espermatozoides de máxima movilidad. El semen se almacena en pajuelas, que se termosellan con un aparataje especial y se etiquetan. Después se almacenan en tanques de nitrógeno líquido a −196 °C y se mantienen en periodo de cuarentena durante seis meses. Después de este tiempo, se repiten las pruebas para garantizar que el donante no esté en una fase inicial de alguna infección.

▷ **Bancos de ovocitos**. Para ser donante de óvulos tan solo se requiere tener entre 18 y 35 años y no presentar ninguna enfermedad conocida ni antecedentes de enfermedades hereditarias. Si se cumplen estas premisas, únicamente hace falta realizar una revisión ginecológica que incluye citología y ecografía, y un análisis de sangre (analítica general y estudio hormonal, cariotipo, estudio de fibrosis quística y de síndrome de X-frágil, test de enfermedades infecciosas que incluyen VIH, hepatitis B y C, sífilis, y el grupo sanguíneo con el factor Rh). Además, también se realiza un estudio psicológico.

La donante es sometida a un tratamiento de estimulación ovárica y de extracción de óvulos. Una vez que se han obtenido los óvulos, la congelación se realiza por técnicas de vitrificación.

9.9. Determinación de marcadores tumorales

Un **marcador tumoral** es toda sustancia producida por las células tumorales o por células no tumorales en presencia del tumor, cuya presencia puede ser detectada en el suero o en otros líquidos biológicos, y que se puede usar en la detección precoz, el diagnóstico, el pronóstico o el control evolutivo del tumor, o bien en el diagnóstico precoz de recidivas.

Los marcadores tumorales son indicadores de la presencia de una neoplasia pero no son específicos de las neoplasias, pues se pueden encontrar concentraciones apreciables en gran número de situaciones fisiológicas o patológicas no tumorales. Por lo tanto, se debe vigilar el aumento en su concentración teniendo en cuenta los estudios de sensibilidad y especificidad diagnóstica.

Los marcadores tumorales son útiles sobre todo en la evaluación de la eficacia del tratamiento oncológico, en el establecimiento del pronóstico, en el seguimiento clínico y en el diagnóstico precoz de las recidivas.

El resultado de un marcador tiene que ser evaluado teniendo en cuenta estas consideraciones:

▶ Cuanto mayor es su concentración, mayor es la probabilidad de estar ante un tumor maligno.

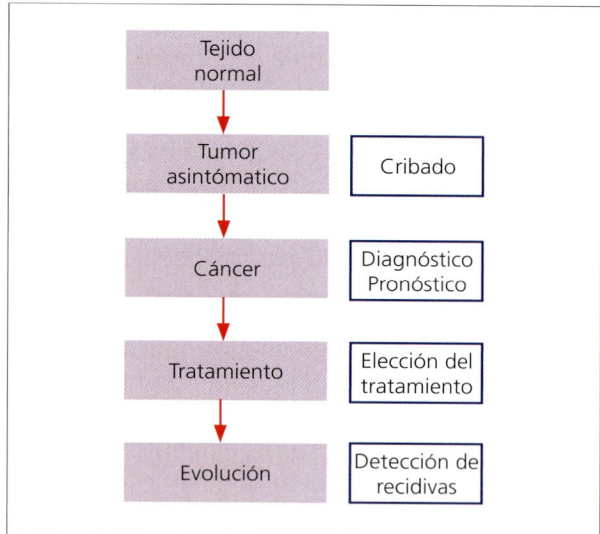

Fig. 9.9. Esquema de las aplicaciones de los marcadores tumorales.

▶ La presencia de patologías hepáticas y/o renales origina un aumento de las concentraciones del marcador, puesto que se afecta su catabolismo y/o excreción.

▶ Ante un valor alto, se deben realizar dos o tres determinaciones seriadas en un intervalo superior a 20 días, que suele ser el tiempo de vida medio del marcador. Si se observa aumento, ello indica crecimiento tumoral.

Los marcadores tumorales se determinan por métodos inmunológicos y los más frecuentes utilizados en el diagnóstico clínico se recogen en la tabla siguiente.

Neoplasia	Marcadores	Aplicaciones
Tumores trofoblásticos gestacionales	β-hCG	Diagnóstico precoz Indicador pronóstico Detección precoz de recidivas Evaluar y monitorizar tratamientos
Tumores germinales de ovario	Alfa-fetoproteína (AFP) β-hCG	Diagnóstico y clasificación histológica Detección precoz de recidivas Evaluar y monitorizar tratamientos
Tumores germinales de testículo	Alfa-fetoproteína β-hCG	Diagnóstico diferencial Indicador pronóstico Evaluar y monitorizar tratamientos
Cáncer de ovario	Antígeno carbohidrato 125 (CA 125) Proteína 4 del epidídimo humano (en neoplasias no mucinosas)	Cribaje en síndromes hereditarios Diagnóstico diferencial Indicador pronóstico Detección precoz de recidivas Evaluar y monitorizar tratamientos
Cáncer de cuello uterino: Carcinoma epidermoide Adenocarcinoma	Antígeno asociado a los carcinomas escamosos (SCC) Antígeno carbohidrato 125 (SCC, antígeno carcinoembrionario)	Indicador pronóstico Detección precoz de recidivas Evaluar y monitorizar tratamientos
Cáncer de mama	Antígeno carcinoembrionario (CEA) Antígeno carbohidrato 15.3 (CA 15.3) oncogén HER-2/neu	Indicador pronóstico Detección precoz de recidivas Evaluar y monitorizar tratamientos

Cáncer de próstata	Antígeno prostático específico (PSA)	Diagnóstico precoz Diagnóstico diferencial Estadiaje clínico Indicador pronóstico Evaluar y monitorizar tratamientos
Cáncer de colon y recto	Antígeno carcinoembrionario Antígeno carbohidrato 19.9 (CA 19.9)	Indicador pronóstico Detección precoz de recidivas Monitorización terapéutica
Cáncer de páncreas	Antígeno carbohidrato 19.9 Antígeno polipeptídico tisular (TPA) Antígeno polipeptídico tisular específico (Antígeno carcinoembrionario, antígeno carbohidrato -12)	Diagnóstico en cáncer avanzado
Cáncer primitivo de hígado	Alfa-fetoproteína	Indicador pronóstico Detección precoz de recidivas
Cáncer de estómago	Antígeno carcinoembrionario Antígeno carbohidrato 19.9 Glucoproteína 72 asociada a tumores (TAG 72)	Indicador pronóstico Detección precoz de recidivas Evaluar y monitorizar tratamientos
Cáncer de pulmón	Antígeno asociado a los carcinomas escamosos Enolasa neuroespecífica (NSE) Antígeno carbohidrato 125 Péptico liberador de gastrina (Pro-GRP) Antígeno carcinoembrionario CYFRA 21-1 (citoqueratina 19) Proteína 4 del epidídimo humano (HE4) (en neoplasias no mucinosas)	Indicador pronóstico Detección precoz de recidivas Evaluar y monitorizar tratamientos
Tumores de riñón productores de serotonina	ácido 5-hidroxi-indolacético	Diagnóstico
Cáncer de vejiga	Proteína 22 de la matriz nuclear (NMP 22) Antígeno tumoral vesical (BTA) Antígeno polipeptídico tisular CYFRA 21-1 (citoqueratina19)	Indicador pronóstico Detección precoz de recidivas
Carcinoma medular de tiroides	Calcitonina	Diagnóstico precoz Indicador pronóstico Detección precoz de recidivas
Carcinoma diferenciado de tiroides	Tiroglobulina	Detección precoz de recidivas Monitorización terapéutica
Neoplasia de cabeza y cuello	Antígeno asociado a los carcinomas escamosos Antígeno polipeptídico tisular específico (TPS) Antígeno carcinoembrionario CYFRA 21-1 (citoqueratina 19)	Indicador pronóstico
Melanoma	S-100 Antígeno inhibidor del melanoma (MIA)	Detección precoz de recidivas Monitorización terapéutica
Tumores neuroendocrinos	Catecolaminas Cromogranina A (CgA) AVM, AHV	Diagnóstico Control terapéutico

Tabla 9.5. Principales aplicaciones de los marcadores tumorales más frecuentemente utilizados en el diagnóstico clínico.

¡Tenlo en cuenta!

Los oncogenes son formas alteradas de los genes que en condiciones normales regulan los procesos de proliferación y diferenciación celular. Además de detectar las mutaciones o su sobreexpresión (proteínas) son de ayuda en el diagnóstico y pronóstico de las personas con neoplasias.

¡Tenlo en cuenta!

Los tumores mucinosos se caracterizan porque las células tumorales están inmersas en cúmulos de moco extracelular.

¡Tenlo en cuenta!

El PSA se describió como un antígeno producido exclusivamente por las células epiteliales de la próstata. No obstante, tras la aparición de métodos ultrasensibles para su determinación, diversos grupos han detectado la presencia de PSA de origen extraprostático, en el suero de mujeres con cáncer de mama, el líquido amniótico, la leche de mujeres lactantes o el líquido de quistes mamarios.

9.10. Determinaciones en farmacología y toxicología clínicas

En la farmacología y en la toxicología clínicas, los análisis bioquímicos tienen su aplicación en las técnicas de monitorización de fármacos y en los procedimientos de detección de drogas de abuso y tóxicos.

9.10.1. Monitorización de fármacos

El objetivo final de la **monitorización** de un fármaco es el ajuste o individualización de la dosis farmacológica que ofrezca la máxima eficacia y la mínima toxicidad.

Esto se consigue con la determinación analítica de las concentraciones del fármaco en el paciente puesto que la respuesta de un fármaco está más relacionada con su concentración plasmática que con su posología.

La respuesta farmacológica en cada paciente va a depender de las interacciones específicas entre el fármaco y el paciente, que incluyen factores como:

▶ La **variabilidad intra-** e **interindividual**. Debida al metabolismo, la masa muscular, la grasa y la superficie corporal, factores genéticos, funcionalidad hepática y renal; hábitos como el tabaquismo y el alcohol o el tipo de alimentación, la edad y el estado fisiológico (lactancia, embarazo), etc.

▶ El **incumplimiento del tratamiento**.

▶ El **umbral o margen terapéutico**. Es el intervalo de concentraciones de un fármaco dentro del cual existe una alta probabilidad de conseguir la eficacia terapéutica con mínima toxicidad.

▶ La **forma terapéutica**, **vía de administración** y **farmacocinética**. Existen fármacos cuyas características de absorción (entrada a la circulación sistémica), distribución a los tejidos y fluidos orgánicos y eliminación son muy diferentes de un individuo a otro, lo cual hace que sea difícil predecir qué concentraciones se alcanzarán tras la administración de una determinada dosis.

▶ La **interacción con otros medicamentos y/o alimentos** puede influir en la concentración del fármaco en el torrente sanguíneo.

Los criterios que se aplican para monitorizar un fármaco son:

▶ Un margen terapéutico reducido.

▶ El control y seguimiento clínico en tratamientos crónicos.

▶ La sospecha de dosis insuficiente.

▶ La sospecha de intoxicación.

▶ La sospecha de incumplimiento de prescripción.

▶ La sospecha de interacciones farmacológicas.

▶ La sospecha de biodisponibilidad alterada.

▶ Las situaciones clínicas que modifican los parámetros farmacocinéticos (liberación, absorción, distribución, metabolismo y eliminación) como por ejemplo una insuficiencia cardiaca, hepática o renal.

▶ La sospecha de respuesta terapéutica inadecuada a dosis normalizadas.

En el laboratorio tiene lugar la determinación de la concentración de cada fármaco y las técnicas más utilizadas son los inmunoanálisis en suero, aunque para determinados fármacos se usan otras técnicas como las cromatográficas y otros tipos de muestra como sangre total.

Los fármacos que habitualmente son incluidos en los programas de monitorización son: *antibióticos*, *antipsicóticos*, *antiepilépticos*, *citostáticos*, *inmunosupresores* y *antiarrítmicos*.

Antibióticos

Se monitorizan porque los valores terapéuticos y tóxicos están muy próximos y pueden producir ototoxicidad, nefrotoxicidad y neurotoxicidad.

Se administran vía endovenosa en pacientes con infecciones que presentan resistencia a otros antibióticos.

▶ **Aminoglucósidos** (gentamicina, amikacina y tobramicina). Se mide la concentración valle, debe ser < 2 mg/l, antes de la dosis. 30 minutos después de finalizada la infusión intravenosa, la concentración pico debe estar entre 5 y 10 mg/l.

▶ **Vancomicina**. La concentración valle está entre 10 y 15 mg/l y la pico, medida dos horas después de finalizada la infusión, debe estar entre 20 y 40 mg/l.

Antipsicóticos

Son medicamentos utilizados en psiquiatría para tratar los trastornos depresivos mayores, trastornos de ansiedad, desórdenes de la conducta alimentaria, esquizofrenia y trastornos bipolares. Existen muchos fármacos entre los que se pueden destacar:

▶ **Litio**. Produce inhibición de la recaptación de catecolaminas y, por tanto, un aumento de la concentración de serotonina y noradrenalina, además de efectos sedantes. Se utiliza para el tratamiento de la depresión mayor y el trastorno bipolar. Los valores terapéuticos oscilan entre 0,5 y 1,2 mmol/l y los efectos tóxicos aparecen por encima de 1,5 mmol/l. La medición de sus valores se hace al quinto día de comenzado el tratamiento y tras 12 horas de la última toma. Para su determinación se utilizan técnicas de electrodo selectivo o de absorción atómica.

▶ **Antidepresivos tricíclicos**. Agrupan un gran número de fármacos con una estructura común, como clomipramina, imipramina, amitriptilina y nortriptilina. Son inhibidores de la recaptación de catecolaminas y se usan para la depresión mayor y el trastorno bipolar. Los valores terapéuticos dependen del fármaco y los efectos tóxicos aparecen a partir de los 400-500 ng/ml. Son fármacos adictivos y se suelen medir como drogas de abuso.

▶ **Clozapina**. Se considera un fármaco de reserva por su especial toxicidad, causa agranulocitosis. Se receta sobre todo en casos de esquizofrenia resistente a otros antipsicóticos; es el fármaco de elección en la esquizofrenia infantil. El tratamiento tiene un inicio a dosis muy bajas que se incrementan gradualmente. La monitorización es semanal durante los primeros cuatro meses y mensual durante el resto del tratamiento. Los valores terapéuticos oscilan entre 100 y 600 mg/l.

Antiepilépticos

Sirven para prevenir o interrumpir las convulsiones que se producen en los ataques epilépticos; actúan sobre el neurotransmisor GABA o bloqueando canales iónicos. Existen muchos fármacos antiepilépticos pero los más usados son:

▶ **Carbamacepina**. Actúa sobre los canales de sodio. Valores terapéuticos: 4-12 mg/l.

▶ **Difenilhidantoína**. Actúa sobre los canales de sodio y sus valores terapéuticos oscilan entre 10 y 20 mg/l.

▶ **Ácido valproico**. Inhibe la enzima GABA transaminasa con lo que produce un aumento del neurotransmisor GABA; sus valores terapéuticos oscilan entre 50 y 100 mg/l.

▶ **Fenobarbital**. Inhibe la transmisión sináptica mediada por GABA; sus valores terapéuticos oscilan entre 15 y 40 mg/l.

Citostáticos

Son fármacos citotóxicos que impiden el desarrollo, crecimiento o proliferación de células tumorales malignas.

Uno de los más usados es el **metotrexato**, que inhibe la enzima dihidrofolato reductasa, que toma parte en el metabolismo del ácido fólico, necesario para la síntesis de pirimidinas.

La monitorización se realiza a las 24, 48 y 72 horas después de la administración y los valores terapéuticos deben ser menores a 10 μmol/l, 1 μmol/l y 0,1 μmol/l respectivamente.

Inmunosupresores

Son fármacos que impiden la acción del sistema inmune y se utilizan en transplantes de órganos para evitar el rechazo. Algunos de los principales son:

▶ **Ciclosporina A**. Actúa sobre el gen de la interleucina 2. Se usa en trasplantes de órganos con valores terapéuticos menores de 600-7.000 ng/ml.

▶ **Tacrolimus**, **sirolimus** y **everolimus**. También actúan sobre las interleucinas y tienen una estructura química semejante a los antibióticos del grupo de los macrólidos.

▶ **Micofenolato mofetilo**. Es un inhibidor de la síntesis de guanosina.

Antiarrítmicos

Son un grupo de medicamentos que se usan para suprimir o prevenir las alteraciones del ritmo cardíaco. Existen muchos fármacos como la lidocaína y la amiodarona pero el más monitorizado es la *digoxina*.

La **digoxina** es un fármaco obtenido de la planta *Digitalis purpurea* usado para aumentar la contractibilidad cardiaca en el tratamiento de la insuficiencia cardíaca. Los valores terapéuticos oscilan entre 0,8 y 2 ng/ml.

9.10.2. Detección y cuantificación de las drogas de abuso

La expresión **droga de abuso** se refiere a la sustancia de uso no médico con efectos psicoactivos (capaz de producir cambios en la percepción, el estado de ánimo, la conciencia y el comportamiento) y susceptible de ser autoadministrada.

Así, la diferencia entre una droga y un fármaco no viene dada por criterios farmacológicos sino porque es el propio individuo quien se administra la sustancia sin prescripción médica y que el objetivo sea distinto al de la curación de una patología.

Por **uso abusivo** se entiende unos niveles de consumo de una droga que dañan la salud física, mental o el bienestar social de un individuo.

Cuando el individuo pierde el control sobre la sustancia y su consumo se convierte en la máxima prioridad en su vida, se habla de **dependencia**. En el paciente dependiente existe un patrón de autoadministración repetida que a menudo lleva a la tolerancia, síntomas de abstinencia y a una ingestión compulsiva de la sustancia.

Tipos de drogas de abuso

▶ **Opiáceos**. Son alcaloides que derivan de una planta *Papaver somniferum* o adormidera. El opio es una mezcla compleja de morfina y otros alcaloides como la codeína. La heroína es un derivado semisintético de la morfina mientras que la metadona es un derivado completamente sintético. La metadona se utiliza como terapia de desintoxicación de heroinómanos.

Los opiáceos son similares a las endorfinas y se unen a sus receptores provocando efectos analgésicos y depresores del centro respiratorio (antitusígenos) además de un estado de euforia y ensoñación. Se pueden consumir de varias formas: fumados, ingeridos, inhalados o inyectados, y producen dependencia física y psíquica.

▶ **Cocaína**. Es un alcaloide derivado de la planta de coca, *Erythroxylum coca*. Tiene efectos estimulantes porque inhibe la recaptación de dopamina y serotonina. Se consume esnifada (inhalada), fumada (*crack*) e inyectada (mezclada con heroína se llama *speed*).

▶ **Cannabis**. Son derivados de la planta del cáñamo indio, *Cannabis indica*. El principal componente activo es el tetrahidrocannabinol (THC).

La concentración de THC depende de la parte de la planta usada, las hojas con 15%, la resina con un 30% y el aceite con un 65%. Se consume fumada (marihuana si se trocean las hojas o hachís si se mezcla la resina con tabaco) o ingerida cuando se mezclan alimentos con la resina. Se excreta vía fecal y renal en menor proporción.

▶ **Anfetaminas**. Se dividen en dos grupos, las anfetaminas y derivados y las llamadas drogas de síntesis, todas comparten una estructura semejante a la fenilalanina. Son estimulantes del sistema nervioso central al inhibir la recaptación de adrenalina y dopamina, además, producen hipertensión y arritmias.

Las drogas de síntesis están en constante evolución y las más conocidas son el éxtasis (metilendioximetanfetamina, MDMA), la píldora del amor (metilenodioxietilanfetamina, MDE) y la droga caníbal (metilendioxipirovalerona, MDPV). Se consumen por vía oral en forma de pastillas y producen dependencia psicológica.

▶ **Benzodiacepinas**. Son depresores del sistema nervioso central con un mecanismo de acción sobre los receptores del neurotransmisor GABA. Se usan como sedantes, anticonvulsivos y ansiolíticos en clínica. Al ser drogas sintéticas existen muchas variaciones que afectan sobre todo al tiempo de acción (de instantáneo a largo) y a la vida media (de dos horas a tres días).

Se consumen en forma de pastillas y al combinarlas con alcohol se puede provocar la muerte. También se usan en los llamados asaltos sexuales facilitados con drogas.

▶ **Otras sustancias**: barbitúricos, antidepresivos tricíclicos, LSD (dietilamida del ácido lisérgico), polvo de ángel (fenciclidina), éxtasis líquido (gammahidroxibutirato, GHB), burundanga (escopolamina), *poppers* (nitritos de alquilo), pegamentos, peyote, etc.

Determinaciones

Las determinaciones de drogas de abuso se realizan en diferentes ámbitos y con diferentes objetivos: clínico, laboral (como pilotos y conductores profesionales), deportivo, judicial, policial, desintoxicación. Es importante recalcar que todo análisis con trascendencia judicial debe seguir una cadena de custodia que garantice la trazabilidad de la muestra desde la recogida hasta el análisis.

En los laboratorio clínicos, la muestra de orina es la más utilizada por la facilidad de obtención, porque las distintas drogas como sus metabolitos presentan una concentración superior y por más tiempo en la orina que en el plasma y porque está disponible en cantidad suficiente. Sin embargo una desventaja que presentan las muestras de orina es que no se puede diferenciar un consumo habitual de uno esporádico.

Análisis de presunción

El **análisis de presunción** o *screening* es un cribado o estrategia para reducir al máximo el número de muestras que van a realizarse en un **test** o **análisis de confirmación**.

Aunque las pruebas de *screening* tienen la desventaja de ser menos sensibles que las de confirmación, tienen como ventajas que son rápidas y fáciles de realizar y presentan pocos errores en la manipulación de los especímenes. Los resultados del *screening* presentan un informe cualitativo de resultados (presencia/ausencia).

Las técnicas utilizadas en los análisis de *screening* son inmunoanálisis tipo POCT.

Test de confirmación

Un resultado positivo en un test inicial de despistaje o *screening* no indica por sí mismo la dosis, el tiempo o la vía de administración, ni distingue entre dosis única o uso crónico. Además, se pueden obtener resultados falsos positivos a causa de una identificación incorrecta, una interpretación errónea de los resultados o una exposición pasiva a la droga. Por tanto, una vez realizadas las pruebas de *screening*, habrá que realizar una **prueba confirmatoria**. Las técnicas utilizadas en estas pruebas son la cromatografía de gases, la espectrometría de masas (MS) y la cromatografía líquida de alta resolución (HPLC). La combinación de la cromatografía de gases con la espectrometría de masas se utiliza habitualmente por ser un método de muy alta sensibilidad.

> **Documento 9.3.**
> ### Tiempos de detección de drogas en orina
>
> - Anfetaminas: 2-4 días.
> - Barbitúricos: 1-21 días.
> - Benzodiazepinas: 3 días.
> - Cannabinoides: 1-36 días.
> - Cocaína: hasta 72 horas.
> - Opiáceos: 2-5 días.

9.10.3. Detección de tóxicos

Un agente tóxico es el que puede causar un efecto nocivo sobre el organismo, y la acción nociva que produce se llama intoxicación.

Todas las sustancias son potencialmente tóxicas según la dosis en que se las administra.

Las sustancias que con mayor incidencia intervienen en las intoxicaciones son los alcoholes como el *etanol* y el *metanol*, los *metales pesados,* los fármacos, el *monóxido de carbono* y el *cianuro.*

Etanol

El etanol es el principal componente de las bebidas alcohólicas. Es una sustancia depresora del SNC y su efecto es potenciado cuando se consume con sustancias como sedantes, hipnóticos, anticonvulsivos, tranquilizantes, analgésicos. etc. Produce tolerancia y el consumo frecuente y excesivo, por encima de las recomendaciones dietéticas, es origen de alteraciones hepáticas, circulatorias y neurológicas.

La intoxicación puede manifestarse según los niveles de alcoholemia que se alcanzan: 20-30 mg/dl de etanol en sangre producen afectaciones del control de movimientos finos, tiempo de reacción, deterioro de facultad crítica y estado de humor, 300 mg/dl producen coma, hipotensión e hipotermia y de 400 a 900 mg/dl causan la muerte.

La determinación de alcohol se hace bien por la medida directa de etanol en sangre o por la tasa en el aire espirado.

Los métodos analíticos utilizados son:

▶ Enzimáticos automatizados, mediante la enzima alcohol deshidrogenasa.

▶ Cromatografía de gases, la cual es el método más específico porque es capaz de separar, identificar y cuantificar cada tipo de alcohol presente.

▶ Osmometría. Cada gramo de etanol en sangre origina unos 22 mOsm/kg. Se calcula el anión *gap* (osmolalidad medida-osmolalidad calculada).

Los alcoholímetros usados para medir el etanol en aliento se basan en la ley de Henry: cuando una solución acuosa de un componente volátil alcanza un equilibrio con el aire, existe una proporción fija entre las concentraciones de este componente en el aire y en la disolución, para una temperatura determinada.

La temperatura del cuerpo es constante y la proporción de alcohol existente en la sangre (que riega los pulmones) y en el aliento es generalmente de 2.000:1. Estos alcoholímetros usan técnicas de absorción en el infrarrojo combinadas con técnicas electroquímicas para medir el etanol en el aliento y calcular el que hay en la sangre.

Metanol

El metanol es una sustancia de uso industrial y farmacéutico que produce intoxicación tanto por ingestión e inhalación como por contacto cutáneo.

Se degrada a formaldehído y ácido fórmico. Estos metabolitos del metanol se acumulan en el organismo en el transcurso de las 12-24 horas posteriores a la intoxicación y son los responsables de su toxicidad.

El ácido fórmico inhibe la citocromo oxidasa mitocondrial, con lo que impide la respiración celular y genera hipoxia tisular, por lo que la respiración celular se hace entonces de forma anaeróbica y se produce lactato. La consecuencia es una severa hipoxia tisular, acidosis metabólica grave con *gap* aniónico elevado y toxicidad ocular, triada característica de la intoxicación por metanol.

La presencia de ácido fórmico incrementa los valores tanto del *gap* aniónico como del *gap* osmolar:

▶ Los valores normales de *gap* aniónico son 8 a 16 mEq/l. Un anión *gap* elevado implica mayor concentración de los aniones positivos por consumo del bicarbonato y presencia de un ácido exógeno no medido.

▶ Un *gap* osmolar elevado implica presencia de sustancias osmóticamente activas externas a las sustancias del metabolismo interno normal.

Los niveles plasmáticos de metanol permiten calificar la gravedad de la intoxicación: valores superiores a 0,2 g/l definen la intoxicación como grave, y superiores a 1 g/l son potencialmente letales.

Las técnicas utilizadas son las espectrofotométricas y la cromatografía de gases.

Metales pesados

Las intoxicaciones por metales pesados, considerados elementos traza puesto que su concentración en plasma no supera las 100 ppm, suelen deberse al ejercicio profesional pero también a contaminación alimentaria o a diálisis.

Las más frecuentes son las debidas al plomo (saturnismo), mercurio (enfermedad de Minamata), arsénico y cadmio (enfermedad de Itai-Itai).

La técnica de determinación es la absorción atómica; y el tipo de muestra, la orina de 24 horas.

Fármacos

Suelen producirse intoxicaciones por paracetamol (acetaminofeno) en niños por la ingesta accidental de jarabes edulcorados; también son frecuentes las intoxicaciones por aspirina (ácido acetilsalicílico), benzodiacepinas y barbitúricos.

Monóxido de carbono

El monóxido de carbono (CO) es un gas inodoro más pesado que el aire, que se produce en combustiones incompletas de braseros, calentadores, escapes de automóviles, etc. El CO tiene la propiedad de ligarse con la Hb por la que tiene 200 veces mayor afinidad que el O_2 formando carboxihemoglobina que no transporta el oxigeno induciendo hipoxia tisular. Las manifestaciones clínicas dependen del porcentaje de carboxiHb alcanzado. Por ejemplo, un 9% de carboxiHb es el nivel habitual en fumadores y es asintomático, un 30% provoca mareo y debilidad y un 50% coma, convulsiones y muerte.

Se mide por cooximetría o cromatografía de gases.

Cianuro

El cianuro es un gas que inactiva la cadena respiratoria al unirse al ion férrico de la citocromo oxidasa. A dosis altas puede causar la muerte en pocos minutos. Se mide con técnicas espectrofotométricas.

Documento 9.4.
Rangos de referencia de elementos traza para orina de 24 horas

Elemento traza	µmol/24 h	Elemento traza	nmol/24h
Aluminio (Al)	0,00-1,18	Antimonio (Sb)	0-10
Arsénico (As)	0,00-1,35	Bismuto (Bi)	0-96
Bario (Ba)	0,02-0,05	Cadmio (Cd)	0-10
Berilio (Be)	0,00-1,22	Manganeso (Mn)	0-20
Cobre (Cu)	0,1-0,8	Mercurio (Hg)	0-50
Plomo (Pb)	0,00-0,40	Talio (Tl)	0-49
Selenio (Se)	0,00-1,00	Vanadio (V)	0-160
Zinc (Zn)	2,0-12,18		

Ejercicios

1. Describe de forma genérica las principales estrategias que se utilizan para el diagnóstico de las enfermedades endocrinas.

2. Di si son verdaderas o falsas las siguientes afirmaciones sobre las hormonas hipofisarias. Razona la respuesta en las falsas.

   a) La determinación de concentraciones del factor de crecimiento insulínico tipo 1 (IGF-1) se utilizan en pacientes con déficit de hormona del crecimiento (GH) para monitorizar el tratamiento hormonal al que se someten.

   b) El estudio de la hipersecreción de GH se realiza mediante pruebas de estimulación.

   c) La causa principal de hiperprolactinemia son los prolactinomas. Sus síntomas clínicos en varones son disfunción eréctil e infertilidad.

   d) La determinación de TSH se utiliza en las pruebas básicas para la detección de alteraciones tiroideas.

   e) En la mujer, los aumentos de LH y FSH son indicativos de fallo ovárico primario.

   f) Las situaciones de hiposecreción o hipersecreción de vasopresina se determinan habitualmente realizando la prueba de la ADH.

3. Completa en tu cuaderno la tabla siguiente sobre alteraciones de las hormonas tiroideas, indicando si aumentan o disminuyen FT4 y TSH, así como si es positivo o negativo el resultado de la prueba TRH.

	FT4	TSH	Resultado de la prueba TRH
Hipotiroidismo primario			
Hipotiroidismo secundario			
Hipotiroidismo terciario			
Hipertiroidismo primario			
Hipertiroidismo secundario			

4. Describe las alteraciones principales que se pueden dar en los niveles de la parathormona en sangre.

5. Explica las pruebas diagnósticas que se realizan para diagnosticar las alteraciones de la aldosterona.

6. Describe las pruebas iniciales que se utilizan en el diagnóstico bioquímico del hipercortisolismo.

7. Explica para qué se utiliza la determinación de las siguientes sustancias:

   a) Dehidroepiandrosterona sulfato (DHEAS)

   b) Metanefrina y normetanefrina.

   c) Ácido homovanílico (AHV), ácido vanilmandélico (AVM) y dopamina.

8. Cita por trimestres las pruebas de laboratorio que se realizan para realizar el seguimiento de la gestación.

9. Describe las determinaciones bioquímicas de hormonas que se realizan en embarazos de riesgo o alto riesgo.

10. Cita cinco enfermedades endocrino-metabólicas congénitas que son de obligado cribado en nuestro sistema nacional de salud, indicando las sustancias que se utilizan como marcadores para su diagnóstico.

11. ¿Qué hormonas se incluyen en el estudio hormonal de infertilidad en la mujer?

12. Describe brevemente los procedimientos que se llevan a cabo en una fecundación *in vitro*.

13. De los siguientes marcadores tumorales que se utilizan en el laboratorio, cita el tipo de neoplasia que determinan y sus principales aplicaciones clínicas:

Cromogranina A.	Antígeno carbohidrato 125.	Antígeno prostático específico.
Alfa-fetoproteína.	Antígeno carbohidrato 19.9.	S-100.
β-hCG.	Antígeno carbohidrato 15.3.	Antígeno asociado a los carcinomas escamosos.
Antígeno carcinoembrionario.	Enolasa neuroespecífica.	
Calcitonina.	Glucoproteína 72 asociada a tumores.	CYFRA 21-1.
Tiroglobulina.		HER-2/neu.

14. Cita los fármacos citoestáticos y los inmunosupresores que se incluyen en los programas de monitorización.

15. Explica qué es una droga de abuso y qué técnicas se utilizan para su determinación.

16. Cita los métodos analíticos que se utilizan en la determinación de:

    a) Etanol.   *b)* Metales pesados.   *c)* Cianuro.

Actividad 9.1.

Estudio de la función hormonal

Objetivo

Esta actividad práctica está pensada como un trabajo de conexión con el módulo de Técnicas de inmunodiagnóstico así como de búsqueda, elaboración y presentación de información sobre las hormonas.

Desarrollo

- Llevaréis a cabo la actividad en grupos de tres personas.

- Antes de comenzar, deberéis escoger el estudio de la función hormonal dentro de uno de los siguientes grupos:
  - Hormonas hipofisarias.
  - Hormonas tiroideas.
  - Parathormona (junto con calcitonina)
  - Hormonas suprarrenales.
  - Hormonas sexuales y otras hormonas.

- Planificad el trabajo que se debe realizar y distribuíos las tareas. Tened en cuenta que en el estudio, para cada parámetro, deberéis desarrollar:
  - La fisiopatología hormonal.
  - Los valores de referencia.
  - Los métodos inmunoanalíticos para su determinación.

- Una vez finalizados los trabajos, preparad una presentación multimedia para poder mostrar vuestro estudio al resto del grupo clase.

- Finalizadas las presentaciones, haced una puesta en común de los trabajos y de las conclusiones obtenidas.

Bibliografía

BALCELLS, A., *La clínica y el laboratorio*, 20 ed. de Prieto, Valtueña J. M. y Yuste Ara, J. R., Barcelona: Elsevier Masson, 2006.

BISHOP, M., *Química clínica. Principios, procedimientos y correlaciones*, México: McGraw Hill, 2006.

BRASSESCO, M., *Manual de andrología*, Barcelona: Sociedad Española de Fertilidad, 2011.

D'OCÓN, M. C., GARCÍA, M. J. y VICENTE GARCÍA, J.C., *Fundamentos y técnicas de análisis bioquímico*, Madrid: Thomson-Paraninfo, 2005.

FERNÁNDEZ CASTRO, C., RODELGO JIMÉNEZ, L., RUIZ GINÉS, M. A. y RUIZ MARTÍN, G. (coordinadores), *El laboratorio clínico y la función hormonal*. Toledo: Labcam, 2011.

GONZÁLEZ DE BUITRAGO, J. M., *Técnicas y métodos de laboratorio clínico*, Barcelona: Elsevier Masson, 2010.

GONZÁLEZ HERNÁNDEZ, A., *Principios de bioquímica clínica y patología molecular*, Barcelona: Elsevier, 2010.

HENRY, J. B., *El laboratorio en el diagnóstico clínico*, 20.ª ed., Madrid: Marbán, 2005.

LÓPEZ GARCÍA, M. J., URBANO FELICES, A. y CÁRDENAS POVEDANO, M., *Manual de laboratorio para el análisis del semen*. España: OmniaScience, 2012.

MÉRIDA, J. K., y MORENO, E. E., *Manual para técnico superior de laboratorio clínico y biomédico*, Madrid: Panamericana, 2015.

PINEDA TENOR, D., CABEZAS MARTÍNEZ, A. y RUIZ MARTÍN, G. (coordinadores), *El laboratorio clínico 3: Análisis de las muestras de orina*.

PRIETO DE PAULA, J. M., FRANCO HIDALGO, S., MAYOR TORANZO, E., PALOMINO DOZA, J. y PRIETO DE PAULA, J. F., *Alteraciones del equilibrio ácido-base. Diálisis y trasplante*. 33(1):25-34 España: Elsevier, 2012.

RODRÍGUEZ-SEGA DE VILLAMARÍN, S., *Líquido cefalorraquídeo,* Laboratorio Central, Hospital Clínico Universitario, Santiago de Compostela: Educación continuada en el laboratorio clínico, 2006.

RUIZ MARTÍN, A. y GUTIÉRREZ RUEDA, A., *Capacitacion espermática,* F. E. A. Análisis Clínicos, 15: 11-21. Hospital Regional Universitario Carlos Haya, Málaga: Educación continuada en el laboratorio clínico, 2011-2012.

Sociedad Española de Bioquímica Clínica y Patología Molecular (http://www.seqc.es). Recomendaciones y documentación diversa.

WHO laboratory manual for the examination and processing of human semen, 5th ed., Suiza: WHO, 2010.